主编 陈宝定 李 嘉 邓学东

超声新技术临床应用

Novel Clinic Techniques in Ultrasound Medicine

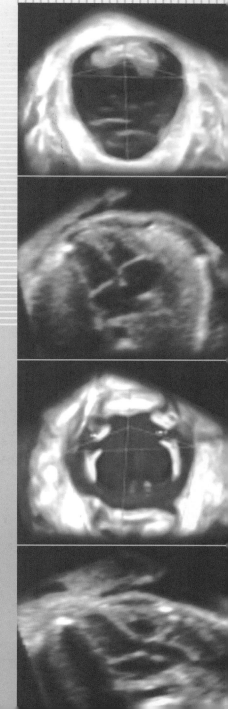

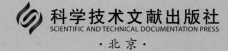

科学技术文献出版社
SCIENTIFIC AND TECHNICAL DOCUMENTATION PRESS

·北京·

图书在版编目（CIP）数据

超声新技术临床应用 / 陈宝定，李嘉，邓学东主编. —北京：科学技术文献出版社，2021. 10

ISBN 978-7-5189-8259-2

Ⅰ . ①超… Ⅱ . ①陈… ②李… ③邓… Ⅲ . ①超声波诊断 Ⅳ . ① R445.1

中国版本图书馆 CIP 数据核字（2021）第 172181 号

超声新技术临床应用

策划编辑：张　蓉　　责任编辑：彭　玉　张　波　　责任校对：张吲哚　　责任出版：张志平

出　版　者	科学技术文献出版社
地　　　址	北京市复兴路15号　　邮编　100038
编　务　部	(010) 58882938，58882087（传真）
发　行　部	(010) 58882868，58882870（传真）
邮　购　部	(010) 58882873
官 方 网 址	www.stdp.com.cn
发　行　者	科学技术文献出版社发行　全国各地新华书店经销
印　刷　者	北京地大彩印有限公司
版　　　次	2021 年 10 月第 1 版　2021 年 10 月第 1 次印刷
开　　　本	787×1092　1/16
字　　　数	567千
印　　　张	26.5
书　　　号	ISBN 978-7-5189-8259-2
定　　　价	268.00元

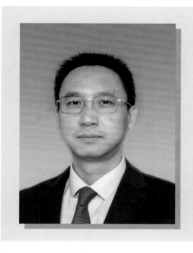

陈宝定

江苏大学附属医院超声医学科主任，主任医师，医学双博士，博士研究生导师。

专业特长：擅长甲状腺结节及各类肿瘤的良恶性诊断，甲状腺结节和肝脏肿瘤的射频消融、微波消融治疗，全身器官的介入性超声诊疗，胎儿产前超声诊断和结构筛查等。

学术任职：现任中国超声医学工程学会介入超声专业委员会常务委员、江苏省医学会超声医学分会副主任委员、中国医师协会介入医师分会超声介入专业委员会委员等，担任《中国超声医学杂志》《江苏大学学报（医学版）》编委及《临床超声医学》主编等。

主要经历：从事超声医学临床、科研和教学工作近 20 年，主持和参与多项科研项目，发表论文 40 余篇，获江苏省医学新技术引进二等奖、镇江市"医学重点人才"称号、"苏州市名医"称号等，上海市第十人民医院（暨同济大学附属第十人民医院）特聘专家。

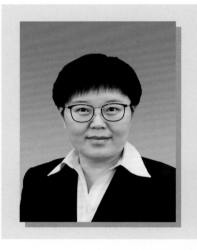

李　嘉

东南大学附属中大医院超声医学科主任，东南大学医学院医学影像系副主任兼超声诊断教研室主任，主任医师，硕士研究生导师。

专业特长：主要涉及妇产、浅表、血管、肌骨、消化、泌尿、腹部、介入等超声诊疗范围，在早孕和中孕期产前超声诊断、复杂双胎超声诊断、女性盆底超声诊断等方面具有较高的造诣。

学术任职：现任中国医师协会超声医师分会肌骨超声专业委员会常务委员、中国医师协会介入分会超声介入医师分会专业委员会副主任委员、中国女医师协会第一届超声分会常务委员、江苏省医学会超声医师分会常务委员兼学术秘书等。

主要经历：主持和参与省部级以上科研课题 6 项，发表国内外学术论文 10余篇，获省新技术引进奖二等奖一项，2020 年获江苏省研究生教育改革成果一等奖，2021 年获首届东南大学教师教学创新大赛三等奖。

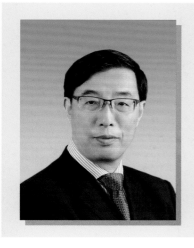

邓学东

苏州市立医院（南京医科大学附属苏州医院）超声中心主任，
主任医师，教授，博士研究生导师。

专业特长： 擅长产前超声、腹部超声、四肢血管超声、介入性超声等。

学术任职： 现任国家卫生健康委员会产前诊断专家组成员、国际妇产超声学会（ISUOG）中国分会专家组成员、江苏省医师协会超声医师分会候任会长、江苏省超声医学质量控制中心主任、江苏省科学技术协会首席专家、江苏省苏州市医学会超声医学分会主任委员等。

主要经历： 从事超声工作近 30 年，曾公派留学瑞士和美国，获得苏州市"姑苏卫生领军人才"称号，发表论文 100 余篇，主编《产前超声诊断与鉴别诊断》《产前超声掌中宝》及《产前超声检查规范解读》等专著。

序 言

　　超声医学是一门跨领域的复杂学科，利用超声可以观察脏器的形态、解剖结构、血流信息及评价脏器功能。随着超声新技术、新设备、新方法的层出不穷，超声医学在诊断及介入治疗方面有了长足的发展，已被广泛用于全身软组织及各个器官疾病的诊断和治疗。凭借先进的器官建模、图像切面标准化和成熟的量化技术，超声诊断变得更容易、更具有可重复性，并能够为临床提供更多信息。与此同时，实时超声引导下穿刺活检及介入治疗也越来越受到临床医师的重视，无须开刀，通过"一针定性"，就可得到病理诊断，为癌症的及早发现和治疗提供了可靠、高效、安全的新方法，已成为临床医师不可或缺的影像学诊疗段。

　　本书通过对超声临床新技术的概况、基本原理、适应证、规范操作、临床应用现状及发展前景等进行详细地论述和总结，并结合典型的超声图像深入浅出地对临床病例进行了详实的阐述和精心剖析，为超声医师带来了最新的超声新技术临床应用成果，有助于提高超声医师的临床医疗思维和整体诊疗水平、促进新技术的推广普及、推动超声医学的创新发展和实现精准医疗，具有高度的实用性。

　　本书简明扼要、条理分明、图文并茂，在编写过程中，各位编者将自己长期积累的超声经验、诊疗心得毫无保留地进行分享，力求各种超声图像描述专业、客观、用词确切、语句精练、操作规范。本书集超声专业知识、临床诊疗思维为一体，可作为临床医师的工作参考书，也可为超声医师的临床工作提供一定的指导和借鉴。

　　特为本书做序！

谭旭艳　　叶新华

前言

超声检查以无创、实时、便捷和准确性高等优点已在临床广泛应用。近年来，传统超声成像技术不断完善，如二维图像分辨率和血流成像敏感度明显提高，为观察组织结构和功能变化提供了可靠的方法。同时，超声新技术发展迅速，超声造影、弹性成像、三维彩色多普勒超声、介入性超声等技术的开发，大大拓展了超声的临床应用范围。特别是介入性超声的发展，更是将超声医学从传统诊断的范畴向治疗领域拓展，并在临床发挥了重要作用。

为了满足广大超声医师的需求，数十位全国优秀的超声医学专家历经一年多的通力合作，精心编写了本书。各位编者都是长期在临床、教学和科研工作的一线，积累了大量的临床病例资料、教学经验和科研基础。

本书共分为10章，主要从超声对临床常见疾病的诊断、超声新技术在临床的应用两方面进行阐述，前5章从产前、肌骨系统、女性盆底、心脏、皮肤方面，通过对各部位组织器官的超声解剖、检查方法、病理表现、临床表现、超声图像特点及鉴别诊断进行论述；后5章详细论述了超声介入技术、超声造影技术、超声弹性成像技术、人工智能技术、超声分子影像等新技术及其在临床的应用。书中的主要观点和论据大都为现阶段临床公认的较为成熟的资料，但也介绍了某些超声新技术的探索性的应用，以拓展读者的知识面。

本书重点突出，内容精练，涵盖范围广泛，编著过程严谨，集超声专业知识、临床诊疗思维为一体，具有实用性和科学性，必将为从事超声诊断工作的医务人员提供指导和帮助。

在本书编写过程中，各位编者踏实工作、不辞辛苦，对各位编者的辛苦付出表示深深的感谢！同时感谢科学技术文献出版社，为本书的顺利出版做出了积极的努力。由于时间有限，本书难免有不妥之处，还请各位读者多提宝贵意见，以利于再版时不断完善。

目 录 CONTENTS

第一章 产前超声诊断及新技术

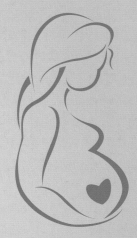

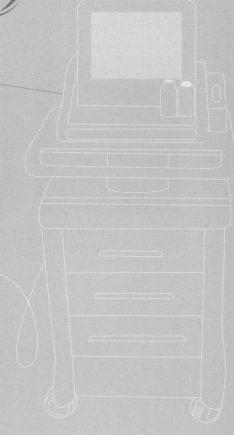

第一节 早孕期超声诊断

一、早孕期相关软指标异常分析

国际妇产科超声学会（International Society of Ultrasound in Obstetric and Gynecology，ISUOG）和英国胎儿医学基金会（Fetal Medical Foundation，FMF）把胎儿结构异常的早孕期超声筛查时间定在孕 $11 \sim 13^{+6}$ 周，因为此时胎儿大部分器官已经分化形成。有研究发现，使用二维超声检查，37% 胎儿的完整解剖学结构能在早孕期得到显示，而超过 80% 的胎儿畸形在孕 12 周前已有表现，使早孕期超声筛查胎儿结构畸形成为可能。经过多年研究，已确立许多早孕期软指标与胎儿染色体、结构异常具有强烈相关性，本文就常用早孕期相关软指标做一介绍。

（1）颈项透明层（nuchal translucency，NT）：指妊娠早期（ $11 \sim 13^{+6}$ 周）通过超声检查观察到的胎儿颈项部皮下液性暗区，在早孕晚期所有胎儿颈项部均可观察到。在胚胎正常发育过程中，妊娠 10 ~ 14 周胎儿颈部淋巴囊与颈静脉窦相通，在颈部淋巴囊与颈静脉窦相通之前，有少量淋巴液积聚在颈部，出现短暂回流障碍，形成暂时性颈项透明层，但妊娠 14 周后胎儿颈项透明层应消退。

目前，国际通用的颈项透明层厚度超声标准测量方法为 FMF 规定的妊娠 $11 \sim 13^{+6}$ 周测量颈项透明层厚度的方法，具体要求见图 1-1-1、图 1-1-2。

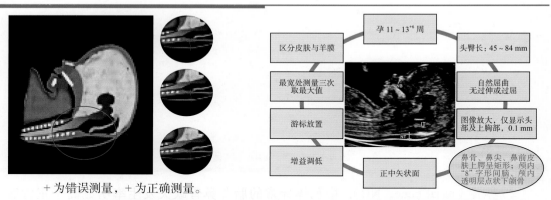

+ 为错误测量，+ 为正确测量。

图 1-1-1　颈项透明层厚度测量方法示意　　**图 1-1-2　颈项透明层厚度测量方法流程**

测量时胎儿应处于自然姿势，颈部不过度伸展或过度屈曲。若胎儿颈部过度伸展，可使测量值高估 0.6 mm；若颈部过度屈曲，则可使测量值低估 0.4 mm。如颈部有脐带缠绕，则应避开脐带，测其上方和下方两段的值，这两段的平均值即为颈项透明层厚度测量值。

妊娠 $11 \sim 13^{+6}$ 周，正常胎儿的颈项透明层厚度与孕周呈线性相关，即颈项透明层厚度随胎儿头臀长的增加而增厚。在头臀长为 45 mm 时，颈项透明层的中位数及第 95 百分位数分别为 1.2 mm 和 2.1 mm；在头臀长为 84 mm 时，颈项透明层的中位数及第 95 百分位数则分别为

1.9 mm 和 2.7 mm。但第 99 百分位数并不随头臀长的增加而显著变化，为 3.5 mm。目前，国际通用的标准是颈项透明层厚度超过第 95 百分位数为颈项透明层增厚。

在染色体异常的胎儿中可出现颈项透明层增厚的现象，如唐氏综合征（又称为 21- 三体综合征）、特纳综合征、13- 三体综合征、18- 三体综合征等。约 75% 的唐氏综合征胎儿可有颈项透明层增厚现象（图 1-1-3）。其他病因包括胎儿先天性心脏结构异常、骨骼发育异常、淋巴系统发育延迟、感染、代谢异常、遗传综合征、双胎输血综合征、α - 地中海贫血纯合子等。在染色体正常的颈项透明层增厚胎儿中，心脏结构畸形是最常见的原因。到中孕期，颈项透明层通常会消退，部分颈项透明层增厚的胎儿可发展为颈部水囊瘤（图 1-1-4）。

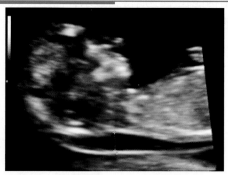

图 1-1-3　唐氏综合征胎儿颈项透明层增厚

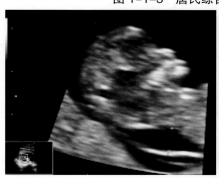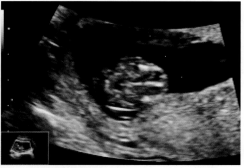

图 1-1-4　胎儿淋巴水囊瘤

（2）鼻骨（nasal bone，NB）：染色体异常的胎儿鼻骨缺失发生率明显高于正常胎儿。68.8% 唐氏综合征胎儿鼻骨缺如或发育不良，在其他染色体异常胎儿中，32.2% 鼻骨缺如或发育不良。染色体正常的胎儿仅 2.6% 缺乏鼻骨，明显低于非整倍体染色体异常胎儿。孕 11~13^{+6} 周时，超声检查将鼻骨回声缺失作为评估标准，可检出 73% 的唐氏综合征胎儿，假阳性率为 0.5%。早孕期鼻骨缺如可提示：唐氏综合征（67%）、18- 三体综合征（57%）、13- 三体综合征（32%）、特纳综合征（9%）。

超声表现为清晰的 3 条线，回声强的为鼻骨，覆盖在其上的为皮肤线，两线呈 "="状，失去 "="征，则判断为鼻骨缺失（图 1-1-5）。

（3）静脉导管（ductus venosus，DV）：是胎儿期特有的连接脐静脉和下腔静脉的一段很短的血管。静脉导管是一个独特的分流器，能让充满氧气的血液从脐带静脉优先经卵圆孔进入左心房，再输送到其他器官如脑部，在确保脐静脉内含氧丰富的血液能充分供应胎儿颅脑和心肌的发育方面起了十分关键的作用。与其他外周静脉血管相比，静脉导管的血流速度是反映胎儿心功能和心肌供血状况最准确、最可靠的指标。在彩色多普勒超声中，静脉导管是胎儿期特有的，正常表现为血管细、流速高、彩色血流信号鲜亮（图 1-1-6），频谱中 a 波消失或反向为静脉导管的异常频谱（图 1-1-7）。胎儿静脉导管频谱出现反向血流可能是由胎儿缺氧加重而导致静脉导管分流量增加，加之缺氧时心室松弛性降低可增加心室充盈阻力，心室前负荷增加及搏动可通过静脉系统传递，从而影响静脉导管的血流。因此，胎儿静脉导管血流多普勒检查能较好地预见一些胎儿酸血症、心脏发育不良及宫内发育迟缓。但在早孕期 69.1% 的唐氏综合征、71.3% 的 18- 三体综合征、64.5% 的 13- 三体综合征及 76.2% 的特纳综合征胎儿有静脉导管血流频谱 a 波异常。虽然有 3.1% 染色体正常胎儿出现静脉导管的 a 波异常（a 波消失或倒置），但明显低于非整倍体染色体异常胎儿，可作为胎儿染色体非整倍体异常的筛查指标。

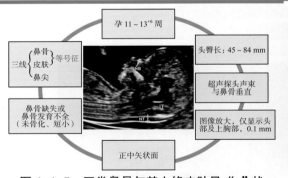

图 1-1-5　正常鼻骨与其上缘皮肤呈"="状

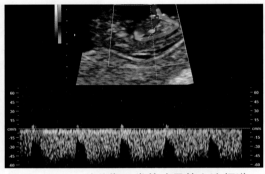

图 1-1-6　胎儿期正常静脉导管血流频谱

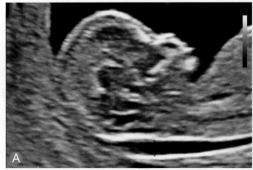

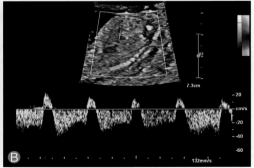

唐氏综合征胎儿颈项透明层增厚（图 A），静脉导管 a 波反向（图 B）。

图 1-1-7　唐氏综合征胎儿

（4）脉络丛囊肿（choroid plexus cysts，CPC）：指发生于颅内脉络丛内的无回声囊性结构。脉络丛囊肿并非胎儿结构畸形，而是一过性的超声表现，孕第6周脉络丛开始发育生成并分泌脑脊液，使脑室系统于第9周得以扩大发展，在第10~第12周时脉络丛几乎占据整个侧脑室，以后逐渐缩小。脉络丛内的毛细血管发生血管瘤样改变，包裹一部分脑脊液形成脉络丛囊肿（图1-1-8）。囊肿为双侧或单侧出现，可单发、多发，妊娠10周后超声即可检出脉络丛囊肿，多于28周前消失。胎儿侧脑室脉络丛内发现的散在的直径≥2 mm的小囊肿。产前超声诊断报道的胎儿脉络丛囊肿发生率为0.5%~2.9%，18-三体综合征胎儿发生率为30%~50%。

（5）三尖瓣反流（tricuspid regurgitation，TR）：可见于55%的唐氏综合征胎儿，33%的18-三体综合征、13-三体综合征和心脏畸形胎儿，以及1%的染色体正常胎儿。三尖瓣反流频谱见图1-1-9。

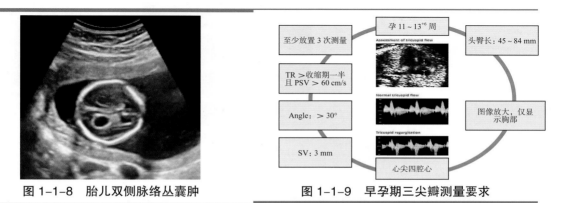

图1-1-8　胎儿双侧脉络丛囊肿　　　　图1-1-9　早孕期三尖瓣测量要求

二、胎儿颅内透明层异常

随着早孕期相关软指标筛查的逐步普及，促进了早孕期相关畸形的排查，使得开放性脊柱裂通过对颅内透明层（intracranial translucency，IT）的观察得以诊断。颅内透明层位于脑干和第四脑室脉络膜之间的无回声区，其测量切面为常规颈项透明层测量面，测量方法为测量脑干后方与第四脑室脉络丛前壁之间的最大距离（图1-1-10，图1-1-11）。在孕早期，开放

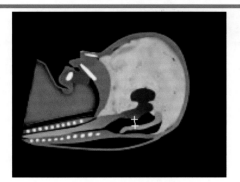

图1-1-10　颅内透明层的测量示意（＋）

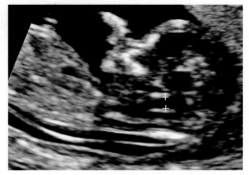

图1-1-11　颅内透明层的超声测量（＋）

性脊柱裂胎儿由于脑脊液外漏致使第四脑室液性暗区消失，其形成机制类似于中晚孕期开放性脊柱裂小脑"香蕉征""柠檬头"的形成。

有学者对 200 例正常胎儿颅内透明层进行测量，胎儿的头臀长平均为 65 mm（正常范围 45~84 mm），发现颅内透明层厚度随着胎儿头臀长的增长而增加，在头臀长为 45 mm 时，颅内透明层为 1.5 mm；头臀长为 84 mm 时，颅内透明层为 2.5 mm（r = 0.736，$P < 0.0001$）（图 1-1-12）。另外，还发现 4 例脊柱裂胎儿，其在孕 11~13 周检查时头臀长分别为 53 mm、55 mm、60 mm 和 76 mm，正中矢状切面均未能见到第四脑室（图 1-1-13，图 1-1-14）。这 4 例脊柱裂胎儿在中孕期间均可观察到"柠檬头"和"香蕉征"。

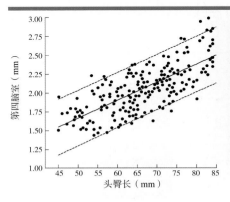

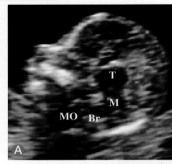

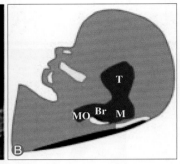

A. 超声图像；B. 示意图。T 为丘脑；M 为中脑；MO 为延髓；Br 为脑干。

图 1-1-12　第四脑室与头臀长呈线性关系　图 1-1-13　其中 1 例开放性脊柱裂胎儿颅内透明层消失

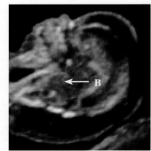
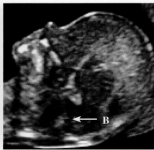
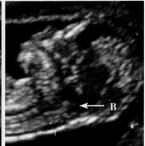

B 和箭头所指为脑干。

图 1-1-14　另外 3 例开放性脊柱裂胎儿颅内透明层消失

注：图 1-1-12 ~图 1-1-14 均来源于 CHAOUI R, BENOIT B, MITKOWSKA-WOZNIAK H, et al. Assessment of intracranial translucency (IT) in the detection of spina bifida at the 11-13-week scan. Ultrasound Obstet Gynecol. 2009，34（3）：249-252.

国内学者黄苑铭等对 367 例胎儿进行颅内透明层厚度测量，胎儿头臀长平均为 60 mm，同样发现颅内透明层厚度随胎儿头臀长的增长而增加，并发现其存在线性关系（图 1-1-15），通过回归分析得出回归方程为 Y=0.529+0.17 X（自变量 X 为头臀长，因变量 Y 为颅内透明层）。由此得出，当头臀长为 45 mm 时，颅内透明层为 1.3 mm，头臀长为 84 mm 时，颅内透明层为 2.0 mm，与前面学者的研究存在一定的差别，此差别与样本量、种族等原因有关，还有待进一步确认，但在阳性中均为颅内透明层的消失。

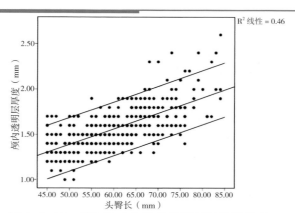

图 1-1-15　第四脑室与胎儿头臀长呈线性关系

来源：黄苑铭，马小燕，黄冬平，等. 超声检测孕 11 ~ 13^{+6} 周胎儿颅内透明层的研究. 中华医学超声杂志（电子版），2011，8（4）：772-777.

另有研究报道，有 7 例颅内透明层异常的胎儿为临床拓展了思路，颅内透明层消失应首先考虑脊柱裂，但同时不能忽略脑膨出及露脑畸形。脑桥后方出现囊性回声时，要注意考虑 Dandy-Walker 畸形，但诊断时需要慎重，早孕期（11 ~ 13^{+6} 周）胎儿小脑蚓部结构没有发育完善，要动态随访至 18 周。当颅内透明层增宽时，要注意动态观察胎儿是否存在脑脊液循环的梗阻现象，不可盲目下结论。

三、三维超声在早孕期检查中的运用

三维超声表面渲染模式的作用是评估早孕期胎儿表面发育状况、有无肢体异常及胎儿水肿（图 1-1-16A）。三维超声骨骼成像模式及自由解剖成像技术可用来评估胎儿鼻后三角和早孕期胎儿唇腭裂。时间 - 空间相关成像（spatio-temporal image correlation，STIC）技术与彩色多普勒超声相结合可以用来评估胎儿心脏血流、大血管及静脉导管等（图 1-1-16B）。随着人工智能的发展，可以在三维成像中人工智能化识别颈项透明层（图 1-1-16C），并加以自动测量。

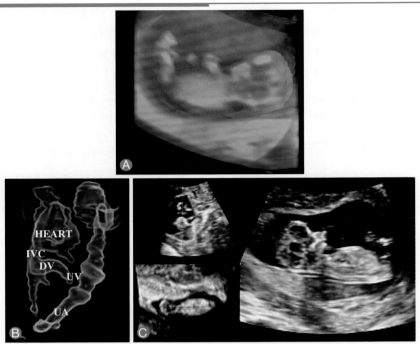

A. 三维超声表面渲染模式加轮廓剪影显示胎儿水肿；B.STIC 模式加透明成像显示静脉导管垂直汇入下腔静脉，HEART 为心脏，IVC 为下腔静脉，DV 为静脉导管，UV 为脐静脉，UA 为脐动脉；C. 三维人工智能模式获取胎儿正中矢状面。

图 1-1-16　三维超声在早孕期检查中的应用

第二节　胎儿中枢神经系统畸形

一、神经管缺陷

神经管缺陷（neural tube defects，NTDs）是指在胚胎发育早期，特别是在神经管闭合期，因受到不良因素的损害，导致背侧神经管不闭合而出现的一系列先天畸形，发病率为 0.5‰ ~ 2‰。目前已知的神经管缺陷的发病原因甚少，因为神经管缺陷的致病因素非常复杂，系多基因遗传病，且其发病在遗传因素的基础上还与环境因素密切相关。临床上主要包括无脑畸形、脑脊膜膨出、脊柱裂等。

1. 无脑儿

无脑儿（anencephaly）是指颅盖骨及双大脑半球缺失，是产前可检查出的最常见的神经管缺陷。在活产儿和死产儿中，发生率为 0.3‰，女∶男 = 3∶1 ~ 4∶1。

超声表现：①胎儿头部显示无颅骨圆形环状回声，如月经龄第 10 ~ 第 12 周时仍不见头颅环状回声，则提示无脑儿（图 1-2-1）；②颅内脑组织回声显示不清，部分脑组织可自颅顶漂浮在羊水中；③胎儿眼眶位置较高，似"蛙头状"（图 1-2-2），面部可显示口唇和鼻部回声；④羊水过多；⑤常合并其他严重畸形，包括先天性心脏病、肺发育不良、膈疝、肠旋转不良、肾畸形（多囊肾和肾发育不良）、肾上腺发育不良、脐膨出、脊柱裂、足内翻等，也常合并一些其他情况，如单脐动脉、动脉导管未闭、卵圆孔未闭等。

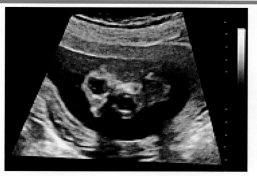 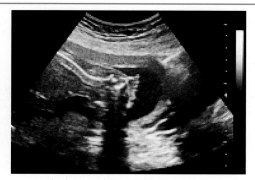

超声显示胎儿颅骨光环缺失，无脑组织。　　　　　超声显示胎儿"蛙头状"改变。
　　　　图 1-2-1　无脑儿　　　　　　　　　　**图 1-2-2　无脑儿**

超声鉴别诊断要点：

（1）无脑儿不难诊断，但有些疾病需要与无脑儿相鉴别，如巨大脑膨出、羊膜束带综合征，巨大脑膨出总存在部分颅盖骨，羊膜束带综合征除脑组织暴露外，还有面裂、肢体和指（趾）缺失、体壁缺失和脊柱异常等，多伴羊水过少。

（2）有时胎儿胎头位置过于贴近胎盘及小头畸形，经腹部超声检查（transabdominal ultrasound，TAS）难以分清胎儿颅骨环状回声。

（3）无脑儿一概不能存活，一旦明确诊断，即可终止妊娠。

2. 露脑畸形

露脑畸形（exencephali）是指胎儿颅盖骨缺失，虽具有完整的脑组织，但脑组织发育异常，面部结构和颅骨基底部存在。在超声应用于临床之前，露脑畸形和无脑儿属于2种独立的先天畸形。自超声产前诊断开展以来，尤其是经阴道超声检查（transvaginal ultrasonography，TVS）的应用，目前认为露脑畸形是无脑儿的早期阶段。

超声表现：①月经龄第10~第12周时未见颅骨强回声环，可见双大脑半球向左右分开，内无侧脑室，无明显脉络丛；②冠状面扫查呈"米老鼠样"（图1-2-3，图1-2-4），越早期大脑半球相对越规则、越对称；③随着浸泡时间的延长，加上胎手反复碰触，使脑组织破碎，脱落在羊水中，最后成了无脑儿。

超声鉴别诊断要点：露脑畸形的并发症和鉴别诊断同无脑儿。露脑畸形和无脑儿一概不能存活，一旦明确诊断，即可马上终止妊娠。

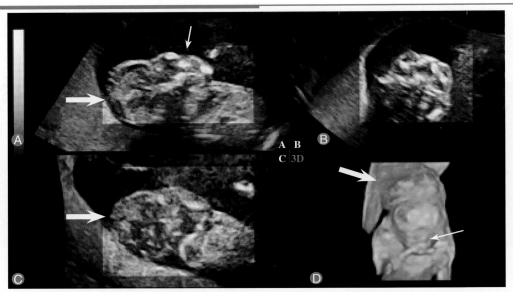

图 A、图 C（平面）及图 D（3D）显示露出的脑组织回声（粗箭头）、无颅骨环状回声及颜面部（细箭头）；图 B（平面）显示"米老鼠征"。

图 1-2-3 露脑畸形

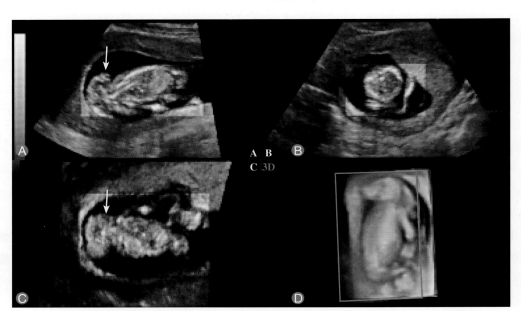

图 A、图 C（平面）及图 D（3D）显示露出的脑组织（箭头）回声，无颅骨环状回声。

图 1-2-4 露脑畸形

3. 脑膨出及脑膜膨出

脑膨出及脑膜膨出是指脑组织通过颅骨缺损疝出，占活产儿的 0.15‰。膨出物如仅含脑脊液，则称为脑脊膜膨出；如膨出物含脑组织和脑脊液，则称为脑膨出。这两种情况预后均很差。75% 脑膨出合并中枢神经系统畸形，其中 44% 合并染色体核型异常。75% 的脑膨出位于枕部（图 1-2-5），少数位于前额部。

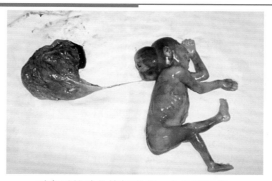

引产后的胎儿枕部膨出，内含脑组织。

图 1-2-5　引产后的胎儿尸体标本

超声表现：脑膨出的超声表现呈多样化，可显示为囊性肿块、实质性肿块或者囊实性肿块。颅骨缺失通常可以显示出来，75% 在枕部，15% 在额部，5% 在顶部。如果脑膨出不对称，或出现于非典型部位，要考虑羊膜带综合征或体壁综合征的可能性。

超声诊断脑膨出的标准：①肿块与胎头相连，或肿块随胎头运动而运动；②发现颅骨连续性中断；③颅内有解剖异常，如出现脑积水；④脊柱应认真检查，以排除脊柱裂；⑤应认真检查胎儿肾，因为脑膨出往往合并肾囊性病。

在神经管畸形胎儿中，20% 有小头畸形。其余合并的中枢神经系统畸形是胼胝体缺失、口面裂、颅缝早闭、Dandy-Walker 畸形、小脑扁桃体下疝畸形、先天性缺指（趾）、先天性颈椎融合畸形等。

超声鉴别诊断要点：应主要观察颅内脑组织的位置是否对称（在中线上还是一侧）、肿块的性质（囊性还是实质性）及肿块与颅骨缺损的关系。脑膨出一般位于中线上，由颅骨缺损处膨出，往往伴有脑积水（图 1-2-6）。

（1）脑脊膜膨出需要与淋巴水囊瘤相鉴别：枕部脑脊膜膨出物内含脑脊液，淋巴水囊瘤往往有分隔，其边缘直接连于皮肤，且很少合并中枢神经系统畸形（图 1-2-7）。淋巴水囊瘤有时合并胸腔积液和腹腔积液。

（2）脑膨出需要与畸胎瘤相鉴别：畸胎瘤是实性或混合性的，但肿块内无脑组织，且患项部畸胎瘤的胎儿，颅骨往往完整。

（3）脑膨出需要与血管瘤相鉴别：血管瘤表现为不均质的强回声，无颅骨缺损，与相邻颅骨形成钝角，预后很好；而脑膨出与相邻颅骨形成锐角。

（4）脑膨出需要与头皮水肿相鉴别：关键是探头转 90° 后再进行观察（图 1-2-8）。

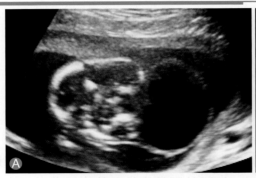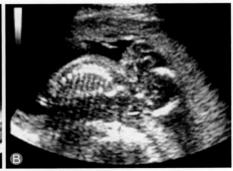

A.脑脊膜膨出，膨出物仅含脑脊液；B.脑膨出，膨出物含脑组织和脑脊液。

图1-2-6　胎儿脑脊膜膨出和脑膨出

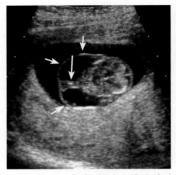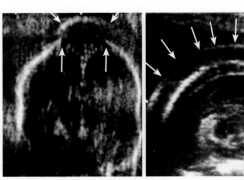

胎儿颈后无回声区，内有分隔，其边缘直接连于皮肤。短箭头为淋巴水囊瘤；长箭头为淋巴水囊内分隔。

图1-2-7　胎儿淋巴水囊瘤

胎头横切面显示"脑膨出"可能，探头转动90°，发现是头皮水肿（箭头）。

图1-2-8　胎儿头皮水肿

预后：存活率低，为21%左右，且存活儿伴有严重发育迟缓。

4. 脊柱裂

胎儿脊柱裂是由后神经孔闭合失败所致，主要特征是背侧的2个椎弓未能融合在一起，引起脊椎中线缺损，椎管敞开，脊膜和（或）脊髓通过未完全闭合的脊柱疝出或向外暴露，可发生于脊柱的任何一段，常见于腰骶部。

按照背侧中线部位是否有神经组织（神经基板），通过椎裂暴露于外界，分为开放性脊柱裂和闭合性脊柱裂。开放性脊柱裂背侧中线病变部位皮肤缺损，脑脊液外渗。闭合性脊柱裂背侧中线病变部位皮肤完整，无脑脊液外渗。主要类型有脊膜膨出、脂肪脊髓脊膜膨出、脊髓纵裂、终丝脂肪瘤、终丝紧张、皮毛窦等。

大部分脊柱裂为开放性，主要类型有脊膜膨出、脊髓脊膜膨出、脊髓外露。后者的膨出物除脊膜和脑脊液外，还含有神经纤维。开放性脊柱裂造成的椎管压力低于颅内压力，导致小脑蚓部疝入枕骨大孔，最终产生颅后窝池消失、小脑呈"香蕉征"、梗阻性脑积水和"柠檬头"等特征性颅脑异常表现。开放性脊柱裂在中孕期较易被发现。

极少数脊柱裂为闭合性，脊柱的裂口处表面皮肤连续完整，形成一个密封腔室，脑积液不外渗到羊膜腔，椎管压力无明显降低，不出现典型的颅脑特征。

超声表现：脊柱裂有以下三大声像图特征。

（1）椎弓未融合：矢状面显示背侧椎弓的骨化中心断裂、缺失，有时脊柱异常弯曲，前凸后凸，失去正常生理弧度（图1-2-9A）。横切面显示背侧的椎弓骨化中心向两侧分开，呈"U"字形（图1-2-9B）或"V"字形，这是诊断脊柱裂最重要的声像图表现。冠状面显示2条平行的椎弓骨化中心在裂开处异常增宽、膨大，有时也见脊柱侧凸畸形。

（2）软组织异常：椎骨缺损时，表面的软组织也有缺损。如完全缺损，皮肤延续线中断，多数病例有脊髓脊膜膨出。脊髓脊膜膨出时，缺损处可见囊性包块，壁薄，无皮肤和皮下组织，其内不规则中低回声结构为突出的脊髓（图1-2-9C）。脊膜膨出时包块内无回声（图1-2-9D）。

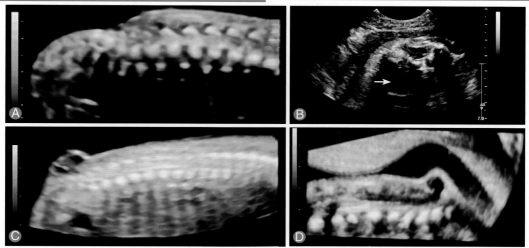

A. 二维超声显示胎儿开放性脊柱裂；B. 二维超声显示胎儿闭合性脊柱裂（箭头）；C. 二维超声显示胎儿骶尾部脊柱裂；D. 二维超声显示胎儿骶尾部脊柱裂。

图1-2-9 胎儿脊柱裂

（3）相应的头部改变：开放性脊柱裂几乎都合并小脑延髓池变窄（小脑扁桃体下疝Ⅱ型畸形），显示小脑延髓池变窄（＜2 mm）呈"香蕉征"、脑室扩大、"柠檬头"、头围正常或稍小（图1-2-10，图1-2-11），但月经龄第24周后，小脑延髓池显示不清（＜2 mm），70%～80%胎儿出现脑室扩大，但由于颅骨骨化，"柠檬头"逐步消失。开放性脊柱裂大多数发生在胎儿脊柱的骶尾部，于缺损处可见囊性包块突出。如果羊水过少，又高度怀疑开放性脊柱裂时，需边用手轻推胎儿，边行超声检查。

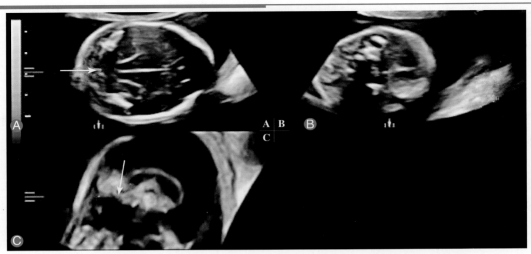

图 A~ 图 C（平面）可见小脑延髓池消失（箭头），小脑变形，胎头呈"柠檬头"。

图 1-2-10　开放性脊柱裂胎儿头部改变

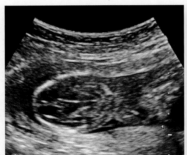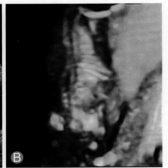

A. 二维超声小脑横切面显示小脑延髓池消失，小脑呈"香蕉征"；B. 三维超声骨骼模式显示胸腰段开放性脊柱裂。

图 1-2-11　开放性脊柱裂胎儿头部改变

　　开放性脊柱裂因其超声特征胎儿头明显，较易为超声检查所发现，闭合性脊柱裂则因特征不明显，产前超声常难以发现。

　　超声检查要点：

　　（1）并非所有脊柱表面的软组织隆起均是脊柱裂，所以，在发现软组织隆起后，要仔细观察脊柱后面 2 个骨化中心是否正常。

　　脊柱表面的软组织隆起需要与骶尾部畸胎瘤、血管瘤等相鉴别。关键是看小脑延髓池，如小脑延髓池正常，脊柱后面 2 个骨化中心又是闭合的，则膨出物为骶尾部畸胎瘤可能性大；如小脑延髓池正常，脊柱后面 2 个骨化中心是开放的（呈外"八"字），则膨出物为闭合性脊柱裂可能性大；如小脑延髓池显示不清，则开放性脊柱裂可能大（图 1-2-10）。实性或囊实性畸胎瘤较易与开放性脊柱裂所合并的脊髓和（或）脊膜膨出相鉴别，而囊性畸胎瘤则不易与其相鉴别。患骶尾部畸胎瘤的胎儿不应合并脊柱骨化中心异常，因此，需要仔细观察骶尾部脊柱骨化中心是否缺失（图 1-2-12）。此外，还应观察胎儿颅内结构有无后颅窝池消失、"香蕉征"等特征性改变，这些均可用于与开放性脊柱裂的鉴别诊断。

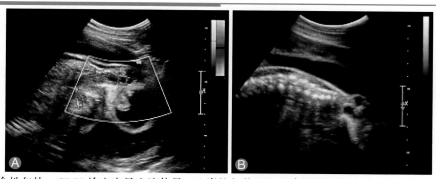

A. 骶尾部混合性包块，CDFI 检查未见血流信号；B. 脊柱矢状面显示脊柱骶尾部连续良好，与肿块界限清晰。

图 1-2-12　骶尾部畸胎瘤

另外，开放性脊柱裂也要注意与正常脐带、闭合性脊柱裂、脑膨出、淋巴水囊瘤等相鉴别。

（2）胎儿脊柱裂，尤其是不合并背部包块的脊柱裂，还需要与半椎体畸形相鉴别。半椎体是一种先天性椎体畸形，系胚胎时椎体发育过程中分节不全或形成不全引起，是先天性脊柱侧突和脊柱后侧突的主要原因。超声诊断依赖于对脊柱矢状面、冠状面和横切面的仔细观察，月经龄第 15 周及以后，在冠状面上发现椎体骨化中心排列不整齐，是诊断半椎体的关键。由于其后神经孔闭合，脊髓或脊膜组织不会疝向脊柱外，也无颅内特征性改变，可以与脊柱裂相鉴别。

经验提示：开放性脊柱裂可以无膨出，闭合性脊柱裂也可以有膨出，关键是看局部皮肤是否完整。图 1-2-13 为胎儿脊柱异常的鉴别诊断思路。

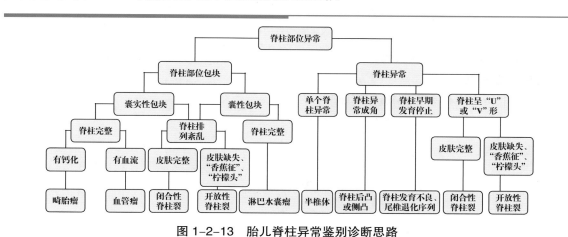

图 1-2-13　胎儿脊柱异常鉴别诊断思路

二、脑室系统的异常

（一）脑室扩大

脑脊液循环通道为侧脑室脉络丛毛细血管、室间孔、第三脑室、中脑导水管、第四脑室外侧孔和正中孔、小脑延髓池蛛网膜下隙、硬脑膜窦，所以，脑脊液循环是从动脉流向静脉的过程。脑脊液大部分由脑膜和蛛网膜颗粒吸收，正常情况下维持一种动态平衡，脑脊液循环通路上任何环节出现问题，均可导致脑室扩张，严重者可出现脑积水。此种脑室的扩张或积水是交通性的，最为常见的是中脑导水管狭窄，其次是小脑扁桃体下疝畸形、第四脑室中孔和侧孔闭锁。在脑室系统中，脑脊液50%来源于脉络丛，50%来源于大脑的毛细血管，起营养和保护脑及脊髓、调节颅内压的作用，当其产生过多而引起的脑室扩张或积水为非交通性梗阻，如脉络丛乳头状瘤等。

1. 超声对侧脑室扩大或积水的判定及预后评估

胎儿侧脑室三角区特点：①孕 16～40 周时，胎儿侧脑室三角区大小恒定，表明与孕龄无关；②脉络丛是良好的定位标记；③侧脑室壁与声束垂直，二维超声显示最清晰；④测量简单；⑤脑室压力升高时，三角区最早增宽，特别敏感。所以，通常以测量胎儿侧脑室三角区内径作为诊断侧脑室扩大的方法，测量标准如图 1-2-14 所示。另外，由于颅骨近场伪像，近侧的侧脑室一般显示不清，一般测量远侧的侧脑室宽度。

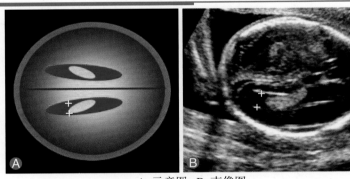

A. 示意图；B. 声像图。

图 1-2-14 侧脑室三角区内径测量方法（＋）：量远不量近

正常胎儿孕 25 周前侧脑室三角区宽度不超过 8 mm，孕 25 周后＜ 10 mm。脑室扩大时，在增大的侧脑室内可以见到脉络丛漂移现象。一般通用的诊断标准是：正常＜ 10 mm，轻度扩张 10～15 mm，重度扩张＞ 15 mm。

在脑室扩大基础上出现下列情况之一可以诊断为脑积水：①第三和（或）第四脑室扩张；②脑中线结构破坏；③小脑延髓池扩张；④头围增大。脑积水的胎儿常伴脊柱裂和足内翻，检查时应高度注意。中脑导水管狭窄显示第三脑室扩张（正常≤ 2 mm）和侧脑室扩张，但第四脑室正常（图 1-2-15，图 1-2-16）。

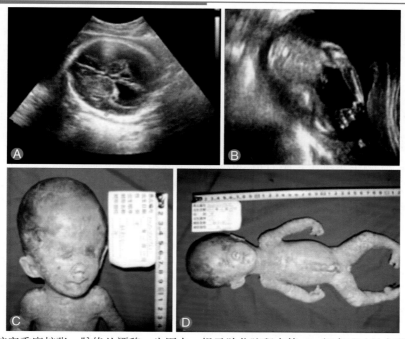

A.超声显示侧脑室重度扩张，脉络丛漂移，头围大，提示胎儿脑积水等；B.超声显示足内翻；C.引产出的胎儿尸体标本可见头相对增大；D.引产出的胎儿尸体标本可见足内翻，手内翻。

图 1-2-15　胎儿脑积水超声表现和引产后的胎儿尸体标本

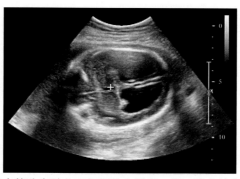

中脑导水管狭窄胎儿双侧侧脑室增宽，第三脑室扩张（＋）。

图 1-2-16　胎儿中脑导水管狭窄

　　超声鉴别诊断要点（图1-2-17）：

　　（1）首先要在重度脑积水、积水性无脑畸形、前脑无裂畸形之间进行鉴别诊断。积水性无脑畸形是由颈内动脉梗死或感染所致，有典型的超声表现，颅腔内大范围的液性暗区，不能显示大脑皮质回声，可以有部分脑中线。而重度脑积水，在额部及颞部总能显示一些受压的大脑皮质和大脑镰。积水性无脑畸形的胎儿脑中线和正常的丘脑仍存在，这是与前脑无裂畸形的鉴别要点。另外，积水性无脑畸形胎儿的面部正常，而前脑无裂畸形常合并面部中线各种畸形。积水性无脑畸形常合并羊水过多和其他胎儿中枢神经系统畸形。

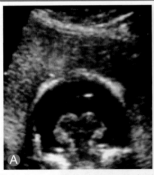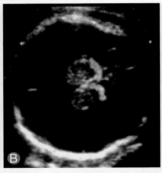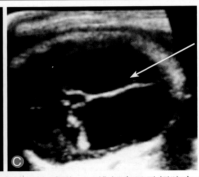

A. 二维超声显示胎儿前脑无裂畸形，无脑中线，丘脑融合；B. 积水性无脑畸形，二维超声显示颅腔内大范围的液性暗区，不能显示大脑皮质回声，有部分脑中线；C. 二维超声显示重度脑积水，在额部及颞部显示一些受压的大脑皮质（箭头）。

图 1-2-17　胎儿脑积水的超声鉴别

（2）胎儿脑积水还应与颅内感染相鉴别，如巨细胞病毒、弓形虫、梅毒螺旋体等引起的感染。

（3）胎儿脑积水还要排除颅内出血和神经系统肿瘤。合并颅内感染的侧脑室扩张有如下特点：①侧脑室不对称；②脑室内膜回声增强；③脑室出血；④孔洞脑；⑤大脑内出血。

（4）脑膨出也是造成脑积水的原因之一，临床需要注意。

（5）孔洞脑的脑实质里有一个或数个无回声腔。Dandy-Walker 畸形也是造成脑积水的原因之一，其与前脑无裂畸形鉴别的要点是：前脑无裂畸形无脑中线，丘脑融合。

预后：发现脑室扩张后，重要的是检查颅内有无其他结构异常，这些颅内结构异常是决定预后的重要因素。单侧脑积水不常见，比双侧脑积水的预后要好。

侧脑室扩张（侧脑室宽度 10～15 mm）的预后需要注意以下问题：①如为孤立性的轻度侧脑室扩张，则 10% 异常，90% 正常；②可以是突发性的、唐氏综合征、胼胝体发育不良、中脑导水管狭窄早期、小脑扁桃体下疝 Ⅱ 型畸形早期；③30% 轻度侧脑室扩张在宫内可缓解；④男性多于女性；⑤3%～10% 有非整倍体异常，建议羊水穿刺；⑥胎儿 MRI 可以多检查出 8% 的畸形，最好在孕 28 周后进行；⑦超声有时很难判断是否为真正孤立性侧脑室扩张，有报道显示，胎儿期间诊断的单纯性侧脑室扩张至新生儿期可发现 4% 为继发脑畸形，9% 合并非中枢神经系统畸形。

国内外有学者将 10～12 mm 脑室扩张与 12～15 mm 脑室扩张进行区分，因两组间的宫内转归及临床预后有很大不同，已有研究发现其预后和侧脑室增宽的程度相关，侧脑室宽度 < 12 mm 组与侧脑室宽度 ≥ 12 mm 组相比，发现胎儿出生后发育落后的比例明显降低（3.0%～3.8% 和 13.9%～23.0%）。有学者对 101 例侧脑室径线在 10～15 mm 的轻度脑室扩张胎儿进行随访观察，结果显示，侧脑室径线在 10～11.9 mm 者，预后良好的比例为 94%，而在 12～15 mm 则为 85%。总之，对侧脑室轻度增宽者，产前应动态观察随访，密切注意侧脑室宽度的变化，用超声仔细检查有无其他畸形，同时结合孕妇高危因素，适时进行 TORCH 筛查和染色体检查，必要时行 MRI 检查。对于宫内侧脑室宽度恢复正常或稳定在 10～12 mm 的胎儿，排除其他异常后，可给予孕妇乐观的预后评价。

2. 小脑延髓池增宽

小脑延髓池增宽为从小脑蚓部后面至枕骨内表面测量时，其值＞ 10 mm，但小脑蚓部完整，无脑积水，第四脑室正常。10% 的小脑延髓池增宽的胎儿小脑幕向上抬起。

超声表现：小脑延髓池增宽，但小脑蚓部完整，无脑积水，第四脑室正常。10% 的后颅窝增宽的胎儿小脑幕向上抬起（图 1-2-18）。

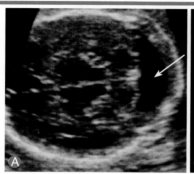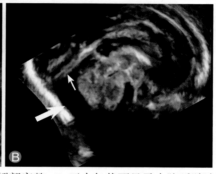

A. 二维超声显示小脑延髓池增宽（箭头），但小脑蚓部完整；B. 正中矢状面显示小脑延髓池增宽（粗箭头），小脑幕上抬（细箭头）。

图 1-2-18　胎儿小脑延髓池增宽

超声鉴别诊断要点：

（1）小脑延髓池增宽需要与小脑蚓部发育不良相鉴别：小脑蚓部发育不良可见小脑延髓池与第四脑室相通，正中矢状面可见小脑蚓部的发育不良。

（2）小脑延髓池增宽需要与蛛网膜囊肿相鉴别：蛛网膜囊状可见囊性占位效应，后颅窝可居中或偏向一侧。

（3）小脑延髓池增宽需要与 Blake 囊肿相鉴别：Blake 囊肿正中矢状面可见小脑蚓部稍上抬，第四脑室与延髓池相通，但小脑蚓部形态及面积正常。

（4）测量小脑延髓池宽度的切面非常重要，否则容易造成假阳性。切面应该包括透明隔腔、大脑脚、小脑半球等结构。

预后：单发的后颅窝增宽预后良好。

（二）蛛网膜囊肿

蛛网膜囊肿是脑脊液在脑外异常的积聚，往往是 2 层蛛网膜间的积聚，囊壁多由透明而富有弹性的薄膜组成，囊内充满脑脊液。本病病因不明确，大约为儿童颅内占位疾病的 1%，尸检发现率为 0.5%，男性发病率比女性高。蛛网膜囊肿分为先天性蛛网膜囊肿和继发性蛛网膜囊肿。先天性蛛网膜囊肿是由蛛网膜发育不良引起，多属蛛网膜内囊肿，囊肿与蛛网膜下隙不交通，好发于侧裂池、鞍上池及枕大池等处，极少见于脑室内。继发性蛛网膜囊肿是由出血、创伤和感染等引起，其囊腔多与蛛网膜下隙之间有狭窄的通道相连，多见于鞍上池、枕大池、侧裂池和四叠体池等较大脑池。

超声表现：在胎儿颅内发现边界清晰的无回声区，壁薄，囊肿与侧脑室不交通，有可能合并脑积水，大多数蛛网膜囊肿在孕 20 周后发现，罕见发现颅外畸形。彩色多普勒血流成像（color Doppler flow imaging，CDFI）显示无回声内无血流（图 1-2-19）。

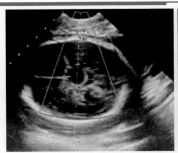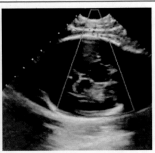

CDFI 显示胎儿颅内无回声区无血流。

图 1-2-19 胎儿蛛网膜囊肿

超声鉴别诊断要点：

（1）蛛网膜囊肿需要与小脑延髓池增宽相鉴别：小脑延髓池增宽表现为后颅窝增宽无肿块效应，无脑积水。

（2）蛛网膜囊肿需要与 Dandy-Walker 畸形相鉴别：许多蛛网膜囊肿往往向前延伸到大脑半球，以此可以排除 Dandy-Walker 畸形。第四脑室的部位和小脑蚓部的观察是做出明确诊断的重要前提。

（3）大脑半球间的蛛网膜囊肿可能会与无叶全前脑的背侧囊肿相混淆，但无叶前脑无裂畸形有其明显的特征表现，如丘脑融合、面部中线畸形等。

（4）蛛网膜囊肿需要与孔洞脑相鉴别：孔洞脑在大脑内，与脑室系统相交通，无肿块效应。

（5）蛛网膜囊肿需要与脑室膜囊肿相鉴别：脑室膜囊肿罕见，倾向于占据前叶、颞顶叶中央白质。

（6）蛛网膜囊肿需要与 Galen 静脉瘤相鉴别：Galen 静脉瘤由动静脉瘘引起，超声表现为孕 30 周后在丘脑后上方有＞ 2.5 cm 的无回声区，CDFI 显示其内血流丰富。94% 的新生儿合并高排出性心力衰竭。预后与胎儿心力衰竭程度有关，而与静脉瘤大小无关（图 1-2-20）。

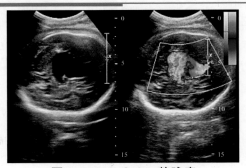

图 1-2-20 Galen 静脉瘤

预后：产后小囊肿可以观察，大囊肿可放引流管。蛛网膜囊肿预后良好，90% 胎儿智力正常。胎儿出现严重脑积水时，应考虑早期分娩。

三、胼胝体发育不良

胼胝体（corpus callosum）于胚胎第 12 周开始生成，自前向后完成，依次逐渐形成胼胝体膝部、体部、压部，最后形成胼胝体嘴部，第 18~第 20 周发育完全。在胚胎 20 周前，受到各种原因的损害，均可引起发育异常，包括胼胝体发育不良。

胼胝体发育不良分为胼胝体完全发育不良和胼胝体部分发育不良。胼胝体完全发育不良是指整个胼胝体的缺失，胼胝体部分发育不良主要指胼胝体体部、压部的缺失，发病率约为 0.7%，国外文献报道，在所有出生的婴儿中为 0.1% ~ 0.3%，在尸体解剖病例中约为 1 : 19 000，在所有智力发育缓慢的儿童中为 2% ~ 3%。

超声表现：胎儿头颅的双顶径平面，在透明隔腔前方可见一 "=" 状低回声，此为胼胝体膝部（图 1-2-21）；在正中矢状面上，胼胝体呈位于 2 条强回声线间的弧形低回声带结构，其上方为扣带回，下方为透明隔腔、第三脑室。彩色多普勒超声或能量多普勒超声观察胼周动脉血流（图 1-2-22）。胎儿发生胼胝体发育不良，犹如失去了胼胝体的支架作用，导致大脑半球分离，脑组织失去支撑呈放射状下移，透明隔腔缺失，第三脑室增宽上移。

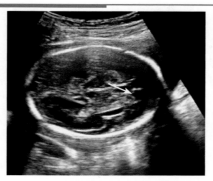

图 1-2-21　二维超声显示胎儿胼胝体膝部（箭头）

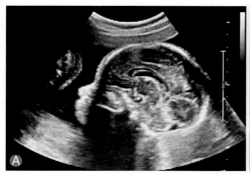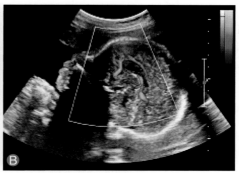

A. 二维超声显示胎儿胼胝体；B.CDFI 显示胎儿胼周动脉血流。

图 1-2-22　胎儿胼胝体及胼周动脉

胼胝体完全发育不良的超声表现：①横切面显示侧脑室呈水滴状扩张、无透明隔腔、大脑半球间距增宽（大脑镰和大脑半球内侧缘形成三线征）、第三脑室扩张上移，85%胼胝体缺失合并其他颅内畸形（脑膨出、Dandy-Walker畸形、前脑无裂畸形等）；②冠状面显示侧脑室前角分开，呈"公牛角样"改变；③正中矢状面显示透明隔腔、胼胝体消失，脑回呈放射状改变，胼周动脉不同程度发育不良，胼周动脉因失去胼胝体的支持而下陷，失去正常弧形形态，血流可见明显异常（图1-2-23）。

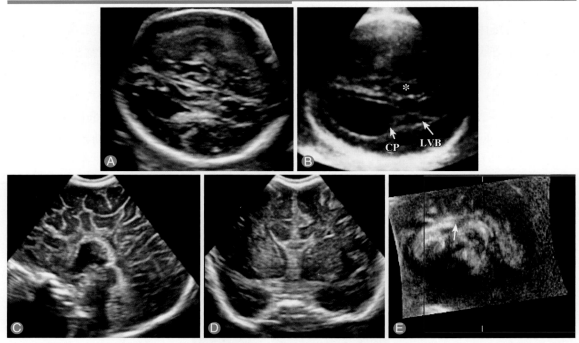

A.无透明隔，半球间裂增宽（三线征：大脑镰和大脑半球内侧缘）；B.侧脑室后角扩张，呈"水滴状"，第三脑室上移；C.放射状异常脑回；D.冠状面显示侧脑室前角分开，呈"公牛角样"改变；E.正中矢状面显示脑回呈"放射状"改变（箭头），透明隔腔、胼胝体消失。CP为脉络丛；LVB为侧脑室外侧壁；＊为第三脑室扩张上移。

图1-2-23　胎儿胼胝体完全发育不良

胼胝体完全发育不良常伴发其他中枢神经系统畸形，如小脑扁桃体下疝畸形、无脑回、脑裂畸形、巨脑回、多小脑回、脑膨出、Dandy-Walker畸形、前脑无裂畸形等。颅外畸形包括面部、心脏、生殖泌尿器官、胃肠道、呼吸道和肌骨系统畸形。

胼胝体部分发育不良需要从正中矢状面上进行观察和诊断。

超声鉴别诊断要点：由于胼胝体发育不良有脑积水，任何引起脑积水的病变均在鉴别诊断的考虑之中。胼胝体发育不良的侧脑室后角通常扩张明显，且第三脑室扩张上移，需要与其他脑中线的囊性结构相鉴别，如透明隔腔、第六脑室（Vergae腔）、蛛网膜囊肿、孔洞脑等，可以根据颅内各种囊性占位的部位和声像图特征进行鉴别（图1-2-24）。

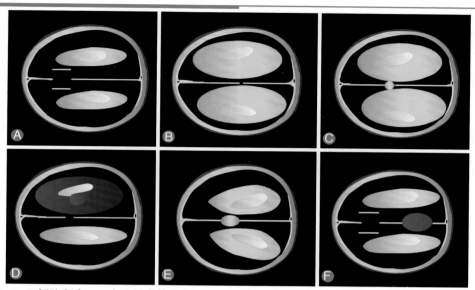

A. 正常脑；B. 双侧脑积水；C. 中脑导水管狭窄；D. 一侧侧脑室出血；E. 胼胝体缺失（双侧脑室呈"水滴状"）；F.Galen 静脉瘤。

图 1-2-24　颅内各种囊性占位及其声像图特征

胼胝体发育不良也是若干综合征的表现之一，如 Aicardi-Goutières 综合征（点头癫痫 – 胼胝体发育不全 – 视网膜脉络膜色素缺失综合征）、Andermann 综合征、Apert 综合征（尖头并指综合征）、Shapiro 综合征、口 – 面 – 指综合征等。胼胝体发育不良也与第 8、第 13 和第 18 号染色体异常有关。

预后：胼胝体发育不良的临床主要表现为精神分裂症、癫痫、痴呆、发育迟缓、视力下降等，且随着年龄的增长，智力发育迟缓表现越明显，可同时合并多种先天畸形，尤其伴有颅面部缺损。

四、前脑无裂畸形

前脑无裂畸形又称为全前脑畸形，是一种严重并罕见的中枢神经系统畸形，病死率极高，是由前脑完全或部分未分裂引起的一系列异常，包括脑部结构异常和由此形成的面部发育异常。异常发生在孕第 3 周。发病率约占出生人口的 1/10 000，该病致病因素目前仍不十分清楚，大多数认为与染色体异常或基因突变有关。据统计，合并的畸形越多，染色体异常机会就越高。约 55% 全前脑合并染色体异常，最常见的是 13– 三体综合征，也发生于 18– 三体综合征、15– 三体综合征。

前脑无裂畸形分为无叶前脑无裂畸形（最严重）、半叶前脑无裂畸形（产前很难与无叶前脑无裂畸形相鉴别）和叶状前脑无裂畸形（较轻）（图 1-2-25）。

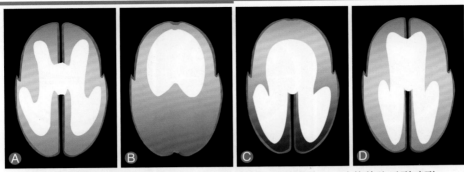

A. 正常脑；B. 无叶前脑无裂畸形；C. 半叶前脑无裂畸形；D. 叶状前脑无裂畸形。

图 1-2-25　前脑无裂畸形（全前脑）的分型

超声表现：

（1）无叶前脑无裂畸形：颅内结构显示为"四无、单、丘融"，即小头、无胼胝体、无脑中线、无透明隔、无第三脑室、单一脑室腔、丘脑融合。面部畸形最常见于无叶前脑无裂畸形和半叶前脑无裂畸形，包括独眼、眼距过近、中央唇裂、喙鼻等。多数情况下，面部畸形的严重程度反映了脑部畸形的严重程度（图 1-2-26 ~图 1-2-28）。

（2）半叶前脑无裂畸形：颅内结构显示为"三无、单分、中丘融"，即无第三脑室、无透明隔腔、无胼胝体、颅前方为单个脑室腔、在后方分为 2 个脑室成、有部分脑中线，丘脑部分融合。颜面部常合并独眼、眼距过近、中央唇裂、喙鼻等（图 1-2-29）。

（3）叶状前脑无裂畸形：无透明隔腔，侧脑室前角融合，体部及后角可能扩张；侧脑室前角与第三脑室之间交通扩张，胼胝体可能缺失、发育不良或存在，大脑半球几乎完全分开，无明显面部异常，可有部分脑中线（图 1-2-30）。

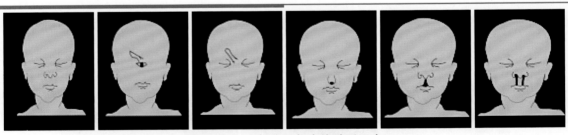

图 1-2-26　部分面部中线畸形示意

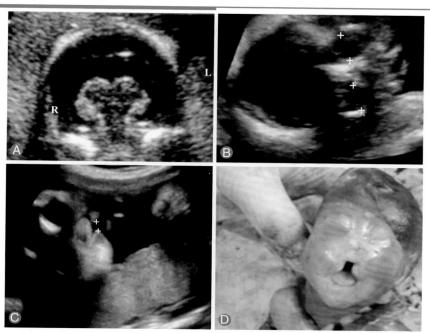

A. 单一的原始脑室；B. 眼距过近（+）；C. 中央唇裂（+）；D. 引产后的胎儿显示眼距近、中央唇裂。

图 1-2-27　无叶前脑无裂畸形

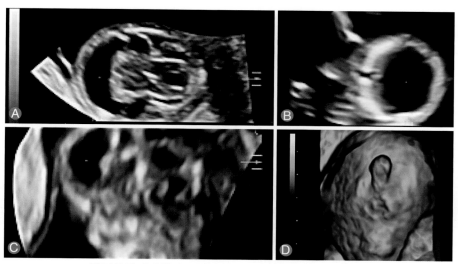

A～C. 平面显示无叶前脑无裂畸形；D. 三维超声显示中线畸形喙鼻。

图 1-2-28　面部和脑部畸形

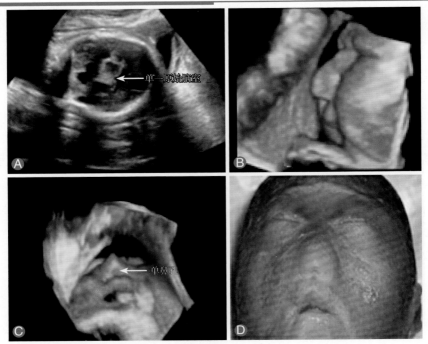

A. 二维超声显示单一原始脑室；B. 三维超声显示鼻子形态异常；C. 三维超声显示单鼻孔；D. 引产后的胎儿尸体标本显示单鼻孔。

图 1-2-29　半叶前脑无裂畸形

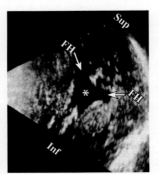

超声显示侧脑室前角融合，Sup 为上方，FH 为前脚，＊为侧脑室前脚融合的部位，Inf 为下方。

图 1-2-30　叶状前脑无裂畸形

　　超声鉴别诊断要点：主要考虑与脑积水、脑中线上的缺损（视隔发育不良、水脑症、孔洞脑）相鉴别。脑中线消失和丘脑融合应该考虑前脑无裂畸形。

　　（1）因中脑导水管狭窄或 Arnold-Chiari 畸形引起的脑积水，超声显示大脑镰完整，脑室扩张，两侧丘脑分开，有压扁的大脑组织。

　　（2）积水性无脑畸形，大脑皮质几乎看不见，虽然积水性无脑畸形和孔洞脑的脑中线可以缺失或移位，但两侧丘脑应该是分开的。

（3）视隔发育不良，前角轻度扩张，融合、扁平。目前产前超声和胎儿 MRI 的分辨率仍然看不清视神经和视神经交叉，确诊依赖于新生儿时期的临床和眼科专家的评价。

前脑无裂畸形可以是孤立存在的畸形，也可以合并其他畸形，如史－莱－奥综合征（Smith-Lemli-Opitz syndrome）。

预后：此病多会发生流产或出生后 1 年内死亡，轻型者可活至成年，但是由于脑泡演变发育障碍可致脑瘫，患儿表现为智力低下。出生后的诊断主要依据：①体征性的面部异常；②脑部 CT 检查可见脑室系统发育不完善，脑电图显示异常；③其家族史十分重要，家族中曾有 1 个该病患儿或出现有精神发育迟缓、身体矮小或内分泌异常等情况，均应引起重视。

五、小脑发育不良

小脑发育不良为小脑发育不成熟，停留在胚胎的某个阶段中的形态。小脑发育不良可为小脑蚓部或小脑半球没有充分发育，小脑蚓部发育不良可为独立的畸形或 Dandy-Walker 畸形的组成部分。小脑发育不良按其发育不良部位可分为：①旧小脑发育不良：蚓部后部变小或发育不良，多伴第四脑室扩大；②桥新小脑发育不良：表现为小脑半球扁平，体积缩小，而蚓部和绒球发育良好，相对增大；③小脑的脑回畸形：小脑皮质某些区域小叶不发育，形成无脑回或表面光滑。

小脑蚓部发育不良常为部分性的，并多为尾部缺如，可为单侧性或双侧性。轻度对称性小脑半球发育不良常见于唐氏综合征；重度对称性小脑发育不良可能仅残留很小的前叶，包绕着开放的交通性基底池。

超声表现：小脑发育不良或缺如的超声，可显示残余的小脑蚓部小而对称，其前部残余，小脑后部为脑脊液空腔，压力不高，小脑脚重度发育不良或缺如，脑干小，尤其脑桥小。

预后：小脑发育不良或缺如一般在新生儿期没有症状，除非有大脑畸形、大脑发育不全同时存在。大多数患儿在婴儿期和儿童期发生共济失调和智力低下。小脑症状通常于患儿伸手取物时出现共济失调而被发现，呈意向性震颤，常有头部颤动。坐、站、行走均迟缓，步态蹒跚，语言发育迟缓，呈间断或爆发状，躯干与下肢有明显的共济失调、肌无力、肌张力减退。常有眼震，感觉正常，多数患者智力不全、生长发育迟缓或有癫痫发作。部分病例症状可局限于一侧，并可伴舞蹈症等表现。严重病例常于 10 岁前死亡，病变较轻者，小脑症状可逐渐代偿而好转。

六、孔洞脑

孔洞脑（porencephaly）又称为脑室穿通畸形，较少见，由 Heschl 于 1859 年首先报道，其发现胎儿大脑皮质里有空腔或裂缝，根据这些空腔或裂缝是否与脑室系统或蛛网膜下隙相交通，可以将孔洞脑分为 2 种亚型：后天性孔洞脑（包括脑裂和单纯的孔洞脑）和先天性孔洞脑。

后天性孔洞脑是指神经元发育和移行障碍，先天性孔洞脑表现为三联征：正中顶骨头皮异常（脑膨出等）、脑积水和中线颅内囊肿。

超声表现：胎儿颅内大脑组织中有液性占位（图 1-2-31）。

超声鉴别诊断要点：

（1）孔洞脑需要与蛛网膜囊肿、囊性肿瘤相鉴别：一旦发现不对称的脑积水，要考虑孔洞脑的可能性。MRI可以确定孔洞脑与侧脑室相交通。如果脑积水严重，应与积水性无脑畸形相鉴别。

（2）孔洞脑需要与脑裂畸形相鉴别：脑裂畸形表现为大脑半球实质内的异常裂隙，裂隙的两侧是脑实质，裂隙内充满脑脊液；裂隙一端通向脑室，与室管膜表面相延续，另一端通向蛛网膜下隙，与软脑膜相连（图1-2-32）。伴随畸形包括脑室增大、多小脑回畸形、灰质异位、胼胝体发育不全和视隔发育不良等。

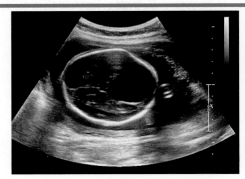 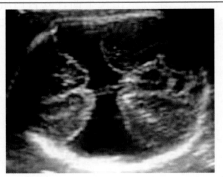

二维超声显示胎儿颅内大脑组织中有液性占位。

图1-2-31　孔洞脑

二维超声显示胎儿大脑半球实质内的异常裂隙。

图1-2-32　脑裂畸形

预后：孔洞脑胎儿的预后取决于孔洞脑大脑组织破坏的程度和范围。大多数胎儿大脑组织破坏严重，预后非常差。

七、三维超声在中枢神经系统的应用

三维超声在中枢神经系统中表面成像不占主导地位，主要依靠三维三个正交平面、断层超声及自由解剖成像（图1-2-33），同时辅以容积对比，可改善图像分辨率。通过以上技术可以对胎儿颅内特殊解剖结构进行观察，尤其对于胼胝体、小脑蚓部。二维超声不易获得正

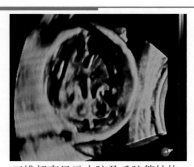

三维超声显示小脑及丘脑等结构。

图1-2-33　三维超声反转水晶成像模式

中矢状面，在三维成像中不再是难题，但所有三维成像均易受到骨骼声影遮挡，所以，中枢神经系统成像应当努力避开颅骨声影的影响。

1. 侧脑室

对侧脑室的观察不能仅满足于侧脑室内径的测量，还需要观察前脚有无增宽、室管膜周围及侧脑室内有无出血或占位。①三维三个正交平面可以从横切面、冠状面及矢状面同时观察侧脑室及其周围情况，缺点是侧脑室是个曲线平面，不是直线平面，不能同时显示完整侧脑室；②三维断层超声可获得横切面、矢状面及冠状面的多层面图像，从不同角度观察侧脑室，缺点同三维三个正交平面；③自由解剖成像可以从横切面、矢状面、冠状面获得侧脑室的完整切面，利于侧脑室的观察（图1-2-34）。

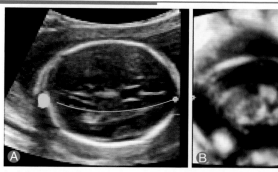

自由解剖成像曲线模式（图A）获得矢状面（图B）侧脑室。

图1-2-34　自由解剖成像模式

2. 胼胝体

正中矢状面是完整显示胼胝体的唯一切面，胼胝体在三维三个正交平面、断层超声及自由解剖成像均可获得（图1-2-35，图1-2-36）。

3. 小脑蚓部

三维超声主要靠正中矢状面显示小脑蚓部的结构、形状及大小，但对胎儿的体位、切面扫查时的手法要求较高。在三维超声成像中三维三个正交平面、断层超声及自由解剖成像均可获得（图1-2-37，图1-2-38）。

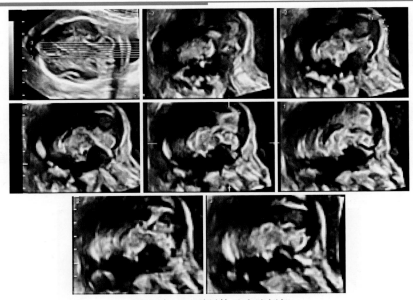

三维超声显示胼胝体及小脑蚓部。

图 1-2-35　三维断层超声成像模式

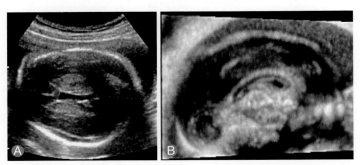

自由解剖成像通过透明隔腔的横断面（图 A）获得正中矢状面（图 B）显示胼胝体。

图 1-2-36　三维自由解剖成像模式

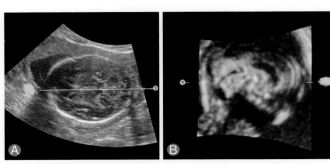

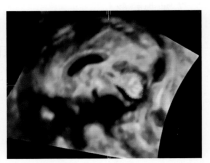

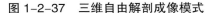

自由解剖成像通过小脑横切面（图 A）获得矢状面（图 B）显示小脑蚓部。

图 1-2-37　三维自由解剖成像模式

自由解剖成像显示 Blakes 囊肿，同时胎儿胼胝体也得到清晰显示。

图 1-2-38　三维自由解剖成像模式

胎儿颜面部畸形

一、眼的异常

1. 白内障

白内障（cataract）指晶状体内出现云雾状病变，先天性白内障是儿童常见的眼病，发生率约为 0.05%，遗传性占 1/3，多为常染色体显性遗传。非遗传性因素主要为：宫内病毒感染（风疹病毒）、营养不良及代谢障碍，如母亲妊娠期糖尿病、甲状腺功能减退症、甲状腺功能亢进症、贫血等。

超声表现：白内障在超声图像上显示晶状体内出现回波反射，晶状体整体呈强回声，晶状体呈"双环征"或晶状体中央呈增强回声（图 1-3-1）。

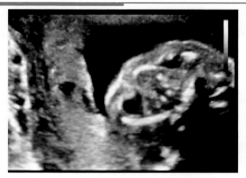

图 1-3-1　胎儿双眼先天性白内障

先天性白内障在胎儿期超声诊断较为困难，主要根据观察胎儿眼球晶状体的回声来判断，但是胎儿眼部的超声检查建议照射辐射剂量小（常规热指数在 0.2 以下），检查时间短。建议慎重诊断，仅当晶状体呈明显回声混浊时才可做出提示。

2. 独眼畸形

独眼畸形（cyclopia）即只有 1 只眼睛，多数生在面部正中，只有 1 个晶状体，往往鼻和口也会发生异常。除遗传方面的原因外，也可由各种药物（锂、镁等）、缺氧及其他抑制发育的因素、手术切除与眼诱导有关的神经索等引起。在类似的实验条件下，无脊椎动物也会产生独眼畸形。

二、外鼻畸形

外鼻由内侧鼻突和外侧鼻突发育而来，因遗传因素或其他原因导致这一发育过程障碍，可以形成各种各样的外鼻畸形，如无鼻、喙鼻及单鼻孔。外鼻畸形多见于前脑无裂畸形胎儿，前脑发育异常导致喙鼻、无鼻和单鼻孔。

1. 无鼻畸形

无鼻畸形大多数为特发性，少数与染色体异常有关。有报道显示 2 名男性无鼻患儿存在性腺功能减退。常合并小眼畸形、内鼻孔闭锁、腭裂及其他中线结构畸形，如睾丸未降、脐膨出等，需进行详细的颅内结构扫查以除外前脑无裂畸形。

超声表现：鼻骨及鼻翼软组织缺失（图 1-3-2，图 1-3-3），羊水过多。相关畸形检查，尤其中线畸形显示前脑无裂畸形、唇腭裂（图 1-3-4）、脊柱、脐疝、隐睾。

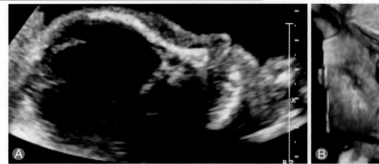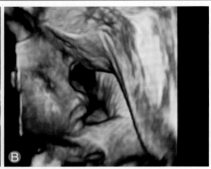

A. 二维超声显示鼻骨及鼻翼软组织缺失；B. 三维超声更直观显示无鼻畸形。

图 1-3-2　鼻骨及鼻翼软组织缺失

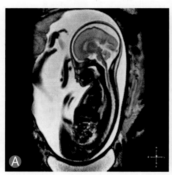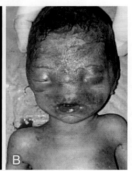

A.MRI 显示无鼻；B. 引产出的胎儿尸体标本显示无鼻。

图 1-3-3　无鼻畸形

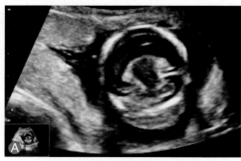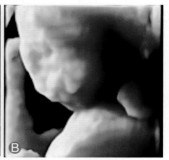

A. 二维超声显示全前脑畸形；B. 三维超声显示无鼻及唇腭裂。

图 1-3-4　前脑无裂畸形胎儿伴有无鼻、唇腭裂

2. 喙鼻畸形

喙鼻畸形指鼻部未见正常的鼻结构，无鼻孔，仅见一软组织样结构位于鼻部。内侧鼻突及外侧鼻突的畸形发育可形成喙鼻畸形，主要见于前脑无裂畸形。

超声表现：喙鼻的鼻部仅为一实性结节，无鼻梁、鼻尖和鼻孔，有时位于独眼的上方（图 1-3-5）。

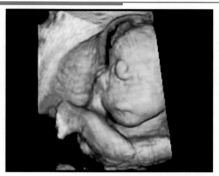

图 1-3-5 三维表面超声显示喙鼻畸形

3. 单鼻孔畸形

单鼻孔畸形指鼻部可见异常鼻结构，形态比正常鼻结构小，仅见 1 个鼻孔结构。

超声表现：单鼻孔仅显示 1 个鼻孔声像。利用三维超声成像检查可以更形象。

三、唇腭裂

先天性唇腭裂是最常见的胎儿先天性面部畸形，多发生于上唇。胚胎第 5~第 11 周，上颌突与同侧鼻突融合障碍所致唇裂，若两侧鼻突未融合形成额鼻突则出现正中唇裂；腭裂分前腭裂、正中腭裂及全腭裂，前腭裂则是由外侧腭突与正中腭突未融合所致，表现为外侧腭突至切齿之间的裂隙。左右外侧腭突未中线融合，则形成正中腭裂；前腭裂与正中腭裂兼有，则为全腭裂。其病理分型如下。

1. 单纯唇裂

单纯唇裂又可分为单侧唇裂和双侧唇裂。根据唇裂的程度可分为：① I 度唇裂：裂隙只限于唇红部；② II 度唇裂：裂隙达上唇皮肤，但未达鼻底；③ III 度唇裂：从唇红至鼻底完全裂开。

2. 单侧完全唇裂

单侧完全唇裂常伴牙槽突裂或完全腭裂。

3. 双侧完全唇裂

双侧完全唇裂常伴牙槽突裂或完全腭裂。

4. 正中唇裂

正中唇裂常发生在前脑无裂畸形与中部面裂综合征，唇中部、上腭中部缺失，裂口宽大，鼻发育异常。

5. 不规则唇裂

不规则唇裂与羊膜束带综合征有关。除唇裂外，常伴有其他部位的严重异常，如腹裂、缺肢、脑膨出等。

6. 单纯腭裂

单纯腭裂可分为单侧腭裂与双侧腭裂。根据腭裂程度分为：①Ⅰ度腭裂：腭垂裂或软腭裂；②Ⅱ度腭裂：全软腭裂及部分硬腭裂，裂口未达牙槽突；③Ⅲ度腭裂：软腭、硬腭全部裂开且达牙槽突。

超声诊断：

（1）单纯唇裂可以在冠状面上得到最佳显示，表现为一侧或双侧上唇连续性中断，带状回声失落，并可延伸达鼻孔，引起受累侧鼻孔的变形。Ⅰ度唇裂，仅在唇红部显示，中断裂口较小，故易漏诊。唇裂裂口未达鼻孔者多为Ⅱ度唇裂，两侧鼻孔对称，不变形。当两侧鼻孔不对称时，常为Ⅲ度唇裂（图1-3-6）。

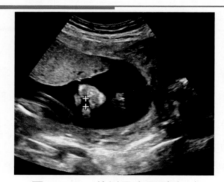

图1-3-6 单侧Ⅲ度唇裂（+）

（2）单侧唇裂合并牙槽突裂或完全腭裂时，除上述唇裂征象外，可以在上颌骨的横切面上看到牙槽突回声连续性中断，正常弧形消失（图1-3-7）。乳牙列在裂口处排列不整齐。牙槽突裂的裂口处一般在侧切牙与尖牙之间。

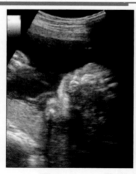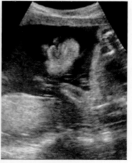

图1-3-7 单侧完全唇裂伴腭裂

（3）双侧唇裂合并牙槽突裂或完全腭裂，在横切面和矢状面都可以显示上唇和腭中部的向前突出部分，即所谓的上颌骨假瘤，主要是由前颌突牙槽骨与牙龈、上唇中部软组织过度生长所致，常在鼻的下方形成一较大的强回声团块。

（4）单纯不完全腭裂（不伴唇裂和牙槽裂）超声难以诊断。

单纯的唇裂或轻度腭裂可以在出生后进行修补，预后较好。临床上先天性胸腺发育不全常表现为唇裂，同时还有胸腺的缺如，因此，在观察到唇裂的同时，应注意对胎儿的胸腺进行仔细扫查。

四、下颌骨畸形

小下颌畸形的主要特征是下颌骨小、颏后缩，常伴发于多种染色体畸形（如 18- 三体综合征、13- 三体综合征、9- 三体综合征、11 q- 三体综合征）、基因综合征（如 Pierre-Robin 综合征、Pena-Shokeir 综合征、Treacer Collins 综合征、先天性胸腺发育不全综合征、Seckel 综合征）及骨骼发育不良性疾病（如肢体屈曲征、骨软骨发育不良、短肋多指综合征、软骨成长不全）中，因此，常伴有胎儿其他结构或系统的畸形，如小耳畸形、短肢畸形等。

五、外耳畸形

外耳畸形的常见类型有无耳畸形、小耳畸形、耳低位。严重的耳畸形常合并许多畸形综合征，如 Treacher Collins 综合征、眼 – 耳 – 脊椎综合征、耳聋 – 甲状腺综合征、耳 – 腭 – 指综合征等。

1. 无耳畸形

无耳畸形指一侧或双侧耳郭缺如，常伴外耳道闭锁或中耳畸形。

2. 小耳畸形

小耳畸形指耳部发育不全、形态明显异常，常伴外耳道闭锁及中耳畸形。

3. 耳低位

耳低位指外耳位置明显低，常伴外耳道闭锁及中耳畸形。

超声表现：外耳结构在外耳矢状面上最易显示，无耳畸形表现为外耳及外耳道不能显示。小耳畸形表现为正常的耳形态消失，代之以团状、点状或形态明显畸形的软组织回声，常伴外耳道的缺如。耳位置的判断一般选胎头横切，从上往下水平移动扫查，正常胎儿在显示眼眶最大切面时，可扫查到耳道结构。若在此切面未看到耳郭上缘，则应怀疑是否存在耳低位（图 1-3-8）。同时结合冠状面，耳低位时外耳与肩部的距离明显缩短。

胎儿耳显示较困难，尤其在头部周围羊水不多、胎头已入盆时，往往仅能显示一侧。常规的二维超声对胎儿耳朵的显示较为困难，受羊水、胎位等影响较大。三维超声表面成像可以使耳显像更直观，可作为辅助诊断。

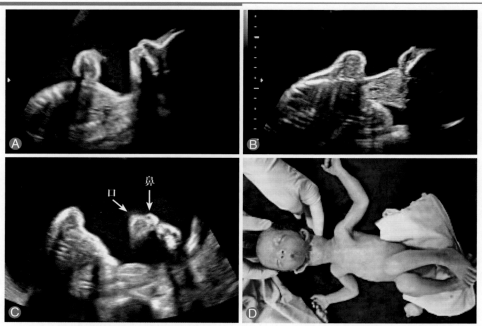

A.二维超声显示颜面部矢状面未探及下颌骨回声；B.二维超声显示低耳位；C.二维超声显示小口畸形；D.引产后的胎儿尸体标本与超声图像一致，无下颌、小口及外耳畸形。

图1-3-8　无下颌、小口及外耳畸形

六、三维超声在颜面部诊断中的应用

三维超声是超声诊断的新技术，经过不断地改进、更新，多种成像模式提供三维的空间信息，使图像清晰、立体、逼真，不仅能显示胎儿唇、鼻、耳等表面结构，还能显示胎儿上颌、腭、鼻骨等部高回声骨质结构，有助于产前诊断胎儿鼻骨缺如、唇腭裂、外耳畸形等（图1-3-9，图1-3-10）。利用三维超声成像技术从冠状面、横切面、矢状面及其他几个特殊切面对腭部进行三维重建，发现三维多层面超声成像能清楚显示腭裂的走向、长度及范围，为产前超声诊断腭裂的定位提供了方法，其对指导产前诊断咨询、临床处理起到重要作用。

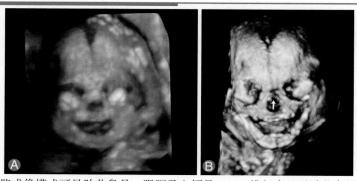

A.三维超声骨骼成像模式可见胎儿鼻骨、眼眶及上颌骨；B.三维超声显示胎儿鼻骨缺如（箭头）。

图1-3-9　胎儿颜面部畸形

36

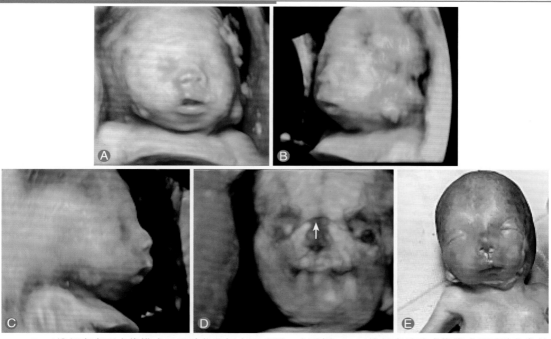

A ~ C. 三维超声表面成像模式显示胎儿两侧小耳畸形，小下颌；D. 三维超声骨骼成像模式显示胎儿鼻骨缺如（箭头）；E. 引产出的胎儿尸体标本显示鼻骨缺如。

图 1-3-10　胎儿鼻骨缺如

1. 三维超声表面成像

　　胎儿单纯唇裂位于上唇部，三维超声表面成像可直观地显示唇裂的位置、程度。三维超声骨骼成像模式可以淡化周围软组织，更好地显示骨性结构（图 1-3-11），通过调整图像上的 A、B、C 切面，可以通过冠状面、横切面观察上牙槽突裂的位置和宽度。腭裂畸形位于口腔深部，口腔呈穹隆状，受周围组织遮挡，在胎儿头部后仰时扫查胎儿上腭，声束从口裂进入胎儿口腔内，三维图像可清晰显示腭裂沿上牙槽突裂口贯穿整个上腭的纵行凹槽。

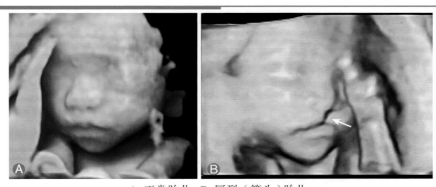

A. 正常胎儿；B. 唇裂（箭头）胎儿。

图 1-3-11　三维超声表面成像检查胎儿颜面部

2. 三维断层超声成像

三维断层超声成像技术能同时显示检查部位的一系列平行断面，与CT、MRI相似，可对受检部位进行多方位、多层面成像，通过适当调整层距，更好地显示病灶的细微特征，使组织的解剖学结构更形象，有助于医师全面地理解诊断信息（图1-3-12）。三维断层超声成像可以对胎儿唇腭部的三维容积数据进行矢状面、冠状面及横切面多角度断层成像，通过旋转X、Y、Z轴和向前、向后平移图像，可以直观显示从上唇、上牙槽至腭部的连续图像，显示唇裂、牙槽突裂和腭裂，且断层的厚度也可以选择，并且受扫查方向影响小。

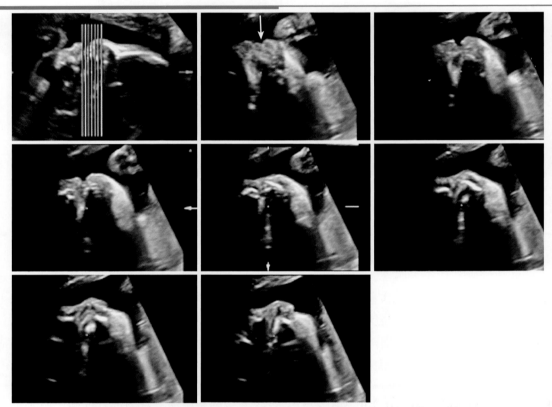

图1-3-12　三维断层超声成像从横切面多层面显示胎儿唇腭裂（箭头）

3. 三维超声自由解剖成像

三维超声自由解剖成像技术通过对正中矢状面取曲线描记、沿上腭描记，可获得上腭横切面，可观察上方唇、牙槽骨、硬腭及软腭情况，能够较为直观地显示唇腭裂的横切面范围，再通过取直线描记沿胎儿额骨、上颌骨及下颌骨前缘可获得胎儿冠状面成像，可观察鼻后三角，获得腭裂的冠状面范围和程度，综合分析可获得立体的范围和程度，对胎儿唇腭裂有比较客观的评价，对临床有非常大的指导意义（图1-3-13）。三维超声自由解剖成像模式对胎儿软腭的评价在横切面中可以获得，但容易受到骨骼声影遮挡及胎儿张口吞咽的影响。

三维超声检查的局限性：①胎儿方位的影响：当胎儿面部朝向母体脊柱时无法进行颜面部的成像，即使孕妇活动 20 ~ 30 分钟后也难以矫正；②羊水量影响及胎儿颜面部前方脐带、肢体的遮掩，感兴趣区前方无羊水时，无法进行三维超声成像；③三维超声是建立在二维超声基础上的，容易受各种因素及伪像等干扰，尤其对胎儿单纯唇红裂及单纯上腭裂的诊断仍存在一定的困难。胎儿腭为一个曲线平面，在三维超声表面成像及断层超声成像模式时，成像的冠状面或横切面均为直线模式，故不能全面显示胎儿腭部情况，而出现误诊、漏诊。

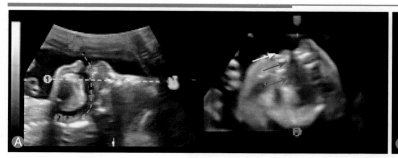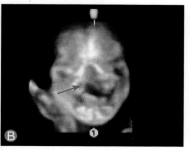

A. 横切面；B. 矢状面。白色箭头为胎儿唇裂；红色箭头为牙槽骨裂；绿色箭头为腭裂。

图 1-3-13　三维超声自由解剖成像显示胎儿唇腭裂

第四节　胎儿胸腔疾病

一、肺囊腺瘤

肺囊腺瘤（cystic adenomatoid malformation of the lung，CAML）为胎儿肺部常见的发育异常，以胎儿支气管末梢异常增生，呈腺瘤样过度生长，缺乏正常肺泡为特征。97% 的先天性肺囊腺瘤畸形都是单侧的，偶尔可累及双侧肺（仅 3% 累及双侧肺）。根据声像图特征可将肺囊腺瘤分为 Ⅰ 型、Ⅱ 型、Ⅲ 型。

超声表现：①Ⅰ 型肺囊腺瘤表现为单个或多个囊性无回声区，其直径为 20 ~ 100 mm，后方回声增强，与正常肺组织界线清（图 1-4-1）；②Ⅱ 型肺囊腺瘤表现为混合性回声内见多个囊性无回声区，直径均 < 20 mm（图 1-4-2）；③Ⅲ 型肺囊腺瘤因无数微小囊泡壁的界面反射而表现为边界清晰的均质增强回声，病变常占据整个肺或肺的某一叶，与正常肺组织界线清晰，仔细探查，在实性增强回声团块内可发现弥漫分布的筛孔状囊性无回声区（图 1-4-3）。

预后：肺囊腺瘤表现为一个具有特殊症状的进展性损害。包块的生长是一个可预测的进程，在孕第 20 ~ 第 26 周时生长迅速。过了这个阶段之后，很大一部分病例在第三孕期，包块容积保持不变或趋向减少，甚至在声像图上消失。因此，当孕 26 周后，包块容积不再长大，如果没有伴发积水，则极有可能提示此后损害不会有进展。当胎儿肺囊腺瘤致使心脏血液回流障碍时，易引起胎儿水肿及胸腹腔积液。当胎儿出现水肿、胸腹腔积液时，提示胎儿预后差，存活率为 21%，但无上述情况的胎儿存活率为 92%。

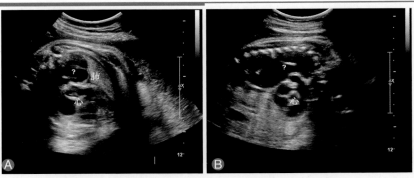

A. 胸腔横切面；B. 胸腔矢状面。肺内大小不等囊性无回声区（？），心脏受压左移，心尖左旋。

图 1-4-1　Ⅰ型肺囊腺瘤

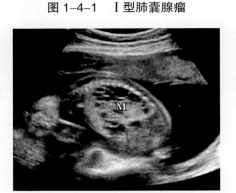

囊腺瘤内为混合性回声（M），内见多个较小囊性无回声。

图 1-4-2　Ⅱ型肺囊腺瘤

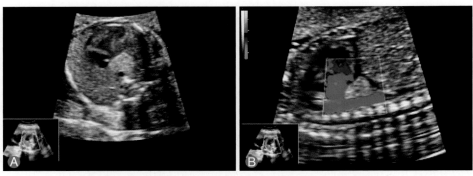

A. 肿块为增强回声；B.CDFI 显示肿块内未探及血流信号。

图 1-4-3　Ⅲ型肺囊腺瘤

二、隔离肺

隔离肺（pulmonary seguestration，PS）又称副肺，是胚胎时期一部分胚芽肺组织（肺叶或肺段）未与正常支气管相通，且与正常肺组织隔离。隔离肺分叶内型和叶外型，以叶外型多见，叶内型罕见。叶外型隔离肺 80%～90% 发生于左侧胸腔底部，部分发生在纵隔、膈肌、膈下、心包内。隔离肺血供来源于体循环，75%来自胸主动脉，21%来自降主动脉，其余为肋间动脉、锁骨下动脉、胸廓内动脉、心包膈动脉等。隔离肺静脉回流一般为叶内型血液回流入肺静脉，叶外型血液回流入半奇静脉、奇静脉或下腔静脉。

隔离肺的病因学目前未知。因其常与肺囊腺瘤伴发，故有学者认为可能与肺囊腺瘤有相同的病理学表现。

超声表现：边界清晰、均质的增强回声包块，呈楔形改变。能量多普勒超声或彩色多普勒超声可识别主动脉滋养血供（图1-4-4）。有学者采用超声血管增强技术（vascular enhancement technology，VET）减去了血流中红细胞产生的反射和散射信号，降低了血管内的噪声，清晰地显示了血管壁和管腔内结构，更加清晰地显示了病灶处大血管与细小血管的管腔结构、分布与走行。

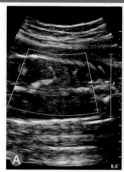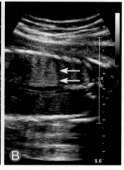

A. 腹主动脉血供；B. 左侧胸腔隔离肺（箭头）。

图1-4-4　隔离肺

因病变通常累及位于与心脏水平的左肺下叶，在标准四腔心切面下可进行诊断，但一些小的隔离肺及横膈下隔离肺在此切面上可能无法显示，故需要进行横膈水平的扫查。病变在纵隔或心包内极为罕见。

预后：隔离肺大多预后较好，文献报道50%~70%的隔离肺可随妊娠进展而减小，甚至消失。隔离肺胎儿发生胸腔积液、水肿是最危险的因素，死亡率接近100%。对伴发积水的病例采取可行的产前处理方法（引流或胸腔–羊膜分流）将大大提高其存活率。

三、膈疝

膈疝（congenital diaphragmatic hernia）发病率为1/10 000~4/10 000。胚胎6~14周组成横膈的原始横膈、胸腹腔膜、食管背系膜、胸壁皱褶开始逐渐闭合，左侧较右侧晚，在此期间任何导致其闭合失败的因素均可致横膈缺损，使腹腔内脏器疝入胸腔，形成膈疝。根据缺损部位分为胸腹裂孔疝、胸骨后疝和食管裂孔疝。大多数发生在左后外侧，占75%~85%，发生在右侧者占10%~15%，发生在双侧者占3%~4%。5%~15%的膈疝有染色体异常，常与唐氏综合征、18–三体综合征相关。25%~30%的膈疝与非染色体异常综合征有关。常见的有Fryns综合征、Pallister-Killian综合征和Bechwith-Wiedemann综合征等。

在孕第 12 周，生理性脐疝消失，腹内压升高。如果隔膜未正常闭合，则有可能致使腹内容物疝入胸腔。从预后的角度看，膈疝的主要问题不是缺损本身，而是继发的肺损害及其严重程度。胎儿出生后，持续的肺动脉高压将使情况更加复杂。在非染色体异常的膈疝新生儿中，肺组织发育不良与持续的肺动脉高压，是导致胎儿死亡的决定性因素。

超声表现：膈疝声像图不能分辨膈肌的缺损部位及缺损大小，故不能分辨其类型，但可以显示疝入胸腔的内容物、在左或右侧胸腔及纵隔心脏移位情况。因胎儿左侧膈疝内容物为胃肠道，回声杂乱，心脏及纵隔移位，不难诊断（图 1-4-5）。

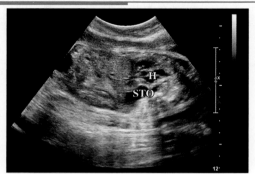

胃泡（STO）疝入左侧胸腔，心脏（H）受压移位。

图 1-4-5　左侧膈疝

超声鉴别诊断要点：胎儿右侧膈疝内容物为肝脏组织，与肺组织回声相近，还需要与肺囊腺瘤、隔离肺等相鉴别，当发现肺内有管道样回声时，应及时辅以彩色多普勒超声观察有无肝脏静脉血流以明确诊断。同时，疝入胸腔的腹腔内容物会挤压心脏，导致心脏轴向异常，出现显著的向左转位，心脏被挤向胸腔侧壁（图 1-4-6）。

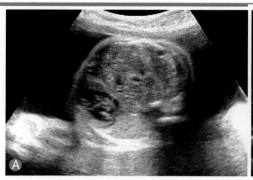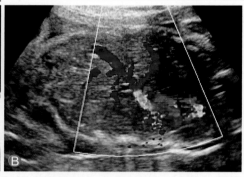

A. 胎儿胸部横切面显示心脏向左前方移位，右侧胸腔内见混合性包块；B. 胎儿纵切面显示门静脉经过膈出现于胸腔。

图 1-4-6　右侧膈疝

预后：目前，超声通过肺头比（lung head rate，LHR）来判断胎儿膈疝的预后，肺头比是指在二维超声平面中健侧肺面积与胎儿头围的比值。测量方法：在四腔心平面测量健侧肺脏两个互相垂直的长径，乘积作为肺面积；在标准的双顶径平面测量头围；肺面积除以头围即为肺头比。有报道显示，胎儿膈疝的预后与肺头比呈正相关，比值越小，预后越差。当比值 < 0.6 时，胎儿不能存活。

四、胸腔积液

胸腔积液（hydrothorax）是指液体异常积聚在胎儿胸膜腔内，可以发生于单侧或双侧，孤立或广泛积水。胎儿胸腔积液主要病因为胎儿水肿和乳糜胸，前者分为免疫性水肿和非免疫性水肿，免疫性水肿常见病因为 Rh 阴性血、ABO 母儿血型不合等所致胎儿溶血、贫血、心力衰竭。非免疫性水肿（nonimmune hydrops fetails，NIHF）主要病因有染色体异常、肺部肿块、宫内感染、心血管异常等。乳糜胸为胎儿胸腔积液常见的原因之一，其他常见病因还有胸导管的发育异常、淋巴液的产生过多或排出异常、淋巴管扩张、淋巴瘤等。

超声表现：胎儿胸腔积液表现为单侧或双侧的无回声区，常为新月形（图 1-4-7）。单侧大量胸腔积液，由于单侧胸腔内压力明显升高，心脏及纵隔可被推挤移向对侧，圆弧形膈顶变为扁平甚或反向，肺受压变小。双侧胸腔积液，因两侧积液量多大体相等，很少出现纵隔移位。很大比例的孤立、高压、单侧胸腔积液都是乳糜胸。如果是非免疫性水肿的胸膜渗出，应注意观察胎儿皮肤水肿及腹腔积液情况。

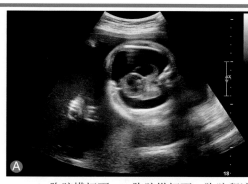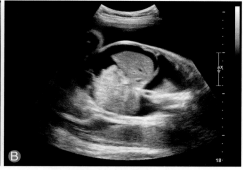

A. 胸腔横切面；B. 胸腔纵切面。胸腔积液表现为环绕同侧肺的新月形，无回声影。

图 1-4-7　胎儿双侧胸腔积液

五、肺发育不良

在胚胎期，由于肺芽发育停顿而致肺不发育。肺芽是从胚胎气管末端分出左右两支膨大部分而成，然后再继续发育成为支气管及其分支，反复多级分支形成支气管树，最后形成肺泡。肺芽在发育过程中停顿，就可产生不同程度的肺不发育，如双侧肺缺如、单侧肺缺如、肺叶缺如、肺发育不良等。

1. 肺缺如

肺缺如（pulmonary agenesis），可缺少一叶肺、一侧肺，甚至双侧肺，没有支气管、血管供应或肺实质迹象。

双侧肺缺如极罕见，由于气管缺如或仅有部分气管残留故不能形成肺芽，因此，肺不能发育。双侧肺缺如，胎儿虽然不是死胎，但出生后不能呼吸，因此不能生存。常伴有其他多种先天性畸形，如无脑畸形、食管闭锁及心血管畸形等。

单侧肺缺如较罕见，偶在染色体异常的双胞胎和婴幼儿中见到，提示可能与基因异常有关。因一侧主支气管缺如，左侧比右侧多见。单侧肺缺如的患儿，约50%在婴幼儿期死亡，但也有可能活到老年，早期死亡多因合并其他严重畸形所致。右侧肺缺如胎儿，出现症状早而严重，且存活期较短（图1-4-8）。此畸形常伴有骨骼、心脏或其他脏器畸形。

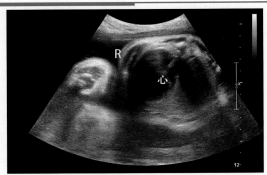

胸腔横切面显示右侧胸腔（R）未探及明显肺组织回声，心脏向右侧移位，占据右侧胸腔。

图1-4-8 右侧肺缺如

2. 肺发育不全

肺发育不全（pulmonary aplasia）是指只残留盲端支气管而没有血管和肺实质。

3. 肺发育不良

肺发育不良（pulmonary hypoplasia）是指胎儿肺重量和体积较相应孕周绝对减小，组织学上显示为肺组织内肺泡数目及支气管数目减少，但肺的形态变化不大。常累及全肺，伴同侧肺动脉畸形和异常肺静脉引流，并可合并其他先天畸形。

六、肺部肿块的鉴别

1. 肺囊腺瘤的鉴别

胎儿肺部没有气体干扰表现为均匀的中等回声，具有较好的透声窗，胎儿肺囊腺瘤Ⅰ型、Ⅱ型具有典型的囊性无回声特点，不易漏诊。Ⅲ型胎儿肺囊腺瘤表现为增强回声，需要与隔离肺、右侧膈疝相鉴别。隔离肺呈楔形，为体循环供血，而胎儿肺囊腺瘤为肺循环供血；右侧膈疝则表现为肝脏回声，可见肝静脉血流信号。

2. 隔离肺的鉴别

隔离肺的鉴别诊断：①Ⅲ型肺囊腺瘤见肺囊腺瘤鉴别部分；②膈疝，胎儿右侧膈疝与隔离肺声像图表现相近，仔细辨认可见肝内胆管结构，彩色多普勒超声显示胎儿右侧膈疝可见肝静脉血流，而隔离肺为体循环血供；③左侧膈下型隔离肺还应与肾及肾上腺神经母细胞瘤、出血等相鉴别，膈下型隔离肺多位于左肾上腺区，表现为实质增强回声，回声较均匀，而神经母细胞瘤多发于右侧肾上腺，表现为以囊性为主的混合性肿块，肿块内部可见钙化，在胎儿期常发现转移至脐带、胎盘及其他器官。

3. 膈疝的鉴别

胎儿左侧膈疝内容物为胃肠道，不难诊断，右侧膈疝主要与肺囊腺瘤Ⅲ型、隔离肺相鉴别，见肺囊腺瘤、隔离肺鉴别诊断部分。

4. 胸腔畸形及异常

胸腔畸形及异常各型示意图总结见图1-4-9。

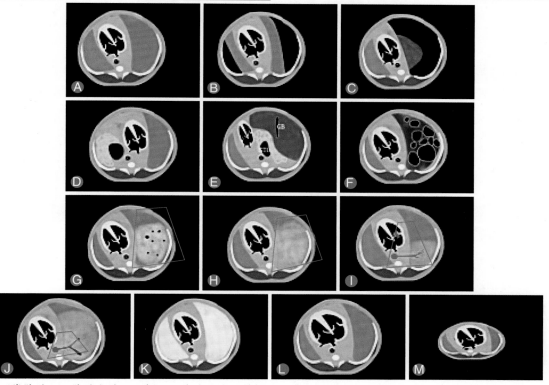

A. 正常胸腔；B. 胸腔积液，双侧；C. 胸腔积液，单侧；D. 先天性膈疝，左侧；E. 先天性膈疝，右侧；F. 肺囊腺瘤，大泡型；G. 肺囊腺瘤，小泡型；H. 肺囊腺瘤，微泡型/实性；I、J. 隔离肺；K. 喉闭锁；L. 心脏扩大；M. 胸腔发育不良。

图1-4-9　胸腔畸形及异常各型

七、三维超声在胸腔中的应用

三维超声可通过自由解剖成像、断层超声成像等对胎儿气管、肺组织及胸腔占位性病变进行多角度观察（图1-4-10）。同时也可以通过三维超声来测量肺体积。

三维超声胎儿肺体积测量：三维超声容积探头先平行于胎儿脊柱行纵向扫描，在心脏水平处做旋转，得到心脏四腔心观，然后以该切面为中心沿胎儿脊柱从肺尖向下扫描至肺底部，取样的角度随孕龄的变化而变化，扫描角度为 45°～75°，确保扫描范围包括肺尖、肺底部及两侧肺肋膈角，从而获取包含整个胸腔的三维超声容积图像。采集三维容积图像时，嘱孕妇屏气，以免呼吸运动影响图像质量。选择多平面成像的横切面作为体积分析的参考图像。右肺体积通过研究对象连续旋转 30°（6 次）后的一系列区域描记来测量（图 1-4-11）。

不同孕周胎儿肺体积平均数及方差见表 1-4-1。

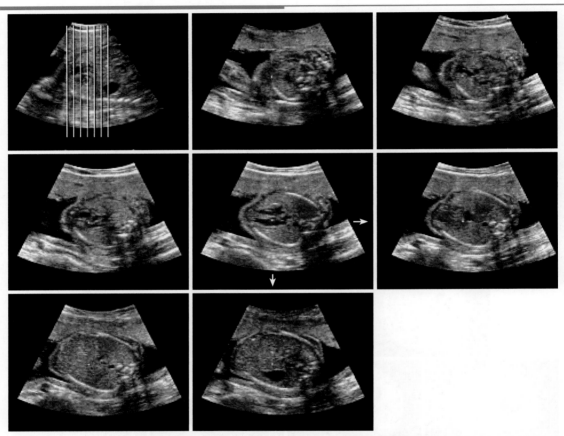

图 1-4-10　三维断层超声模式显示正常胎儿胸腔横切面

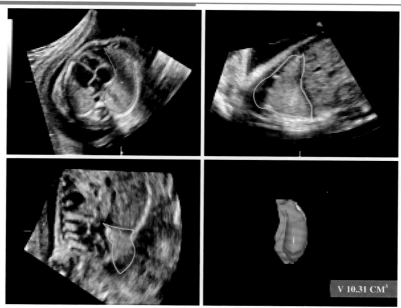

图 1-4-11 三维超声体积自动测量技术测量胎儿右肺体积

表 1-4-1 不同孕周胎儿肺体积平均数及方差

孕周（周）	例数	测量数据	
		均值	方差
20	8	8.9	2.10
21	11	10.4	2.22
22	21	14.8	3.93
23	15	15.1	5.36
24	9	16.9	2.93
25	9	20.3	3.57
26	8	23.9	2.28
27	9	26.4	6.22
28	13	30.3	2.33
29	14	34.9	5.49
30	29	39.8	9.27
31	17	43.9	10.11
32	8	47.6	7.04
33	10	51.4	5.21
34	9	61.9	16.09
35	10	64.8	8.36
36	28	70.5	17.3

来源：陈萍，余锦华，李晓敏，等.产前三维超声测量胎儿肺体积.中华超声影像学杂志，2012，21（1）：45-48.

第五节 **胎儿心脏畸形**

一、房间隔缺损、室间隔缺损

(一)室间隔缺损

室间隔缺损(ventricular septal defect,VSD)约占所有先天性心脏病的30%,发生率为2‰。根据缺损部位不同分为膜周部缺损、漏斗部缺损和肌部缺损。膜周部缺损最为常见,占所有病例的80%,肌部缺损包括流入道、小梁部及流出道的室间隔缺损。可以单发(约50%),可以是复杂心脏畸形的组成部分,也可合并心外畸形及染色体异常。

超声表现:室间隔缺损的产前超声检出率为0~66.0%,较小室间隔缺损极易漏诊,即使是对经验丰富的产前超声医师也有一定难度。

室间隔缺损的声像图特征:①室间隔连续性中断;②室间隔缺损部位断端回声增强;③由于胎儿期室间隔缺损处出现双向分流,CDFI可见不同时相红蓝双向的穿隔血流;④多切面观察(图1-5-1,图1-5-2)。

室间隔缺损的常用切面:四腔心观可以诊断流入道的肌部及膜周部的缺损,左心室流出道观可以诊断流出道部位的缺损,嵴上型室间隔缺损需左心室流出道切面结合大动脉短轴切面来诊断。

预后:单纯性室间隔缺损预后较好,少数出生后可因肺动脉高压或急性肺炎而并发心力衰竭。有报道称,40%的室间隔缺损于产后2年内可关闭,60%的室间隔缺损于产后5年内关闭。大部分室间隔缺损都可以通过手术或封堵术修复。

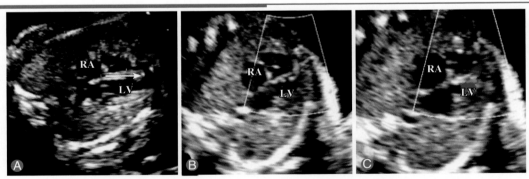

A.肌部回声中断;B.CDFI显示红色穿隔血流;C.CDFI显示蓝色穿隔血流。箭头为室间隔缺损位置;RA为右心房;LV为左心室。

图1-5-1 肌部室间隔缺损

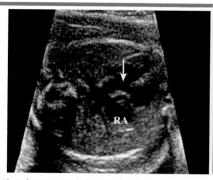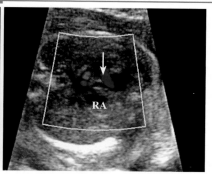

四腔心切面显示室间隔的回声中断（箭头），并可见穿隔血流（箭头）。RA 为右心房。

图 1-5-2　膜周部室间隔缺损

（二）房间隔缺损

房间隔缺损（atrial septal defect，ASD）为常见先天性心脏病之一，发生率报道差异较大，在 9% ~ 26%。病因尚不明确，可能与孕前 3 个月的呼吸道感染、风疹、糖尿病及遗传等因素相关。根据缺损发生部位及胚胎形成分为以下 4 型：①原发孔型房间隔缺损：位于房间隔下段与房室连接处，系胚胎期原发隔与心内膜垫未融合所致，此型常伴二尖瓣瓣叶裂隙或三尖瓣隔叶发育异常；②继发孔型房间隔缺损：缺损位于卵圆窝处；③腔静脉型房间隔缺损：缺损部位向上或向下延伸至腔静脉处；④静脉窦型房间隔缺损：缺损位于冠状静脉窦位置。

超声表现：除较大缺损超声可明确诊断外，房间隔缺损超声诊断较困难。房间隔缺损的共同特点为：①房间隔连续性中断；② CDFI 显示收缩与舒张早期穿隔的双向血流；③由于右心房的增大，可出现三尖瓣反流。

胎儿期超声能够诊断房间隔缺损的各类型特点：①继发孔型房间隔缺损：超声很少诊断，部分文献报道，当卵圆瓣完全开放，测得卵圆孔间距 > 8 mm 时，可做怀疑性诊断（图 1-5-3）；②原发孔型房间隔缺损：房室连接处房间隔连续性中断，CDFI 可见穿隔的血流信号（图 1-5-4）；③单房心：房间隔消失，左右心房完全贯通呈单个心房（图 1-5-5）。

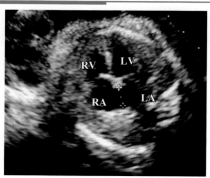

卵圆孔间距过大，> 8 mm。RV 为右心室；LV 为左心室；RA 为右心房；LA 为左心房。

图 1-5-3　卵圆孔内径增宽

超声鉴别诊断要点：主要是原发孔型房间隔缺损与冠状静脉窦的鉴别（图1-5-6）。前者位于房间隔的下部，而后者经调整切面角度后可观察到完整的原发隔。

预后：预后较好，少数胎儿出生后可因肺动脉高压或急性肺炎而并发心力衰竭。目前主要以导管封堵术和外科手术治疗为主。

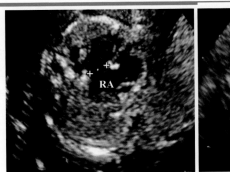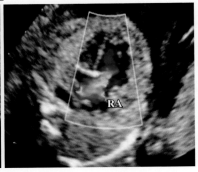

A. 二维超声显示原发隔缺损，三尖瓣隔瓣回声增强；B.CDFI 显示三尖瓣大量反流。RA 为右心房。

图 1-5-4　原发孔型房间隔缺损

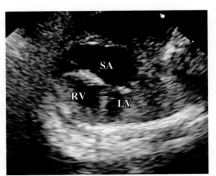

SA 为单心房；RV 为右心室；LV 为左心室。

图 1-5-5　单心房

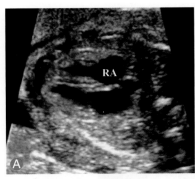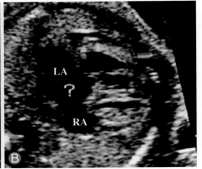

A. 二维超声显示正常房间隔，内可见卵圆孔；B. 二维超声显示冠状静脉窦造成的伪像易被误认为房间隔缺损。RA 为右心房；LA 为左心房；? 为扩张的冠状静脉窦。

图 1-5-6　原发孔型房间隔缺损与冠状静脉窦的鉴别

二、房室间隔缺损

房室间隔缺损（atrioventricular septal defect，AVSD）又称心内膜垫缺损，是由心脏胚胎时期，心内膜垫融合失败所致，占先天性心脏病的 4%～5%。房室间隔缺损常伴发右室双出口、完全型房室传导阻滞、肺动脉闭锁、法洛四联症等疾病，与唐氏综合征相关。

房室间隔缺损分为部分型、完全型和过渡型房室间隔缺损。前者又称原发孔型房间隔缺损，系胚胎期原发隔与心内膜垫未融合所致，常伴二尖瓣瓣叶裂隙或三尖瓣隔叶发育异常。完全型房室间隔缺损特点为心内膜垫的完全缺失、房室瓣的连接异常，二尖瓣与三尖瓣可形成共瓣（共瓣可呈漂浮状或连于室间隔之上）、二尖瓣与三尖瓣均可连接于右心室。在完全型房室间隔缺损中，部分房室连接主要朝向心室中的一个心室致使心室发育不均衡，常合并内脏反位、左心房异构，有部分学者将此单独分为非均衡性房室间隔缺损。过渡型房室间隔缺损由原发孔型房间隔缺损和限制性流入道室间隔缺损组成，室间隔缺损较小，通常心房水平分流较大，心室水平分流较小。

超声表现：房室间隔缺损主要从四腔心切面观察，其声像图特点如下（图 1-5-7，图 1-5-8）。

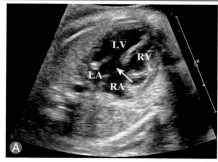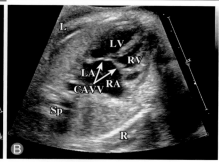

A. 二维超声显示心室舒张期房间隔下段及室间隔上段可见大段回声失落，房室之间仅见一组共同房室瓣开放（箭头）；B. 二维超声显示心室收缩期共同房室瓣关闭（箭头）。RV 为右心室；LV 为左心室；RA 为右心室；LA 为左心房；Sp 为脊柱；CAVV 为共同房室瓣。

图 1-5-7 胎儿完全型房室间隔缺损（房室间十字交叉结构消失）

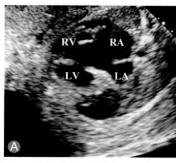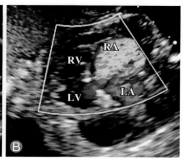

A. 二维超声显示十字交叉结构消失，共瓣开口偏向右心；B.CDFI 显示共瓣开口偏向右心。RV 为右心室；LV 为左心室；RA 为右心室；LA 为左心房。

图 1-5-8 胎儿房室间隔缺损

（1）部分型房室间隔缺损（见本节房间隔缺损）。

（2）完全型房室间隔缺损：①心脏失去正常形态，呈球形，心房、心室增大；②心脏正常房室间十字交叉结构消失，连接房室交界处的房间隔缺失为部分型，十字交叉结构全部消失为完全型，房间隔、室间隔比值增大，大于1:2；③仅见一组共同的房室瓣启闭，横穿房室间隔缺损处，超声图像对其附着点显示不清；④CDFI可见较宽大血流流入左、右心室，收缩期见房室瓣反流。

（3）过渡型房室间隔缺损：表现为原发孔型房间隔缺损和较小的流入道型室间隔缺损。

（4）注意伴发畸形的诊断，如右心室双出口、完全型房室传导阻滞、肺动脉闭锁、法洛四联症等。

超声鉴别诊断要点：

（1）部分型房室间隔缺损需要与冠状静脉窦相鉴别：前者位于房间隔的下部，而后者经调整切面角度后可观察到完整的原发隔。

（2）完全型房室间隔缺损需要与室间隔缺损相鉴别：完全型房室间隔缺损的房间隔下段连续性中断，后者正常。

（3）单心室：单心室无室间隔的存在，房室间隔缺损存在部分室间隔。

（4）房室间隔缺损与染色体异常相关性较高，达40%～70%，其中唐氏综合征约占60%（图1-5-9），18-三体综合征约占25%。

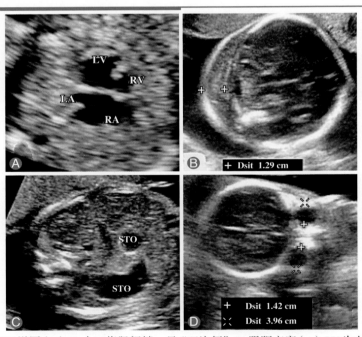

A.房室间隔缺损；B.NF增厚（＋）；C.十二指肠闭锁，呈"双泡征"；D.眼距变宽（＋）。LV为左心室；RV为右心室；LA为左心房；RA为右心房；STO为胃。

图1-5-9 唐氏综合征胎儿房室间隔缺损

预后：预后差，主要因为其高发的心内畸形和心外畸形，多早期出现严重肺动脉高压及心力衰竭，80% 在 2 岁以内死亡，合并其他心血管畸形预后更差。手术方式主要取决于房室瓣的发育及肺动脉高压情况。孤立性房室间隔缺损及时手术后远期预后不错，累积 20 年存活率为 95%。

三、Ebstein 畸形、三尖瓣闭锁

（一）Ebstein 畸形

Ebstein 畸形又称三尖瓣下移畸形，发病率占先心病的 0.3% ~ 1%，通常单发。三尖瓣隔瓣及后叶瓣膜下移附着右心室壁，随后出现右心室部分心房化。其病理解剖特点为：三尖瓣隔叶和后叶（这些瓣膜本身发育不良，表现为短小、增厚或过长）的根部螺旋形下移至瓣环以下，与右室壁心内膜粘连，三尖瓣前叶多位置正常，但瓣叶增大，冗长呈"帆状"，并附着于右室壁，瓣膜以上的右心室与右心房之间形成房化右心室，瓣膜以下部分为功能性右心室。该病常合并肺动脉的狭窄或闭锁、房间隔缺损。

超声表现：三尖瓣下移主要通过四腔心观进行诊断（图 1-5-10，图 1-5-11）。

（1）首发征象是心脏显著扩大，以右心房增大明显，增大的心脏可压迫部分肺组织导致其发育不良。

（2）可见房化的右心室及功能性右心室，发育不良的三尖瓣隔叶及后叶粘连于房室间隔以下，位于右心室内，二尖瓣前叶与三尖瓣隔叶、后叶的粘连附着处距离中孕期 > 3 mm，晚孕期 > 5 mm，三尖瓣瓣叶增厚且收缩、舒张活动受限，严重关闭不全者可出现右心室发育不良。

（3）彩色多普勒超声及频谱多普勒可以量化评估三尖瓣反流的严重程度。

（4）60% Ebstein 畸形伴发肺动脉狭窄或闭锁，注意观察右心室流出道三血管切面。

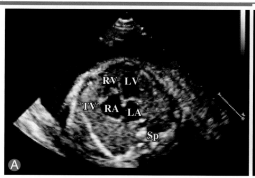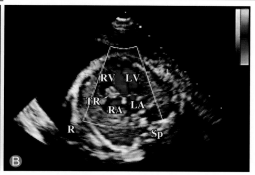

A. 心尖四腔心切面显示三尖瓣隔瓣短小，附着点位置明显低于二尖瓣前叶，三尖瓣前瓣冗长，回声增强、增厚，右心房增大；B.CDFI 显示三尖瓣内轻度反流。RV 右心室；LV 为左心室；RA 为右心房；LA 为左心房；TR 为三尖瓣反流；TV 为三尖瓣；Sp 为脊柱。

图 1-5-10　胎儿三尖瓣下移畸形

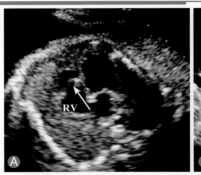
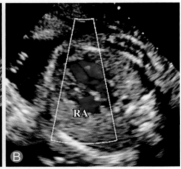

A. 四腔心切面显示三尖瓣下移（箭头）；B.CDFI 显示大量反流信号。RV 为右心室；RA 为右心室。

图 1-5-11　胎儿三尖瓣下移畸形

超声鉴别诊断要点：

（1）与动脉导管过早闭合相鉴别：两者都有严重的三尖瓣关闭不全，但是在动脉导管提早关闭病例中，三尖瓣正常并且动脉导管内血流消失，而在三尖瓣下移病例中，血流呈高流速湍流状态通过动脉导管。

（2）与单纯的三尖瓣发育不良相鉴别：单纯的三尖瓣发育不良无瓣膜的下移。

预后：胎儿期宫内死亡率高达 40%，新生儿期死亡率为 20%～30%，30% 生存时间可超过 1 个月，如果存活超过 1 个月，预期寿命将增加。

（二）三尖瓣闭锁

三尖瓣闭锁是三尖瓣无孔或完全闭锁形成一隔膜性或肌性组织致使右心房、右心室不相交通，占先天性心脏病的 0.7%～2%。

根据三尖瓣闭锁的病理解剖形态将其分为以下 5 型。①肌型闭锁：最为常见，右房室瓣区无瓣膜组织，右心房底部见心肌组织构成的膈，呈放射状，右心房底部形成脐状凹陷；②膜型闭锁：右心房室间有纤维组织膜，多与室间隔膜部相连；③瓣膜型闭锁：房室间有三尖瓣组织，但瓣膜间相互融合无孔，又称无孔型三尖瓣闭锁；④ Ebstein 型闭锁：三尖瓣组织相互融合，下移，右心室腔体积小；⑤房室通道闭锁型：有房室通道畸形，瓣叶将右侧房室口封闭。

三尖瓣闭锁伴发心脏异常：①三尖瓣闭锁多伴室间隔缺损，若缺损较为严重则形成单心室；②由于三尖瓣闭锁，右心室腔多数发育不良，但部分伴室间隔缺损者，右心室腔可有一定容积，相对左心室较小。

三尖瓣闭锁伴发大血管异常：①三尖瓣闭锁约超过半数合并肺动脉瓣狭窄、肺动脉发育不良或闭锁；② 30%～40% 合并大动脉转位。

超声表现：四腔心观是诊断三尖瓣闭锁的主要切面，主要特征：①右心房、左心房及左心室明显增大，右心室腔发育不良，可见室间隔的回声中断；②三尖瓣启闭活动消失，由增强回声的纤维组织替代；③彩色多普勒超声用于确认右心室灌注消失，存在室间隔缺损时可见从左向右的血液分流（图 1-5-12）。

流出道观及三血管观可判断三尖瓣闭锁伴发的大血管异常。

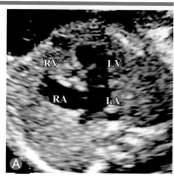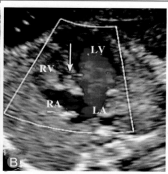

A. 二维超声显示四腔心切面可见三尖瓣闭锁右室发育不良；CDFI 显示室间隔缺损可见穿隔血流（箭头）。RV 为右心室；LV 为左心室；RA 为右心室；LA 为左心房。

图 1-5-12　胎儿三尖瓣闭锁

超声鉴别诊断要点：

（1）三尖瓣闭锁需要与左心室型单心室相鉴别观察右心室大小尤其是残余心腔位于右侧时不易鉴别，但其左心房、左心室间见瓣膜活动，右心房、右心室间无肌性或"隔膜样"回声。而三尖瓣闭锁右心房、右心室不相交通，其间见隔膜或肌性组织回声。

（2）闭锁瓣膜需要与三尖瓣发育不良瓣膜相鉴别，主要鉴别为右心房、右心室间见发育不良的三尖瓣回声，CDFI 可见流入右心室的血流信号及三尖瓣的反流。

预后：三尖瓣闭锁为严重的心血管畸形，预后较差。目前主要采用姑息手术治疗，多为姑息性主肺动脉分流术。

四、肺动脉狭窄

肺动脉狭窄（pulmonary stenosis）是指半月瓣发育不良、右心室流出道或肺动脉干及其分支的狭窄性病变。单纯性肺动脉狭窄占先天性心脏病的 8%~12%，肺动脉狭窄常伴发其他先天性心脏病，如法洛四联症、单心室、右心室发育不良等。肺动脉狭窄按部位分为肺动脉瓣狭窄、漏斗部狭窄及肺动脉狭窄。

超声表现：肺动脉狭窄可以单独存在，也可以是其他心脏畸形的一部分，肺动脉狭窄程度较轻，不引起血流动力学改变时，胎儿超声心动图很难诊断，部分胎儿可由肺动脉狭窄发展为肺动脉闭锁。肺动脉狭窄声像图表现如下。

（1）右心室流出道、三血管切面：①瓣膜狭窄时可见肺动脉瓣膜增厚、回声增强、活动受限及瓣环内径变窄，在整个心动周期中，血管腔内的瓣叶均可见；②漏斗部狭窄及瓣上狭窄，右心室流出道及主肺动脉内径变窄；③狭窄后扩张，与主动脉形成对比；④CDFI 可见狭窄处红蓝相间血流信号及狭窄后扩张的五彩血流信号，频谱多普勒可见血流速度明显增快，中度狭窄的血流峰值为 1.5~2 m/s，中重度狭窄血流峰值达到 3~3.5 m/s（图 1-5-13）。

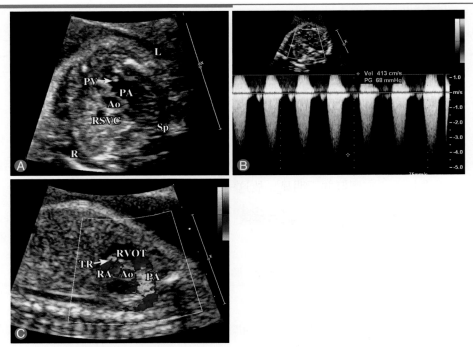

A. 超声显示三血管切面可见肺动脉瓣回声明显增强、增厚，瓣膜开放明显受限，失去"开放时贴壁"现象；B. 连续多普勒检测肺动脉瓣上收缩期最大血流速度达 413 cm/s；C.CDFI 显示动脉导管弓长轴切面可见肺动脉内花色湍流，三尖瓣轻度反流。PA 为肺动脉；Ao 为主动脉；RVOT 为右心室流出道；RSVC 为右上腔静脉；Sp 为脊柱；PV 为肺动脉瓣；TR 为三尖瓣。

图 1-5-13　胎儿肺动脉瓣狭窄

（2）四腔心切面：右心室肥厚、右心房内径增大，左心大小可由右心房压力大小决定。CDFI 可见三尖瓣反流。

超声鉴别诊断要点：主要与引起右室肥厚或发育不良的相关疾病相鉴别，如三尖瓣发育异常等。

预后和治疗：预后较好，大部分病例可以有正常的预期寿命和生活质量。轻度肺动脉狭窄患儿可能并没有症状，且不需要手术。狭窄严重者需进行介入治疗，首选导管球囊瓣膜成形术（在大多数病例中都达到了良好的效果，且外科手术治疗也非常安全）。

五、法洛四联症

法洛四联症（tetralogy of fallot，TOF）是以主动脉骑跨、室间隔缺损、肺动脉狭窄和右心室肥厚为主要病理特征的先天性心血管复合畸形。胎儿期右心室肥厚可不明显，出生后右室壁才逐渐肥厚。法洛四联症占先天性心脏病的 7%~9%。由法国学者 Fallot 于 1888 年进行了较为详尽的描述。

病理解剖：法洛四联症是由胚胎时期漏斗部间隔移位和旋转异常所致。肺动脉狭窄和室间隔缺损为原发病变，主动脉骑跨和右心室肥厚是继发性改变。

（1）肺动脉狭窄：以漏斗部狭窄最为常见，可伴有肺动脉瓣膜、瓣环、肺动脉主干狭窄，少数可出现肺动脉分支狭窄。肺动脉狭窄程度，由漏斗隔偏差的程度、右心室前壁肥厚和肺动脉瓣膜狭窄确定。

（2）室间隔缺损：法洛四联症的室间隔缺损是因圆锥间隔向前移位与正常的窦部室间隔未对合而形成，多为嵴下型室间隔缺损。

（3）主动脉骑跨：主动脉向右移位骑跨于室间隔之上，左右心室血流可直接射入主动脉内。主动脉与二尖瓣前叶多仍保持纤维连接关系，升主动脉多较粗大。

（4）右心室肥厚：法洛四联症的右心室肥厚多为向心性肥厚，是肺动脉狭窄的后果，为继发性改变。胎儿期右心室肥厚并不明显，故这一特征不能作为诊断的依据。

超声表现：法洛四联症声像图特征见图 1-5-14。

（1）四腔心切面：对于大多数圆锥动脉干畸形，四腔心观可表现为正常，除非合并有房室连接异常，或者合并肺动脉瓣缺如，由于心脏肥大，四腔心观才会出现异常。

（2）左心室长轴切面：在左心室长轴可以观察到合并主动脉骑跨的对位不良型室间隔缺损。CDFI 显示从左心室、右心室通过室间隔缺损进入主动脉的血流信号。

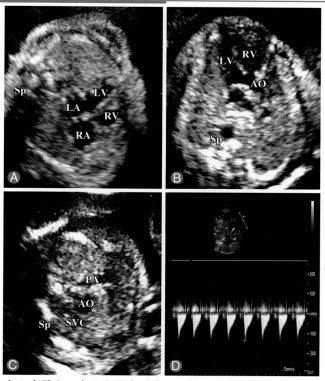

A. 四腔心切面显示左、右心房及左、右心室基本对称；B. 左心室流出道切面显示室间隔缺损，主动脉骑跨；C. 三血管切面显示主动脉内径增宽，肺动脉内径明显变细；D. 频谱多普勒检测肺动脉血流速度增快。Sp 为脊柱；LA 为左心房；LV 为左心室；RV 为右心室；RA 为右心房；AO 为主动脉；SVC 为上腔静脉。

图 1-5-14　胎儿法洛四联症

（3）右心室流出道切面及三血管切面：可以观察到细的肺动脉。部分肺动脉内径可以在正常范围内，但主动脉与肺动脉内径的比值会出现异常。CDFI 显示细小肺动脉的血流信号，在胎儿期即使肺动脉内径明显变细，也很少显示通过右心室流出道的有意义的加速血流。

（4）法洛四联症还可合并右位心、双侧上腔静脉、肺静脉畸形引流等。合并心外畸形也非常常见，尤其是胃肠及胸椎（食管和十二指肠闭锁、膈疝），甚至是独立的染色体异常等。

超声鉴别诊断要点：法洛四联症在四腔心切面可以表现正常。在妊娠中期诊断肺动脉狭窄通常是不明显的，在妊娠晚期会相对明显。在少数情况下，狭窄的肺动脉可能进一步发展成闭锁。法洛四联症同时要与以下疾病相鉴别。

（1）孤立的巨大室间隔缺损：妊娠期，如果没有明显的肺动脉狭窄，法洛四联症很难与孤立的巨大室间隔缺损相鉴别，巨大室间隔缺损也可出现主动脉骑跨。因此，在缺乏肺动脉狭窄的情况下，超声追踪检查非常有必要。

（2）右心室双出口：主动脉骑跨度是可变的，在妊娠期不能充分鉴别。因此，当主动脉骑跨大约 50% 时，法洛四联症和右心室双出口的鉴别很困难，两者的鉴别仅仅通过主动脉的骑跨度，当主动脉骑跨大于 75% 时，考虑右心室双出口。

（3）其他圆锥动脉干畸形：法洛四联症需要与合并对位不良型室间隔缺损的永存动脉干、合并室间隔缺损的肺动脉闭锁相鉴别。因此，若发现主动脉骑跨，应仔细观察右心室流出道。如果细的肺动脉连接到右心室，则诊断为法洛四联症；肺动脉闭锁，则是肺动脉闭锁伴室间隔缺损；如果肺动脉起源于单一血管，则是永存动脉干。

预后：单纯法洛四联症患者存活率可达 80% ~ 90%。肺动脉瓣缺失的患者存活率大大降低。法洛四联症的治疗主要是外科手术，手术方法取决于法洛四联症的不同解剖学特征，包括肺动脉主干和分支的狭窄程度、室间隔缺损的多样性、冠状动脉的异常等。

六、左心发育不良综合征

左心发育不良综合征（hypoplastic left heart syndrome，HLHS）指左心流入道、流出道发育不良引起左心室灌注不足，致左心室狭小，其发病率占新生儿先天性心脏病的 1%。左心发育不良综合征包括二尖瓣和主动脉瓣闭锁、主动脉瓣闭锁、二尖瓣发育不良（二尖瓣可以开放）及左心室发育不良等。左心室狭小，无功能或完全闭锁。

房间隔可具正常功能卵圆孔或合并房间隔缺损（15%），室间隔缺损出现率约占 10%，主动脉缩窄是常见并发症（75%）。

超声表现：左心发育不良综合征的产前超声检出率为 28.0% ~ 95.0%。左心发育不良综合征声像图表现如下（图 1-5-15）。

（1）右心房、右心室增大，左心室明显缩小，心室腔呈"球形"或"裂隙样"改变，部分伴有室间隔缺损。

（2）二尖瓣狭窄或闭锁，二尖瓣的狭窄程度决定左心室的发育程度。当二尖瓣狭窄时，CDFI 可见反流，二尖瓣闭锁时无血流信号。

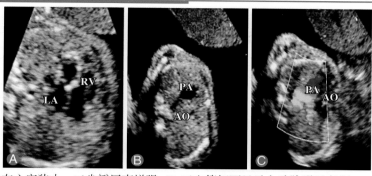

A.四腔心切面显示左心室狭小，二尖瓣回声增强；B.三血管切面显示主动脉明显变细；C.CDFI显示三血管切面主动脉内无彩色血流充盈。RV为右心室；LA为左心房；PA为肺动脉；AO为主动脉。

图1-5-15　胎儿左心发育不良伴主动脉闭锁

（3）主动脉内径明显缩小，可观察到细长型升主动脉及主动脉瓣环极度发育不良。肺动脉内径增宽。

超声鉴别诊断要点：

（1）四腔心切面显示心室腔极不对称，右心明显增大，左心室严重缩小，可以与单心室相鉴别。

（2）通过左心室流出道切面与三血管气管切面观察主动脉、肺动脉变化，注意与主动脉狭窄、主动脉重度缩窄相鉴别。

（3）左心发育不良综合征胎儿中15%与染色体异常相关，最常见的染色体异常是单体X（45 X），伴随18-三体和21-三体异常。

预后：预后较差，尽管目前儿科心脏外科手术已经取得了显著的成效，左心发育不良综合征还是先天性心脏病中死亡率最高的一种类型。

七、主动脉狭窄

主动脉狭窄（aortic stenosis）发病率占先天性心脏病的3%～6%。根据狭窄位置可以分为瓣膜狭窄、瓣上狭窄、瓣下狭窄3型，胎儿期检出的主动脉狭窄大多是瓣膜狭窄。

超声表现：主动脉瓣狭窄声像图特点取决于狭窄的严重程度。

（1）四腔心切面：主动脉瓣轻度狭窄时，并不造成心脏四腔结构的改变。中度到重度的主动脉瓣狭窄，左心室表现为心肌肥厚，心腔较小，而右心房、右心室增大。在主动脉瓣严重狭窄时，心腔改变取决于二尖瓣功能：如果二尖瓣损坏合并大量反流，可导致左心房、左心室显著扩大，左心室收缩功能严重受损；相反，如果二尖瓣发育不良，可表现为左心室发育不良。如果左心室呈球形扩大，因局部缺血诱发弹性纤维组织增生，心室心内膜及二尖瓣乳头肌可表现为明显的高回声。CDFI可以用来评估二尖瓣反流。

（2）左心室流出道切面：主动脉瓣回声增强、增厚，活动僵硬，开放受限，升主动脉可出现狭窄后扩张。在中度到重度的主动脉瓣狭窄中，CDFI显示穿过狭窄主动脉瓣的湍流，而频谱多普勒可以检测到血流速度明显高于正常值（图1-5-16）。

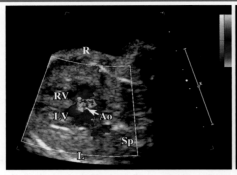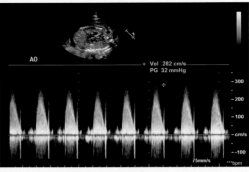

左心室流出道切面显示主动脉内花色湍流信号；连续多普勒显示主动脉瓣上收缩期最大血流速度达 282 cm/s。RV 为右心室；LV 为左心室；Ao 为主动脉；Sp 为脊柱。

图 1-5-16　胎儿主动脉瓣狭窄

（3）三血管气管切面：主动脉瓣严重狭窄时显示主动脉弓反向血流。

（4）30%～40% 主动脉瓣膜狭窄者有二尖瓣异常、主动脉瓣下狭窄、主动脉缩窄等，合并心外异常非常少见。

超声鉴别诊断要点：目前，产前超声心动图对主动脉狭窄检出率较低，对轻度主动脉狭窄更是难以诊断。胎儿主动脉狭窄的严重程度是个渐进过程，动态观察很重要。尤其是产后，应及时进行超声心动图检查以确定主动脉瓣狭窄的诊断、了解狭窄的严重程度，并排除其他心脏畸形。

预后：预后取决于狭窄的严重程度。严重主动脉瓣狭窄，婴儿期可迅速发生心力衰竭，多在出生后数天或数周内死亡。本病主要为手术治疗，可行主动脉瓣切开成形术、主动脉瓣置换术等。

八、主动脉缩窄、主动脉弓离断

主动脉缩窄（coarctation of the aorta）是指主动脉管腔不同程度的狭窄，最常见于左锁骨下动脉与动脉导管之间（峡部）。少数主动脉缩窄累及主动脉横弓，引起主动脉横弓的节段性缩窄，甚至严重的管状发育不良。在 30%～40% 的患者中，缩窄是一个孤立的心脏缺陷（尤其是在婴儿和儿童中），但在剩余的情况下，可伴有其他心脏畸形如室间隔缺损、主动脉瓣和二尖瓣异常、大动脉转位、右心室双出口等。主动脉缩窄同时有二尖瓣异常和主动脉瓣下狭窄。

主动脉弓离断（interruption of the aortic arch，IAA）是一种罕见的、严重的先天性心脏病，指主动脉弓邻近节段之间解剖上的完全中断，是主动脉缩窄的最严重形式，约占先天性心脏病的 1%。主动脉弓离断根据离断的位置可以分成 3 型：①A 型：中断位于左锁骨下动脉远端，即峡部；②B 型：中断位于左颈总动脉和左锁骨下动脉之间；③C 型：中断位于无名动脉和左颈总动脉之间。

主动脉弓离断常伴有室间隔缺损、动脉导管未闭，称为主动脉弓离断三联症。B 型经常伴有右位主动脉弓、左心室流出道异常和心外系统畸形，如中枢神经系统、泌尿系统、消化系统和颜面部畸形等。

超声表现：单纯主动脉缩窄的产前诊断很困难，即使探查到良好的胎儿主动脉弓也不能完全排除，当伴有管状发育不良时，直接和间接的超声表现可提示缩窄存在。

（1）直接征象：三血管气管切面显示动脉导管明显宽于主动脉弓，特别是整个弓部管状发育不良时，主动脉横弓明显变细。

（2）间接征象：包括四腔心切面显示右心比左心明显增大，在流出道和三血管切面显示升主动脉比肺动脉明显增宽。CDFI 显示弓的远端和（或）升主动脉内出现全部或部分逆向血流信号、心房间出现左向右分流。频谱多普勒在主动脉缩窄的诊断中作用不大。

主动脉弓离断的产前诊断和分型取决于一些可靠的解剖指标。直接征象：上纵隔切面检测到主动脉弓缺乏连续性。间接征象：主动脉弓离断 A 型和 C 型，表现为左、右心室大小和主、肺动脉内径存在差异，即右心室明显大于左心室和肺动脉明显宽于升主动脉；而在 B 型，只观察到主、肺动脉内径上的差异，即肺动脉明显宽于主动脉。主动脉弓离断 A 型和 C 型有左、右心室差异，容易在四腔心切面观察到，此征象提示应仔细检查大动脉。在流出道切面可显示主、肺动脉内径上的差异，特别是升主动脉明显小于肺动脉主干。在大部分情形下，伴有室间隔缺损。值得注意的是，在主动脉弓离断 B 型如果室间隔缺损比较大并对位不良，则只表现大血管之间的显著差异，而不一定有左、右心室差异。对于主动脉弓离断，在长轴注意不要把增宽的导管弓误认为正常的主动脉弓，前者无任何头臂分支。三血管气管切面是观察主动脉弓异常的参考切面。CDFI 有助于评估升主动脉和降主动脉之间的连续性，也有助于评估升主动脉的走行和颈部血管。频谱多普勒的检查价值有限（图 1-5-17，图 1-5-18）。

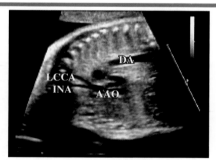

主动脉弓长轴显示主动脉横弓连续性中断，中断处位于左颈总动脉远端，提示为 B 型离断。INA 为无名动脉；LCCA 为左颈总动脉，AAO 为升主动脉；DA 为降主动脉。

图 1-5-17 胎儿主动脉弓离断

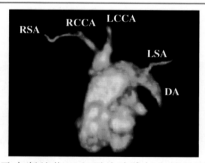

主动脉弓中断处位于左颈总动脉与左锁骨下动脉之间。RSA 为右锁骨下动脉；RCCA 为右颈总动脉；LCCA 为左颈总动脉；LSA 为左锁骨下动脉；DA 为降主动脉。

图 1-5-18 主动脉弓离断（B 型）三血管气管切面

超声鉴别诊断要点：四腔心切面显示右心比左心明显增大，是缩窄的关键表现，主要与左心发育不良综合征、完全性肺静脉异位引流所致的右心增大相鉴别。左心发育不良综合征是以一个闭锁的二尖瓣为特征，而缩窄二尖瓣则表现正常。对完全型肺静脉畸形引流，可用彩色多普勒超声识别单个肺静脉进入左心房，以排除此诊断。

主动脉弓离断需要与主动脉缩窄相鉴别。在主动脉弓离断中，升主动脉到分支走行比较直，缺乏连续性，而主动脉缩窄时主动脉弧度正常并与降主动脉有延续，并且主动脉弓离断几乎总是伴有室间隔缺损。

预后：主动脉缩窄整体预后取决于病变的严重程度，当存在心内畸形和心外畸形时将明显影响手术死亡率和预期寿命。缩窄部位可行介入性球囊扩张或外科切除缩窄段行端－端和端－侧吻合。

主动脉弓离断的自然存活时间很短，如不治疗，平均存活年龄仅为4～10天，80%的患儿于出生后1个月内死亡，90%的患儿于出生后1年内死亡。治疗原则在于恢复主动脉的连续性和矫正各种合并畸形。

九、右心室双出口

右心室双出口（double-outlet right ventricle）发病率占先天性心脏病的3%～6%，占出生后的2%，是指两支大动脉即主动脉和肺动脉均连接于右心室，或两支大动脉中的任何一支完全来自右心室，而另一支75%以上来自右心室，属于不完全型大动脉转位。两支大动脉位置关系多变，均伴有室间隔缺损。此外，可能伴有肺动脉瓣狭窄、闭锁或主动脉缩窄。

超声表现（图1-5-19）：

（1）四腔心切面：两侧心腔不对称，右心房和右心室腔明显增大，左心房和左心室腔相对较小。室间隔缺损较大时两侧心腔可较对称。

（2）流出道切面：诊断右心室双出口的主要位置，主动脉和肺动脉失去交叉关系，两者平行发自右心室。同时应该评估两支大动脉的空间位置关系，位置关系可以是正常或异位。大血管的定位特点：①主肺动脉较短，很快发出分支，分支呈锐角，离半月瓣不远；②主动脉的特征是一侧有头臂分支，离半月瓣有一定距离。

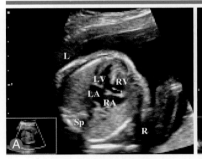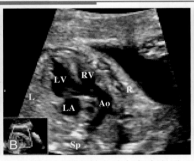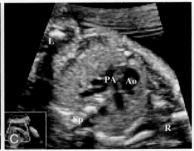

A. 心尖四腔心切面显示室间隔缺损；B. 四腔心切面向胎儿头侧倾斜探头，可见主动脉发自右心室，内径增宽；C. 继续向胎儿头侧倾斜探头，可见位于主动脉左侧、同样发自右心室的肺动脉，肺动脉内径明显小于主动脉。LV 为左心室；RV 为右心室；LA 为左心房；RA 为右心房；Ao 为主动脉；Sp 为脊柱，PA 为肺动脉。

图1-5-19　胎儿右心室双出口

超声鉴别诊断要点：右心室双出口中若有一个血管发育不良则很难鉴别。CDFI有助于确定大血管的空间位置关系及室间隔缺损的位置。注意：在中等肺动脉狭窄的情况下，彩色多普勒超声不一定能看到跨瓣加速度，所以，右心室双出口流出道梗阻的诊断是基于血管内径的比较，而不是跨瓣速度的增加。

右心室双出口主要与其他圆锥动脉干畸形相鉴别：在某些情况下，右心室双出口和法洛四联症或大动脉转位之间的区别是困难的，但对于具有类似血流动力学的各型右心室双出口和圆锥动脉干畸形手术方法及预后是相似的。不同的地方在于伴发的染色体异常和心外畸形程度。根据临床经验，右心室双出口在孕晚期常会出现右心室增大，而法洛四联症或大动脉转位四腔心切面房室腔大小基本正常。

预后：大血管空间关系的确定是至关重要的，因为其不但决定手术方式，而且影响患儿的预后。同时，右心室双出口在怀孕过程中可以发展改变：在孕晚期，右心室流出道梗阻的程度可以加重，左心室发育不良可能发展。对于伴有主动脉瓣下室间隔缺损和肺动脉流出道梗阻的右心室双出口，处理方式与法洛四联症相似。对于伴有肺动脉瓣下室间隔缺损的右心室双出口，可以进行动脉转换术或 REV 术（reparational etage ventriculaire）。对于伴有肺动脉瓣下室间隔缺损和肺动脉流出道梗阻的右心室双出口，目前采用 Rastelli 改良的 REV 术。

如果右心室双出口没有伴发染色体异常和心外畸形，不良的预后因素是伴有其他心脏缺陷（房室间隔缺损、心脾综合征、主动脉缩窄和房室瓣跨立或骑跨引起的心室发育不均衡），如果右心室双出口合并染色体异常和其他综合征，预后较差。

十、大动脉转位

大动脉转位可分为完全型大动脉转位、矫正型大动脉转位及不完全型大动脉转位。这里主要介绍完全型大动脉转位和矫正型大动脉转位。

完全型大动脉转位（complete transposition of the great arteries）相对常见，占胎儿和新生儿先天性心脏病的 2%~5%，是指心房与心室连接一致，心室动脉连接不一致，右心室与主动脉连接、左心室与肺动脉连接，可合并室间隔缺损、肺动脉狭窄或主动脉弓异常（缩窄或离断）。2/3 的患者合并冠状动脉异常，但胎儿期很难诊断。

矫正型大动脉转位（corrected transposition of the great arteries）发病率较低，约占先天性心脏病的 1%，是指心房、心室和心室动脉连接异常，主动脉发自位于左侧的解剖右心室，肺动脉发自位于右侧的解剖左心室。其常合并其他心脏病变，主要包括室间隔缺损、左侧三尖瓣 Ebstein 畸形、肺动脉狭窄和心律失常等。

超声表现：完全型大动脉转位的特征主要表现在流出道切面上。①主动脉、肺动脉平行走行，主动脉起源于前方的右心室，而肺动脉起源于后方的左心室；② 50% 的完全型大动脉转位合并室间隔缺损，左心室流出道切面可以显示；③注意是否存在肺动脉狭窄、主动脉弓缩窄或中断，在纵轴切面，主动脉与右心室连接，主动脉弓有较大的弯曲角度，失去正常的"拐杖状"；肺动脉与左心室连接，动脉导管弓有较小的弯曲角度，失去正常的"曲棍球棒状"；④ CDFI 检查有助于区分心室动脉的连接，识别小的室间隔缺损，并发现肺动脉、主动脉流出道的狭窄。频谱多普勒可以用来量化跨瓣压差（图 1-5-20）。

矫正型大动脉转位的关键切面为四腔心切面和流出道切面。①四腔心切面：主要鉴别心房心室连接异常，左心房连接有调节束和肌小梁的形态学右心室，反之，右心房连接到心室面光滑、形成心尖的左心室，其他特点是两边房室瓣腱索的不同附着点：左侧三尖瓣乳头肌附着到心室顶端，而右侧二尖瓣乳头肌附着到侧面的游离壁；②流出道切面：可以判定心室大动脉连接关系，流出道切面显示肺动脉发自解剖左心室和主动脉连于解剖右心室。CDFI 有助于辨认大血管的位置及其起源和观察室间隔缺损。频谱多普勒在肺动脉狭窄的情况下可以用来量化跨瓣压差（图 1-5-21）。

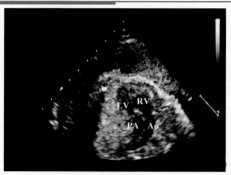

肺动脉（PA）和主动脉（Ao）呈平行关系，肺动脉发自左心室（LV），主动脉发自右心室（RV）。

图 1-5-20　胎儿完全型大动脉转位

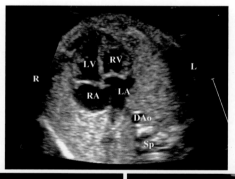

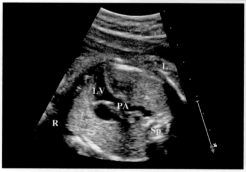 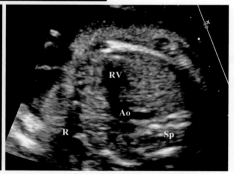

心尖四腔心切面可见左心房与右心室相连，右心房与左心室相连，肺动脉发自位于右侧的左心室。LV 为左心室；RV 右心室；RA 为右心房；LA 为左心房；DAo 为降主动脉；PA 为肺动脉；Sp 为脊柱；Ao 为主动脉。

图 1-5-21　胎儿矫正型大动脉转位

超声鉴别诊断要点：完全型大动脉转位在四腔心切面可正常，矫正型大动脉转位四腔心观房室连接异常不易发现，易漏诊，较简单的方法是注意观察二尖瓣和三尖瓣位置，三尖瓣低于二尖瓣，可区分左、右心室。流出道切面显示完全型大动脉转位、矫正型大动脉转位的肺动脉和主动脉均呈平行关系。

完全型大动脉转位和矫正型大动脉转位需要与以下疾病相鉴别。

（1）右心室双出口：大动脉转位需要与缺乏大动脉交叉的先天性心脏病相鉴别，重点是右心室双出口，特别是右心室双出口的完全型大动脉转位类型。主要区别在于右心室双出口的一条大动脉完全从右心室发出，另一条大动脉骑跨于室间隔之上，大部分从右心室发出。

（2）完全型大动脉转位需要与矫正型大动脉转位相鉴别：完全型大动脉转位与矫正型大动脉转位的区别在于是否有房室连接的异常，这一点在四腔心切面可以观察。

预后：完全型大动脉转位首选的外科矫治手术是动脉调转术。完全型大动脉转位有很高的新生儿死亡风险，如果早期新生儿处理正确，一旦纠正，这类先天性心脏病有超过90%的长期生存率。有研究证实，产前诊断比产后诊断可以降低20%的手术死亡率，所以产前诊断非常重要。因为有新生儿呼吸困难的高风险，为了确保适当的氧饱和度可先行房间隔球囊开口术。

矫正型大动脉转位如果没有合并其他异常，其血液循环完全正常，则不需要手术。但矫正型大动脉转位通常合并有其他畸形，以室间隔缺损和肺动脉狭窄最多见，出现相应的血流动力学改变，手术只要矫正所合并的其他畸形即可。

十一、永存动脉干

永存动脉干（common arterial trunk）是一种少见的严重的大动脉发育畸形，约占先天性心脏病的1%。基本特征是起自两心室底部的单一动脉干，肺动脉开口于此动脉干，仅有一组半月瓣和位于瓣下的对位不良型室间隔缺损。

永存动脉干根据肺动脉的起源可分为不同的解剖亚型。

Ⅰ型：肺动脉主干起自于动脉干动脉瓣的末端，由此再分出左右肺动脉；Ⅱ型和Ⅲ型：肺动脉主干缺失，肺动脉两分支起自动脉主干的后方彼此相互靠近（Ⅱ型）或两侧距离较远（Ⅲ型）。以前分类中的Ⅳ型相当于现在的肺动脉闭锁伴室间隔缺损。

超声诊断：永存动脉干在四腔心切面可以是正常的。左室长轴显示对位不良型室间隔缺损，并见一增粗的共同动脉干骑跨于室间隔缺损之上，如果多切面均找不到右心室流出道、肺动脉瓣及右心室流出道与肺动脉无直接联系，则应疑及本病。如果显示肺动脉自动脉干发出，则可确诊并对永存动脉干进行分型。频谱多普勒有助于量化共同动脉瓣狭窄及发育不良的程度（图1-5-22）。

20%～30%的永存动脉干，可合并其他相关心脏缺陷，包括动脉导管的缺失（约50%的病例）、主动脉弓离断、RAA、房室瓣闭锁等。

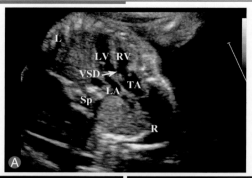

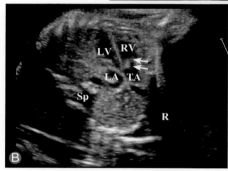
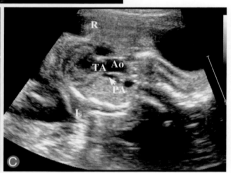

A.左心室流出道切面显示室间隔上段可见回声失落（箭头），并仅见一根粗大的动脉骑跨于室间隔上；B.心室舒张期共同动脉瓣关闭（箭头），可见瓣膜回声明显增强、增厚，提示发育不良；C.调整探头角度可见主动脉和肺动脉主干分别发自共同动脉干，肺动脉主干位于左侧，提示为Ⅰ型永存动脉干。LV为左心室；RV右心室；RA为右心房；LA为左心房；Sp为脊柱；TA为永存动脉干；VSD为共同动脉瓣。

图1-5-22　永存动脉干胎儿

　　超声鉴别诊断要点：左心室流出道观是永存动脉干的主要诊断切面，但并非唯一，因此需要观察有无肺动脉从共干动脉发出。需与以下疾病相鉴别。

　　（1）肺动脉闭锁伴室间隔缺损：永存动脉干和肺动脉闭锁伴室间隔缺损的鉴别较困难。在肺动脉闭锁伴室间隔缺损中，很难观察到闭锁的肺动脉瓣，如能观察到，可以排除永存动脉干。大血管彩色多普勒在肺动脉闭锁伴室间隔缺损中有助于发现动脉导管和主肺动脉之间的反向血流。永存动脉干的半月瓣大多发育异常（从两个瓣叶到五个瓣叶），而这在肺动脉闭锁伴室间隔缺损通常是不明显的或只是轻度异常。

　　（2）重型法洛四联症：其肺动脉有明显狭窄，超声往往较难显示，而主动脉由于承担大部分血循环明显增宽，容易误诊为永存动脉干。必须在升主动脉各部位反复仔细检查以明确是否有肺动脉发出。

　　（3）主-肺动脉间隔缺损：主-肺动脉间隔缺损的一侧肺动脉似从主动脉发出，但主-肺动脉间隔缺损有两组半月瓣，两心室及动脉瓣发育正常，而永存动脉干仅有一组半月瓣。

　　（4）右肺动脉起源于主动脉：超声可显示一支肺动脉起源于升主动脉，类似肺动脉由动脉干发出。但本病另一侧肺动脉由主肺动脉延续而来，有两组半月瓣。

　　预后：永存动脉干属于预后极差的严重先天性心脏病，未治疗的患儿平均死亡年龄为几周至数月不等。在出生后 2 ~ 3 个月应做手术修复。

十二、心脏肿瘤

心脏肿瘤（cardiac tumors）是来源于心肌层和位于心脏或心包的间叶细胞的肿瘤结节。发病率很低，可以伴有心律失常或心包积液。一般不伴染色体异常。

最常见的心脏肿瘤是横纹肌瘤，其次为畸胎瘤。横纹肌瘤约占胎儿和新生儿心脏肿瘤的 2/3，通常多发，也可单发，生长在室壁或室间隔上，呈结节状。畸胎瘤约占心脏肿瘤的 15%，常单发，有包膜，多生长于心包腔内，可导致大量心包积液。

多发性横纹肌瘤常并发于结节性硬化症。结节性硬化症多为常染色体显性遗传，以多系统错构瘤的存在为特征。

超声表现：超声诊断肿瘤的基础是心腔内显示肿块回声。横纹肌瘤通常在四腔心切面发现，肿瘤为单个或多个，通常是高回声结节依附于心壁和（或）间隔，边界清晰，呈圆形或椭圆形。肿瘤可能出现在心脏的任何部位，在少数病例可能完全取代某些部位的心肌，致使此区域心肌增厚，回声增强（图 1-5-23）。

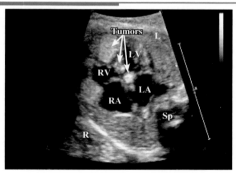

心尖四腔心切面显示二尖瓣瓣环处、室间隔上段和下段大小不等的多发实质性占位（箭头），内部回声尚均匀，考虑为横纹肌瘤。Tumors 为肿瘤；LV 为左心室；RV 为右心室；RA 为右心房；LA 为左心房；Sp 为脊柱。

图 1-5-23　胎儿心脏多发肿瘤

畸胎瘤以囊实性肿块多见，包膜清晰，内部回声杂乱，极易引起心包积液。

纤维瘤与横纹肌瘤有相似的超声特征，但几乎都是单发。

胎儿期心脏黏液瘤与出生后有相似的表现：黏液瘤通常位于心房，中或高回声，有蒂，在心动周期内自由运动。

超声鉴别诊断要点：应该强调所有的肿瘤在妊娠中是一个发展的过程，它们出现在妊娠中期后，稳步增长到 32 ~ 35 周，此时趋于平稳。在出生后，横纹肌瘤可以显著缩小或消失。推测该双向行为可能与母体激素环境相关，在孕期可刺激肿瘤生长。在出生后，婴儿不再与母体雌激素联系，导致肿瘤萎缩。如果肿瘤位于心室流入道或流出道，CDFI 可以动态地检测评价流入道或流出道梗阻，频谱多普勒可以用来量化流入道或流出道梗阻。

部分病例由于产后会发生显著的病变衰退，这部分心脏肿瘤不需要任何治疗。在伴有快速型心律失常的肿瘤病例中，抗心律失常药物治疗是明确的，如果抗心律失常反应迟钝，应行肿瘤手术摘除。而在某些病例中，如果肿瘤引起瓣膜明显的血流动力学梗阻，手术切除肿块是有效的治疗。

十三、三维超声在胎儿心脏中的应用

静态三维超声对于快速搏动的心脏容易产生运动伪像，很难获得满意的静态图像，STIC及胎儿心脏超声智能导航（fetal intelligent navigation echocardiography，FINE）技术（又称 5 D Heart 技术）可以获得胎儿心脏空间结构、灰阶结构，还可以结合彩色多普勒、能量多普勒、B-flow 及 HD-flow 模式获得胎儿心血管血流动态的立体成像。

STIC 是一种专用于胎儿心脏的实时三维成像技术，通过 STIC 技术采集的容积数据，可以从多角度观察胎儿心脏的空间结构和胎儿心脏功能，并进行数据后处理。同时结合彩色多普勒、能量多普勒、B-flow 及高分辨率血流显像（high definition flow，HD flow）模式可以立体清晰地观察心脏射血、大血管空间走行及血流动态方向等。

STIC 在观察四腔心、房室大血管位置关系及动态血流变化时，多在标准四腔心采集图像，心尖位置在 9～3 点钟位置，可放大图像以显示整个胸腔，四维条件下调出 STIC 取样框，然后调整取样框位置及大小，包含胎儿四腔心切面的完整胸廓内结构，容积扫描角度20°～40°，采集时间 10～15 秒，胎儿安静状态时，嘱孕妇屏住呼吸，启动 STIC 自动扫描，完成三维容积数据采集，并存储图像备用。

胎儿心脏功能：获取胎儿标准四腔心 STIC 图像后，选取收缩末期和舒张末期图像，应用虚拟器官计算机辅助分析（virtual organ computer-aided analysis，VOCAl）软件在图像起点为四腔心切面，围绕固定轴旋转，旋转角度依据描记精度设定，本图以 30° 为例，获得左心室和右心室舒张末期、收缩末期连续 6 幅图像，所有图像均手动描记，最终获得左心室和右心室重建图像及心室容积（图 1-5-24）。测定左心室和右心室舒张末期容积（EDV）、左心室和右心室收缩末期容积（ESV）、计算心搏出量（SV，SV=EDV-ESV），射血分数 [EF，EF =（EDV-ESV）／ EDV]，心室输出量 [CO,CO=SV×HR（心率）] 胎儿心功能的评价方法很多，

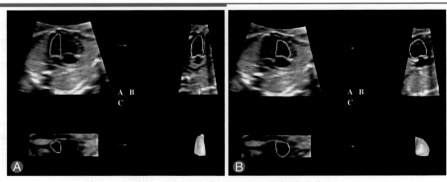

A. 左心室舒张末期；B. 右心室舒张末期。

图 1-5-24　利用 VOCAI 技术测量胎儿心功能

以往常用的方法有心肌应变率、TEI 指数、M 型及房室瓣口血流速度分析等。STIC 技术通过将三维数据采集与时间信息紧密结合，能够直接进行胎儿心脏三维动态超声成像，应用 STIC 技术结合 VOCAL 软件可以直接测量胎儿心室舒张末期和收缩末期容积。该方法最大的优点是能够客观反映胎儿心室形态及容积，对于胎儿心功能的评价更准确。

HD flow 对低速血流的显示有着自身的优势，结合 STIC 技术的空间成像，可以更好地显示心脏、大血管及肺静脉等空间走行及位置关系。进行 STIC 联合 HD flow 的容积数据采集：取胎儿心尖四腔心或横位四腔心切面，适度放大图像，打开 HD flow，选取 STIC 模式，容积数据采集时间 10 ~ 15 秒，采集角度 30°~ 45°，采集过程中嘱孕妇屏住呼吸，选择无明显胎动时采集。采用 Render 模式，适当调整 B 平面中取样框的大小，调节 X、Y、Z 轴，调节图像的亮度及对比度以获取清晰的心脏大血管的三维血流图像。四维超声 STIC 技术联合 HD flow 能够显示心脏、大血管的位置空间结构及位置关系，并可进行任意角度旋转，是二维超声心动图的有益补充（图 1-5-25）。

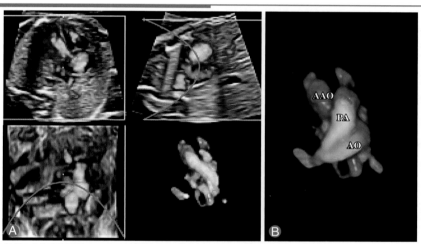

A.STIC 调整状态的三个平面及 STIC 三维图；B. 单幅 STIC 三维 HD flow 图。AAO 为升主动脉；PA 为肺动脉；AO 为主动脉。

图 1-5-25　HD flow 显示胎儿左右肺动脉血流

观察卵圆孔，图像后处理：选择 RENDER 进入表面模式，调整 A 平面，将房间隔与室间隔调整为水平方向。调整视角为由上向下或由下向上，使得观察方向为由右心房向左心房，即代表眼睛的绿线位于右心房侧。调整取样框厚度为 10 mm 左右，使得其包络整个房间隔及室间隔。此时观察三维图像，由右心房侧逐层显示各切面至卵圆孔显示清晰为止，此时可同时显示上腔静脉、下腔静脉、三尖瓣及冠状静脉窦等邻近结构，逐帧回放至卵圆孔开放最大时进行测量。在孕 20 ~ 24 周时，卵圆孔的最大面积随孕周的增加而增大，呈线性正相关。这与以往卵圆孔直径随孕周增加而增大的结论是相对应的。卵圆孔的形态也是因人而异，各不相同，大体可以分为圆形、卵圆形及不规则形。有些卵圆孔呈长条形，以往测量方法极易低估卵圆孔的大小，STIC 技术测量卵圆孔面积的方法更加准确真实地反映了卵圆孔的实际大小，更好地避免了以往方法对卵圆孔面积的高估或低估，对于临床观察卵圆孔过大或过小提供了更加准确的信息（图 1-5-26）。

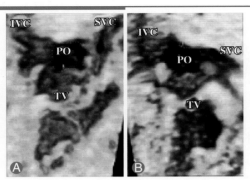

A. 卵圆形卵圆孔；B. 不规则形卵圆孔。IVC 为下腔静脉；SVC 为上腔静脉；PO 为卵圆孔；TV 为三尖瓣。

图 1-5-26　STIC 显示胎儿心脏卵圆孔

来源：刘鲲，肖保军，何怡华.STIC 技术监测中孕筛查期胎儿卵圆孔面积的可行性.中国超声医学杂志，2015，31（1）：60-62.

FINE 技术是应用智能导航（intelligent navigation）的方法。首先通过胎儿三维容积探头，在三维或四维模式下，根据胎儿心脏大小、位置，调整取样容积，以心尖四腔心切面作初始切面（脊柱位于 5~7 点）将图像放大至 1.5~2.0 倍，嘱孕妇平静呼吸，必要时屏气，启动 5D Heart 功能，容积探头自动扫描采集整个心脏的容积数据（采集时间 7~12 秒，采集角度 30°~40°）获得以四腔心切面为初始切面的三维容积数据，然后通过该分析软件智能地引导操作者通过 7 个基本步骤，即可自动生成以下按照要求的胎儿超声心动图检查标准切面：三血管气管切面、四腔心切面、五腔心切面、左心室流出道切面、右心室流出道切面、胃泡水平腹部横切面、动脉导管弓切面、主动脉弓切面及上下腔静脉长轴切面。FINE 技术降低了操作者的依赖性，增加了操作的稳定性和可重复性，大大简化了胎儿心脏超声检查的操作步骤，提高了工作效率（图 1-5-27）。

3D-PDU 与虚拟器官计算机辅助分析 VOCAL 测量软件结合后，可用直方图的形式将感兴趣区的三维像素信息如亮度、灰阶及彩色血流信号等表达出来，可获取血管化指数（vascular index，VI，代表感兴趣区域内单位容积的血管化数目）、血流指数（flow index FI，代表目标容积内血流信号的平均强度）和血管化血流指数（vascular flow index，VFI，VFI=VI×FI，代表感兴趣区域内组织的血流灌注），可半定量评估目标器官组织的血流灌注情况，被称为"血管活检"。研究显示，复杂性先天性心脏病胎儿早在胎儿期即存在脑发育和代谢异常，出现类似的"脑保护效应"，胎儿先天性心脏病所致血流路径或血流量的改变可能影响颅脑的血液灌注，降低氧供或营养物质的运输，从而导致脑发育异常或缺血缺氧性脑损伤，心脏正常的结构及功能是对大脑供血、供氧的重要条件。3D-PDU 与二维彩色多普勒对正常中孕期胎儿及先天性心脏病中孕期胎儿大脑中动脉区血流灌注的对比评估见图 1-5-28。

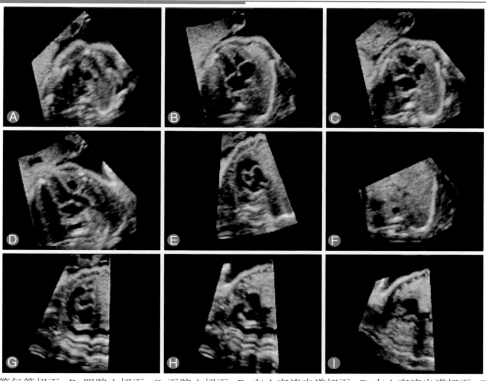

A. 三血管气管切面；B. 四腔心切面；C. 五腔心切面；D. 左心室流出道切面；E. 右心室流出道切面；F. 胃泡水平腹部横切面；G. 动脉导管弓切面；H. 主动脉弓切面；I. 上下腔静脉长轴切面。

图 1-5-27　5D Heart 分析软件通过智能导航显示胎儿心脏常规检查切面

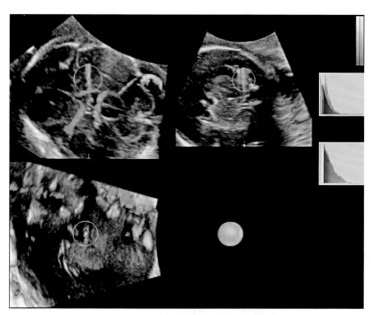

图 1-5-28　3D-PDU 与虚拟器官计算机辅助分析 VOCAL 测量胎儿脑血流灌注

第六节 胎儿消化系统畸形

消化系统畸形种类繁多，有的可能是一过性改变如生理性脐膨出、胎粪淤滞阻塞或其他可引起胎儿一过性肠管扩张，有的可能为永久存在的食道闭锁、十二指肠闭锁等，同时胃泡排空时检测不能说明就是小胃泡，胃泡未排空时测径临界值不能说明就是大胃泡，必须进行持续、动态的观察以减少假阳性及假阴性诊断。另外，胃肠道是吞咽、吸收羊水的重要部位，胃肠道的任何梗阻均可导致异常的羊水积聚。因此，梗阻部位越高，越容易引起羊水过多，反之，梗阻部位越低，羊水过多的可能性越小。本节主要介绍的消化系统畸形如下。

颈部、胸部相关畸形：主要是食管闭锁、膈疝。

腹部相关畸形：由于胎儿腹腔内结构多，此部位发生异常的可能性更大且声像图复杂，可出现无回声、增强回声、低回声及混合性回声病变。

（1）无回声病变：多见于胃泡异常（如胃泡过小或胃泡过大等）、十二指肠闭锁（出现"双泡征"）、小肠及结肠闭锁（近段肠管扩张）、脐静脉异常、肝脾囊肿、肠系膜囊肿及肠重复囊肿等，多表现为腹腔内无回声结构，且持续存在，可随胎儿生长发育而不断增大。腹腔积液时则表现为腹腔内游离无回声区。

（2）增强回声病变：肠道回声增强、肝脾钙化灶、腹腔内钙化灶、胆囊结石等。

（3）低回声病变：肝脾大、肝脾实质性占位等，表现为腹腔内实质性低回声改变。

（4）混合性回声病变：腹裂、脐膨出及泄殖腔外翻等表现为胎儿腹部混合性团块。其内可见肠管、肝脏、膀胱等多个腹盆腔内结构，肝脾混合性包块，胎粪性肠梗阻，畸胎瘤等。

一、食管闭锁

食管闭锁（esophageal atresia）在活产婴儿中占 1/3000～1/2500，为食管连续性中断或有狭窄，多伴发气管食管瘘（tracheo-esophageal fistula）。在胚胎初期，食管与气管均由原始前肠发生。胚胎前 8 周时，原始前肠血供不足、发育不良，或产生分隔，而未将前方的气管部分和后方的消化管部分完全分开，所以，食管闭锁可以孤立发生或有气管食管瘘伴发，即气管与食管残端之间的异常沟通。

根据 Gross 分类，从解剖学和食管气管瘘的形态可以将食管闭锁分为以下 5 种类型。

A 型：单纯食管闭锁，食管上、下段均闭锁，两端相距较远，无食管气管瘘口（7%）。

B 型：食管下段闭锁呈盲端，瘘口位于上段，即气管和上段食管间相通（2%）。

C 型：食管上段闭锁呈盲端，瘘口位于下段，即气管和下段食管间相通（86%）。

D 型：食道上、下段均闭锁，且均有瘘管与气管相通（1%）。

E 型：单纯食管气管瘘，不伴食管闭锁（4%）。

超声表现：

（1）直接征象：食管闭锁在孕晚期可出现近段食管扩张即"口袋征"，表现为食管上段扩张呈囊状，可随胎儿生长发育而逐渐增大，位置恒定，形态和大小可随胎儿吞咽而发生变化，反复多次观察可持续出现，是食管闭锁的相对特征性超声表现（图1-6-1）。

（2）间接征象：由于部分胎儿存在食管气管瘘及胃泡自身分泌作用，食管闭锁的胎儿可表现为胃泡偏小或大小正常，因此超过85%的食管闭锁无法在宫内被发现，且超声无法确定食管闭锁的确切部位，只能依赖间接性征象对其进行诊断。主要诊断依据为持续性胎儿胃泡不显示，或反复低充填的小胃泡（图1-6-2）。

（3）合并征象：40%～80%可合并羊水过多，闭锁处远段肠管内未见充液。其他超声表现为胎儿腹围减小、胎儿宫内生长受限等。

相关畸形：40%～70%的食管闭锁会伴发其他异常，依次为胃肠道系统（28%）、心血管系统（24%）、泌尿生殖系统（13%）、肌骨系统及颜面、VACTERL综合征等。染色体异常风险较高，20%～44%的食管闭锁胎儿出现染色体异常，以18-三体综合征和唐氏综合征最多。VACTERL综合征，即食管闭锁（食管气管瘘）、脊柱异常（脊柱侧弯、半锥体异常）、肛门直肠闭锁、心脏异常（室间隔缺损）、肾异常（发育不良、异位等）、肢体畸形（发育不全）。

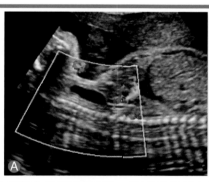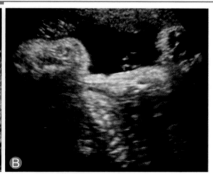

A. 胎儿颈及上胸部食管扩张呈囊状，CDFI显示无血流信号；B. 食管囊状扩张可随胎儿吞咽动作发生变化。

图1-6-1 食管闭锁

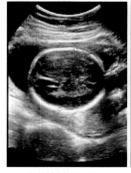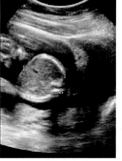

胃泡持续性不显示，腹围较头围明显减小。

图1-6-2 孕23周胎儿食管闭锁

预后：主要取决于闭锁的程度、是否伴发染色体畸形和其他异常。合并其他部位畸形和染色体异常者，预后非常差，出生后即可死亡，但无严重并发症且产后及时处理者，国外报道手术成活率可达97%。存活病例中最常见的长期并发症为胃食管反流，30%的病例发生食管狭窄而继发肺部感染。

二、膈疝

详见本章第四节。

三、十二指肠闭锁

十二指肠闭锁（duodenal atresia）在活产婴儿中占 1/100 000～1/2 500，指十二指肠近端和远端之间的闭锁，可发生于十二指肠的任何部位。其中80%是从尾端至壶腹部完全闭锁，其余20%为管腔内局限性的分隔或隔膜，为不完全闭锁。40%～50%的十二指肠闭锁可伴发其他畸形，染色体畸形率相当高，与唐氏综合征密切相关（40%），应建议进行胎儿染色体检查。40%～50%的十二指肠闭锁可伴发其他畸形，分别为胃肠道（54%）、椎骨（约33%）和心脏（30%）异常。

超声表现：特征性超声表现为"双泡征"（double bubble），即左侧的胃泡和右侧的十二指肠近端，中间由幽门管将两者连通（图1-6-3）。常合并羊水过多。当孕中期（孕18～21周）进行胎儿超声畸形筛查时，还没有出现典型的"双泡征"，羊水亦未明显增多。唯一可能的发现是一个稍扩张的胃泡，随着孕龄增加而逐步出现十二指肠梗阻近端扩张。两个囊泡间有明显的沟通，即扩张的幽门管。

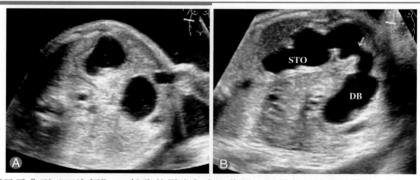

A. 腹部横切面显示典型"双泡征"；B. 扩张的胃泡与十二指肠之间的相互沟通（箭头）。STO为胃泡；DB为十二指肠。

图1-6-3 孕33周胎儿十二指肠闭锁

孕早期胃泡及十二指肠近端扩张不明显，"双泡征"为迟发性表现，多在孕24周后诊断。

超声鉴别诊断要点：需要与超声检查中腹腔内所有呈无回声区的病变进行鉴别，如肠扭转不良、肠重复囊肿、胆道囊肿和肝囊肿等。鉴别要点为是否能显示囊性结构与胃泡的相通，如果相通，则高度怀疑十二指肠闭锁。另外，腹腔内其他囊性占位时胃泡大小正常，持续观察可见正常充盈和排空现象，可与十二指肠闭锁而导致的胃泡扩张相鉴别。还有一种极其罕见的畸形为环状胰腺，其造成的"双泡征"与十二指肠闭锁无法在超声上进行区分。

预后：与闭锁部位、类型、有无伴发畸形、是否感染等有关。染色体异常或与其他异常伴发时预后差，可导致胎儿死亡，单独发生者预后较好。国外文献报道，十二指肠闭锁术后新生儿死亡率为 20%~40%。

四、脐膨出

脐膨出（omphalocele）在活产婴儿中占 0.02%~0.025%，是脐带插入口处腹壁薄弱引起腹腔内脏器向外疝出，膨出物表面均覆盖包膜（图 1-6-4A）。包膜为 2 层，分别是腹膜和羊膜，脐带位于包膜表面（图 1-6-4B）。

超声表现：胎儿腹前壁可见实质不均质圆形团块。团块内主要为肝脏、肠管，表面有膜状包裹，突出于羊水内（图 1-6-5，图 1-6-6）。CDFI 显示脐带插入处位于团块表面，多位于团块顶点，脐血流可包绕或进入疝出物，可伴羊水过多。需要注意的是，60% 脐膨出可伴发胎儿其他部位异常。

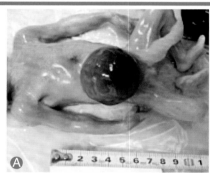
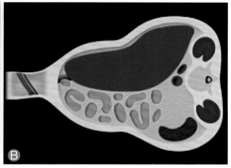

A. 脐膨出胎儿娩出后尸体标本；B. 脐膨出示意图，脐带位于包膜表面。

图 1-6-4 胎儿脐膨出

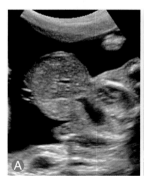
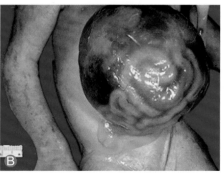

A. 脐膨出声像图；B. 脐膨出胎儿娩出后尸体标本。

图 1-6-5 胎儿脐膨出

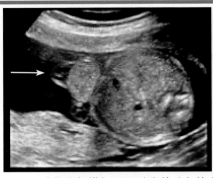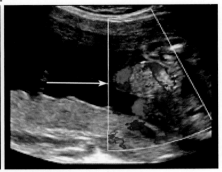

胎儿腹部横切面显示腹前壁包块突入羊水中，有膜状包裹（箭头）。

图 1-6-6 胎儿脐膨出

超声鉴别诊断要点：

（1）在胚胎第 6～10 周中，由于腹腔脏器的生长速率较腹腔本身快，因此，肠管及其他脏器便暂时性移入脐带基底部，形成生理性中肠疝（physiological midgut herniation），10～12 周后，腹腔容积扩大，腹腔脏器又回缩入腹腔（图 1-6-7）。

（2）肢体壁畸形（limb-body-wall complex），又称为体蒂异常（body stalk anomaly）。在胚胎发育 18 周以前，任何原因引起羊膜破损均可导致脐带极短或无脐带，胎儿与绒毛膜粘连，引起局部发育异常。发生于 6 周以前可引起胎儿多部位严重畸形，如巨大胸、腹壁缺损、突出物多、脊柱异常弯曲等；发生于 6～18 周时只引起肢体离断，胎儿生长发育受限。肢体壁畸形不会发生于 18 周以后，因为此时羊膜与绒毛膜已相互融合。肢体壁畸形很少合并染色体异常。

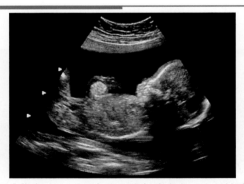

胎儿出现了生理性的脐膨出，要定期复查，不要盲目地诊断脐膨出，生理性脐膨出最晚于妊娠第 13 周消失。

图 1-6-7 胎儿生理性中肠疝

（3）腹裂鉴别要点见本节腹裂。

（4）染色体异常风险率很高（40%），主要为 18- 三体综合征和唐氏综合征。膨出的团块越小，则染色体异常率越高（67%）；团块越大，则染色体异常率相对越低。

（5）Cantrell 五联征：先天性发育畸形，包括脐膨出、胸骨裂、异位脐带、膈肌缺损、心脏外翻和心血管畸形。

预后：孤立发生、包块较大的脐膨出，预后相对较好，只含肠管的小型脐膨出则预后较差。伴发其他畸形和（或）染色体异常者预后差。

五、腹裂

腹裂（gastroschisis）在活产婴儿中占 0.02%~0.03%，为胎儿腹前壁全层缺损导致腹腔内肠管或其他内容物进入腹腔，游离于羊水中，以脐带插入处右侧腹壁缺损多见，少数为左侧腹壁（图 1-6-8）。

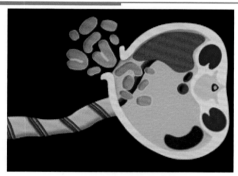

图 1-6-8　腹裂示意

超声表现：胎儿腹壁回声中断，腹腔内脏器脱出，以肠管为主，还可有肝脏和胃泡。脱出物表面无膜状包裹，自由漂浮于羊水。CDFI 可见脐带插入口正常，通常位于包块与腹壁交界处（图 1-6-9）。脱出的肠壁孕晚期时可增厚、水肿，肠管扩张，表明发生肠管梗阻或更严重的并发症。肠穿孔时肠管扩张消失，管壁回声显示不清，即肠管消失征（vanishing gut）。腹裂很少合并染色体异常。

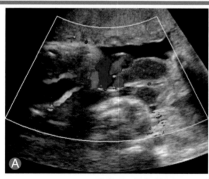 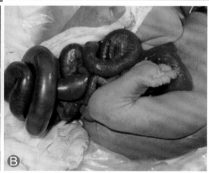

A. 胎儿腹裂声像图；B. 胎儿腹裂娩出后尸体标本。

图 1-6-9　胎儿腹裂

超声鉴别诊断要点：

（1）羊膜束带综合征（amniotic band syndrome）：发病机制与肢体壁综合征类似，是由羊膜带切割造成的大面积胎儿损伤，以四肢畸形多见，羊膜带牵拉引起大面积的腹壁损伤，因此可通过观察其他部位和结构，从而与腹裂进行鉴别。

（2）腹裂内容物为少量肠管时注意与男性胎儿生殖器相鉴别。

（3）胎儿腹壁脐带插入点正常时，腹裂突出内容物通常位于左前腹。

预后：与缺损大小有关，缺损＜1 cm时，因肠系膜血管受压，其预后不良；腹壁缺损过大者，产后手术修补困难、并发症多。

六、脐静脉异常

（1）脐静脉扩张：脐静脉进入腹腔时内径增大呈管状（图1-6-10）。正常脐静脉直径多≤4 mm，足月时不超过8 mm。脐静脉扩张时直径明显增大，足月时可＞15 mm。

（2）脐静脉瘤：腹内段脐静脉内径明显增大呈球囊状，内径＞15 mm。CDFI可显示血流信号色彩混叠（图1-6-11）。

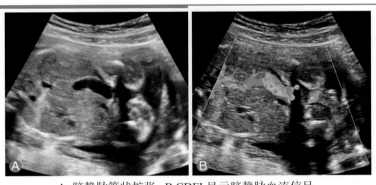

A. 脐静脉管状扩张；B.CDFI 显示脐静脉血流信号。

图 1-6-10　胎儿腹部横切面

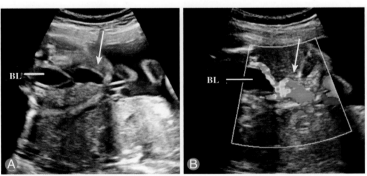

A. 腹内段脐静脉扩张呈囊状（箭头）；B.CDFI 显示血流信号色彩混叠（箭头）。BL 为膀胱。

图 1-6-11　脐静脉瘤腹部横切面

（3）静脉导管缺如，脐静脉于肝外直接进入下腔静脉或右心房。

（4）持续性右脐静脉：脐静脉与门静脉右支相连，正常胚胎发育早期有左、右两根脐静脉，经脐带进入静脉窦。随着胚胎发育，两根静脉的近心段逐步退化，左脐静脉远心段增粗，进入肝脏形成正常脐静脉。如果右脐静脉没有退化而持续开放则称之为持续性右脐静脉；而不应退化的左脐静脉发生退化，则形成静脉导管缺如。腹部横切面显示脐静脉进入腹腔后，位于胆囊和胃泡的右侧，门静脉窦凸面朝向胎儿肝脏。胃和胆囊均位于脐静脉左侧（图1-6-12）。持续性右脐静脉和静脉导管缺如多伴发心脏、骨骼、胃肠道和泌尿系统的病变。

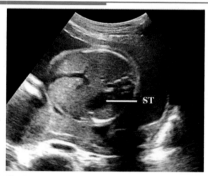

胎儿腹部横切面显示脐静脉进入腹腔后向左侧走行，门静脉窦凸面朝向肝脏。ST为胃泡。

图1-6-12　持续性右脐静脉

预后：孤立出现的腹内脐血管脐静脉异常多为良性变异，预后相对良好。注意严重的脐血管异常有可能导致胎儿正常血液循环改变而引起血流动力学异常，多在孕晚期出现。同时注意有无合并畸形，以观察合并畸形预后为主。

七、直肠、肛门异常

直肠、肛门异常（anorectal anomalies）：在活产婴儿中占0.02%～0.06%，包括肛门直肠狭窄、肛门闭锁、直肠阴道及尿道瘘。从胚胎学角度，可将直肠肛门畸形分为3类：膜型肛门闭锁，即肛门位置正常，肛门口有一层薄膜样组织；肛门发育不全，耻骨直肠肌下方肛门呈盲端，大多伴有直肠尿道瘘或直肠阴道瘘；肛门直肠闭锁，高位直肠畸形，肛门直肠发育不全，常伴有瘘口。

超声表现：孕晚期盆腔下部肠管明显扩张，内径通常＞20 mm，呈"U"形或"V"形，即双叶征，内可有增强回声的胎粪（图1-6-13）。以直肠扩张为主，少数为乙状结肠扩张。羊水量多正常，肛门闭锁伴发直肠尿道瘘时羊水会减少。

超声鉴别诊断要点：

（1）与近段的肠道闭锁及梗阻相鉴别：超声均可表现为下腹部的多个无回声区，但肛门袋内的高回声胎粪和肠管扩张的部位有助于鉴别。必须注意的是，在正常情况下肛门袋内有时也会充满胎粪，但是直肠的最大直径不会超过与之相邻的膀胱。如果肛门袋比充盈的膀胱还要大，且呈分叶状，则应考虑肛门闭锁。

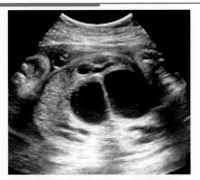

图 1-6-13　肛门闭锁

（2）与尿道闭锁相鉴别：尿道闭锁可导致双侧肾窦、输尿管及膀胱扩张明显，超声表现为下腹部的多个无回声区，羊水量少。鉴别要点为直肠肛门梗阻时无肾窦扩张，羊水量正常。

（3）与腹腔内其他部位囊肿相鉴别：囊肿多为圆形或椭圆形，肠管的扩张为管状扩张。

（4）直肠肛门异常主要与泌尿生殖系统畸形伴发，因两者有共同的胚胎起源（泄殖腔和泌尿生殖窦）。其他较常见的相关畸形有：胃肠道畸形、骨骼异常、神经管缺陷、尾部退化综合征（caudal regression）及并腿畸形（sirenomelia）。

（5）染色体异常的风险高，主要为 18- 三体综合征和唐氏综合征。

预后：如果肛门直肠畸形为单独存在，预后较好。如合并染色体异常和（或）其他部位严重异常，预后则主要取决于这些异常的严重程度。合并 VACTERL 综合征和尾部退化综合征者预后最差。

八、三维超声在胎儿消化系统中的应用

三维超声在消化系统中主要应用在空腔脏器扩张时，可以通过反转模式及水晶成像获得，在肝内血管中主要是门体静脉分流异常的 STIC 成像。超声表面成像可以获得腹壁肿块和腹腔积液中肿块和腹腔器官的影像（图 1-6-14～图 1-6-16）。

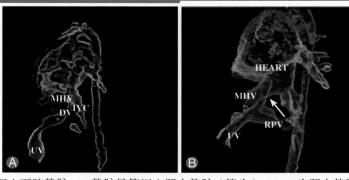

A. 正常静脉导管汇入下腔静脉；B. 静脉导管汇入肝中静脉（箭头）。MHV 为肝中静脉；DV 为静脉导管；IVC 为下腔静脉；HEART 为心脏；UV 为脐静脉；RPV 为门静脉右支。

图 1-6-14　HD-flow 结合 STIC 模式

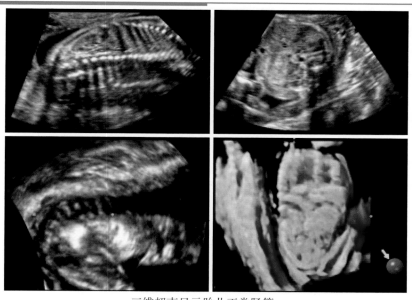

三维超声显示胎儿正常肠管。

图 1-6-15　三维表面水晶成像模式

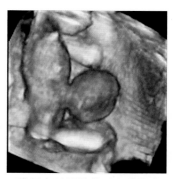

三维超声显示胎儿巨大脐膨出。

图 1-6-16　三维表面成像模式

第七节　胎儿泌尿系统畸形

一、肾发育不全

肾发育不全定义为单侧或双侧肾完全不可见（单侧或双侧肾发育不全）。单侧肾发育不良在新生儿中的发生率为 1/1000，双侧为（1~2）/5000。双侧肾发育不全男女比例为 2.5∶1，双侧肾发育不全在双胎和多胎妊娠中的发病率也高于单胎妊娠。

超声表现：

（1）双肾缺如：月经龄 16 周后声像图显示 3 大特点：膀胱不显示、双肾未探及和羊水过少。对膀胱不显示要排除膀胱排空的可能，若间隔半小时重复检查多次，仍不见膀胱图像，才可提示膀胱不显示。因为羊水过少，透声窗缺乏，在未见双肾时，要注意不要把肾上腺误认为肾。这些肾上腺呈长条形，与脊柱平行，称为"肾上腺平躺"，即"平卧征"。肾上腺髓质呈小椭圆形高回声，无肾盏结构（图1-7-1）。有时需要将羊膜腔内灌注生理盐水作为辅助诊断的手段，但是大多数情况下，用彩色多普勒超声和能量多普勒超声来证实肾动脉的缺如，这是与双肾缺如并存的一个特征（图1-7-2）。敏感的脐动脉也可以用来帮助证明两条脐动脉之间不能显示充盈的膀胱。此外，在羊水过少和膀胱不可见的病例中，对胎龄和脐动脉的多普勒波形评价可以用来排除另一种可能，即胎儿宫内发育迟缓。

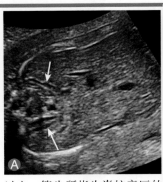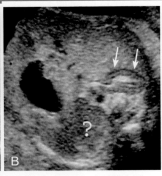

A. 双侧肾缺如合并羊水过少，箭头所指为脊柱旁区的双侧肾上腺，呈"平卧征"；B. 双肾缺如，右侧肾上腺增大，具有特征性的"冰激凌三明治征"（箭头），也就是肾上腺表现为低回声的皮质和高回声的髓质，这与正常肾有明显的区别（？为肾窝内未见明显肾回声）。

图1-7-1　双侧肾发育不全

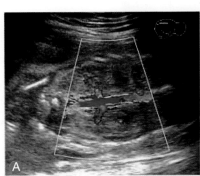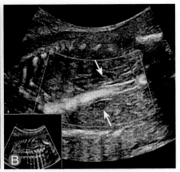

A. 正常的双肾动脉，从腹主动脉两旁分支；B. 双肾动脉缺如（箭头）。

图1-7-2　双肾动脉对比

（2）单侧肾缺如：大多数单侧肾缺如漏诊病例是因为膀胱和羊水正常，所以也就没有间接征象提示怀疑肾的病变。此外，等同于双侧肾缺如的情况，缺如侧的肾上腺可能看起来像肾。在这些病例中，彩色多普勒超声可以用来证明缺如侧肾动脉的缺如，而健侧肾动脉存在（图1-7-3）。但是，诊断单侧肾发育不良还需要更加小心地排除比较常见的情况如异位肾或肾萎缩，由于单侧肾缺如可以引起对侧肾代偿性增大，所以，在晚孕期发现一侧增大的肾和对侧肾窝的空虚也可对单侧肾缺如的诊断有所帮助。

超声鉴别诊断要点：

（1）肾不显示：肾不显示要与异位肾相鉴别，仔细探查异位肾的常见部位。异位肾的胎儿有正常充盈的膀胱和羊水。

（2）膀胱不显示：首先要确定胎儿膀胱是否刚刚排空，膀胱外翻的病例在声像图上也不显示，但可显示腹壁缺损，肾和羊水量显示正常。

（3）羊水过少：导致羊水过少的疾病包括严重的胎儿生长受限患者、胎膜早破、双侧输尿管闭锁、尿道闭锁等。在严重的胎儿生长受限患者中，脐动脉血流频谱异常；在胎膜早破的患者中，可以看见一个正常的膀胱；在双侧输尿管闭锁的患者中，可以显示输尿管扩张及肾盂扩张；在尿道闭锁的患者中，可以显示膀胱的扩张。

（4）如果肾发育不全是孤立的，复发的危险性为 3.5%；如果是综合征的一个表现，复发的危险性则与此综合征的危险性相关。

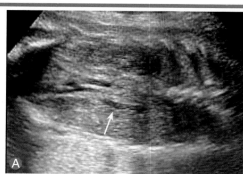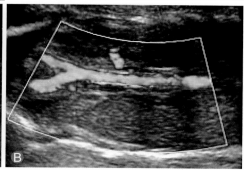

A. 二维超声显示肾上腺（箭头）平卧于脊柱旁；B. 能量多普勒显示左侧肾动脉缺如。

图 1-7-3　左肾缺如

预后：双侧肾发育不良通常是致命的。由于严重的羊水过少，子宫壁与胎儿间无羊水缓冲，压迫生长中的胎儿产生典型的 Potter 综合征（Potter 面容、手和脚的畸形等），此外，子宫内壁对肺的挤压和羊水过少使肺的发育停止，这是致命的。在单侧肾发育不全中，如果对侧的肾没有受到影响，预后是好的，生存率和生活质量正常。

二、肾多囊性疾病

肾多囊性疾病的分类，目前广泛采用的是 Potter 分类法，将大多数胎儿肾多囊性疾病分为 4 型：常染色体隐性遗传性多囊肾，又称婴儿型多囊肾（Potter Ⅰ型）；多囊性发育不良肾（Potter Ⅱ型）；常染色体显性遗传性多囊肾，又称成人型多囊肾（Potter Ⅲ型）；梗阻性囊性发育不良肾（Potter Ⅳ型）。其病因和遗传方式明显不同，临床特征及预后也明显不同。

1. 常染色体隐性遗传性多囊肾（Potter Ⅰ型）

常染色体隐性遗传性多囊肾主要表现为集合管囊状扩张。双侧肾对称性极度增大，但仍保持正常肾的椭圆形，囊肿极小，切面上呈放射状自髓质延伸至皮质并累及双侧肾。双肾呈海绵状，皮髓质分界不清。这是遗传学上的常染色体隐性遗传性疾病。

超声表现：双肾体积明显增大和回声增强。这是由多个小囊肿的囊壁界面反射形成的，膀胱不可见，从孕16周开始，通常情况下有明显的羊水过少。此外，肾回声增强主要表现在肾髓质部分，周围的肾皮质部分为低回声。超过50%的病例可在中孕期被识别，而有些病例直到妊娠晚期才被超声识别。若常规超声检查显示肾回声增强，纵径大于正常，在妊娠晚期不能像正常的肾一样可以区分皮髓质，要高度警惕本病。所以多次反复地进行肾长度的测量是有意义的。此外，在一些病例中，也可以存在大囊肿，在一些轻微的病例中，仅少量的肾实质是异常的，这使得超声诊断更加困难。由于轻微的肾改变往往合并严重的肝脏病变，两者呈反比，所以必须对肝脏进行详细的检查（图1-7-4，图1-7-5）。

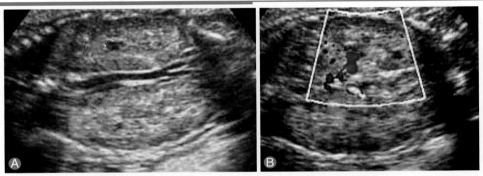

A.二维超声显示双肾弥漫性增大，皮髓质分界不清，几乎无羊水；B.CDFI显示双肾动脉进入肾。

图1-7-4　常染色体隐性遗传性多囊肾（Potter Ⅰ型）

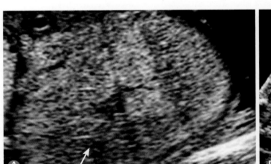
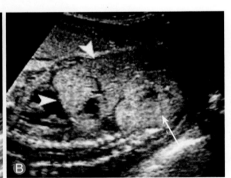

A.胎儿腹部横切面显示放大的肾（箭头），皮髓质分界不清；B.胎儿腹部矢状面显示由于囊泡纤维化而形成的回声增强的肝（无尾箭头）和多囊肾（箭头）。

图1-7-5　常染色体隐性遗传性多囊肾（Potter Ⅰ型）

超声鉴别诊断要点：

（1）主要与常染色体显性遗传性多囊肾（Potter Ⅲ型）相鉴别：常染色体显性遗传性多囊肾羊水量正常，膀胱可见，皮髓质分界较常染色体隐性遗传性多囊肾更明显（图1-7-6），且与常染色体隐性遗传性多囊肾不同的是：常染色体隐性遗传性多囊肾皮质回声较强，髓质回声较弱，这些小囊肿仅分布在皮质区域。家族史及父母肾的超声检查可以对此型的诊断提供帮助，常染色体隐性遗传性多囊肾和常染色体显性遗传性多囊肾两者的遗传模式不同。

（2）增大和回声增强的肾可以表现在相关综合征中，如 Bardet-Biedl 综合征，与本病一样，它也出现皮髓质分界不清，但其出现多趾，膀胱正常，羊水量正常。在 Meckel-Gruber 综合征中，更早出现肾体积的增加，在大多数的病例中，会出现多趾和中枢神经系统的异常，因为同时存在羊水过少，超声较难识别。在肾外发现足够的征象，可以鉴别以上两种综合征和（或）以增大、高回声肾为特征的综合征。

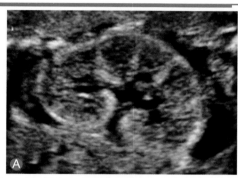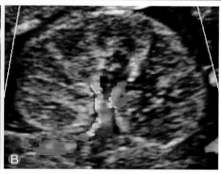

A. 二维超声显示肾增大，在常染色体显性遗传性多囊肾（Potter Ⅲ型）皮质与髓质间有明显的分界，图像上两者有明显的区别；B.CDFI 显示常染色体显性遗传性多囊肾（Potter Ⅲ型）肾动脉从肾窦进入肾。

图 1-7-6　常染色体隐性遗传性多囊肾与常染色体显性遗传性多囊肾的鉴别

（3）超过 30% 受影响的个体在新生儿早期因为呼吸功能衰竭而死亡，大多数存活的婴儿发展为高血压，最后，在 15 年内发展为肾病的占总数的 20%～45%。但是，维持肾功能进入成年期的患者，其中合并肝脏疾病占主导地位。

（4）再发风险：单基因遗传，再发风险较高。

2. 多囊性发育不良肾（Potter Ⅱ型）

多囊性发育不良肾是指肾体积增大，肾组织被多个大小不等、数量不同的囊肿取代，且这些囊肿互不相通。

超声表现：大多数的病例，在中孕期可做出诊断。单侧囊性发育不良肾表现在单个肾的多个大小不等、互不交通的囊肿和囊肿之间回声增强的肾组织，肾增大的程度随囊肿数量的多少和大小而定（图 1-7-7A，图 1-7-7B）。膀胱和羊水量通常是正常的。CDFI 显示肾血流减少，肾动脉难以显示（图 1-7-7C），肾血流频谱阻力明显增高，收缩期峰值流速降低。多囊肾体积通常增大（图 1-7-7D），多囊性发育不良肾是新生儿腹部肿块最常见原因之一。由于肾小球残余滤过功能，肾图像和囊肿大小可在各次检查中呈现明显的不同。如果肾单位仍有残存功能，囊肿内液体会增加，囊肿增大；如果肾单位残存肾功能被破坏或消失，囊肿会被再吸收，体积减小甚至消失。在双侧多囊性发育不良肾的病例中，有严重的羊水过少和膀胱不可见。在少数病例中，这种囊性病变仅累及肾的一部分，特别是在重复肾的情况下，同侧的肾动脉会缺失或很小，CDFI 显示肾动脉血流正常。在一些偶发病例中，多囊肾也可以存在于异位肾中。

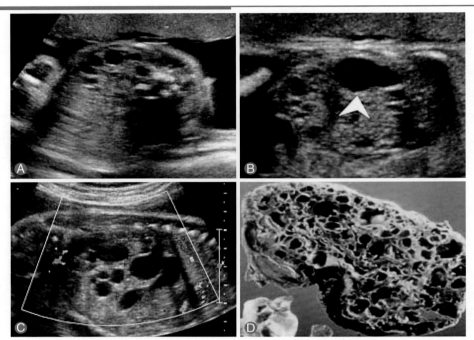

A. 胎儿腹部横切面显示一个增大的肾，在肾组织中有多个囊肿，囊肿之间互不相通；B. 超声显示囊肿大小不等，箭头所示为一个较大的囊肿；C. 超声显示肾结构破坏，分支状肾段动脉无法显示；D. 多囊性发育不良肾的大体标本。

图 1-7-7　多囊性发育不良肾（Potter Ⅱ型）

超声鉴别诊断要点：

（1）主要与肾积水相鉴别：当囊肿位置类似于肾盂的扩张，囊肿与肾盂之间没有交通，表明为多囊肾。如果还不能鉴别，有些专家建议抽取囊液，在多囊肾病例中，磷的水平极高。

（2）在单侧囊性肾发育不良的病例中，超声追踪检查发现，部分病例中肾明显缩小。在出生后 2 年，大多数会退化萎缩。虽然有报道显示在出生后，多囊性肾发育不良患者常合并高血压及感染，但在单独发病的患者中，绝大多数患者的预后是好的；如果是双侧多囊性肾发育不良，孕晚期常会出现胎儿肾功能不全，羊水过少，预后较差。

（3）复发的风险性是 3%。

3. 常染色体显性遗传性多囊肾（Potter Ⅲ型）

常染色体显性遗传性多囊肾是指双侧肾异常，表现为来源于肾单位或集合管各个区域的囊肿，为常染色体显性遗传病，最常见的为典型的成年人发病，通常在 30 ~ 50 岁出现临床症状，但可以在有家族史的胎儿中检出。本病可以表现为增大的肾和肾组织的回声增强（一般仅累及肾表面的皮质部分），因为是微小的囊肿，最初在肾单位和集合管内形成并不明显，但是随着这些结构的囊性扩张，其周边正常肾实质也会受到损伤。

　　超声表现：通常表现为肾皮质回声增强，肾体积中等程度增大，有时也会合并囊肿，膀胱和羊水量是正常的。此外，大量的病例表现为皮髓质分界清晰：皮质回声增强，髓质是正常的低回声，部分在皮质区域存在微囊肿（图 1-7-8）；少量的病例显示与常染色体隐性遗传性多囊肾类似：肾体积明显增加，皮髓质分界明显不清，或回声减低或伴有大囊肿的存在。在一些有家族史的病例中，月经龄 15 周时，超声已可以发现肾脏病变。

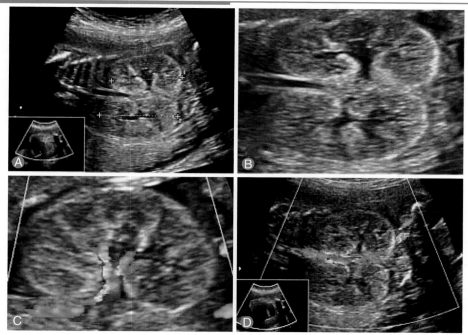

A. 常染色体显性遗传性多囊肾胎儿肾长径明显＞90th%；B. 常染色体显性遗传性多囊肾胎儿肾中皮髓质的分界明显；C、D. 肾动脉进入肾，可见肾动脉分支。

图 1-7-8　常染色体显性遗传性多囊肾

　　超声鉴别诊断要点：

　　（1）主要与常染色体隐性遗传性多囊肾相鉴别：这两种类型的多囊肾都有阳性家族史、中等增大的肾和正常的膀胱及羊水量，需要仔细鉴别。常染色体显性遗传性多囊肾中皮髓质的分界更加明显，而常染色体隐性遗传性多囊肾中皮髓质的分界不清；但少数情况下，常染色体显性遗传性多囊肾也会表现为肾明显增大和皮髓质分界不清，也可能会有迟发性羊水过少。

　　（2）通常在 30～50 岁时出现症状，胎儿期即被诊断此病的预后较差，通常在出生后第 1 年就会发展成高血压。

　　（3）此病为常染色体显性遗传性疾病，再发风险高。

　　4. 梗阻性囊性肾发育不良（Potter Ⅳ型）

　　梗阻性囊性肾发育不良是由早期严重的集合系统梗阻造成的，导致肾组织（皮质）区域各个位置的囊肿形成，肾的体积正常或减小。

超声表现：梗阻性通常表现为肾回声增强和囊肿，常合并肾盂积水，囊肿常发生于皮质中（图1-7-9，图1-7-10）。在双侧发病的病例中，由于与早期严重的下尿道梗阻有关，合并膀胱明显增大，膀胱壁增厚，羊水过少。

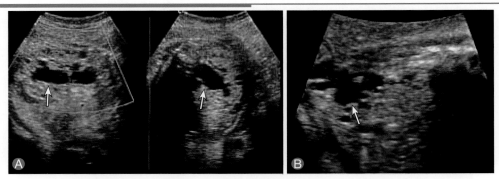

A. 双肾皮质内小囊肿部分融合（箭头）；B. 肾矢状面（箭头）超声表现。

图1-7-9　梗阻性囊性肾发育不良（Potter Ⅳ型）

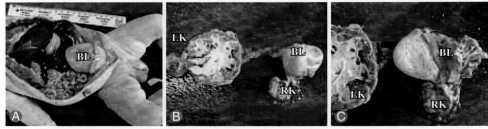

A. 男性胎儿尸体标本可见下尿道梗阻，膀胱高度充盈；B. 左肾肾盂扩张，左肾皮质内见数个囊肿，右肾明显发育不良，萎缩；C. 膀胱壁明显增厚。BL 为膀胱；LK 为左肾；RK 为右肾。

图1-7-10　梗阻性囊性肾发育不良（Potter Ⅳ型）尸体解剖

超声鉴别诊断要点：

（1）主要与Potter Ⅳ型囊性肾发育不良相鉴别。

（2）在双侧发病的病例中，预后不好。在大多的病例中，作为羊水过少的后果，新生儿由于肺部发育不良而死亡。在单侧发病的病例中，其结果取决于对侧肾是否有异常和是否合并其他异常。

三、异位肾

异位肾是指肾位置的异常，肾可以异位于同侧或对侧，分为盆腔异位肾、交叉异位肾、胸腔异位肾（图1-7-11）。在大多数病例中常异位于盆腔。

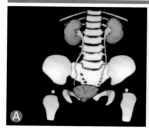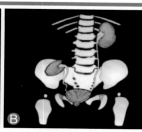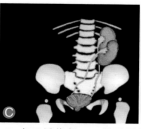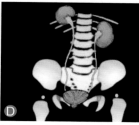

A. 正常双肾位置；B. 盆腔异位肾；C. 交叉异位肾；D. 胸腔异位肾。

图 1-7-11　异位肾示意

1. 盆腔异位肾

盆腔异位肾是指后肾发育成熟后未达到正常肾的位置，肾位于盆腔、髂骨窝及腹部正中线前方。

超声表现：肾窝内未见正常的肾，可见肾上腺呈"平卧征"，于膀胱旁边的盆腔中可以发现肾回声（图 1-7-12A），当盆腔肾发育不良时也可表现为低回声包块。CDFI 显示降主动脉分支的血供，位置低于对侧肾动脉（图 1-7-12B）。在一些病例中，盆腔肾的血流也可来自髂动脉的分支。

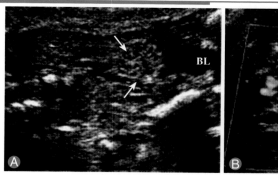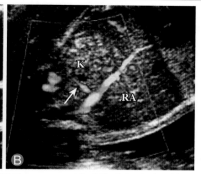

A. 胎儿的骨盆斜切面显示肾（箭头）在盆腔中，上方为膀胱；B.CDFI 显示盆腔肾动脉（箭头），来源于腹主动脉，比对侧肾动脉更近于尾侧。K 为肾；RA 为肾动脉；BL 为膀胱。

图 1-7-12　盆腔异位肾

2. 交叉异位肾

交叉异位肾是指一侧肾越过脊柱到对侧，也就是一侧有 2 个肾、2 根输尿管，但异位的输尿管在盆腔位置回到对侧进入膀胱。交叉异位肾可以出现肾下极的融合或不融合。

超声表现：一侧肾窝空虚，对侧肾增大，呈分叶状，多为下极融合的肾（图 1-7-13），也可表现 2 个独立的肾回声。

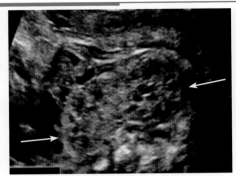

肾矢状面显示 2 个肾（箭头）上边肾的下极与下边肾的上极融合。

图 1-7-13　十字交叉异位肾

3.胸腔异位肾

胸腔异位肾极为罕见，即在胸腔纵隔内发现肾回声。

四、肾盂积水

肾盂积水表现为肾集合系统的扩张。胎儿肾盂积水是泌尿道轻 - 中度梗阻的表现及极少的非梗阻性病变。引起肾盂积水的原因：①肾盂输尿管连接处狭窄（双侧或单侧）；②膀胱输尿管连接处狭窄；③巨输尿管（合并或不合并反流）（双侧或单侧）；④泄殖腔生殖障碍；⑤结构复杂的重复肾（双侧或单侧）；⑥膀胱病变（后尿道瓣膜）；⑦膀胱输尿管反流（双侧或单侧）；⑧结肠巨大囊肿，肠蠕动迟缓综合征。

另外，在某些情况下，其可能是泌尿生殖系统正常发育过程中的一个短暂表现。一般来说，超声表现的严重程度和临床情况取决于梗阻的严重程度、发病时间和持续时间。因此，一个胎儿的异常尿路扩张的超声评价必须考虑到各种参数：羊水量、尿路扩张程度、发病时间、损伤的单侧和双侧性及是否合并其他异常。

超声表现：

（1）肾盂输尿管连接部狭窄：首先是肾盂扩张，可以是单侧，也可以是双侧。在肾横切面上测量肾盂前后径，< 5 mm 为正常，5～10 mm 者为可疑，≥ 10 mm 为肾盂扩张。中度肾盂输尿管连接部狭窄除肾盂扩张外，还常引起肾盏扩张（图 1-7-14）。扩张的肾盏表现为一个个无回声区并环绕在肾盂周围，表现为"花瓣状"。严重者，肾盏可变平坦，表现为单个大囊腔，肾皮质变薄（图 1-7-15）。

在极少数的情况下，肾盂极度扩张，导致穿孔，形成一个肾旁假性囊肿，这通常预示着肾功能的严重受损。在单侧肾盂扩张时，需要观察对侧肾有无异常，羊水量可能正常或增加。羊水量增加是因为梗阻侧肾的尿浓缩能力降低。在双侧梗阻的情况下，只有梗阻是刚发生或不完全梗阻，羊水量才是正常的，否则会出现羊水过少。

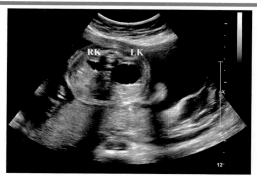

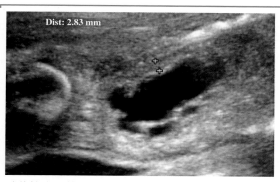

孕 35 周右肾（RK）盂宽 < 7 mm，左肾（LK）盂宽 15 mm，左肾盂积水。

图 1-7-14 左肾盂积水

随着扩张级数的增加，导致肾皮质（＋）厚度减小。

图 1-7-15 肾皮质变薄

（2）输尿管扩张：表现为管状弯曲的无回声结构，直径可由数毫米到 3 厘米不等（图 1-7-16），从肾盂延伸至膀胱后区域，并且常合并肾盂积水。在单侧发生的病例中，膀胱和羊水量是正常的。在双侧输尿管膀胱连接处严重狭窄时，膀胱不被充盈，并出现羊水过少。如为膀胱输尿管反流，则羊水量仍可正常。

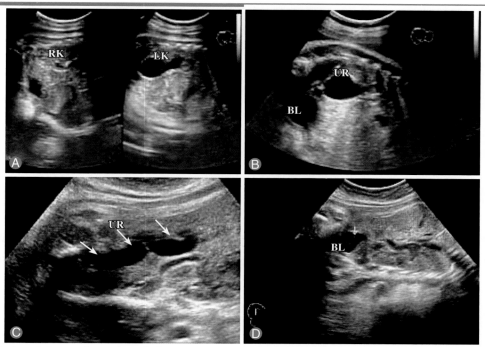

A. 左肾积水，右肾盂正常；B. 输尿管作为"补偿室"的作用以减少肾内的压力——巨输尿管形成；C. 输尿管下段梗阻，导致全程输尿管扩张（箭头）；D. 膀胱内见膀胱输尿管囊肿（箭头）。RK 为右肾；LK 为左肾；BL 为膀胱；UR 为输尿管。

图 1-7-16 输尿管扩张

（3）尿道后瓣膜或尿道狭窄：表现为膀胱、输尿管扩张和肾盂积水。本病均为男性胎儿，有时还能见到瓣膜上方的尿道后壁膨大扩张和膀胱壁增厚。严重者，可导致囊性肾发育不良和肾衰竭。

（4）重复肾、输尿管异位开口合并输尿管囊肿：重复肾很少在宫内被诊断出，典型的超声表现为肾体积增大，有 2 个互不相通的肾盂，上位的肾盂积水，膀胱内的输尿管囊肿，当上位肾盂积水很明显时，囊状扩张的上段可能会影响和隐藏正常的下段，使超声诊断更加复杂化。在这些情况下，唯一提示重复肾的诊断是与输尿管肾盂积水有关的膀胱内输尿管囊肿（图 1-7-17）。但是，当膀胱空虚时，输尿管囊肿可能难以检测出。输尿管囊肿本身可以被误以为是膀胱或反之亦然。当膀胱充盈时，由于腔内高压力，输尿管囊肿被压扁在膀胱壁上，这样也会使超声图像难以辨认。最后，必须指出并不是所有重复肾都会产生输尿管肾盂积水。

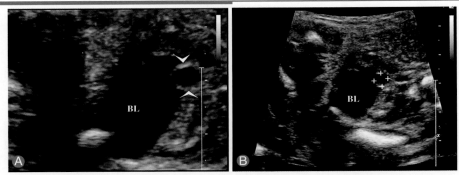

A. 膀胱充盈时显示膀胱内输尿管囊肿（箭头）；B. 膀胱内输尿管囊肿（＋）。BL 为膀胱。

图 1-7-17　膀胱内输尿管囊肿

超声鉴别诊断要点：泌尿道梗阻的诊断方法是观察梗阻上方的扩张部位，对其狭窄或梗阻的部位做出初步的判断。若仅有肾盂积水，输尿管不扩张就可能是肾盂输尿管连接处狭窄；若肾盂、输尿管都积水，狭窄段可能在输尿管下段或输尿管膀胱连接处；若膀胱扩张合并输尿管、肾盂的扩张，病变部分可能位于尿道，如后尿道瓣膜、尿道闭锁或梅干腹综合征，这三种情况在声像图上有时很难鉴别。

当肾盂积水时，尤其肾盏扩张时，呈多囊泡样改变，需要与多囊性发育不良肾相鉴别。后者的声像图特点是肾体积往往较大，失去正常形态，且各囊泡间互不相通。

当输尿管扩张时，有时与小肠扩张相似。小肠扩张时往往伴有羊水过多，且肾回声正常；相反，输尿管扩张时常合并肾的改变，如肾盂积水或肾发育不良等，双侧病变常出现羊水过少。

此外，肾盂输尿管扩张应与重复肾相鉴别。

五、膀胱扩张

膀胱扩张分为梗阻性异常和非梗阻性异常。前者包括后尿道瓣膜（男性胎儿）、尿道闭锁和泄殖腔发育不全（主要是女性胎儿），主要由梗阻造成；后者如巨膀胱－小结肠－肠蠕动迟缓综合征等，主要是膀胱张力失缓，与神经病学、遗传学或染色体异常相关。

1. 后尿道瓣膜

后尿道瓣膜仅发生在男性胎儿，是下尿道梗阻的常见原因。后尿道瓣膜是后尿道内一软组织瓣膜导致尿道梗阻。由于膀胱内压力不断增加，逆流导致肾盂输尿管积水，由此产生恶性循环，最终导致肾衰竭。此外，由于尿液能排出导致羊水过少，进而导致胎儿肺部发育不良、Potter 综合征等。

超声表现：膀胱明显扩张和膀胱壁明显增厚。有时合并膀胱颈和接近后尿道处膨胀（像"钥匙孔样"改变）、双侧输尿管扩张和肾盂积水（图 1-7-18），也可造成单侧肾的严重肾盂积水，可以完全破坏整个肾，以给对侧肾减压，所以对侧肾可能只显示中度的肾积水。

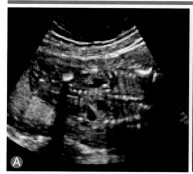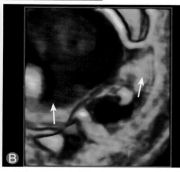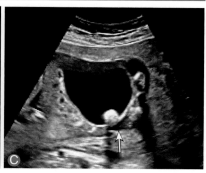

A. 二维超声显示双侧肾盂积水；B. 三维超声显示胎儿膀胱颈部及后尿道呈"钥匙孔征"（长箭头）；C. 二维超声显示巨大膀胱，内见结石回声（小箭头）。

图 1-7-18　胎儿后尿道瓣膜

本病总病死率为 63%，胎儿出生后，30% 在 4 岁内出现终末期肾衰竭。如果中孕期出现羊水过少、肾盂积水及肾实质回声增强，预后极差。如果整个孕期羊水正常，肾积水稳定，则预后良好。

2. 梅干腹综合征

早期和完全的梗阻（尿道闭锁和完全的后尿道瓣膜）可以导致膀胱显著膨胀、横膈上抬和膨胀、腹壁变薄，之后腹壁肌肉减少，合并巨输尿管和隐睾，形成临床上的梅干腹综合征。这是一种非常罕见的先天畸形，更多见于男性。

超声表现：在早期妊娠末、中期妊娠前，腹部明显膨隆，极度扩张的膀胱，输尿管明显扩张呈弯曲"串珠样"，双肾肾盂积水，并随着妊娠的进展，膀胱径线逐渐增大，充满整个腹盆腔，胸腔也极度受压，声像图上无法判定腹壁的肌层是否存在。另外，还可见阴囊内空虚，睾丸不可见及羊水过少。梅干腹综合征常合并肠道畸形和足畸形。

预后：本病预后不良，早期即出现羊水过少，常因肺部发育不良而死亡，活产儿 60% 以上在出生后 1 周内死亡。

3. 巨膀胱 – 小结肠 – 肠蠕动迟缓综合征

该病是一种常染色体隐性遗传性疾病，女性与男性之比为 4:1。

超声表现：除巨膀胱和肾盂输尿管扩张之外，还可以看到扩张的胃及小肠，通常情况下羊水增加。本病预后差，是致死性的。

六、膀胱或泄殖腔外翻

膀胱外翻新生儿发生率为 1/30 000，下腹正中部与膀胱前壁的结缔组织、肌肉组织缺如，致使下腹壁正中部和膀胱前壁变薄而破裂，膀胱黏膜外露。这种缺陷常合并耻骨的分开、脐下移和异常的生殖器。膀胱外翻可以孤立存在，或作为一个复杂综合征的一部分。泄殖腔外翻又称 OEIS 综合征，新生儿发生率为 1/400 000 ~ 1/200 000，包括脐膨出、膀胱外翻、肛门闭锁和脊柱裂。

超声表现：膀胱外翻表现为盆腔未见正常的膀胱，可见一个中等回声实质性肿块从下腹壁突出，羊水量正常。本病还可合并其他异常，包括脐带插入点的下移、耻骨分离和阴茎短小等，但这些表现不容易在超声上识别。在膀胱外翻的病例中，两条脐动脉彼此相邻平行走向而不是会聚。这个可以作为膀胱外翻诊断的一个有用的征象。

在泄殖腔外翻中，胎儿膀胱的未显示合并一个大的前下的腹壁缺损和一个囊性的结构。后者代表一个持久的泄殖腔膜。在大多数病例中存在脐膨出、脊柱异常（包括脊髓膨出）、肾异常、下肢异常及生殖器异常。

预后：膀胱外翻的存活率为 90%，泄殖腔外翻降低至 75%，生活质量依赖于外科手术的成功性。

七、三维超声在胎儿泌尿系统中的应用

胎儿泌尿系统疾病可通过自由解剖成像、断层超声成像（tomographic ultrasound imaging，TUI）技术从多角度及多层面对胎儿双肾及膀胱进行观察，胎儿表面成像的反转模式可以对胎儿尿路梗阻进行立体成像，典型者甚至可以观察梗阻全程（图 1–7–19 ~图 1–7–21）。

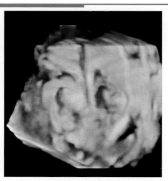

三维超声显示胎儿双肾积水。

图 1–7–19　三维表面水晶成像模式

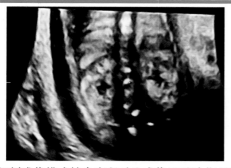

自由解剖成像模式结合容积对比成像显示胎儿双肾肾窦分离。

图 1-7-20　自由解剖成像模式

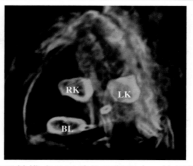

表面成像反转模式显示胎儿双肾积水、输尿管扩张及膀胱充盈。RK 为右肾；LK 为左肾；BL 为膀胱。

图 1-7-21　表面成像反转模式

第八节　胎儿骨骼系统畸形

一、椎体畸形

椎体畸形由胚胎发育过程中椎体分节不全或形成不全引起，可分为分节不良型、形成障碍型、混合型。胚胎发育过程中，如果椎体两侧成对骨化中心未能正常融合，则可形成半椎体、蝴蝶椎、冠状椎体裂和体纵裂等椎体畸形。在椎体畸形中半椎体占多数，而脊柱变形为最常见的原因，可引起脊柱的侧凸和后凸（图 1-8-1），当多发半椎体及合并蝴蝶椎或椎体裂时，甚至可以引起脊椎侧弯旋转畸形。

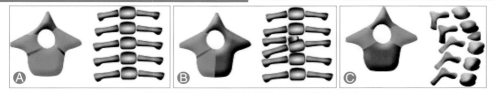

A. 正常椎体；B. 侧凸半椎体；C. 后凸半椎体。

图 1-8-1　由于部分椎体发育不完全而导致脊柱弯曲

超声表现：

（1）半椎体可累及单一或多个椎体，以胸椎多见，若半椎体位于胸段，可能合并肋骨缺失。半椎体矢状面能观察到脊柱成角畸形，冠状面可显示某一椎体或多个前骨化中心移位，与其他椎体前骨化中心排列不在同一线上，移位的骨化中心位于脊柱侧弯的顶峰处，脊柱横切面显示脊髓周围椎骨环缺失。三维超声可见脊柱两列强回声不能一一对应，小于正常椎体的椭圆形或三角形骨性强回声楔入正常椎体间，椎体和椎弓均可显示，三维超声可以获取脊柱全节段的容积信息，图像能更加直观地表现脊柱的形态，观察椎体和椎弓的情况，有助于病变节段的定位（图 1-8-2）。

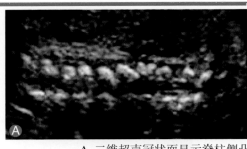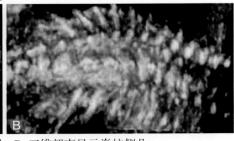

A. 二维超声冠状面显示脊柱侧凸；B. 三维超声显示脊柱侧凸。

图 1-8-2　背柱畸形

（2）蝴蝶椎椎体冠状面表现为两尖端相对的三角形，矢状面表现为前窄后宽楔形，横切面椎体呈左右对称两部分。多发者可致脊柱变形。

（3）椎体冠状裂主要表现为椎体在横切面、矢状面分为前后两部分，多发者可出现脊柱的侧弯变形。

预后：由于发生在胚胎早期，同为中胚层来源的心脏和泌尿生殖系统常受累，也可合并脊柱、肋骨和肢体的其他异常，形成多种遗传综合征，如 Jarcho-Levin 综合征、VATER 综合征（脊柱异常、肛门闭锁、气管食管瘘和肾畸形）、VACTERL 综合征（VATER 综合征合并心脏和肢体异常）、OEIS 综合征（脐膨出、膀胱翻、肛门闭锁和脊柱异常）、Potter 综合征和开放性脊柱裂。半椎体单发（65.3%）远高于半椎体多发（34.6%）。国外学者报道，半椎体畸形伴多发畸形时，胎儿的生存率低于 50%，但同时伴有严重羊水少时，胎儿死亡率为 100%，最常见的畸形为泌尿系统畸形，占 40%，其次为胃肠道、面部、心脏、颅脑、肢体及胸部畸形，脊柱裂，脊髓空洞等，这些疾病在很大程度上将决定胎儿的预后。

二、骨发育不良

（一）成骨发育不全

成骨发育不全是一组遗传性异种基因胶原蛋白紊乱，包括 4 种类型。Ⅰ型、Ⅲ型及Ⅳ型病情相对较轻，Ⅰ型和Ⅳ型在胎儿期不能检出。Ⅲ型出现较晚，部分病例要到妊娠后期才能发现。Ⅱ型为致死性成骨发育不全，一般在月经龄 15~16 周可被检出。

超声表现：长骨极短、成角弯曲等。其中股骨短小最为明显，甚至无法测量。常伴有颅骨变薄，探头稍加压即可变形（图 1-8-3），同时有不同程度的胸腔发育不良，有时会联合肋骨骨折。早期多发的骨折，会造成严重的短肢畸形。患儿多为死胎、死产或新生儿死亡，而Ⅲ型只能在妊娠中期末和妊娠晚期初发生长骨弯曲和骨折。

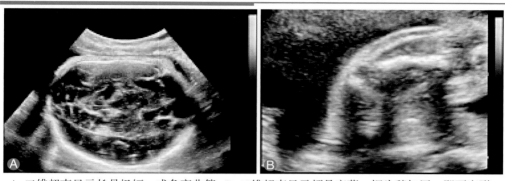

A. 二维超声显示长骨极短，成角弯曲等；B. 二维超声显示颅骨变薄，探头稍加压，即可变形。

图 1-8-3　胎儿成骨发育不全

预后：Ⅱ型是致死的，Ⅲ型为运动性残疾（脊柱后凸和骨折），可随着年龄增长而恶化，成年后，听力下降，严重者需要辅助行走器，并有出牙障碍。Ⅰ、Ⅳ结局尚好。

（二）软骨发育不全

软骨发育不全属于常染色体隐性遗传病，是致死性软骨营养障碍疾病。其分类在不断发展，主要包括常染色体隐性遗传Ⅰ型和常染色体显性遗传Ⅱ型，均可在月经龄 15～16 周表现为四肢极度短小、短躯干及一个很不称的大头。

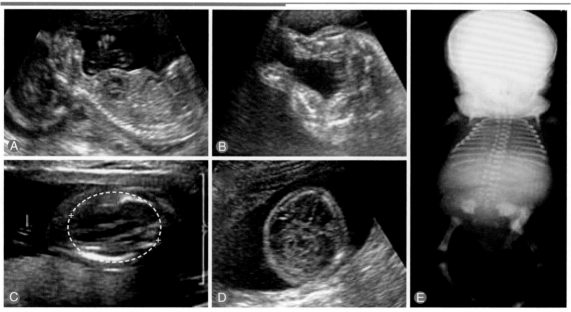

A. 胎儿矢状面显示胸腔狭小；B. 双下肢短小；C. 狭窄的胸腔，心脏占满整个胸腔；D. 未见颅骨骨化；E. 胎儿产后，X 线表现为四肢短小，胸腔狭小。

图 1-8-4　胎儿软骨发育不全

超声表现：巨颅、四肢短小、长骨极短，几乎不能显现，由于肋骨发育不全可合并有肋骨骨折，胸腔重度发育不良，脊柱、盆骨、颅盖骨骨化差，经常联合严重小下颌。一般在孕12～14周就可被识别，也可能伴随胎儿弥漫性皮下积液和水肿（"太空衣征"）（图1-8-4）。

超声鉴别诊断要点：

（1）成骨不全Ⅱ型：随处可见的骨折。

（2）磷酸酶过少症：无小下颌畸形。

（3）致死性侏儒：只是轻度的磷酸酶过少，通常伴有股骨弯曲。

预后：本病是致死性的。主要是由于骨骼发育不全中的胸腔发育不全导致肺严重发育不全，最终导致死亡，成长不全的胎儿最多存活到新生儿期。

（三）致死性侏儒

致死性侏儒发病率为0.69/100 000，分为2个亚型：Ⅰ型，最常见，约占85%，特征性表现为长骨弯曲、椎骨扁平；Ⅱ型约占15%，特点为长骨短、弯曲及椎骨扁平较Ⅰ型为轻，分叶状颅，此型25%病例伴有胼胝体发育不全。

超声表现：致死性侏儒超声特点为头颅大，前额向前突出，胸腔狭小，椎体扁平，四肢长骨短小，且外展和外旋，四肢与身体呈直角。

Ⅰ型：严重短肢畸形，四肢骨弯曲尤其是股骨，呈"听筒状"（因干骺端扩大）。狭小胸腔，呈"钟形"改变，心脏周长/胸腔周长＞60%，腹部与胸腔比较出现隆起，椎体扁平（图1-8-5）。

Ⅱ型：分叶状颅，颅骨冠状切面呈"三叶草形"。严重的短肢，与Ⅰ型相比股骨平直。扁平椎，胸腔狭小，低耳位畸形。

预后：由于窄胸导致明显肺发育不良，胎儿出生后不能成活。

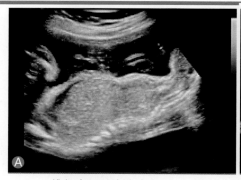 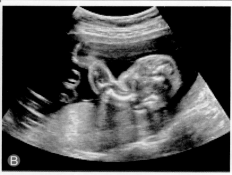

A.二维超声显示胸腔狭小；B.二维超声显示长骨极短弯曲，呈"听筒样"改变。

图1-8-5　致死性侏儒

（四）软骨发育不良

软骨发育不良是一种常染色体显性遗传病，分为2种类型：纯合子软骨发育不良与杂合子软骨发育不良。前一种类型比较罕见，由于合并重度肺动脉发育不良，因此是致命的。后一类型较为常见，通常在出生时诊断，但也有些病例在产前就得到了确诊。就其他骨骼发育不良而言，该病出生时的发病率相对较高，每 10 000 名出生婴儿中就有 1 例软骨发育不良。由于 80% 的患者其双亲并非软骨发育不良患者，提示可能存在新的基因突变。如果双亲之一患软骨发育不良，其后代 50% 为杂合子软骨发育不良；如果双亲均患软骨发育不良，其后代 25% 为正常，50% 为杂合子软骨发育不良，25% 为纯合子软骨发育不良。

本病产前超声检查可无明显特征，在孕 20 周后发现股骨短小，短于同孕周平均值第 500 分位，但长骨的形态和回声均正常，也无胸腔窄小，合并一些细小的结构异常，如"三叉戟"手，即第 3 指和第 4 指之间的空隙增加。产后 X 线检查所示的长骨改变及脊柱改变，产前声像图都不能显示。

预后：软骨发育不全除纯合子软骨发育不良为致死性骨骼畸形外，大多数软骨发育不良患者可以正常生存，智商大多也正常，只是身材很矮小，主要通过矫形外科治疗。

三、常见四肢畸形

胎儿肢体异常发病率约 1/500，可单发或多发，可完全缺如、局部缺如或发育不良，可合并多种畸形，常为染色体异常的表现之一，如 18- 三体综合征、13- 三体综合征、唐氏综合征等，产前超声是胎儿肢体异常的主要检查方法，但对手及脚掌的检查存在一定困难。产前超声对肢体的检查需要循序、逐步观察，尤其在手掌、脚掌形态及指（趾）骨数目上更要多切面观察，同时我们更要强调的是超声的动态观察，可以观察到胎儿四肢关节及掌指（趾）四肢关节活动状态，对于四肢痉挛反位、足内翻、爪形手、重叠指等的诊断有着直接的指导意义。

短肢畸形：四肢长骨短小，如软骨发育不良、软骨发育不全、致死性侏儒、海豹儿等。

桡骨发育不全或缺如：根据声像图分为 2 型，即 Ⅰ 型桡骨完全缺如和 Ⅱ 型桡骨部分缺如及发育不全。Ⅰ 型：前臂短小和桡侧偏于畸形，前臂只能显示 1 根骨骼回声，合并大拇指缺如或发育不全（图 1-8-6）。超声检查时，手掌向桡侧异常弯曲，常提示桡侧的异常，这些异常的范围，从大拇指异常（如霍尔特 – 奥拉姆综合征中的拇指 3 指节畸形）至发育不全或拇指缺如，有时甚至出现桡骨缺如或桡骨和手同时缺如。在霍尔特 – 奥拉姆综合征、血小板减少 –

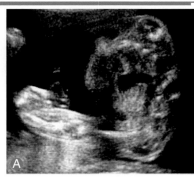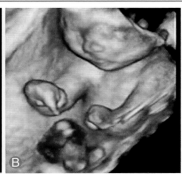

A. 二维超声显示手桡侧偏斜，桡骨缺失；B. 三维超声显示手掌向桡侧偏斜。

图 1-8-6 胎儿桡骨缺如

桡骨缺如综合征、18-三体综合征中较为常见。

多指（趾）：超声检查困难，可分为骨性多指（趾）和软组织性多指（趾），后者多见，常与染色体相关（图1-8-7）。产前诊断较困难，主要因胎儿手掌常处于握拳或半握拳状态，另外，还有胎儿身体或胎盘遮挡。

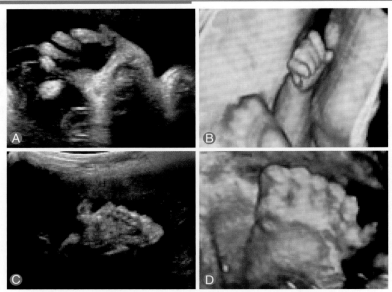

A. 二维超声显示胎儿多指畸形；B. 三维超声显示胎儿多指畸形；C. 二维超声显示胎儿多趾畸形；D. 三维超声显示胎儿多趾畸形。

图1-8-7　胎儿多指畸形和多趾畸形

手掌形态异常：主要包括爪形手及重叠指，与染色体密切相关，多见于18-三体综合征、13-三体综合征（图1-8-8）。

足内翻：主要畸形为跟骨和其他跗骨之间关系异常，正常胫腓骨与足底保持垂直，两者不能同时显示。足内翻畸形时，胫腓骨长轴切面同时显示足底，且这种关系持续存在，不随胎动而改变（图1-8-9）。

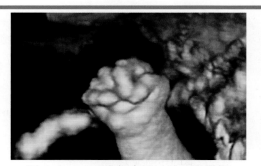

图1-8-8　三维超声显示胎儿重叠指

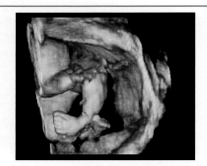

图1-8-9　三维超声显示胎儿足内翻

四、三维超声在骨骼系统中的应用

二维超声是观察胎儿解剖结构的首选方法，当二维超声无法获得满意图像时，三维超声可以成为有益的补充。三维超声骨骼成像模式及表面成像模式在长骨骼的观察上有明显优势，可立体地显示其形态特征，观察长骨有无骨折、短小及异常弯曲，形象地显示手足形态异常，可以观察脊柱的形态，有无侧弯，椎体形状，椎间隙的改变及两椎弓根的间距变化。

1. 胎儿四肢长骨

二维超声可以准确诊断近端肢体和骨骼的异常及其分型，对于手足这类远端肢体畸形则表现出局限性。有研究显示，二维超声远端肢体畸形的漏误诊率高达 62.5%，三维超声表面及骨骼成像技术可以弥补这一不足。初始切面超声束垂直于长骨的长轴，可获得较好的表面图像，调至骨骼成像模式同样可获得较好的骨骼图像，图像直观、形象，因此，可以用来观察远端肢体的发育及运动情况，减少漏诊和误诊（图 1-8-10）。

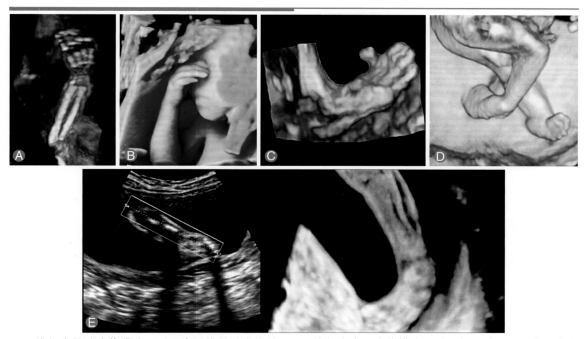

A. 三维超声骨骼成像模式显示正常尺桡骨及掌指骨；B. 三维超声表面成像模式显示一侧上肢；C. 三维超声表面成像模式显示轴后多趾；D. 三维超声表面成像模式显示双侧足内翻；E. 自由解剖成像模式显示胎儿足内翻。

图 1-8-10　三维超声在胎儿四肢长骨中的应用

2. 脊柱及肋骨

二维产科超声结合实时三维成像技术中的表面成像模式、骨骼成像模式、断层超声成像模式及自由解剖模式，可对胎儿椎体全貌、局部椎体改变、椎体之间连接关系等做出更加全面和准确的诊断，为胎儿脊柱畸形提供了重要的诊断依据（图 1-8-11）。

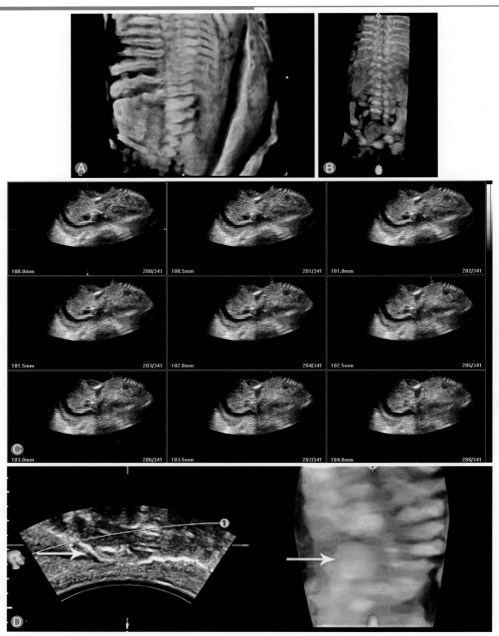

A.三维超声反转水晶成像模式显示胎儿脊柱及肋骨;B.三维超声骨骼成像模式显示胎儿脊柱骶尾部缺失;C.断层超声成像模式显示胎儿骶尾部畸胎瘤;D.自由解剖成像模式显示沿脊柱矢状面画直线使得肿块（箭头）得以明确清晰显示。

图 1-8-11　三维超声在胎儿脊柱及肋骨中的应用

五、产前筛查、产前诊断及遗传学

胎儿遗传学异常主要包括染色体的数目、结构异常，染色体微小片段的缺失、重复，单个染色体核苷酸异常、单基因病和多基因病，是导致人类遗传病的主要因素。胎儿遗传学异常的产前检查方法包括筛查性检查和诊断性检查，凡高危妊娠或筛查高风险或超声发现异常的胎儿均需进行进一步的介入性产前诊断（如羊膜腔穿刺、绒毛膜穿刺、脐带血穿刺）、细胞遗传学诊断（胎儿染色体核型分析）和（或）分子遗传学诊断（CMA、WES 等）检查以明确诊断。近年来，随着诊断技术的逐渐成熟，在假阳性率为 0.1% 的情况下对唐氏综合征、18- 三体综合征、13- 三体综合征的筛查敏感度逐渐提高，可以高达 99%。

筛选性检查包括传统的产前筛查模式及新兴的无创产前 DNA 检测（non-invasive prenatal testing，NIPT）技术。传统产前筛查的主要模式有早孕期超声筛查（包括颈项透明层、鼻骨、静脉导管频谱的监测及观察有无三尖瓣反流等）、中孕期染色体超声筛查（包括颈部皱褶、鼻骨、侧脑室宽度的测量及双肾肾窦有无分离等超声软指标）、早孕期或中孕期的联合血清学筛查、胎儿结构畸形超声筛查及胎儿 MRI 等。其中联合血清学筛查是通过抽取孕妇的静脉血，检测孕妇血清中 β 游离绒毛膜促性腺激素（β-hCG）、妊娠相关血浆蛋白 –A（PAPP-A）的浓度（早孕期）或 β 游离绒毛膜促性腺激素（β-hCG）、甲胎蛋白（AFP）的浓度（中孕期 15～19^{+6} 周），结合孕妇年龄、体重、抽血时的孕周（结合末次月经及超声计算得出）计算出"风险系数"。若筛查结果为低风险，可继续妊娠和常规产前检查；若筛查结果为高风险，需进一步进行诊断性检查以确诊。传统产前筛查技术由于检测的理化指标与染色体疾病的发生并没有直接相关性，所以存在较高的假阳性率（5%）与漏诊率（20%～40%）。新兴的 NIPT 技术是于孕 12 周后仅抽取孕妇静脉血，利用新一代 DNA 测序技术对母体血浆中的游离 DNA 片段（包括胎儿游离 DNA）进行深度测序，并将测序结果进行生物信息分析，以从中得到胎儿的遗传信息，判断胎儿是否存在染色体非整倍体疾病，包括唐氏综合征、18- 三体综合征、13- 三体综合征、X 和 Y 性染色体非整倍体疾病，筛查准确率可达 99%，假阳性率为 1%。上述筛选性检查是无创的、非侵入性的，对胎儿没有危险。若筛选性检查结果异常，则必须做诊断性检查以确诊。

诊断性检查包括早孕期的绒毛膜穿刺活检（chorionic villus sampling，CVS）、中孕期的羊水穿刺活检（amniocentesis）、中晚孕期的脐血穿刺活检（percutaneous umbilical cord blood sampling，PUBS），以进行遗传学诊断。这些方法得出的结果是产前诊断的金标准，准确率可达近 100%。诊断性检查是有创的、侵入性的，对胎儿存在一定的危险，存在一定的流产和感染风险（0.5%～1% 的流产率）。

针对各种染色体疾病和基因病，可选择以下检测方法：传统或高分辨率染色体核型分析、荧光原位杂交技术、染色体微阵列分析、全外显子测序技术乃至全基因组测序技术等。

（一）诊断性检查技术

1. 绒毛膜穿刺活检技术（开展时间：孕 11～13^{+6} 周）

该技术包括超声引导下经腹绒毛膜活检（TA-CVS）及经宫颈绒毛膜活检（TC-CVS），穿刺取出绒毛细胞后进行培养、染色体制备及 DNA 提取。应注意绒毛膜活检应在 11 周以后进行，因 11 周前行绒毛膜活检与胎儿发生横向截肢缺陷有关（图 1-8-12）。

2. 羊水穿刺技术（开展时间：孕 16 ～ 26⁺⁶ 周，具体穿刺时间各医院有差异）

穿刺出羊水后进行羊水细胞培养及染色体分析、基因分析。应注意羊水穿刺活检应在 16 周以后进行（图 1-8-13）。

3. 脐带血穿刺技术（开展时间：一般在孕 30 周后）

穿刺出脐静脉血后进行细胞培养、染色体分析及基因分析。由于遗传学检测技术的迅猛发展，脐血穿刺已逐渐减少（图 1-8-14）。

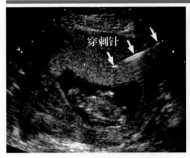 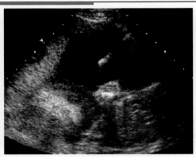 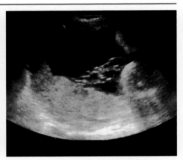

图 1-8-12　绒毛膜穿刺活检技术　　　　图 1-8-13　羊水穿刺技术　　　　图 1-8-14　脐带血穿刺技术

（二）遗传学检测技术

1. 传统或高分辨率染色体核型分析

传统染色体核型分析通过显带的方式全面检测中期染色体的数目及结构异常，是目前最成熟的经典技术。高分辨率染色体核型分析技术在常规显带的基础上大大提高了分辨率，进而全面提高了对各种染色体小片段异常的检出能力。优点：可观察 550 及以上条带，分辨率达 3 ~ 5 Mb；可观测各种平衡易位及部分微缺失；可诊断更低比例的嵌合体。缺点：需要进行细胞培养，耗时长；当细胞分裂指数低或染色体形态学表型差时，准确率差；当染色体的畸变微小（< 5 Mb）时，畸变不易检测（图 1-8-15）。

2. 荧光原位杂交技术

荧光原位杂交技术（fluorescence in-situ hybridization，FISH）技术通过荧光标记的探针快速检测细胞染色体及基因的异常，具有快速、明确、检测分辨率高、可视化的特点。优点：可明确检测染色体的数目和结构异常；可明确检测各种基因位点的缺失或重复异常；可检测各种平衡易位及绝大部分微缺失；检测周期短至 24 小时，可作为产前分子快速诊断的首选；可用于基因芯片检测异常结果的进一步验证。缺点：必须事先知道待检的目的片段才能设计探针；当染色体分析不明确时，会影响 FISH 结果的分析；一次仅能检测数个位点。

3. 染色体微阵列分析技术

染色体微阵列分析技术（chromosomal microarray analysis，CMA）技术是一种新型高效的分子核型分析技术，在基因组上同时设计了高密度的拷贝数变异（copy number variants，CNV）探针和单核苷酸多态性（single nucleotide polymorphism，SNP）探针，一次杂交试验就能够对全基因组 DNA 拷贝数变异进行高通量、高分辨率分析，克服了传统核型分析技术分辨率低、需要细胞培养及耗费人力等的局限性，可以在较短的时间内提供准确可靠的检测结果。优点：分辨率高，比传统核型分析高出近千倍；检测全面，一次试验即可检测整个基因组 DNA 的异常，能够在全染色体组水平上检测核型难以发现的微缺失或微重复；定位精确，可检测所有染色体微缺失或微重复引起的基因组不平衡畸变并准确测定缺失或重复片段的大小；可检测单亲二倍体（uniparental disomy，UPD）、杂合性缺失（loss of heterozygosity，LOH）；可检测＞ 10% 水平的嵌合体。缺点：不能诊断单基因病。

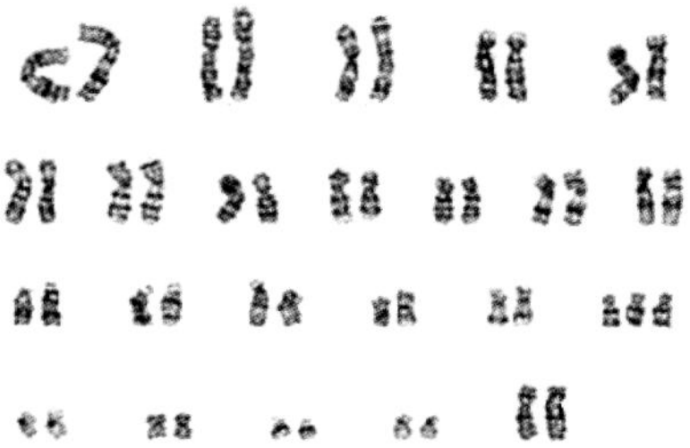

图 1-8-15　18- 三体综合征染色体核型

4. 全外显子组测序技术或全基因组测序技术

全外显子组测序（whole exome sequencing，WES）技术是指利用序列捕获技术将全基因组外显子区域 DNA 捕捉并富集后，进行高通量测序的基因组分析方法，是应用频率最高的基因组测序方法，可以在单个碱基层面上对致病基因突变进行检测。外显子是人基因组的蛋白编码区域，利用序列捕获技术可以将其 DNA 捕获并且富集。虽然外显子区域仅占全基因组的 1% 左右，却包含了 85% 的致病突变。优点：WES 可对人类约 2 万个基因、约 18 万个外显子区域进行变异位点分析，从而有助于从分子遗传学角度深入分析疾病的发病机制，为早期诊断及遗传咨询提供依据。相比全基因组测序，全外显子测序更加经济、高效，其目标区域覆盖度也更高，便于变异检测。缺点：WES 的应用可积极推动产前诊断的快速发展，但同时也面临着挑战和困难，如报告正确判读、遗传咨询、方法学的局限性、社会伦理学等方面的挑战。

CMA 技术和 WES 技术的临床应用，逐步从原有的细胞遗传学诊断技术扩展到了分子遗传学诊断技术，为临床遗传病诊断提供了强有力的工具，为出生缺陷防控提供了新的解决思路。对于胎儿遗传学异常的检测，目前较流行的方式为基于"核型分析 +CMA → WES"的临床处理策略，以尽量从染色体层面和单基因层面发现致病的遗传学发病原因，从而准确评估胎儿病情和预后，有助于合理选择妊娠结局、围产期管理方式和判断再发风险，为夫妻的再生育提供理论依据。

参考文献

[1] 邓学东.产前超声掌中宝.北京：人民卫生出版社，2020.

[2] （美）阿尔弗莱德·阿布汗默德，（德）拉宾·查欧里.早期妊娠胎儿畸形超声诊断.李胜利，主译.北京：北京科学技术出版社，2020.

[3] （美）阿尔弗莱德·阿布汗默德，（德）拉宾·查欧里.胎儿超声心动图实用指南.刘琳，主译.北京：北京科学技术出版社，2017.

[4] （德）拉比·沙维（德）凯斯文·哈林.三维超声在产前诊断中的应用.谢红宁，主译.北京：人民卫生出版社，2018.

[5] （美）伊兰·E.特里奇.胎儿颅脑超声.吴青青，姜玉新，主译.北京：人民卫生出版社，2018.

[6] 接连利，许燕.胎儿心脏畸形解剖与超声对比诊断.北京：人民卫生出版社，2016.

[7] 罗志群，何年安，邓克学，等.三维超声部分肢体体积联合二维超声参数在胎儿体质量估测中的应用.中国超声医学杂志，2018，34（12）：1118-1121.

[8] 李冠，肖连祥，渐楠，等.孕中晚期胎儿小脑生长发育规律及其与单纯后颅窝池增宽关系 MRI 研究.中国临床解剖学杂志，2018，5（36）：495-499.

[9] 侯莉，张冬梅，刘杨，等.利用三维超声 Oblique 成像技术观察胎儿透明隔腔异常的价值.中华超声影像学杂志，2017，26（7）：599-602.

[10] 伍玉晗，陈欣林，赵胜，等.产前超声结合磁共振成像诊断 Galen 静脉动脉瘤样畸形.中华医学超声杂志（电子版），2017，14（11）：857-861.

[11] 杨忠，邓学东，殷林亮，等.二维超声及三维超声多种成像技术在胎儿唇腭裂畸形诊断中的联合应用.中华医学超声杂志（电子版），2019，16（7）：526-534.

[12] 李霞，张兰珍，路妍妍，等.二维超声联合三维成像在胎儿唇腭裂的应用分析.中国超声医学杂志，2018，34（3）：253-256.

[13] 杨忠，邓学东，姜纬，等.三维能量多普勒及彩色多普勒超声评估先天性心脏病胎儿脑血流灌注的研究.中华医学超声杂志（电子版），2020，17（9）：874-879.

[14] LU J, SAHOTA D S, POON L C, et al. Objective assessment of the fetal facial profile at second and third trimester of pregnancy. Prenat Diagn, 2019, 39（2）：107-115.

[15] 季春亚，杨忠，殷林亮，等.早孕期胎儿颜面正中矢状切面各指标的超声研究及临床意义.中华医学超声杂志（电子版），2020，17（1）：79-84.

[16] 殷林亮，邓学东，潘琦，等.产前超声在胎儿巨膀胱病因鉴别中的临床应用.中华超声影像学杂志，2016，25（5）：422-427.

（邓学东　杨　忠　殷林亮　方　鸿）

第二章

肌骨系统疾病的超声诊断及新技术

肌骨系统超声（musculoskeletal ultrasound，MSUS）成像是超声成像的一个重要组成部分。近些年，随着超声技术的不断发展和超声学者对人体解剖结构认识的日益深入，肌骨系统超声成像迅猛发展，加之老龄化加剧、运动狂热等社会因素的影响，肌骨系统超声成像的临床需求日益增加。为了促进肌骨系统超声成像的普及和规范，本章节选取了肌骨系统常见疾病的超声诊断。因篇幅有限，各部位以炎症性病变和运动损伤为主，肿瘤等其他病变未做赘述。

第一节　总论

一、肌骨系统相关解剖基础

解剖是医学的基础，更是肌骨系统超声的基础。本节将对肌骨系统超声检查的常用解剖知识进行简要陈述，对于具体每个关节的解剖将放在各个章节介绍。

1. 关节

骨与骨之间借纤维结缔组织、软骨或骨相连，形成骨连接。按骨连接的方式，可分为直接连接和间接连接。间接连接又称为关节（articulation）或滑膜关节（synovial joint），是骨连接的最高形式。关节的相对骨面互相分离，间隙充填滑液，周围有结缔组织包绕，因而具有活动性和稳定性。

关节的基本构造包括关节面（articular surface）、关节囊（articular capsule）及关节腔（articular cavity），每个关节至少包括 2 个关节面，关节面上覆盖关节软骨，关节软骨多由透明软骨构成，具有减少关节面的摩擦、缓冲压力的作用（图 2-1-1）。关节囊可分为外层的纤维膜和内层的滑膜，纤维膜含有丰富的血管和神经，部分关节的纤维膜增厚形成韧带以稳固关节。滑膜富含血管网，能产生滑液，以润滑关节和参与关节软骨、关节盘的新陈代谢。关节腔为关节囊滑膜层和关节面共同围成的密闭腔隙，内含少量滑液，呈负压状态，对关节稳固有一定的作用。

关节周围还有一些特殊的辅助结构，对于关节的灵活性或稳固性具有重要的作用，包括韧带、关节盘、关节唇、滑膜襞和滑膜囊。

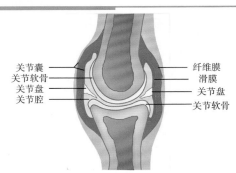

图 2-1-1　关节构成的解剖结构示意

关节的运动形式包括移动、屈和伸、收和展、旋转及环转。

按照关节运动轴的数目和关节面的形态可将关节分为 3 类：单轴关节、双轴关节和多轴关节（表 2-1-1）。

表 2-1-1　按照关节运动轴和关节面形态分类

单轴关节		双轴关节		多轴关节	
屈戍关节 （滑车关节）	车轴关节	椭圆关节	鞍状关节	球窝关节	平面关节
如指间关节	如桡尺近侧关节	如桡腕关节	如第一腕掌关节	如肩关节	如腕骨间关节

2. 韧带

韧带（ligament）由致密结缔组织构成，可以把骨骼连接在一起，亦能固定某些脏器，如肝、脾、肾等的位置，本章节所指的韧带为前者。韧带多位于关节周围（囊外韧带）或关节腔内（囊内韧带），囊外韧带可以与关节囊分开（如膝关节外侧副韧带），也可以由局部关节纤维膜的增厚而成（如膝关节内侧副韧带），或者由肌腱附着的延续而成（如髌韧带）。囊内韧带可有滑膜包绕。韧带的功能为加强关节，维护关节在运动中的稳定性，并限制其超越生理范围的活动。韧带多以连接骨和方位来进行命名，如连接距骨和腓骨前方的韧带则称为距腓前韧带。

3. 滑膜囊

滑膜囊（synovial bursa）也称滑液囊，为关节囊的滑膜层穿过纤维层向外呈囊状的膨出。有的与关节囊相连相通，有的则完全独立与关节囊不相通。它们常位于结构摩擦面之间，囊内有少量滑液，有增加滑润、减少摩擦、促进运动灵活等作用。其形成可以是先天性的，也可以是后天获得的，后者可以由创伤或适应人体活动而形成。按照部位可分为腱下滑膜囊（如跟腱前滑囊）、韧带间滑膜囊（如膝关节内侧副韧带两层之间的滑囊）、筋膜下滑膜囊（如髌骨前方的筋膜下滑囊）、皮下滑膜囊（如髌前皮下滑膜囊）、肌下滑膜囊（如三角肌下滑膜囊）。滑膜囊多以其所在的位置命名，如位于三角肌和肩峰下的滑膜囊则称为肩峰下 - 三角肌下滑囊。

4. 肌和肌腱

肌（muscle）根据构造可分为平滑肌、心肌、骨骼肌。平滑肌主要分布于内脏的中空器官及血管壁，心肌构成心壁的主要部分，骨骼肌主要存在于躯干和四肢。平滑肌和心肌不直接受意志管理，属于不随意肌；骨骼肌直接受人的意志控制，属于随意肌。本章节所涉及的肌肉是骨骼肌。

每块骨骼肌均包括肌腹和肌腱 2 部分。肌腹主要由肌纤维组成，整块肌的外面包有肌外膜，肌外膜进入肌内形成肌束膜包绕肌束，肌束内每条肌纤维有肌内膜包绕。肌腱主要由平行致密排列的胶原纤维束构成，无收缩功能，附着于骨骼，传递肌肉收缩的力量使骨骼发生运动或保持静止。

肌的分类方法多样，可以按照大致形态划分为长肌、短肌、阔肌和轮匝肌，其中长肌可以按照起止端和肌腹的多少划分：1 个起端、1 个止端和 1 个肌腹，如肱肌；2 个以上起止端，如肱

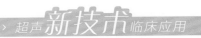

二头肌、肱三头肌、股四头肌等；多个肌腹中间以腱划相隔，如二腹肌及腹直肌这样的多腹肌。

另外，可以按照肌束方向与肌长轴的关系划分为梭形肌、半羽肌、羽肌和多羽肌。

在肌的周围有很多辅助装置以协助其活动，具有保持肌的位置、减少运动时的摩擦和保护等功能，包括筋膜、滑膜囊、腱鞘和籽骨等。筋膜遍布全身，分浅筋膜和深筋膜。浅筋膜又称皮下组织、皮下脂肪或皮下筋膜，位于真皮之下，包被全身各部，由疏松结缔组织构成，其内富含脂肪，对保持体温有一定作用。深筋膜又称固有筋膜，由致密结缔组织构成，位于浅筋膜的深面，其包被体壁、四肢的肌肉、血管及神经等，深筋膜具有分隔不同肌肉、保护固定肌肉及保护固定血管和神经的作用。

腱鞘是包绕在肌腱外面的鞘管，存在于活动性较大的部位，如腕、踝、指、趾处。有的肌腱没有腱鞘，如跟腱、股四头肌肌腱等。腱鞘可分为纤维层和滑膜层，或者又称腱纤维鞘和腱滑膜鞘。腱纤维鞘为深筋膜增厚所致的纤维骨性管道，起到滑车和固定肌腱的作用。腱滑膜鞘是滑膜构成的双层圆筒形的鞘管，可分为壁层和脏层，两层之间含少量滑液，辅助肌腱运动。腱滑膜鞘从骨面移行到肌腱的部分称为腱系膜，其内有血管和神经通过，以营养和支配肌腱，血管和神经通过之处称为腱纽。

籽骨位于肌腱内，在手腕部、足踝部多见，其作用是改变肌力的方向或者减少肌腱与骨面之间的摩擦。髌骨为全身最大的籽骨。

5. 周围神经

周围神经是指与脑相连的脑神经、与脊髓相连的脊神经及与脑神经、脊神经相连的内脏神经的周围部。根据分布的对象不同可分为躯体神经和内脏神经，躯体神经分布于体表、骨、关节和骨骼肌，内脏神经分布于内脏、心血管、平滑肌和腺体。

在周围神经，神经元胞体集聚处构成神经节，神经纤维集聚在一起形成神经。包绕在每条神经外面的结缔组织称为神经外膜，神经外膜深入神经包绕神经束，形成神经束膜，在每根神经纤维外面有神经内膜包绕。一条神经内的若干神经束在神经全程中常反复编排、组合。

二、肌骨系统超声基础知识

肌骨系统超声与其他系统超声相比，既有共同点，又具独特性。本部分将对肌骨系统超声的探测方法、常见病变声像图及分析思路进行概述。

（一）探测方法的概述

1. 根据探测目标的深度选择正确的超声波频率

通过声学物理可知超声波频率越高，分辨率越高，所能观察到的细小结构或病变的能力越强，但是穿透力会下降（图2-1-2）。因此，操作者应该在保证能探测到靶目标的情况下，尽量提高超声波的频率。对同一关节进行检查时，为了显示不同的结构，往往需要操作者不断改变超声波的频率。以膝关节为例，其他关节根据需要参考，见表2-1-2。

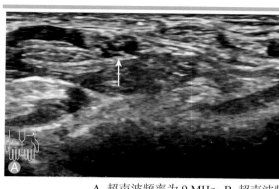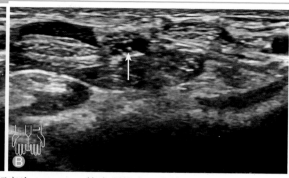

A. 超声波频率为 9 MHz；B. 超声波频率为 15 MHz。箭头所指为正中神经。

图 2-1-2　不同超声波频率显示的正中神经

表 2-1-2　膝关节检查探头及超声波频率的要求

观察目标	探头	中心频率
髌腱、髂胫束、鹅足腱、表浅滑囊及髌骨表面	线阵	13 MHz
股四头肌肌腱、内外侧副韧带、半月板体部	线阵	10 MHz
关节腔积液、游离体、半月板后角	线阵	9 MHz
前后交叉韧带、肿胀的股四头肌、小腿三头肌	凸阵	5 MHz

2. 被检查者姿势或运动对探测目标超声显示的影响

肌肉、肌腱和韧带细微损伤往往在紧张状态下显示地更加清晰，如足应力内翻位，距腓前韧带撕裂等显示得更为清楚。但是，肌腱或韧带的紧张状态不利于病变血流信号的显示，检查者应根据需要选择合适的体位。实时动态是超声波检查的优势所在，在肌骨系统超声检查中尤其重要，如对于肩峰撞击综合征的判断，必须动态观察是否有撞击现象的存在；对于狭窄性腱鞘炎的诊断，可以在超声直视下动态观察肌腱活动是否受阻。

3. 注重双侧对比检查

对于成对出现的器官，进行双侧对比是所有影像检查的原则。肌骨系统几乎所有的检查目标均为双侧出现，因此，双侧对比检查更容易发现病变所在。

4. 选择高分辨率的彩色多普勒超声

在肌骨系统超声成像中，病变部位的血流情况对诊断和评估有着重要的作用。因此，检查者应该选择最敏感的彩色多普勒超声，尽量显示细微的血流信号。

5. 改变声束方向克服各向异性伪像

各向异性伪像是由于探测目标的内部纤维样结构与声束角度过大而发生回声失落的现象，无论长轴或断轴扫查，在肌肉、肌腱、韧带的超声检查过程中该伪像经常发生。因此，检查者应尽量克服各向异性伪像，才不会误诊。解决各向异性伪像的关键在于改变声束和肌肉、肌腱或韧带的角度，方法主要为使用声束偏转技术、使用导声垫或涂抹大量超声耦合剂，甚至可以通过改变体位而改变探测目标的走行角度（图2-1-3，图2-1-4）。

总之，在探测方法上，检查者要做到双侧对比、动静结合、选择合适的频率和高分辨率的彩色多普勒超声以克服伪像，才能得到准确的诊断。

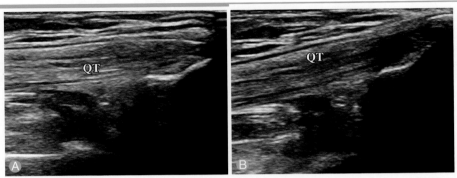

股四头肌肌腱（QT）长轴扫查。A.探头与肌腱角度较大时，部分结构显示不清；B.探头与肌腱平行时，结构显示清晰。

图2-1-3　通过改变探头角度克服各向异性伪像

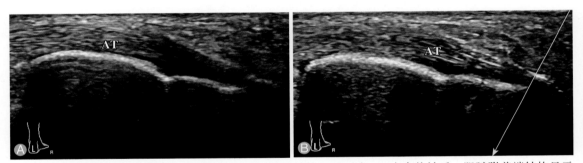

跟腱（AT）长轴扫查。A.声束未偏转时，跟腱附着端结构显示不清；B.声束偏转后，跟腱附着端结构显示清晰。长箭头表示声束方向。

图2-1-4　通过声束偏转克服各向异性伪像

（二）常见病变声像图

1.关节腔、滑膜囊及腱鞘的积液

超声表现为关节腔、滑膜囊及腱鞘内的液性暗区，有压缩性，可随运动或体位改变而变化，有的透声差，有的存在分隔。对于有点状回声漂浮的积液要考虑陈旧性积液或者痛风相关的可能性（图2-1-5）。

2.关节腔、滑膜囊及腱鞘的滑膜增生

超声表现为关节腔、滑膜囊及腱鞘内的低回声，有少许压缩性，在炎症的急性期可以探测到较丰富的血流信号（图2-1-6）。对于回声较高的增生滑膜往往与病程有相关性，滑膜内的点状强回声除考虑钙化外，尿酸结晶也应在考虑之内。

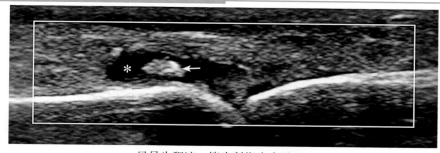

星号为积液，箭头所指为痛风石。

图 2-1-5　第一跖趾关节积液伴游离体（痛风石）

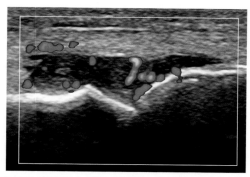

CDFI 显示关节腔内低回声滑膜，滑膜内血流信号丰富。

图 2-1-6　关节滑膜增生

3. 肌腱病

该病又称为肌腱末端病，与退行性改变有关，可表现为肌腱内回声不均匀，可见小的低回声区，或者强回声的钙化，甚至可以发现附着处骨赘形成，肌腱内可探及血流信号，当疼痛症状和血流信号同时存在时，可考虑为肌腱病的腱炎期。

4. 肌腱炎

超声表现为肌腱的肿胀，回声不均匀，多伴有腱鞘的增厚和（或）腱鞘积液，肌腱和腱鞘可探及丰富的血流信号（图 2-1-7）。其原因可以是创伤、感染，也可以由风湿性疾病累及所致。

5. 肌腱附着点炎

该病又称为肌腱插入点炎，多与强直性脊柱炎相关，为肌腱与骨面接触 2 mm 范围内的炎症，可表现为肌腱肿胀、不均匀、肌腱内低回声、钙化、骨面不光整及周围滑囊炎，在炎症急性期可探及丰富的血流信号（图 2-1-8）。

6. 肌腱和韧带的撕裂

超声表现为局部纤维的连续性中断，可伴有断端的挛缩，中间以不均质回声的血肿填充（图 2-1-9）。多由外伤引起，可分轻、中、重 3 度。轻度主要表现为肿胀、回声不均匀，中度表现为局部的撕裂，重度表现为完全断裂。因肌腱和肌腹交界处的纤维成分不同，与此处血供较差，肌腱的断裂多发生在此处。

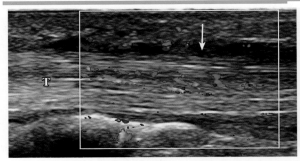

CDFI 显示肌腱（T）肿胀、腱鞘（箭头）增厚，肌腱和腱鞘血流信号丰富。

图 2-1-7　第二指屈肌腱炎

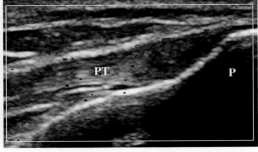

CDFI 显示髌腱（PT）稍肿胀，内部回声不均匀，局部血流信号丰富。P 为髌骨。

图 2-1-8　髌腱胫骨附着点炎

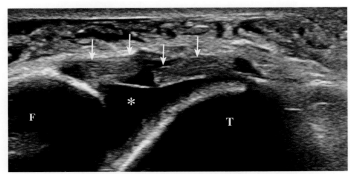

韧带纤维不连续，断端分离。F 为腓骨；T 为距骨；箭头所指为断裂的距腓前韧带；星号为关节腔积液。

图 2-1-9　距腓前韧带断裂

7. 神经卡压综合征

超声表现为卡压部位神经变细，而近端神经肿胀，在肿胀的神经内部可探及血流信号（图 2-1-10）。对于神经卡压的检查，超声能够准确地提供卡压的部位及卡压的原因，如腕管出口处屈肌支持带增厚等。

8. 撞击综合征

撞击综合征指活动时相邻 2 个结构发生不正常碰撞或摩擦，导致相关结构发生病变的现象，实时超声和运动试验相结合很容易观察到这种现象。撞击综合征的原因有先天性结构异常、肌腱肿胀、滑膜囊炎症或骨赘等。

9. 骨侵蚀和骨赘

骨侵蚀又称为骨糜烂，表现为骨面不光整，出现小缺损，呈"虫蚀样"改变，常由滑膜血管翳对关节内骨面产生破坏所致（图 2-1-11）。对于骨侵蚀的观察，一定要进行长轴和短轴 2 个方向的扫查。骨赘表现为关节边缘"骨样"强回声，呈"唇样"改变（图 2-1-12），常由骨质增生所致，好发于下肢关节，可造成关节狭窄和关节盘的膨出。

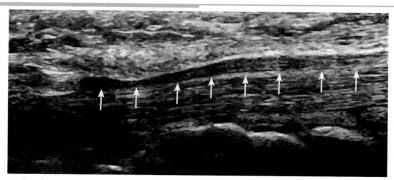

神经局部受压变细，近端肿胀。箭头所指为正中神经；星号为增厚的屈肌支持带。

图 2-1-10　腕管处正中神经卡压

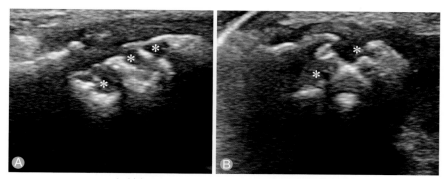

A. 长轴扫查；B. 短轴扫查。星号为骨质缺损区。

图 2-1-11　第一跖骨头严重骨侵蚀

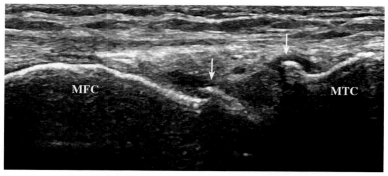

MFC 为股骨内侧髁；MTC 为胫骨内侧髁；箭头所指为骨赘。

图 2-1-12　膝关节内侧边缘骨赘

10. 骨折

超声具有极高的细微分辨率，并且对软骨显示良好，所以能显示极小的骨折，表现为骨或软骨的不连续，断端可移位、成角、嵌插（图 2-1-13）。

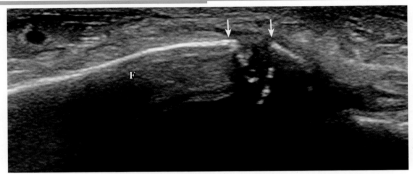

外踝骨皮质不连续、断端分离成角。F 为腓骨；箭头所指为骨折断端。

图 2-1-13 外踝处骨折

11. 尿酸盐结晶沉积和痛风石

尿酸盐可从血液中析出，沉积于人体任何部位，包括皮下软组织、肌肉、肌腱、关节腔、滑膜及关节软骨表面，少数以点状强回声呈现，多者聚集成线、成团。沉积在关节表面软骨上的尿酸盐结晶与软骨下骨质强回声构成"双轮廓征"或"双轨征"（图 2-1-14）；沉积在皮下软组织内的尿酸盐结晶聚集成团，可形成痛风石，以足踝部多见，因尿酸盐结晶引起的局部肉芽肿，可以观察到丰富的血流信号，提示痛风的急性发作。

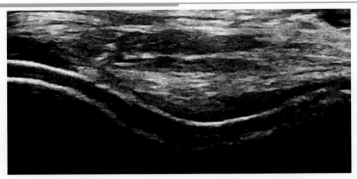

浅层线状强回声为沉积的尿酸盐结晶；深层线状强回声为软骨下骨质表面。

图 2-1-14 膝关节股骨软骨"双轮廓征"

（三）肌骨系统超声的诊断思路

肌骨系统是人体的重要组成部分，随着活动的进行和年龄的增长，退行性改变是难免的，在进行肌骨系统超声检查时总能发现异常。但是，这些异常对于临床的意义值得思考。因此，以主诉为出发点的肌骨系统超声检查值得推广。其次，对于单关节来讲，所有结构包括肌腱、韧带、滑囊等都是协同发生作用的，甚至相邻关节也会参与进来，所以，整体观在肌骨系统超声检查过程中不可忽视。最后，肌骨系统疾病不能一元论，以关节的炎性病变为例，类风湿、痛风、退行性改变可能同时在膝关节上有所表现。

第二节　超声成像在肩关节中的应用

一、肩关节的解剖

肩关节是由肩胛骨的关节盂和肱骨头构成，又称为盂肱关节，属球窝关节。广义的肩关节包含盂肱关节、肩锁关节、胸锁关节等 6 个关节。

关节周围的骨性突起应是超声医师认知解剖结构的重点所在，骨性突起多是肌腱、韧带附着点，或是肌肉的分界，并且这些骨性结构在体表可以扪及，因此，掌握骨性突起对于超声扫查帮助很大。肩关节的骨性突起有肱骨大小结节、肩峰、喙突、后侧的肩胛冈、肩胛骨的外侧缘和下角等。

肩关节周围的主要肌肉见表 2-2-1。

表 2-2-1　肩关节周围的主要肌肉

		起点	止点	功能	支配神经
	三角肌	锁骨外 1/3，肩峰及肩胛冈	肱骨的三角肌粗隆	前部：上臂屈曲和内旋；中部：上臂外展；后部：上臂后伸和外旋	腋神经
肩袖	肩胛下肌	肩胛下窝	肱骨小结节	肩关节内旋、内收	肩胛下神经
	冈上肌	肩胛骨冈上窝	肱骨大结节上部	肩关节外展	肩胛上神经
	冈下肌	肩胛骨冈下窝	肱骨大结节中部	肩关节外旋、内收	肩胛上神经
	小圆肌	肩胛骨外侧缘上部	肱骨大结节下部	肩关节外旋、内收	腋神经
	大圆肌	肩胛骨下角背面	肱骨小结节嵴	肩关节内收、内旋	肩胛下神经
	肱二头肌	长头：肩胛骨盂上结节；短头：肩胛骨喙突	桡骨粗隆	肘关节屈曲、前臂旋后	肌皮神经

主要滑囊：三角肌下滑囊、肩峰下滑囊、喙突下滑囊、肩胛下肌腱下滑囊等，三角肌下滑囊和肩峰下滑囊常相交通，可以称为肩峰下 – 三角肌下滑囊。

主要韧带：肩锁韧带、喙肩韧带、喙肱韧带、喙锁韧带及盂肱韧带等，肩锁韧带和盂肱韧带由关节囊的增厚形成。

二、肩关节的扫查方法和正常声像图

检查前面向被检查者，详细询问病情，充分暴露肩关节。按照一定顺序依次扫查，为了能够清晰地显示所要观察的目标，在扫查过程中需要被检查者依次做出一系列动作（图 2-2-1 ~ 图 2-2-9 ）。

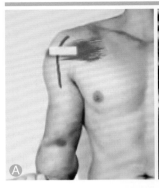
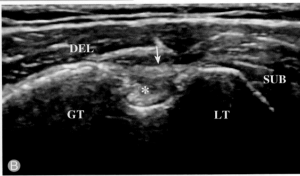

A. 探头摆放位置和被检查者姿势；B. 超声图像。GT 为肱骨大结节；LT 为肱骨小结节；DEL 为三角肌；SUB 为肩胛下肌肌腱；星号为肱二头肌长头腱；箭头所指为肱横韧带。

图 2-2-1　肱二头肌长头腱短轴扫查

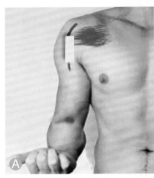
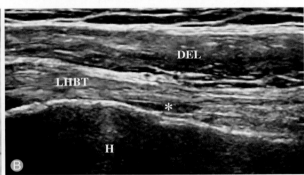

A. 探头摆放位置和被检查者姿势；B. 超声图像。H 为肱骨；LHBT 为肱二头肌长头腱；DEL 为三角肌；星号为长头腱鞘内生理性积液。

图 2-2-2　肱二头肌长头腱长轴扫查

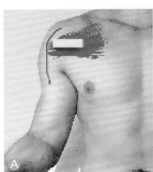
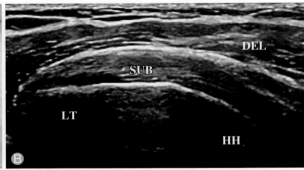

A. 探头摆放位置和被检查者姿势；B. 超声图像。LT 为肱骨小结节；HH 为肱骨头；DEL 为三角肌；SUB 为肩胛下肌肌腱。

图 2-2-3　肩胛下肌肌腱长轴扫查

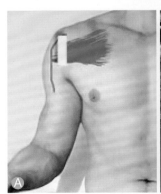
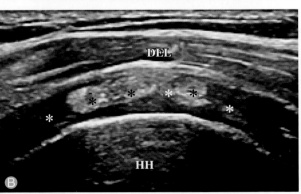

A. 探头摆放位置和被检查者姿势；B. 超声图像。HH 为肱骨头；DEL 为三角肌；黑色星号为肩胛下肌肌腱纤维回声；白色星号为肩胛下肌肉纤维回声。

图 2-2-4　肩胛下肌肌腱短轴扫查

第二章

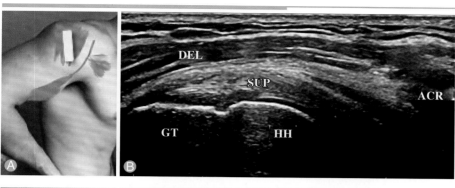

A. 探头摆放位置和被检查者姿势；B. 超声图像。GT 为肱骨大结节；HH 为肱骨头；DEL 为三角肌；SUP 为冈上肌肌腱；ACR 为肩峰。

图 2-2-5　冈上肌肌腱长轴扫查

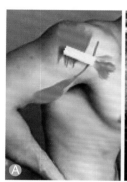
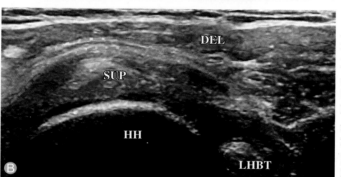

A. 探头摆放位置和被检查者姿势；B. 超声图像。HH 为肱骨头；DEL 为三角肌；SUP 为冈上肌肌腱；LHBT 为肱二头肌长头腱；双虚线间为三角肌下滑囊。

图 2-2-6　冈上肌肌腱短轴扫查

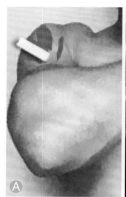
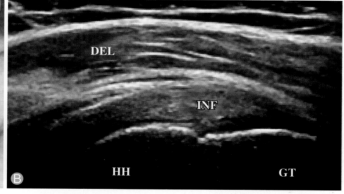

A. 探头摆放位置和被检查者姿势；B. 超声图像。GT 为肱骨大结节；HH 为肱骨头；DEL 为三角肌；INF 为冈下肌肌腱。

图 2-2-7　冈下肌肌腱长轴扫查

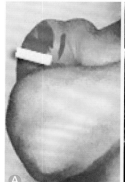
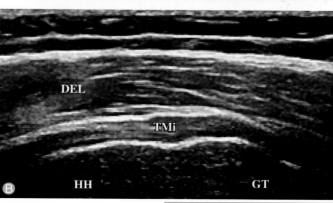

A. 探头摆放位置和被检查者姿势；B. 超声图像。GT 为肱骨大结节；HH 为肱骨头；DEL 为三角肌；TMi 为小圆肌肌腱。

图 2-2-8　小圆肌肌腱长轴扫查

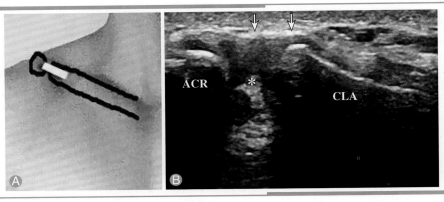

A. 探头摆放位置；
B. 超声图像。ACR
为肩峰；CLA为锁
骨；箭头所指为肩
锁韧带；星号所指
为肩锁关节腔。

图 2-2-9　肩锁关节超声扫查

三、肩关节常见疾病及声像图表现

1. 肱二头肌长头腱病变

常见病变有：肱二头肌长头腱腱鞘积液、肌腱炎、腱鞘炎、肱二头肌长头腱半脱位及撕裂或断裂。

肩关节是人体最灵活、活动最频繁的关节，肱二头肌在长度上跨越 2 个关节，因退变、系统性疾病、运动损伤可以发生炎性改变，可表现为：①腱鞘内积液，正常腱鞘内存在生理性少量积液，当液体深度 > 2 mm 时，考虑为病理性积液；②腱鞘增厚，正常腱鞘菲薄，为线状高回声，增厚的腱鞘内可见丰富的血流信号；③肌腱肿胀，内部回声不均匀，可见丰富的血流信号（图 2-2-10）。

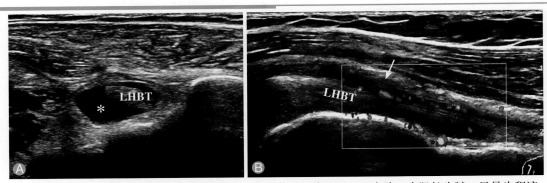

A. 超声显示腱鞘积液；B.CDFI 显示腱鞘增厚，血流信号丰富。LHBT 为肱二头肌长头腱；星号为积液；箭头所指为增厚的腱鞘。

图 2-2-10　肱二头肌长头腱腱鞘炎

长头腱走行在结节间沟内，其稳定因素有结节间沟的深度、肱横韧带、喙肱韧带等，稳定因素不足，可能造成长头腱的半脱位或脱位，一般是向内侧脱位，跨于小结节或肩胛下肌肌腱的表面（图 2-2-11）。当发生肱二头肌长头腱脱位时，要注意观察有无肱横韧带的撕裂。

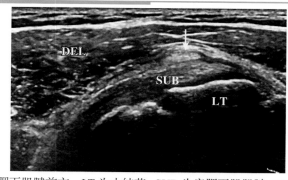

肱二头肌长头腱脱位至肩胛下肌腱前方。LT 为小结节；SUB 为肩胛下肌肌腱；DEL 为三角肌；箭头所指为肱二头肌长头腱。

图 2-2-11　肱二头肌长头腱脱位

当肱二头肌骤然发力时，可以造成肱二头肌长头腱的断裂，患者收缩肱二头肌，可见肌腹向下挛缩成团，称为"大力水手征"。超声表现为结节间沟或腱鞘内空虚，无肌腱回声，断端挛缩，下端旁可见大量积液（图 2-2-12）。

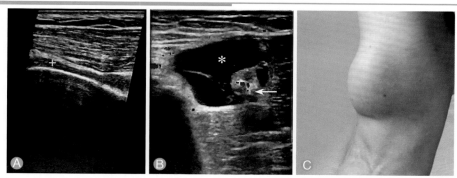

A. 超声显示肱二头肌长头腱断端挛缩，加号为两侧断端；B.CDFI 显示肌腱周围大量积血（星号），箭头为挛缩肿胀的远端断裂端；C. "大力水手征"实物图。

图 2-2-12　肱二头肌长头腱断裂

2.肩峰下 – 三角肌下滑囊炎

肩峰下 – 三角肌下滑囊炎是肩部疼痛的常见原因，常由运动或劳动损伤、系统性疾病所致。正常肩峰下 – 三角肌下滑囊内仅见极少量的液体，超声仅能观察到 2 层囊壁的高回声。当发生炎症时，超声表现为：①滑囊壁的增厚；②滑囊内滑膜增生；③滑囊内积液；④滑囊壁和滑膜可见血流信号，提示炎症的急性期（图 2-2-13）。

3.肩袖病变

常见病变有肩袖肌腱病、肌腱炎、肌腱撕裂或断裂。

肩袖是维持肩关节稳定的重要因素，在生产活动、运动中容易发生损伤，同时也会受到类风湿等系统性疾病的累及。这里重点阐述钙化性肩袖肌腱炎和肌腱撕裂。

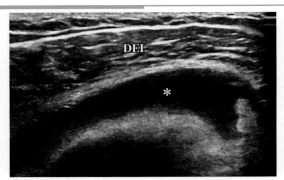

三角下滑囊内大量积液。DEL 为三角肌；星号为积液。

图 2-2-13　肩峰下 – 三角肌下滑囊炎

肩袖的钙化性肌腱炎是一种常见的肩关节疾病，好发于冈上肌肌腱。大多原因不明，也可继发于肾功能衰竭、肿瘤和类风湿等系统性疾病。钙化性肌腱炎应与肌腱病退化变性引起的钙化相鉴别。钙化性肌腱炎一般分为慢性形成期和急性吸收期，形成期可以表现为点状强回声和团块状强回声，后方回声衰减，多无疼痛；吸收期表现为肌腱内的中 – 高回声，类似牙膏，后方无衰减，此期疼痛较明显（图 2-2-14A）。

肩袖肌腱撕裂最好发生于冈上肌肌腱，依据撕裂的深度不同，可分为部分撕裂和全层撕裂。部分撕裂按照撕裂的部位可分为滑囊面撕裂、腱体内撕裂、关节面撕裂；全层撕裂按照撕裂的宽度可分为部分全层撕裂和全宽全层撕裂。对于关节面撕裂常伴有附着处骨质不光整和撕脱骨折，对于滑囊面撕裂常伴有三角肌滑囊的内陷（图 2-2-14B）。另外，在实际临床工作中，检查者只需给出全层撕裂的宽度即可，如冈上肌肌腱全层撕裂，宽度约 18 mm（图 2-2-14C）。

4. 盂肱关节病变

常见病变有关节腔积液、滑膜炎、关节囊炎。

盂肱关节腔积液及滑膜炎和其他滑膜囊炎、关节积液类似。这里重点讲述关节囊炎。

盂肱关节粘连性关节囊炎，俗称冻结肩、五十肩，是肩关节滑膜组织的感染和（或）非感染性炎症，通常表现为关节腔容量的变小和关节囊的增厚，而导致的肩关节多方位活动障碍和疼痛，是一种中老年人常见病。声像图上主要表现为腋下关节囊的增厚。腋下关节囊的厚度约 2 mm，当其厚度 > 3 mm 且伴有临床症状时，提示粘连性肩关节囊炎（图 2-2-15）。

5. 肩锁关节病变

常见病变有：肩锁关节炎、肩锁韧带撕裂。

肩锁关节炎常见病因有外伤、系统性疾病和退行性改变。声像图可表现为关节囊增厚、关节滑膜增生，在关节囊和关节滑膜可探及丰富的血流信号（图 2-2-16）。肩锁韧带由关节囊的局部增厚形成，肩锁韧带撕（断）裂多继发于肩部外伤，声像图表现为肩锁韧带纤维不连续，韧带完全断裂后，可发现肩锁关节的脱位，局部加压或推压锁骨有助于断端的显示。

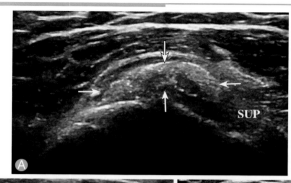

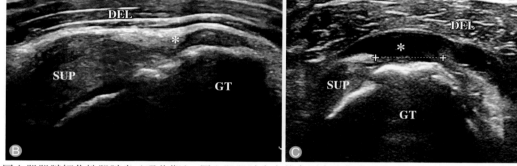

A.冈上肌肌腱钙化性肌腱炎（吸收期），冈上肌肌腱内点状高回声聚集成团（SUP 为冈上肌肌腱，箭头所指为钙化）；B.长轴显示冈上肌肌腱滑囊面撕裂，近滑囊面肌腱纤维不连续（SUP 为浅层挛缩肿胀的冈上肌肌腱，DEL 为三角肌，GT 为大结节，星号为疝入裂口的三角肌滑囊）；C.短轴显示冈上肌肌腱部分全层撕裂，全层肌腱纤维不连续（SUP 为冈上肌肌腱，DEL 为三角肌，星号为裂口处大量积液，加号间为撕裂的宽度）。

图 2-2-14　肩袖病变

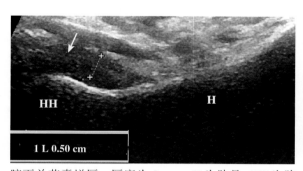

腋下关节囊增厚，厚度为 5 mm。H 为肱骨；HH 为肱骨头；箭头所指为增厚的腋下关节囊；加号间为腋下关节囊厚度测量。

图 2-2-15　冻结肩

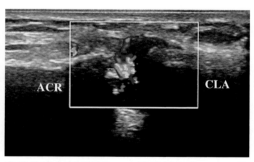

肩锁关节内滑膜增生，血流信号丰富。ACR 为肩峰；CLA 为锁骨。

图 2-2-16　肩锁关节炎

第三节　超声成像在手腕关节中的应用

一、手腕关节的解剖

手腕关节包括桡腕关节、腕骨间关节、腕掌关节、掌指关节和手指间关节。腕部重要的骨性突起有桡骨远端的 Lister 结节、桡骨茎突、尺骨茎突、舟骨结节、豌豆骨，这些骨性突起在体表可以扪及，对于超声检查有很大帮助。

腕部以肌腱和韧带为主，背侧深筋膜将伸肌肌腱分隔成 6 个腔室，桡骨上的 Lister 结节可作为第 Ⅱ、第 Ⅲ 腔室识别标志，在 Lister 结节下方，第 Ⅱ、第 Ⅲ 腔室肌腱会有一个交叉；桡骨茎突外侧是第 Ⅰ 腔室；尺骨小凹里则容纳了第 Ⅵ 腔室；第 Ⅳ 腔室容纳了一组肌腱；第 Ⅴ 腔室内仅有小指伸肌肌腱。

腕部背侧 6 个腔室依次为：第 Ⅰ 腔室，拇长展肌肌腱、拇短伸肌肌腱；第 Ⅱ 腔室，桡侧腕长伸肌肌腱、桡侧腕短伸肌肌腱；第 Ⅲ 腔室，拇长伸肌肌腱；第 Ⅳ 腔室，指伸肌肌腱和示指伸肌肌腱；第 Ⅴ 腔室，小指伸肌肌腱；第 Ⅵ 腔室，尺侧腕伸肌肌腱。

腕部掌侧以腕管及其内容物为主要结构。腕管是以腕骨为底、浅层的屈肌支持带为顶所构成的纤维骨性管道，其内有 4 条指浅屈肌肌腱、4 条指深屈肌肌腱、1 条拇长屈肌肌腱和 1 条正中神经，其中正中神经最表浅，紧邻屈肌支持带，易受到屈肌支持带的卡压和粘连。在腕管的两侧分别有桡侧腕屈肌肌腱和尺侧腕屈肌肌腱。尺神经与尺动、静脉伴行，走行于豌豆骨、屈肌支持带深、浅层所形成的 Guyon 管内。

掌指关节、指间关节的背侧，有背侧的关节囊及浅层纤细的指伸肌肌腱，指伸肌肌腱止于相应指骨的指骨底。掌侧关节囊厚而坚韧，并有三角形的掌板突向关节腔，浅层为指屈肌肌腱，指屈肌肌腱分深浅 2 层，指浅屈肌肌腱止于中节指骨底，指深屈肌肌腱止于远节指骨底。为了稳定指屈肌肌腱，还有一系列滑车结构将肌腱固定在指骨上。

二、手腕关节的扫查方法和正常声像图

手腕部暴露方便，结构表浅，可以采用中心频率为 12 MHz 以上的探头。因手腕部除劳损、外伤性疾病外，也是类风湿等系统性疾病好发部位，所以，根据临床需求观察重点有所不同。被检查者若是因劳损、外伤就诊，重点观察肌腱、腱鞘、韧带、三角纤维软骨复合体有无病变；若是因风湿性疾病就诊，重点观察滑膜增生、骨侵蚀及有无肌腱、神经的滑膜侵蚀；若是怀疑腕管综合征，则正中神经是观察的重点。

腕关节的主要结构超声检查见图 2-3-1 ~图 2-3-6。

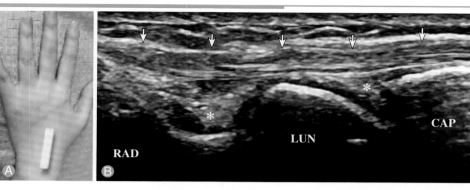

A. 探头摆放位置和被检查者姿势；B. 超声图像。RAD 为桡骨；LUN 为月骨；CAP 为头状骨；星号为脂肪垫；箭头所指为指伸肌肌腱。

图2-3-1 腕关节前隐窝长轴扫查

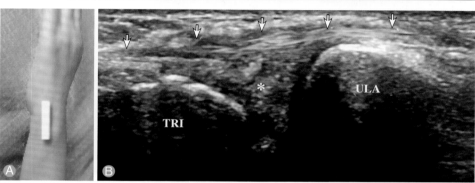

A. 探头摆放位置和被检查者姿势；B. 超声图像。ULA 为尺骨；TRI 为三角骨；星号为三角纤维软骨复合体；箭头所指为尺侧腕伸肌肌腱。

图 2-3-2 三角纤维软骨复合体超声扫查

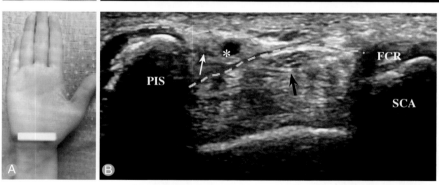

A. 探头摆放位置和被检查者姿势；B. 超声图像。PIS 为豌豆骨；SCA 为舟状骨；FCR 为桡侧腕屈肌肌腱；星号为尺动脉；黄色虚线为屈肌支持带；黑色箭头所指为正中神经；白色箭头所指为尺神经。

图 2-3-3 腕管入口处超声扫查

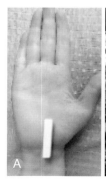
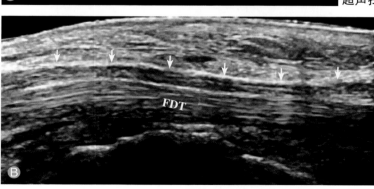

A. 探头摆放位置和被检查者姿势；B. 超声图像。FDT 为指屈肌肌腱；箭头所指为正中神经。

图 2-3-4 腕管内正中神经长轴扫查

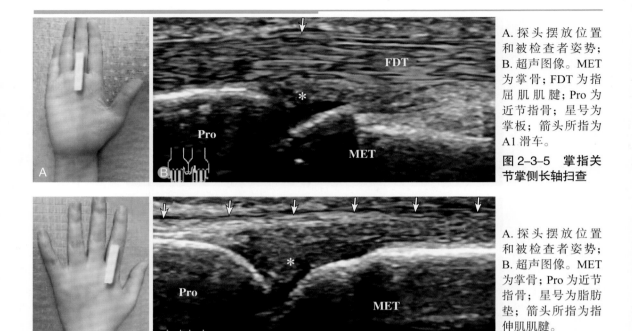

A.探头摆放位置和被检查者姿势；B.超声图像。MET为掌骨；FDT为指屈肌肌腱；Pro为近节指骨；星号为掌板；箭头所指为A1滑车。

图2-3-5 掌指关节掌侧长轴扫查

A.探头摆放位置和被检查者姿势；B.超声图像。MET为掌骨；Pro为近节指骨；星号为脂肪垫；箭头所指为指伸肌肌腱。

图2-3-6 掌指关节背侧长轴扫查

三、手腕关节常见疾病和声像图表现

1. 腕关节的滑膜炎和骨侵蚀

腕关节的滑膜炎表现为腕关节内低回声，在炎症活动期可见丰富的血流信号（图2-3-7），其病因以类风湿关节炎多见，创伤和劳损次之。由于滑膜血管翳的侵蚀作用，关节软骨和骨质可见不同程度的骨侵蚀，表现为"虫蚀样"的骨质缺损。

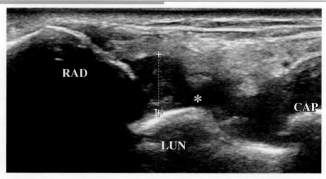

腕关节前隐窝内低回声的滑膜。RAD为桡骨；LUN为月骨；CAP为头状骨；星号为增生的滑膜；加号间为滑膜厚度测量。

图2-3-7 腕关节滑膜增生

2. 腱鞘滑膜炎

腱鞘滑膜炎和腕关节的滑膜炎有密切的关系，大多数继发于类风湿性关节炎，小部分可由创伤、劳损及痛风等引起。类风湿性关节炎最常累及第Ⅵ腔室的尺侧腕伸肌腱鞘，也可累及桡侧腕屈肌腱鞘和第Ⅰ腔室，当第Ⅰ腔室出现腱鞘滑膜炎时，应当和桡骨茎突狭窄性腱鞘炎相鉴别，前者滑膜增生范围较广且厚度不一（图 2-3-8）。

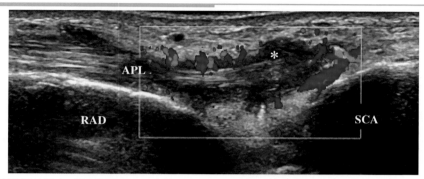

CDFI 显示拇长展肌腱鞘广泛滑膜增厚，血流信号丰富，考虑和类风湿相关。RAD 为桡骨；SCA 为舟骨；APL 为拇长展肌肌腱；星号为增生的腱鞘滑膜。

图 2-3-8 拇长展肌腱鞘滑膜炎

3. 狭窄性腱鞘炎

狭窄性腱鞘炎在手腕部高发，其中以桡骨茎突狭窄性腱鞘炎和第一屈肌肌腱 A1 滑车处狭窄性腱鞘炎最常见。桡骨茎突狭窄性腱鞘炎，又称为"妈妈手"，是桡骨茎突处第Ⅰ腔室腱鞘的局限性增厚，可见丰富的血流信号。第一屈肌肌腱 A1 滑车处狭窄性腱鞘炎，A1 滑车明显增厚，拇指伸屈困难，有时伴有弹响，又称为"弹响指"或"扳机指"（图 2-3-9）。

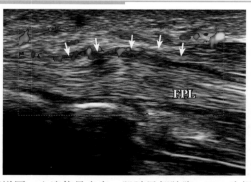

CDFI 显示肌腱滑车和邻近腱鞘增厚，血流信号丰富，肌腱局部肿胀。FPL 为拇长屈肌肌腱；星号为肌腱滑动受阻，局部肿胀；箭头所指为局部增厚的滑车和腱鞘。

图 2-3-9 拇长屈肌肌腱狭窄性腱鞘炎

4. 腕管综合征

腕管综合征是各种急、慢性原因导致的腕管内压力增高，导致正中神经受到卡压而引起的功能障碍，是临床上最常见的周围神经卡压性疾病。最常见的病因有屈肌支持带的增厚、腕管内滑膜增生、腱鞘囊肿等。受压部位正中神经变细，两端神经增粗，以近端增粗显著，部分可见丰富的血流信号，腕管入口处正中神经的横截面积＞10 mm²，常提示病理性改变（图2-3-10）。但是，应注意双侧对比和是否具有临床症状，超声下动态观察神经的滑移有助于判定有无周围组织粘连。

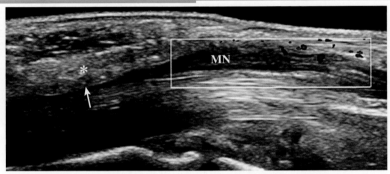

CDFI 显示屈肌支持带增厚致局部正中神经受压。MN 为正中神经；星号为增厚的屈肌支持带；箭头所指为神经受压变细处。

图 2-3-10　腕管综合征

5. 三角纤维软骨复合体损伤

三角纤维软骨复合体（triangular fibrocartilage complex，TFCC）是腕关节尺侧的一组重要结构，包括关节盘、半月板同系物、尺侧伸腕肌腱鞘深层、尺侧关节囊、尺月韧带和尺三角韧带，三角纤维软骨复合体由于复杂的解剖和多重的功能，而易于遭受外伤和出现退变，可以表现为钙化、囊肿的形成（图2-3-11），有时仅表现为内部回声的不均匀减低，丰富血流信号常提示为损伤的急性期。

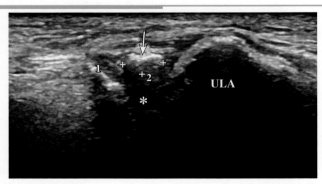

三角纤维软骨复合体内强回声钙化。ULA 为尺骨；星号为三角纤维软骨复合体；箭头所指为钙化。

图 2-3-11　三角纤维软骨复合体损伤

6. 异物

手腕部参与的生产活动是最多的，容易造成异物的刺入，常见的有玻璃、针、木刺等，其回声强弱与界面属性、界面声束角度等因素有关（图 2-3-12）。

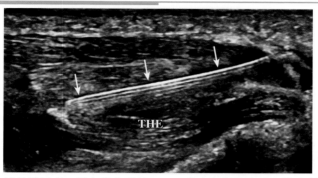

大鱼际内线状强回声，后方多次反射。THE 为大鱼际肌肉群；箭头所指为针。

图 2-3-12　大鱼际内金属异物（针）

第四节　超声成像在膝关节中的应用

一、膝关节的解剖

膝关节由股骨下端、胫骨上端和髌骨构成，是人体最大、最复杂的关节。髌骨与股骨的髌面相对，股骨的内、外侧髁分别与胫骨的内、外侧髁相对。需要重点认识的骨性突起有股骨的内、外上髁，胫骨粗隆，胫骨外侧的 Gerdy 结节，腓骨头。

为了方便超声扫查和记忆，将膝关节分为前、内、外、后 4 个面来认识膝关节周围的肌腱、韧带、滑囊（表 2-4-1）。

表 2-4-1　膝关节周围主要解剖结构

	解剖结构	主要知识点
前面	股四头肌肌腱	由股直肌、股中间肌、股内侧肌、股外侧肌 4 条腱纤维联合止于髌骨上极，其中股直肌最先移行为腱纤维，并最易发生撕裂
	髌腱（髌韧带）	连接髌骨下极和胫骨粗隆的致密纤维，其浅层纤维越过髌骨连于股四头肌肌腱
	髌上囊	位于股四头肌肌腱和股骨之间，与膝关节腔相连通，前方有髌上脂肪垫，后上方有股前脂肪垫
	髌前囊	位于髌骨前方，是髌前皮下囊、筋膜下囊的统称，因髌骨前方组织菲薄，不宜细分
	髌下浅囊	位于胫骨粗隆处，皮肤和髌腱之间
	髌下深囊	位于髌腱和胫骨粗隆之间，少部分人群的髌下深囊与关节腔相通

（续表）

	解剖结构	主要知识点
内侧	内（胫）侧副韧带	连接股骨内上髁和胫骨内侧髁，与关节囊和内侧半月板紧密结合
	内侧半月板	为股骨和胫骨内侧髁之间的半月形纤维软骨板，呈"C"形，外缘与内侧副韧带紧密相连
	鹅足腱	位于内侧副韧带的下方、胫骨上段，是由半腱肌、股薄肌、缝匠肌形成的联合肌腱
	鹅足腱滑囊	位于鹅足腱和胫骨之间
外侧	髂胫束	为阔筋膜外侧增厚部分，膝部止于胫骨外侧的 Gerdy 结节
	股二头肌肌腱	止于腓骨头，与外侧副韧带的纤维有交织
	外（腓）侧副韧带	连接股骨外上髁和腓骨头的致密纤维，与外侧半月板不连接
	外侧半月板	为股骨和胫骨外侧髁之间的半月形纤维软骨板，呈"O"形，外缘与关节囊相连
后面	半膜肌肌腱	止于胫骨内侧髁后面，半膜肌上部是扁薄的腱膜，几乎占肌的一半
	腓肠肌内、外侧头	起自股骨内、外上髁的后面
	Baker 囊	为潜在的滑囊，位于腓肠肌内侧头和半膜肌肌腱之间，深方与膝关节相通

二、膝关节的扫查方法和正常声像图

为了方便膝关节的超声检查，检查者应遵循一定顺序进行扫查，嘱被检查者摆出不同姿势以更好地显示目标结构。

膝前区的扫查，被检查者取仰卧位或坐位，轻度屈膝或腘窝处放置枕垫，最大屈膝位用来观察股骨透明软骨。膝内侧区的扫查，被检查者取仰卧位或坐位，膝外翻。膝外侧区扫查，被检查者取仰卧位或侧卧位，膝内翻。膝后区扫查，被检查者取俯卧位。

膝关节的主要结构超声扫查见图 2-4-1～图 2-4-8。膝关节的结构深浅不一，针对不同结构所需探头频率不同，在总论中已做阐述。根据解剖标志进行扫查，应该均能成功探查，但在扫查过程中应注意长轴和短轴的结合、动态和静态的结合及双侧对比扫查。

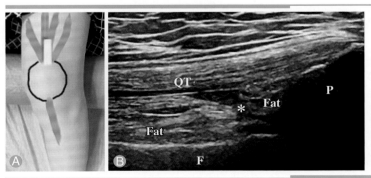

A. 探头摆放位置和被检查者姿势；
B. 超声图像。F 为股骨；P 为髌骨；QT 为股四头肌肌腱；Fat 为股前脂肪垫和髌上脂肪垫；星号为髌上囊。

图 2-4-1　髌骨上方膝前区长轴扫查

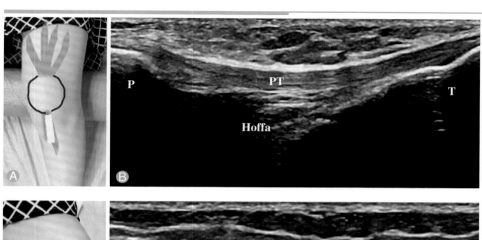

A. 探头摆放位置和被检查者姿势；B. 超声图像。P 为髌骨；T 为胫骨；PT 为髌腱；Hoffa 为 Hoffa 脂肪垫。

图 2-4-2 髌骨下方膝前区长轴扫查

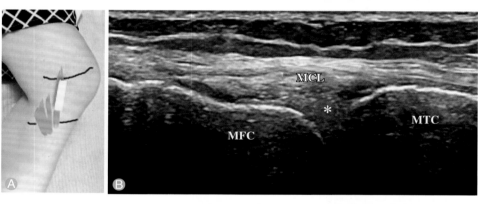

A. 探头摆放位置和被检查者姿势；B. 超声图像。MFC 为股骨内侧髁；MTC 为胫骨内侧髁；MCL 为内侧副韧带；星号为内侧半月板。

图 2-4-3 膝内侧区长轴扫查

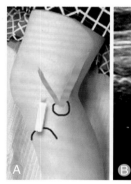
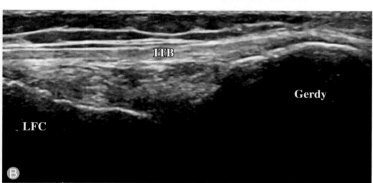

A. 探头摆放位置和被检查者姿势；B. 超声图像。LFC 为股骨外侧髁；Gerdy 为胫骨 Gerdy 结节；ITB 为髂胫束。

图 2-4-4 膝外侧区髂胫束长轴扫查

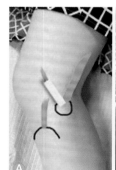
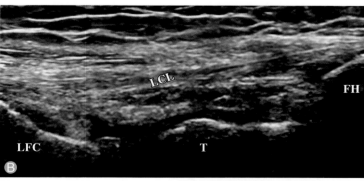

A. 探头摆放位置和被检查者姿势；B. 超声图像。LFC 为股骨外侧髁；T 为胫骨；FH 为腓骨头；LCL 为外侧副韧带。

图 2-4-5 膝外侧区外侧副韧带长轴扫查

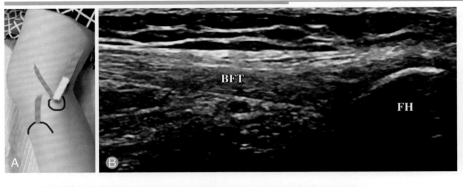

A. 探头摆放位置和被检查者姿势；B. 超声图像。FH 为腓骨头；BFT 为股二头肌肌腱。

图 2-4-6　膝外侧区股二头肌肌腱长轴扫查

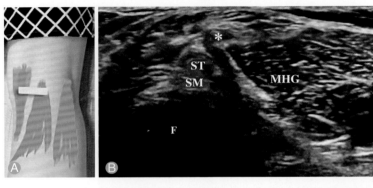

A. 探头摆放位置和被检查者姿势；B. 超声图像。F 为股骨；ST 为半腱肌；SM 为半膜肌；MHG 为腓肠肌内侧头；星号为 Baker 滑囊。

图 2-4-7　膝后侧区 Baker 滑囊短轴扫查

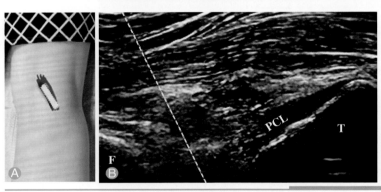

A. 探头摆放位置和被检查者姿势；B. 超声图像。F 为股骨；T 为胫骨；PCL 为后交叉韧带；黄线为声束偏转后传播方向。

图 2-4-8　膝后侧区后交叉韧带扫查

三、膝关节常见疾病和声像图表现

1. 膝关节的滑囊炎和滑膜炎

膝关节周围滑囊较多，最主要的滑囊有膝前区的髌上囊、髌前囊、髌下浅囊和髌下深囊，以及膝后区的 Baker 囊，其中髌上囊、Baker 囊与膝关节腔是相通的。生理情况下，髌上囊可见深度 < 4 mm 的积液，髌下深囊可见深度 < 2 mm 的积液，而髌前囊、髌下浅囊、Baker 囊不能观察到积液。病理情况下，这些滑囊可观察到明显的积液（图 2-4-9，图 2-4-10）。基于炎症的原因和病程不同，积液的透声情况有所差异，甚至可以观察到明显的滑膜增生、滑囊和

周围组织血流信号的增加。髌前囊、髌下浅囊的滑囊炎和创伤关系较密切，部分与生活方式相关，被形象地称为"主妇膝"和"牧师膝"。

　　膝关节的滑膜炎常表现在膝内侧副韧带深方的滑膜增生及内下胫骨前方的滑膜增生，在炎症的活动期，局部血流信号丰富，压痛明显。

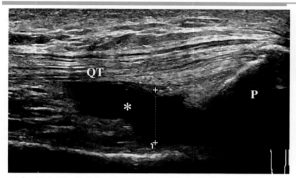

髌上囊内见无回声区。QT 为股四头肌肌腱；P 为髌骨；星号为积液；加号间为积液深度测量。

图 2-4-9　髌上囊积液

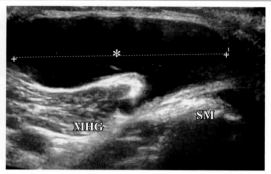

Baker 囊扩张，内见无回声区，呈"逗号状"。MHG 为腓肠肌内侧头；SM 为半膜肌；星号为积液；加号间为积液宽度测量。

图 2-4-10　Baker 囊积液

2. 膝关节股四头肌肌腱和髌腱病变

　　股四头肌肌腱和髌腱的腱病较常见，声像图表现为局部回声的不均匀，可见低回声区和高回声钙化等，当血流信号丰富时，可考虑为腱病腱炎期（图 2-4-11）。髌腱末端病又称"跳跃膝"，常表现为髌腱上端增厚，深层可见低回声区，局部血流信号丰富（图 2-4-12）。

　　股四头肌肌腱和髌腱的炎症超声表现为局部肿胀，回声不均匀，血流信号丰富，常见病因有创伤、类风湿、痛风和脊柱关节病等。

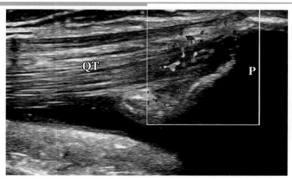

CDFI 显示肌腱局部肿胀，血流信号丰富。QT 为股四头肌肌腱；P 为髌骨。

图 2-4-11　股四头肌肌腱炎

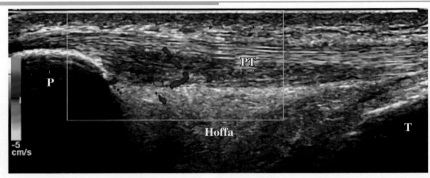

CDFI 显示髌腱上端深层增厚，局部及 Hoffa 脂肪垫血流信号丰富。PT 为髌腱；P 为髌骨；T 为胫骨；Hoffa 为 Hoffa 脂肪垫。

图 2-4-12　髌腱上端炎（"跳跃膝"）

3. 膝关节周围韧带病变

膝关节韧带损伤好发于前、后交叉韧带，超声探查不理想，但对于内、外侧副韧带超声能够清晰地显示，观察效果较好。其中内侧副韧带损伤最常见，轻者肿胀，重者可见韧带断裂（图 2-4-13），严重时伴有内侧半月板的撕裂。膝关节的滑膜炎有时也可累及内侧副韧带，表现为韧带肿胀，内见低回声滑膜侵蚀，血流信号丰富。

4. 股骨关节软骨病变

股骨关节软骨的病理变化包括增厚、变薄、软骨表面晶体沉积、软骨内晶体沉积及软骨下骨赘，其中软骨变薄和软骨表面晶体沉积最常见。软骨变薄好发于膝关节退行性改变，部分患者可以观察软骨下骨骨赘。软骨表面尿酸盐结晶沉积所形成的带状高回声与软骨下骨表面形成"双轮廓征"，对痛风的诊断帮助很大（图 2-4-14）。

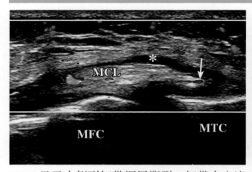

CDFI 显示内侧副韧带深层撕裂，韧带内血流信号较丰富。MCL 为内侧副韧带；MFC 为股骨内侧髁；MTC 为胫骨内侧髁；星号为内侧副韧带滑囊积液；箭头所指为韧带撕裂处。

图 2-4-13　内侧副韧带损伤

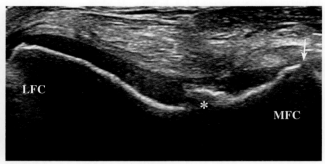

髁间软骨不均匀变薄、软骨下骨赘形成。MFC 为股骨内侧髁；LFC 为股骨外侧髁；星号为软骨下骨赘；箭头所指为内侧髁处关节软骨消失。

图 2-4-14　膝关节退行性改变关节软骨的变化

第五节 超声成像在踝关节中的应用

一、踝关节的解剖

踝关节又称距小腿关节，由胫、腓骨的下端与距骨滑车构成，近似单轴的屈戍关节，在足背屈或跖屈时，其旋转轴可变。距骨滑车前宽后窄，当背屈时，较宽的滑车前部嵌入关节窝内，踝关节较稳定；当跖屈时，较窄的滑车后部进入关节窝内，只能做轻微的侧方运动，关节不够稳定，因此，踝关节扭伤多发生在跖屈。

踝关节的主要骨性突起有胫骨的内踝、腓骨的外踝、跟骨结节。

为了方便超声扫查和记忆，将踝关节分为前、内、外、后4个面来认识关节周围的肌腱和韧带，其主要结构见表2-5-1。

表 2-5-1　踝关节周围主要结构

	解剖结构	止点	主要作用	支配神经
前面	胫骨前肌肌腱	内侧楔骨内面、第一跖骨底	足背屈、内翻	腓深神经
	姆长伸肌肌腱	姆指末节趾骨底	足背屈、伸姆指	腓深神经
	趾长伸肌肌腱	第二至第五趾背腱膜，止于第五跖骨底者为第三腓骨肌	伸第二至第五趾、足背屈	腓深神经
	下胫腓前韧带	下胫腓联合韧带的前部，起于胫骨结节的前外侧，止于腓骨脊的前侧	稳定踝关节	
内侧	胫骨后肌肌腱	足舟骨粗隆和内侧、中间及外侧楔骨	足跖屈、内翻、维持足弓	胫神经
	趾长屈肌肌腱	第二至第五趾远节趾骨底	足跖屈、屈第二至第五趾	胫神经
	姆长屈肌肌腱	姆趾远节趾骨	屈姆趾、足跖屈	胫神经
	内侧三角韧带	起自内踝尖，向下呈扇形展开，止于足舟骨、距骨和跟骨，分别被称为胫舟部、胫距部、胫跟部，为坚韧的三角形纤维索，不易损伤		
外侧	腓骨长肌肌腱	内侧楔骨、第一跖骨底	足跖屈、外翻	腓浅神经
	腓骨短肌肌腱	第五跖骨粗隆	足跖屈、外翻	腓浅神经
	距腓前韧带	起自外踝，向前内止于距骨	稳定踝关节	
	跟腓韧带	起自外踝，向下内止于跟骨外侧面	稳定踝关节	
	距腓后韧带	起自外踝，向后内止于距骨后表面	稳定踝关节	

（续表）

	解剖结构	止点	主要作用	支配神经
	跟腱	跟骨结节	足跖屈、屈膝关节	胫神经
后面	跟骨后滑囊	位于跟骨和跟腱之间，又称为跟腱前滑囊		
	跟腱后滑囊	位于跟腱和皮肤之间，较表浅，为皮下浅囊		

踝关节周围韧带繁多，根据临床需求，本部分仅选择重点韧带进行介绍。

二、踝关节的扫查方法和正常声像图

踝关节的超声检查，检查者应遵循一定顺序进行扫查，嘱被检查者摆出不同姿势以更好地显示目标结构。

被检查者一般取坐位，依次扫查踝前区、踝内侧区、踝外侧区和踝后区。值得注意的是，踝关节的很多病变在韧带，因此需要把主要韧带显示清晰，在显示外侧跟腓韧带和内侧三角韧带胫距部等后方韧带时，可以背屈踝关节，有助于清晰显示这两处的韧带。

踝关节周围主要结构超声检查见图2-5-1~图2-5-10。

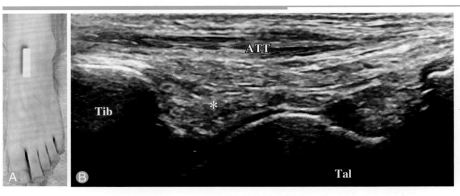

A. 探头摆放位置和被检查者姿势；B. 超声图像。Tib为胫骨；Tal为距骨；ATT为胫骨前肌肌腱；星号为前隐窝脂肪垫。

图2-5-1 踝关节前侧长轴扫查

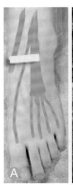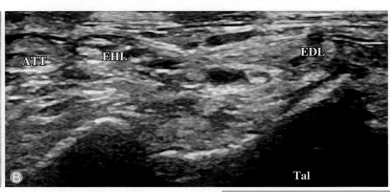

A. 探头摆放位置和被检查者姿势；B. 超声图像。Tal为距骨；ATT为胫骨前肌肌腱；EHL为踇长伸肌肌腱；EDL为趾长伸肌肌腱。

图2-5-2 踝关节前侧短轴扫查

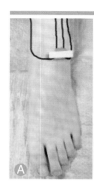
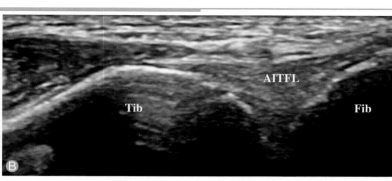

A. 探头摆放位置和被检查者姿势；B. 超声图像。Tib 为胫骨；Fib 为腓骨；AITFL 为下胫腓前韧带。

图 2-5-3 踝关节前侧下胫腓前韧带扫查

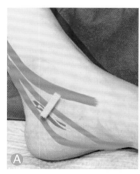
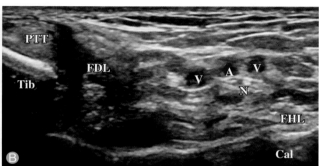

A. 探头摆放位置和被检查者姿势；B. 超声图像。Tib 为胫骨；Cal 为跟骨；PTT 为胫骨后肌腱；FDL 为趾长屈肌肌腱；FHL 为踇长屈肌肌腱；A 为胫后动脉；V 为胫后静脉；N 为胫后神经。

图 2-5-4 踝关节内侧短轴扫查

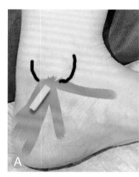
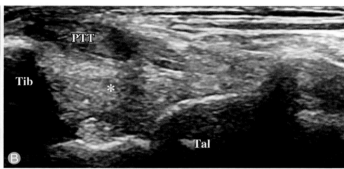

A. 探头摆放位置和被检查者姿势；B. 超声图像。Tib 为胫骨；Tal 为距骨；PTT 为胫骨后肌肌腱；星号为三角韧带胫距部。

图 2-5-5 踝关节内侧韧带扫查

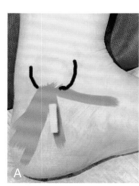
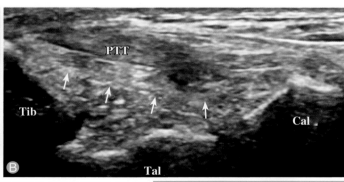

A. 探头摆放位置和被检查者姿势；B. 超声图像。Tib 为胫骨；Tal 为距骨；Cal 为跟骨；PTT 为胫骨后肌腱；箭头所指为三角韧带胫跟部。

图 2-5-6 踝关节内侧韧带扫查

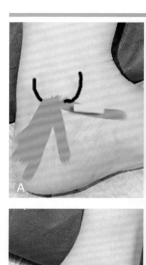
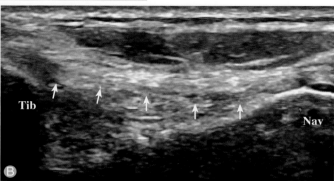

A. 探头摆放位置和被检查者姿势；B. 超声图像。Tib为胫骨；Nav为足舟骨；箭头所指为三角韧带胫舟部。

图 2-5-7　踝关节内侧韧带扫查

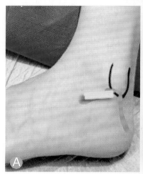
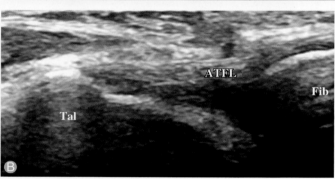

A. 探头摆放位置和被检查者姿势；B. 超声图像。Fib为腓骨；Tal为距骨；ATFL为距腓前韧带。

图 2-5-8　踝关节外侧距腓前韧带扫查

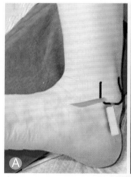
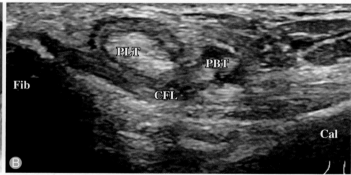

A. 探头摆放位置和被检查者姿势；B. 超声图像。Fib为腓骨；Cal为距骨；CFL为跟腓前韧带；PLT为腓骨长肌肌腱；PBT为腓骨短肌肌腱。

图 2-5-9　踝关节外侧跟腓前韧带扫查

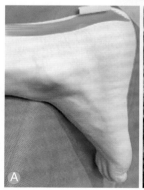
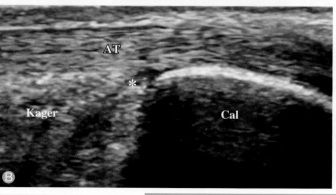

A. 探头摆放位置和被检查者姿势；B. 超声图像。Cal为距骨；AT为跟腱；Kager为Kager脂肪垫；星号为跟骨后滑囊。

图 2-5-10　踝关节后侧跟腱扫查

三、踝关节常见疾病和声像图表现

1.踝关节积液、滑膜炎和滑囊炎

胫距关节在足背部形成的凹陷称为踝关节的前隐窝，生理状态由脂肪垫填充，当踝关节发生炎症时，积液往往积聚于此（图2-5-11）。跟骨后滑囊是踝后区重要的滑囊，其炎症往往与跟腱的炎症相关（图2-5-12）。

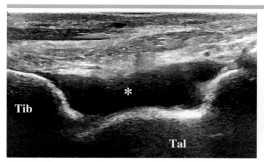

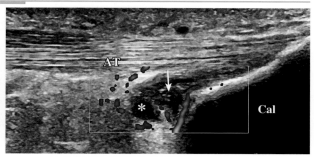

前隐窝内见无回声区。Tib为胫骨；Tal为距骨；星号为积液。

CDFI显示滑囊内见低回声滑膜，滑膜内及周围血流信号较丰富。AT为跟腱；Cal为跟骨；星号为积液；箭头所指为增生的滑膜。

图2-5-11　踝关节前隐窝积液　　　　**图2-5-12　跟骨后滑囊炎**

2.踝关节周围韧带病变

周围韧带损伤是踝关节最常见的疾病，其中外侧的距腓前韧带损伤发病率最高，跟腓韧带次之。踝关节韧带损伤如果没有得到妥善的处理可能会导致慢性踝关节不稳，所以及时发现、正确处理非常重要。急性损伤轻者表现为韧带的肿胀（图2-5-13），中度表现为局部撕裂，重者表现为韧带的断裂（图2-5-14）；慢性损伤表现为韧带的松弛、钙化等。

由于风湿性疾病的存在，踝关节周围韧带也可受累，表现为韧带肿胀，血流信号丰富。

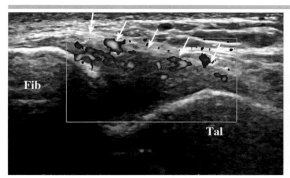

CDFI显示韧带肿胀、回声减低，血流信号丰富。Fib为腓骨；Tal为距骨；箭头所指为肿胀的距腓前韧带。

韧带纤维不连续，断端挛缩肿胀。Fib为腓骨；Tal为距骨；星号为断端间积液；箭头所指为断裂的距腓前韧带。

图2-5-13　距腓前韧带肿胀　　　　**图2-5-14　距腓前韧带断裂**

3. 踝关节周围肌腱炎

踝关节周围肌腱较多，其炎症可表现为肌腱肿胀、腱鞘积液及肌腱腱鞘内血流信号丰富（图 2-5-15）。但跟腱没有腱鞘，其周围脂肪组织替代了腱鞘的部分功能。跟腱炎时，周围组织也会累及（图 2-5-16）。

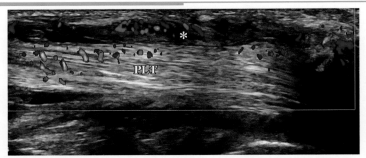

CDFI 显示肌腱肿胀，腱鞘增厚，血流信号丰富。PLT 为腓骨长肌肌腱；星号为增厚的腱鞘。

图 2-5-15　腓骨长肌肌腱炎

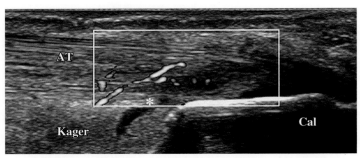

CDFI 显示跟腱肿胀，回声不均匀，周围组织回声增强，血流信号丰富。AT 为跟腱；Kager 为肿胀的 Kager 脂肪垫；星号为跟骨后滑囊积液。Cal 为跟骨。

图 2-5-16　跟腱炎

4. "网球腿"和跟腱撕裂或断裂

小腿三头肌包括了腓肠肌内侧头、腓肠肌外侧头和比目鱼肌，向下延续为跟腱。小腿三头肌的损伤又称为"网球腿"，表现为肌纹理的不连续，断端挛缩，中间见血肿充填（图 2-5-17）。"网球腿"常合并跖肌肌腱的肿胀和撕裂（图 2-5-18）。

超声对跟腱断裂的观察由来已久，可能是最早的肌骨超声检查项目，表现为肌腱的连续性部分和完全中断，好发于跟腱和肌肉连接处。注意跖肌肌腱的存在和部分性跟腱断裂的鉴别有助于临床决策。

5. 痛风的表现

痛风好发于足踝部，以第一跖趾关节多见，表现为关节或腱鞘积液、滑膜增生、骨侵蚀、尿酸盐结晶沉积和痛风石（图 2-5-19）。尿酸盐结晶和痛风石几乎无所不在，在关节内、滑膜内、肌腱韧带内、皮下组织内均可见其身影。

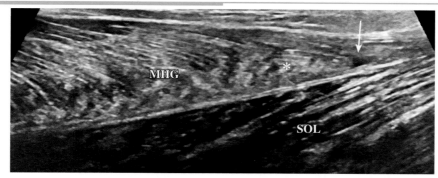

腓肠肌内侧头撕裂，断端挛缩。MHG 为腓肠肌内侧头；SOL 为比目鱼肌；星号为局部挛缩的断端；箭头所指为撕裂处。

图 2-5-17　"网球腿"

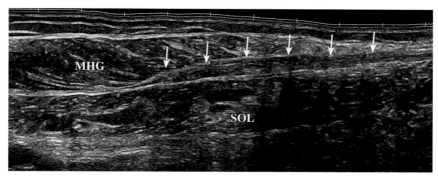

跖肌肌腱撕裂，断端挛缩肿胀。MHG 为腓肠肌内侧头；SOL 为比目鱼肌；箭头所指为跖肌肌腱。

图 2-5-18　跖肌肌腱撕裂肿胀

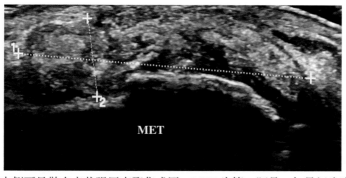

第一跖趾关节内侧可见散在点状强回声聚集成团。MET 为第一跖骨；加号间为痛风石的范围。

图 2-5-19　第一跖趾关节内侧痛风石

第六节　介入性超声在肌骨系统中的应用

　　介入性超声是指在超声设备的监视或引导下，将穿刺针或导管置入病灶内，以完成穿刺活检、抽吸、注药及消融治疗等各种诊断和治疗的操作，是介入医学的重要分支。超声成像具备实时性强、分辨率高、无辐射等特点，介入性超声精准、安全、并发症少。因此，介入性超声蓬勃发展，临床应用越来越广泛，越来越受到患者的认可。

　　患者在肌骨系统方面就诊的原因一般是疼痛、功能障碍或感觉异常。肌骨超声能寻找到具有临床意义的阳性表现，如滑囊炎、肌腱炎、神经卡压等。出于改善症状的需求，患者往往希望得到积极处理。既往，临床医师会在触诊下或体表标志的指引下进行相关的抽液、注射、针刺等治疗，但是因为在盲视下进行，可能会影响治疗效果或造成不必要的损伤。上述治疗在超声引导下进行，避免了盲视操作的缺点，手术过程全程可视，治疗更加精准、有效、创伤小。因此，介入性超声在肌骨系统有着广阔的应用前景。

　　肌骨系统介入性超声通过解决相关的病变来减小疼痛、改善运动或感觉障碍。这些相关的病变包括滑囊炎、关节炎、腱鞘炎、肌腱炎、筋膜炎等急慢性炎症及神经卡压等。因此，肌骨系统介入性超声的目标就是找到发生病变的滑囊、肌腱、神经等组织。常规的操作包括抽液、给药、针刺及神经阻滞。

　　肌骨系统介入性超声所注射的基础药物有局部麻醉药，如利多卡因、罗哌卡因等，以及生理盐水。局部麻醉药用于镇痛，生理盐水有稀释药物、扩充容积的作用。根据治疗方案不同，可以加配其他药物：若需要消除炎症可以加入适量的激素类药物，如复方倍他米松、曲安奈德等，但是当怀疑关节腔有细菌感染时，应谨慎使用激素类药物；若需要解除局部粘连，可以辅以玻璃酸钠注射液；若怀疑局部神经有炎症或损伤，可以加配营养神经的药物，如甲钴胺等；若要促进局部损伤的康复，可以局部注射富血小板血浆（platelet-rich plasma，PRP）。在临床需要的情况下，局部注射免疫抑制剂用于风湿性疾病的治疗也是可行的。值得注意的是，肌腱和韧带内组织密实，很难完成注射，往往需要对肌腱和韧带进行反复针刺，然后在肌腱和韧带周围进行注射，进而使药物弥散其内；在治疗神经卡压时，不应伤及神经，而是在神经周围注射大量的药液使其与周围组织分离，解除粘连、消除炎症和水肿。

　　与其他介入性超声一样，肌骨系统介入性超声应遵循无菌操作的原则，所以，严格的无菌管理是必须的。

　　行肌骨系统介入性超声之前，应明确阳性体征所对应的阳性超声表现，因为所发现的超声异常可能不是患者症状的病因，即使处理了所谓的超声异常之处，并不能解决患者的诉求。在行介入性超声的过程中，要仔细辨别细小的神经、血管等重要结构，清晰显示针尖，以避免误伤，通常采取平面内进针的方式。另外，有很多病变需要多次治疗才能达到理想的效果，有的病变术后需要结合相关的康复治疗，如冻结肩的注射治疗等。

　　简单归纳的肌骨系统介入性超声操作步骤见表2-6-1。

表 2-6-1　肌骨系统介入性超声操作步骤

操作步骤	操作内容	注意事项
术前准备	体格检查，评估病情	结合症状和体征，寻找真正病因
	肌骨超声，明确病因	
	告知患者方案，签署知情同意书	充分告知，遵循患者自愿原则
	选择合适的体位和超声探头，初步定位，体表标记	探头不仅局限于浅表探头
手术操作	戴无菌手套，局部消毒、铺设洞巾	
	选择合适的针具，抽取局部麻醉药及配置相关药液	
	探头佩戴无菌套	
	局部浸润麻醉	
	超声引导下进行相关抽液、注射、针刺等治疗	注意清晰显示针尖位置
	撤除洞巾，局部贴敷无菌贴	必要时局部用弹力绷带包扎

　　理论上，肌骨超声所能显示的相应病变均能行介入性超声治疗或诊断。下面将介绍几种常见的肌骨系统介入性超声的临床应用。

一、滑囊、关节腔和腱鞘的抽液和注射

　　由于劳损、外伤或系统性疾病可以引起相应的滑囊、关节腔及腱鞘的炎症和积液。对积液的抽吸不仅可以缓解症状，还可以对积液进行相关的实验室检查以明确病因，如对膝关节腔积液进行尿酸盐结晶的检查，可以明确痛风的诊断；如对关节腔积液的细菌培养和药敏试验，可以明确有无细菌感染，并帮助临床医师进行抗生素药物的选择。对这些部位的药物注射可以在抽液后立即进行，也可以单独进行（图 2-6-1，图 2-6-2）。

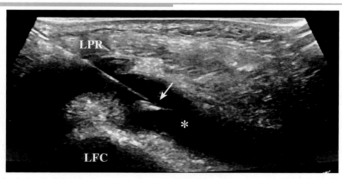

经外侧支持带对膝关节腔积液进行抽吸。LFC 为股骨外侧髁；LPR 为髌骨外侧支持带；星号为膝关节积液；箭头所指为针尖。

图 2-6-1　超声引导下膝关节腔积液抽吸

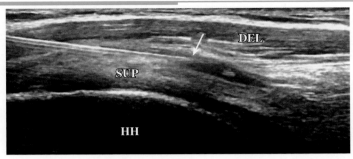

DEL 为三角肌；SUP 为冈上肌肌腱；HH 为肱骨头；星号为注射的药液；箭头所指为针尖。

图 2-6-2　超声引导下三角肌下滑囊注射药物

二、肌腱、韧带的局部针刺和周围注射

　　肌腱和韧带的炎症可以由劳动、运动损伤引起，也可以由风湿性疾病侵蚀导致，临床症状常表现为局部的疼痛和活动受限。肘部伸肌总腱炎，又称为"网球肘"，与过度活动和退化相关，表现为肱骨外上髁处局部压痛。超声引导下对病变部位反复针刺后，于肌腱表面注射激素类药物可以很大程度地缓解症状（图 2-6-3）。肩袖钙化性肌腱炎以羟磷灰石沉积为主，表现为肩关节局部疼痛显著，夜间加重，活动受限。超声引导下进入钙化中心反复捣碎、冲洗能将钙化吸出（图 2-6-4），如果吸出难度较大，可以尽可能捣碎钙化以利于人体自身吸收。

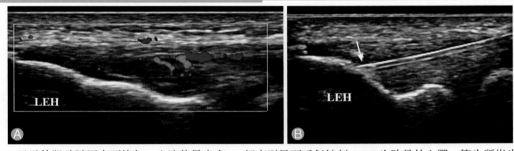

A.CDFI 显示伸肌总腱回声不均匀，血流信号丰富；B. 超声引导下反复针刺。LEH 为肱骨外上髁；箭头所指为针尖。

图 2-6-3　超声引导下伸肌总腱针刺治疗

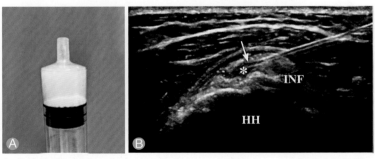

A. 冲洗液混浊，白色膏样物质沉淀；B. 超声引导冲洗。HH 为肱骨头；INF 为冈下肌肌腱；星号为钙化冲洗后形成的囊腔；箭头所指为针尖。

图 2-6-4　超声引导下肩袖钙化性肌腱炎冲洗抽吸

三、神经阻滞和神经水分离技术

　　周围神经在走行过程中受到周围组织的卡压会引起神经支配区域的感觉异常和运动障碍，称为卡压综合征。常见的卡压综合征有腕管综合征、肘管综合征、踝管综合征等。在进行神经卡压诊断时，除神经突然变细的征象外，还应注意通过动态观察神经有无滑移和滑移程度来判定神经和周围组织有无粘连。另外，局部神经敲击试验对卡压部位的判断有很大帮助。一般来说，对病程短、症状轻、神经和周围组织无粘连者，通过局部神经阻滞即可解除卡压症状；对病程长、症状较重、神经和周围组织粘连严重者，需要通过在神经周围注射大量的药液来分离粘连（图 2-6-5，图 2-6-6）。

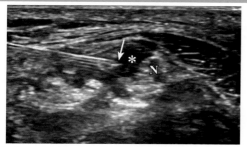

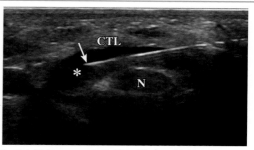

N 为腓肠肌内侧皮神经；星号为局部麻醉药；箭头所指为针尖。

图 2-6-5　超声引导下腓肠肌内侧皮神经阻滞

N 为正中神经；CTL 为腕横韧带；星号为注射的药液；箭头所指为针尖。

图 2-6-6　超声引导下腕管内正中神经水分离

四、冻结肩的介入性超声治疗

　　冻结肩又称为"五十肩"，主要病理改变为盂肱关节粘连性关节囊炎，表现为关节囊挛缩、粘连，关节腔容量变小。临床表现为关节全方位的活动障碍，以外旋、外展障碍为主，依据不同时期可伴有疼痛，也可不伴有疼痛。大量的临床实践和研究表明，冻结肩除了关节囊的病变外，部分患者还表现为喙肱韧带的炎症和三角肌下滑囊的炎症。根据不同的超声表现，冻结肩的介入性超声治疗一般可分为前入路和后入路。前入路可同时解决三角肌下滑囊炎、喙肱韧带炎及关节腔注射的问题；后入路仅可单一完成关节腔的注射。扩大关节腔容积是改善关节活动的重点，因此，在关节腔内应注射尽量多的液体，并可通过反复液压冲击以解除关节囊粘连（图 2-6-7，图 2-6-8）。

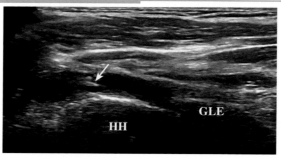

HH 为肱骨头；GLE 为后方的关节盂；星号为所注射的药液；箭头所指为针尖。

图 2-6-7　超声引导下肩关节后入路注射

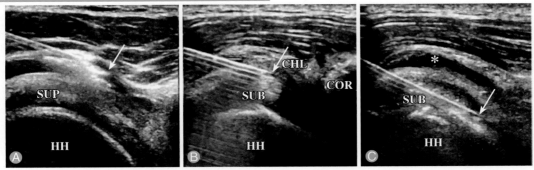

A. 三角下滑囊注射；B. 喙肱韧带针刺和周围注射；C. 盂肱关节前隐窝注射。HH 为肱骨头；SUP 为冈上肌肌腱；SUB 为肩胛下肌肌腱；CHL 为喙肱韧带；COR 为喙突；星号为所注射的药液；箭头所指为针尖。

图 2-6-8　超声引导下肩关节前入路注射

参考文献

[1] LIN A，GASBARRO G，SAKR M . Clinical applications of ultrasonography in the shoulder and elbow. Journal of the American Academy of Orthopaedic Surgeons，2018，26（9）：303-312.

[2] TAT J，THEODOROPOULOS J . Clinical applications of ultrasonography in the shoulder for the Orthopedic Surgeon：a systematic review. Orthopaedics & Traumatology Surgery & Research，2020，106（6）：1141-1151.

[3] LIANG W，WU H，DONG F，et al. Diagnostic performance of ultrasound for rotator cuff tears：a systematic review and meta-analysis. Medical ultrasonography，2020，22（2）：197-202.

[4] ALBANO D，CHIANCA V，ZAPPIA M，et al. Imaging of usual and unusual complication of rotator cuff repair. J Comput Assist Tomogr. 2019，43（3）：359-366.

[5] CAI Y，LI S，CHEN S，et al. An ultrasound classification of anterior talofibular ligament（ATFL）injury. Open Orthopaedics Journal，2017，11：610-616.

[6] CAO S，CHEN W，XIN M，et al. Imaging diagnosis for chronic lateral ankle ligament injury：a systemic review with meta-analysis. Journal of Orthopaedic Surgery & Research，2018，13（1）：122.

[7] KIKUMOTO T，AKATSUKA K，NAKAMURA E，et al. Quantitative evaluation method for clarifying ankle plantar flexion angles using anterior drawer and inversion stress tests：a cross-sectional study. Journal of Foot and Ankle Research，2019，12（1）：27.

[8] KRISTEN K H，ASPANG J S U，WIEDEMANN J，et al. Reliability of ultrasonography measurement of the anterior talofibular ligament（ATFL）length in healthy subjects（in vivo），based on examiner experience and patient positioning. Journal of Experimental Orthopaedics，2019，6（1）：30.

[9] WU W T，CHANG K V，MEZIAN K，et al. Ulnar wrist pain revisited：ultrasound diagnosis and guided injection for triangular fibrocartilage complex injuries. Journal of Clinical Medicine，2019，8（10）：1540.

[10] OLCHOWY C，SOLIŃSKI D，ŁASECKI M，et al. Wrist ultrasound examination scanning technique and ultrasound anatomy. Part 2：Ventral wrist. J Ultrason，2017，17（69）：123-128.

[11] ROTHENBERG J，JAYARAM P，NAQVI U，et al. The role of low-intensity pulse ultrasound（LIPUS）on cartilage healing in knee osteoarthritis：a review. Pm & R，2017，9（12）：1268-1277.

[12] PELTEA A，BERGHEA F，GUDU T，et al. Knee ultrasound from research to real practice：a systematic literature review of adult knee ultrasound assessment feasibility studies. Medical Ultrasonography，2016，18（4）：457-462.

[13] TAMBORRINI G，BIANCHI S. Ultrasound of the knee（adapted according to SGUM guide lines）. Praxis，2020，109（12）：991-1000.

[14] JACOBSON J A，RUANGCHAIJATUPORN T，KHOURY V，et al. Ultrasound of the knee：common pathology excluding extensor mechanism. Semin Musculoskelet Radiol，2017，21（2）：102-112.

[15] GANDIKOTA G. Ultrasound of the knee in rheumatology. Indian Journal of Rheumatology，2018，13（5）：S36-S42.

[16] ROSSI F，ZAOTTINI F，PICASSO R，et al. Ankle and foot ultrasound：reliability of side-to-side comparison of small anatomic structures. J Ultrasound Med，2019，38（8）：2143-2153.

[17] TOMICEVIC L S，CUBELIC D，MAYER M. Ultrasound Evaluation of the Ankle Joints and Tendons in Systemic Lupus Erythematosus. Reumatizam，2018，65（Suppl1）：4-5.

[18] REIN S，HOUSCHYAR K S，STERLING-HAUF T. Ultrasound analysis of lateral ankle ligaments in functional ankle instability. Ultrasound Med Biol，2020，46（12）：3228-3238.

[19] SCONFIENZA L M，ALBANO D，ALLEN G，et al. Clinical indications for musculoskeletal ultrasound updated in 2017 by European Society of Musculoskeletal Radiology（ESSR）consensus. Eur Radiol，2018，28（12）：5338-5351.

[20] SCONFIENZA LM，ADRIAENSEN M，ALBANO D，et al. Clinical indications for image-guided interventional procedures in the musculoskeletal system：a Delphi-based consensus paper from the European Society of Musculoskeletal Radiology（ESSR）-Part Ⅱ，elbow and wrist. Eur Radiol，2020，30（4）：2220-2230.

[21] 卢漫，崔立刚，郑元义 . 超声引导下肌骨介入治疗 . 北京：科学出版社，2017.

（史进军　鹿姣　沈会明）

第三章

女性盆底超声的操作流程和临床应用

第一节　女性盆底功能障碍定义及流行病学概要

女性盆底功能障碍（female pelvic floor dysfunction，FPFD）是指各种原因导致的女性盆底支持结构退化、损伤及薄弱，进而导致盆腔脏器移位，连锁引发其他盆腔器官位置和功能异常。本病已成为中老年妇女的常见病、多发病，严重影响着女性的社会活动和身心健康，是影响不同种族、不同文化背景及不同年龄阶段女性的全球性卫生问题，也是日益受到全球范围内重视的社会卫生问题，又被称为"社交癌"。

本病的主要临床表现有：①排尿异常，如（urinary incontinence，UI）、尿潴留及排尿困难等；②盆腔脏器脱垂（pelvic organ prolapse，POP），如膀胱脱垂、子宫脱垂、直肠脱垂等；③排便异常，如大便失禁（fecal incontinence，FI）、便秘等；④女性性功能障碍（female sexual dysfunction，FSD），如性欲障碍、性唤起障碍、性高潮障碍、性交疼痛障碍等；⑤盆腔痛，以慢性盆腔痛为代表。在这些主要临床表现中又以尿失禁和盆腔脏器脱垂最为多见。

本病的流行病学调查：尿失禁可以分为压力性尿失禁（stress urinary incontinence，SUI）、急迫性尿失禁（urge urinary incontinence，UUI）、混合性尿失禁（mixed urinary incontinence，MUI），其中以压力性尿失禁最常见。各国报道显示全球发病率为10%～60%。中华医学会妇产科学分会妇科盆底学组制定的《女性压力性尿失禁诊断和治疗指南（2017）》指出中国成年女性压力性尿失禁的患病率高达18.9%，在50～59岁压力性尿失禁的患病率最高，为28.0%。中国成年妇女在50岁出现第一个发病高峰期，随年龄增长有下降趋势，到90岁以后再次上升。混合性尿失禁患病率随年龄增长一直呈上升趋势，且在80岁后成为尿失禁的主要类型。多数研究认为，尿失禁的发生主要与分娩、年龄及肥胖有关，绝经、便秘、饮酒、呼吸系统疾病、全子宫切除术等盆腔手术史、慢性盆腔痛等也被认为是压力性尿失禁发病的危险因素。相对于尿失禁的高发病率，其就诊率较低，欧美国家仅有1/4～1/3的尿失禁患者寻求医疗帮助，日本近3%，我国约为25%。众多研究结果表明，其原因除患者羞于启齿外，主要是尿失禁人群认为这是机体老化和生育不可避免的结果。因此，大力普及尿失禁的知识、纠正错误的疾病概念势在必行。

盆腔脏器脱垂影响着每个年龄段的成年妇女，2020年5月于《中华妇产科杂志》上发表的《盆腔器官脱垂的中国诊治指南（2020年版）》提示，我国症状性盆腔脏器脱垂占成年女性的9.6%。其危险因素包括产次、阴道分娩、衰老、肥胖、结缔组织异常疾病、绝经状态、慢性便秘、慢性呼吸道疾病等，其发生往往是多种因素综合作用的结果。

大便失禁是指既往曾出现至少每月1次的固体、液体粪便或者黏液自肛门意外漏出，其患病率为1%～16%，可发生于任何年龄，女性常多于男性。阴道分娩导致的肛门括约肌撕裂、衰老、糖尿病、腹泻、尿失禁、多种慢性疾病、吸烟、生育次数过多、卒中、一过性缺血性疾病、痴呆等均被认为是导致大便失禁的危险因素。

女性性功能障碍的临床诊断需综合病史、体格检查、心理评估、诊断实验等多个方面，缺乏客观及量化指标，且受文化、宗教及伦理等深刻复杂的社会因素影响，其发病率调查目前以问卷方式进行。多项研究显示，女性性功能障碍患病率为 35%~60.5%。不同国家地区的发病率不同，影响因素复杂，但普遍认为与各国的社会文化背景、宗教背景、性传统密切相关。

随着二孩、三孩政策的放开及中国人口老龄化的日趋严重，女性盆底功能障碍的发病率必将不断上升，社会及家庭的负担也必将不断加大。早期的筛查诊断及治疗对患者的预后至关重要。

第二节　女性盆底解剖学概要

女性盆底由多层肌肉和筋膜组成，起到封闭骨盆出口的作用，尿道、阴道和直肠贯穿其中。盆底支持系统由盆底肌肉群、筋膜、韧带及其神经共同构成，膀胱、子宫和直肠等盆腔器官依靠盆底支持系统的相互作用和支持来保持正常位置。

1. 盆底结构

从外向内由 3 层组织构成。

（1）外层：在外生殖器、会阴皮肤及皮下组织的深面有一层会阴浅筋膜（fascia superficialis perinei），也称 Colles 筋膜，其深面为浅层肌肉层，由三对肌肉（球海绵体肌、坐骨海绵体肌及会阴浅横肌）及一块括约肌（肛门外括约肌）组成（图 3-2-1）。此层的肌肉与肌腱汇合于阴道外口与肛门间，即会阴体中央，形成中心腱。

（2）中层：为会阴隔膜（perineal membrane，PM），是一层三角形的致密肌肉筋膜组织，以往被称为泌尿生殖膈，由尿道阴道括约肌、会阴深横肌和覆盖其上下两面的尿生殖膈上、下筋膜共同构成（图 3-2-2）。

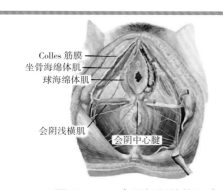

图 3-2-1　会阴解剖结构示意

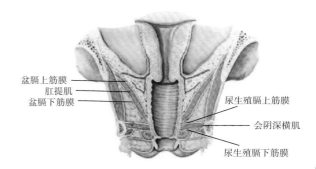

图 3-2-2　盆腔冠状面解剖结构示意

（3）内层：为盆底肌层，由一对肛提肌、一对尾骨肌构成（图3-2-3）。肛提肌是盆底最重要的支持结构，它是一对三角形肌肉，两侧对称，呈漏斗形，由两侧盆底向下向中线走行，起自耻骨联合后面、肛提肌肌腱弓和坐骨棘，止于会阴中心腱、肛尾韧带和尾骨。两肌的后缘与尾骨肌相邻接，前内缘与耻骨联合后面之间有一空隙被称为盆膈裂孔。直肠后方，两肌有部分肌纤维汇合形成"U"形肌束，攀绕直肠和阴道后壁，参与形成肛门直肠环。该肌按纤维起止和排列顺序可分为4个部分，由前内向后外依次为耻骨阴道肌、耻骨直肠肌、耻尾肌、髂尾肌。肛提肌厚度因人而异，发育较好者，肌束粗大、密集；发育较差者，肌束薄弱、稀疏，甚至出现裂隙。肛提肌的神经支配有2个来源，第三、第四骶神经前支发出分支，从上面支配肌肉；肛提肌下面有阴部神经的分支，主要分布于耻骨直肠肌。

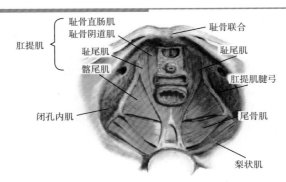

图3-2-3　盆底肌（上面观）解剖结构示意

2. 盆底结缔组织

盆筋膜是腹内筋膜向下的一部分，被覆盆壁肌内膜，并延续包被于盆腔脏器的血管神经束的周围，形成它们的鞘、囊或韧带，对盆腔脏器具有保护和支持作用。盆筋膜可分为盆壁筋膜、盆膈筋膜及盆脏筋膜3部分（图3-2-4）。

盆壁筋膜覆盖于盆腔四壁，如骶前筋膜、梨状肌筋膜及闭孔筋膜。

盆膈筋膜分为盆膈上筋膜和盆膈下筋膜，前者又称为盆膈内筋膜，是盆壁筋膜向下的延续，覆盖于肛提肌和尾骨肌上面，前方附着于耻骨体盆面，并向两侧延伸越过耻骨上支，在耻骨下缘上方2 cm处与闭孔筋膜融合，并继续沿一条不规则的线到达坐骨棘。盆膈上筋膜向后与梨状肌筋膜相连、向内下方移行为盆筋膜的脏层。盆膈筋膜腱弓是盆膈上筋膜从耻骨联合弓行向后，走向坐骨棘增厚的筋膜纤维束，其内侧附着于耻骨膀胱韧带，也称白线（white line），位于肛提肌腱弓的稍下方，左右成对。盆膈下筋膜又称为盆膈外筋膜，位于肛提肌尾骨侧的下面，上方起于肛提肌腱弓，向两侧与闭孔筋膜相延续，并覆盖着坐骨直肠窝的内侧壁，向下与向内移行于尿道括约肌和肛门括约肌的筋膜。

盆脏筋膜是包绕在盆腔脏器周围的结缔组织膜，为盆膈上筋膜向脏器表面的延续，具有支持和固定脏器位置的作用。习惯上把血管、神经和包绕于它们周围的筋膜鞘称为韧带或柱，包括直肠侧韧带（直肠柱）、宫骶韧带、主韧带（宫颈横韧带）、直肠阴道隔、耻骨膀胱韧带等。

3. 盆腔脏器

盆腔脏器主要有膀胱、输尿管、尿道、子宫、附件、阴道、直肠（图 3-2-5）。

膀胱位于盆腔前部，空虚时呈三棱锥体状，充盈时呈卵圆形。膀胱分为尖、体、底、颈4部。膀胱尖朝向前上，与腹壁内的脐正中韧带相连。膀胱底和阴道前壁及子宫颈直接相贴，呈三角形，朝向后下。膀胱体是位于膀胱尖与膀胱底之间的部分，其上有腹膜覆盖，下外侧面紧贴耻骨后间隙的疏松结缔组织、肛提肌及闭孔内肌。当膀胱空虚时，其上界与骨盆上口相当，当膀胱充盈时，膀胱尖可上升至耻骨联合上方。

输尿管的盆部和壁内部均位于盆腔内。左、右输尿管在骨盆入口处分别越过左髂总动脉和右髂外动脉的前面进入盆腔，与输尿管盆部相延续。输尿管行至膀胱底外上角处，向内斜穿膀胱壁，开口于膀胱三角的输尿管口，此段即为壁内段，长约 1.5 cm，是输尿管的最狭窄处。

女性尿道甚短，在阴道之前、耻骨联合之后，自膀胱颈部开始向下向前止于尿道口，长为 2.5 ~ 5 cm，平均为 3.5 cm，直径约为 0.8 cm，易于扩张，可达 1.0 ~ 1.3 cm，没有弯曲。女性尿道可分为上、中、下三部，上部的组织结构与膀胱颈部是一致的。膀胱颈部环状肌和尿道上部环状肌连贯，女性内括约肌，完全是由环状平滑肌肉纤维围绕着整个膀胱颈部和尿道上部所构成，因此，内括约肌的作用在女性特别有力；中部尿道在平滑肌层之外，还有随意环形肌，有一些外括约肌作用；下部尿道即尿道开口部，无肌肉，只有 2 层三角韧带纤维组织。女性尿道的组织：中部和外部的黏膜上皮是与阴道黏膜相似的方形上皮，上部转变为与膀胱颈部相同的移行上皮。在黏膜下层和肌肉层之间是结缔组织，在肌层之外是丰富的静脉网状组织，即尿道海绵体组织。尿道腺在女性尿道中是十分丰富的，最明显的是尿道旁腺，这些腺体含有分泌黏液的柱状上皮。尿道的生理：女性尿道主要功能是排尿和分泌黏液；尿道腺也是一种附属性腺，分泌透明而含有蛋白质的黏液，其作用是在性交时增加润滑。

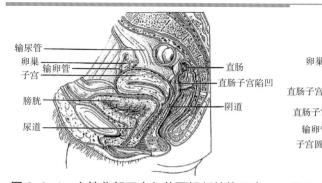

图 3-2-4　女性盆部正中矢状面解剖结构示意

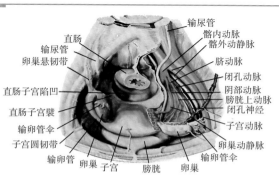

图 3-2-5　盆腔器官（前上面观）解剖结构示意

子宫位于膀胱和直肠之间，前面隔膀胱子宫陷凹与膀胱上部相邻，宫颈及阴道上部前方借膀胱阴道隔与膀胱底部相邻；子宫后面借子宫直肠陷凹及直肠阴道隔与直肠相邻。直立位下，子宫体几乎与水平面平行，宫底伏于膀胱后上方，宫颈保持在坐骨棘平面以上。维持子宫位置正常的韧带有子宫阔韧带、子宫圆韧带、子宫主韧带、宫骶韧带、耻骨子宫颈韧带等。

子宫附件包括输卵管和卵巢。输卵管位于子宫阔韧带的上缘内，长 8～12 cm，可分为间质部、峡部、壶腹部及漏斗部，其中前两部分由子宫动脉的输卵管支供血，后两部分则由卵巢动脉的分支供应，彼此间有广泛的吻合，同样一部分输卵管静脉汇入子宫静脉，一部分汇入卵巢静脉。卵巢位于髂内、外动脉分叉处的卵巢窝内，窝的前界为脐动脉，后界为髂内动脉和输尿管，卵巢的后缘游离，前缘中部血管神经出入处称为卵巢门，并借卵巢系膜连于子宫阔韧带的后叶，卵巢下端借卵巢悬韧带，连于盆侧壁，内有卵巢血管、淋巴管和卵巢神经丛等。

阴道上端环绕子宫颈，下端开口于阴道前庭。宫颈与阴道壁之间形成的环形腔隙，称为阴道穹窿。阴道穹窿后部较深，与直肠子宫陷凹紧邻。阴道前壁较短，长 7～9 cm，上部借膀胱阴道隔与膀胱底、颈相邻，下部与尿道后壁直接相贴。阴道后壁较长，为 10～12 cm，上部与子宫直肠陷凹相邻，中部借直肠阴道隔与直肠壶腹相邻，下部与肛管之间有会阴中心腱。

直肠位于盆腔后部，上于第三骶椎平面接乙状结肠，向下穿盆膈延续为肛管。直肠在矢状面上有 2 个弯曲，即骶曲和会阴曲；在冠状面上有 3 个侧曲，从上到下依次凸向右、左、右。直肠的上下两端处于正中平面上，直肠腔内一般有 3 条由黏膜和环形平滑肌形成的半月形横向皱襞，称直肠横襞。

第三节　女性盆底功能障碍的影像学检查比较

目前，用于盆底检查的影像学技术主要有 X 线盆腔器官造影术、MRI 和超声（图 3-3-1）。

X 线盆腔器官造影术有排粪造影术、排泄性膀胱尿道造影术、腹膜造影术或者几种盆腔造影术的联合应用。该技术是通过将对比剂注入被检查者的直肠、膀胱或腹腔内，在重力位（立位或坐位）条件下使用 X 线摄影技术进行的静态和动态观察，用来诊断肛门、直肠、膀胱、尿道等的功能性疾病。这种技术对于肛门、直肠、膀胱、尿道等功能疾病诊断直观准确，也是其他影像学诊断标准的基础，价格相对低，但因有电离辐射，不能很好地显示盆底软组织的结构，不能观察到术后补片、吊带等结构，使得其应用受到限制。MRI 是用于评价盆底疾病较好的另一影像学技术（图 3-3-1B），其优势在于：可以多参数、多平面成像，具有很高的软组织对比度，没有电离辐射；可以无创地、动态地在一次检查中评价所有的盆腔脏器，还可以直接观察盆底支持组织结构，可以获得盆底的肌肉、筋膜和器官的解剖结构方面的信息；可以进行三维成像，应用计算机后处理软件，对成像数据进行重建，显示肛提肌群及其与临床疾病关系的三维图像。MRI 的缺点为：大多数盆底 MRI 检查采用仰卧位，不是生理位

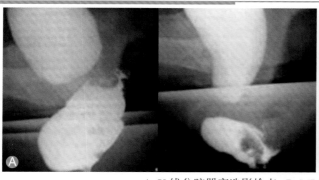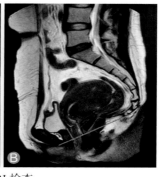

A. X 线盆腔器官造影检查；B. MRI 检查。

图 3-3-1　女性盆底 X 线盆腔器官造影检查和 MRI 检查

置（如坐位、站立位），检查费用高，检查耗时长，检查、读片相对复杂，有检查禁忌证，更重要的是目前大多数医院的 MRI 不能实现盆底动态成像，无法提供功能信息。

　　超声检查可以通过二维、三维、四维、断层成像技术对盆底结构进行多平面成像（图 3-3-2），分辨率较高，能较好地辨别正常解剖结构及病变；可以在实时状态下观察并定量评估盆底脏器的脱垂情况，可以通过评估术后吊带、补片的形态和位置，进行疗效评估，解释部分术后并发症的原因，同时超声检查技术无创、方便，能够最大程度地在临床推广应用。基于上述优点，盆底超声检查技术成为目前临床上女性盆底功能障碍诊断及疗效评估的重要影像学手段，多个国际重要协会，如国际妇科泌尿协会（International Urogynecological Association，IUGA）、国际控尿协会（International Continence Society，ICS）、美国放射协会（American College of Radiology，ACR）及美国结直肠外科医师协会（American Society of Colon and Rectal Surgeons，ASCRS）均优先推荐盆底超声这项技术。2014 年《国际妇科泌尿杂志》（*International Urogynecology Journal*，IUJ），将盆底超声作为从形态学角度诊断尿失禁和盆底功能障碍的金标准，X 线盆腔器官造影术和 MRI 检查在盆底疾病中的临床应用如今相对较少，仅用于超声检查无法充分评估的复杂病例。

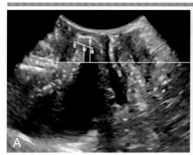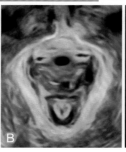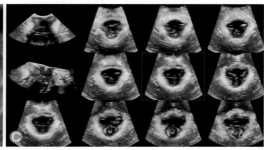

A. 二维成像；B. 三维成像；C. 断层成像。

图 3-3-2　盆底的二维、三维和断层超声成像

上述三种盆底影像学检查的优劣势见表 3-3-1。

表 3-3-1　盆底 3 种主要影像学检查方法比较

影像检查方法	优点	缺点
X 线盆腔器官造影术	可以动态观察尿道的成像 动态观察排泄过程 是其他影像学的基础	有辐射 无法进行术后评估 逐渐被淘汰
MRI	可以真实地反映盆底的解剖和功能 软组织分辨率高 能够多平面成像	暂时难以实现实时动态观察 费用昂贵 有检查禁忌证 检查时间长
超声	无创性、可重复性、无射线照射 能够较好地反映盆底的解剖和功能 能实时动态观察 是唯一能显示吊带、网片的影像技术 费用低廉 无禁忌证 检查时间短	整体观不够

第四节　盆底超声检查仪器基本设置和操作流程

女性盆底超声检查所采用的基本设置和操作流程的依据是 2019 年由 JUM 及 IUJ 上的美国超声医学会（American Institute of Ultrasound in Medicine，AIUM）和 IUGA 制定的妇科泌尿检查实践规范，盆底超声有助于临床评估盆底情况，包括膀胱、尿道、子宫（条件允许时）、阴道、肛门直肠及肛提肌，只适用于有临床检查需要的患者，检查时应使用尽可能低的超声照射量来获得所需的诊断信息。尽管超声不可能检查到所有的盆底疾病，但要遵守实践规范来尽最大可能发现异常情况。本章节主要介绍经会阴扫查盆底超声操作流程。

一、盆底超声的适应证和禁忌证

适应证包括但不限于以下情况：尿失禁，反复发作的尿路感染，顽固性排尿困难，出现排尿功能障碍的症状，出现盆腔器官脱垂的症状，排（大）便障碍，粪失禁，盆底术后阴道溢液或出血，盆底术后盆腔或阴道疼痛，性交困难，阴道囊肿或实性肿块，检查合成植入物（吊带、网片或填充物），评估产后肛提肌，分娩所致会阴损伤，分娩所致肛门括约肌损伤，会阴囊肿或实性肿块。

禁忌证：患者不同意进行超声检查，存在违反感染控制原则的情况，包括存在开放性伤口或外阴阴道明显疼痛及不适等，除此之外，其他情况都不属于禁忌证。

二、盆底超声的基本设置

1. 患者检查前准备

（1）嘱患者检查前尽可能排空大便，原因主要为：防止由于肠腔气体和肠管内粪便干扰，而无法看清中后盆腔脏器的情况；大便占据会导致疝出的肠管受阻未疝出，导致假阴性出现；大便易引起直肠膨出假阳性诊断；大便存留于直肠易引起患者在做 Valsalva 动作时排气，患者会因为尴尬而停止用力，导致无法做到最大用力向下的状态，可能导致假阴性出现。

（2）嘱患者检查前适量充盈膀胱，检查时膀胱内尿液容量不能超过 50 mL，避免尿液过多膀胱占据盆腔挤压盆腔器官，以致在最大 Valsalva 运动中影响中、后盆腔脏器的下移而导致诊断的假阴性出现。

2. 患者检查体位

患者取截石位，双膝弯曲，脚跟贴近臀部（图 3-4-1）。

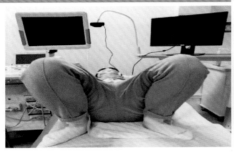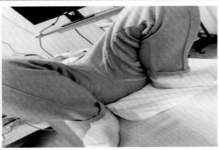

图 3-4-1　患者截石位示意

3. 超声仪器设置

（1）二维超声调节：采用最大孔径（可达 90°）、设置 2 个聚焦区、深度 7~9 cm，打开高频谐波，设置 SRI 4~5、CRI 2~3 或其他可获得的类似的斑点噪声抑制技术（图 3-4-2）。在行肛管二维扫查时，可将扫查角度减小到 60°，同时采用一个焦点，尽可能接近探头表面。

（2）三维或四维超声调节：在 Valsalva 状态下获取肛提肌裂孔轴平面时，需要设定容积扫查角度为 85°或使用仪器的最大扫查角度；如果容积扫查角度过小，则出现肛提肌裂孔包括不全（图 3-4-3）。缩肛状态下行肛门内外括约肌断层成像时，可以将其容积角度调至 70°，可以获取肛管全程图像。

4. 超声探头的选择

常规选用 4~8 MHz 的凸阵探头、凸阵容积探头或 4~8 MHz 的腔内容积探头（图 3-4-4）。如果较浅表软组织内出现占位性病变，可以选用高频及超高频率探头（图 3-4-5）。

5. 探头准备

将涂有耦合剂的探头套入无菌探头套、无粉乳胶手套或塑料薄膜内，再将耦合剂涂抹于探头套或塑料薄膜外，以排除探头与探头套之间的空气，具体操作见图 3-4-6。

6. 探头放置位置

将探头置于阴道口处，为了保证在获得的正中矢状切面的超声图像上所画的经耻骨联合后下缘平行于屏幕的水平线与人体的横切面尽量一致，要求探头在正中线上垂直放置（图 3-4-7），既不能前向、后向倾斜，也不能左向、右向倾斜（图 3-4-8）。

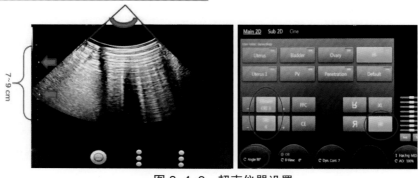

图 3-4-2　超声仪器设置

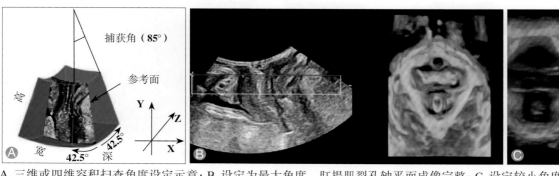

A. 三维或四维容积扫查角度设定示意；B. 设定为最大角度，肛提肌裂孔轴平面成像完整；C. 设定较小角度，
肛提肌裂孔轴平面成像不完整。

图 3-4-3　三维或四维容积扫查角度设置

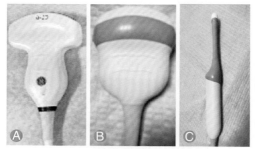

A.4 ~ 8MHz 的凸阵探头；B. 凸阵容积探头；C.6 ~ 12
MHz 的腔内容积探头。

图 3-4-4　二维和容积超声探头

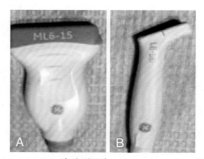

A.6 ~ 15 MHz 高频探头；B.8 ~ 18 MHz 超高
频探头。

图 3-4-5　二维高频超声探头

三、盆底超声的基本扫查流程

盆底超声扫查可以在二维、三维及四维模式下进行，还需要在静息、缩肛及 Valsalva 3 种
不同状态下对前中后盆腔进行观察。

1. 二维图像的获取

（1）将凸阵探头或凸阵容积探头置于会阴处（图 3-4-7），保持探头声束垂直入射（图 3-4-8）。

（2）耻骨联合及其后下缘的识别：耻骨联合通常位于图像的左上角，呈半椭圆形，耻骨联合表面与探头之间的距离 < 1 cm（图 3-4-9）。轻微左右摆动探头，可以发现左右两侧耻骨支呈现出长条状高回声带，后方伴宽大衰减，而耻骨联合位于两侧耻骨支中央，呈现出以低回声为主的回声特点，部分人可于其内见多个较小的不规则斑片状强回声（图 3-4-10）。通过缩肛动作或咳嗽动作，可以看到在耻骨联合表面滑动的韧带，由此可以识别出耻骨联合后下缘结构（图 3-4-11）。

（3）盆底正中标准矢状面声像图特征：图像左上方为半椭圆形的耻骨联合结构，其后方可见显示为条状低回声的尿道回声，肛管通常位于图像右上方，呈管状结构（图 3-4-12）。

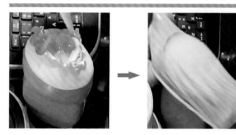 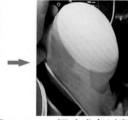 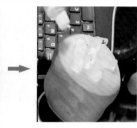

图 3-4-6 探头准备过程

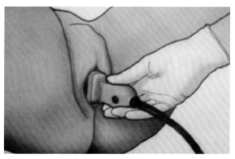

图 3-4-7 探头放置位置示意

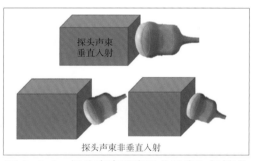

图 3-4-8 探头声束垂直及非垂直入射模式

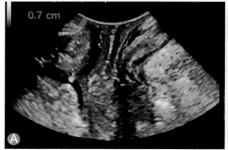 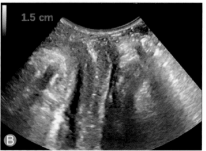

A. 此距离 < 1 cm；B. 此距离 > 1 cm。

图 3-4-9 耻骨联合表面与探头之间的距离

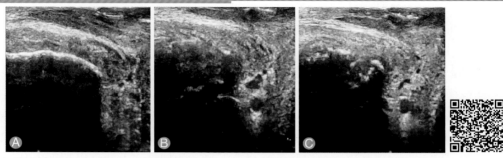

A. 耻骨支回声；B. 较均匀的耻骨联合回声；C. 伴不规则斑片状强回声的耻骨联合回声。

图 3-4-10　耻骨支和耻骨联合

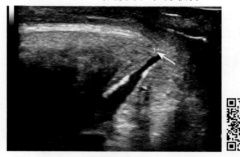

图 3-4-11　耻骨联合后下缘（箭头）

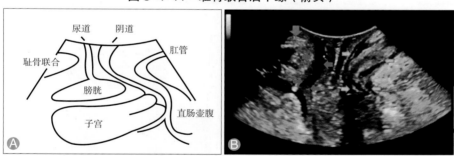

A. 盆底正中标准矢状面超声表现示意；B. 超声模式图。蓝色箭头所指为耻骨联合，绿色箭头所指为尿道，黄色箭头所指为肛管直肠。

图 3-4-12　盆底正中标准矢状面超声表现示意及模式

（4）有效的 Valsalva 运动与肛提肌共激活现象的识别：超声实时观察下有效的 Valsalva 运动具备以下条件：盆腔脏器向背尾侧移动；肛提肌裂孔增大，二维超声显示为耻骨联合后下缘与直肠壶腹部后方的肛提肌前缘之间的距离增大；持续时间至少＞6 秒（图 3-4-13）。如发生肛提肌共激活时，则显示为盆腔脏器虽有向背尾侧移动的趋势，但肛提肌裂孔变小，二维超声显示为耻骨联合后下缘与直肠壶腹部后方的肛提肌前缘之间的距离减小（图 3-4-14）。只有在有效的 Valsalva 运动下才能正确判别肛提肌裂孔的增大程度及盆腔脏器脱垂程度，而肛提肌共激活现象存在时有可能出现诊断的假阴性而造成错误评估。

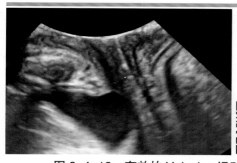

图 3-4-13　有效的 Valsalva 运动

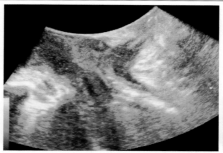

图 3-4-14　肛提肌共激活

（5）盆底超声生物学测量参数

1）膀胱残余尿量或膀胱容量的测量：在盆底正中标准矢状面上对膀胱做 2 条相互垂直的最大径线 x 和 y（单位：cm），残余尿量 / 膀胱容量（单位：mL）= x × y × 5.6（图 3-4-15）。如果排完小便即刻测量则为膀胱残余尿，否则为膀胱容量。在行盆底超声时，要求膀胱残余尿量或膀胱容量 < 50 mL。

2）逼尿肌厚度的测量：当膀胱容量 < 50 mL 时，选择正中矢状面上膀胱顶部三处肌层进行测量，测量时应垂直于黏膜面（图 3-4-16）。注意，测量膀胱逼尿肌时应适度充盈膀胱，膀胱容量过小不易准确显示膀胱逼尿肌的范围，导致无法测量；膀胱容量过大，膀胱壁变薄，会使逼尿肌厚度测值偏小（图 3-4-17）。

3）膀胱颈移动度及膀胱下移距离的测量：分别在静息状态及 Valsalva 状态下获得盆底正中矢状面图像，将耻骨联合下缘水平线作为参考线，测量膀胱颈至参考线的垂直距离。用 d1 代表静息状态下膀胱颈到耻骨联合参考线的垂直距离，d2 代表 Valsalva 状态下膀胱颈到耻骨联合参考线的垂直距离，膀胱颈移动度（BND）=d1-d2[规定膀胱颈位于耻骨联合参考线线上（头侧）距离为正值，位于耻骨联合参考线线下（足侧）距离为负值]（图 3-4-18）。我国大多数盆底检查中心认为 BND ≥ 2.5 cm 时，膀胱颈移动度增大。当膀胱后壁位置低于膀胱颈时，还需要测量膀胱后壁最低点至耻骨联合参考线的垂直距离（图 3-4-19）。

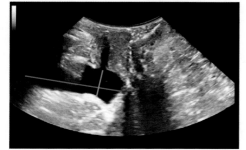
盆底正中矢状面，红线长度为 x，绿线长度为 y。
图 3-4-15　膀胱残余尿的测量

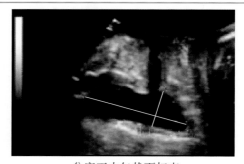
盆底正中矢状面扫查。
图 3-4-16　膀胱逼尿肌的测量

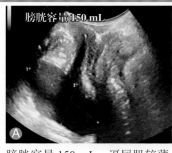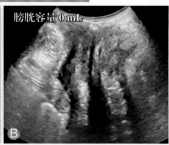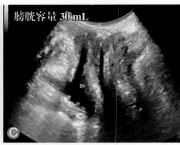

A. 膀胱容量 150 mL，逼尿肌较薄，不符合测量要求；B. 膀胱容量 0 mL，逼尿肌显示不清晰，无法准确测量；C. 膀胱容量 30 mL，逼尿肌显示较清晰，符合测量要求。

图 3-4-17　不同膀胱容量下膀胱逼尿肌表现

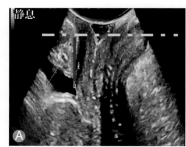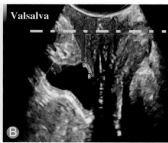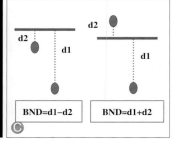

A. 静息状态下；B.Valsalva 状态下；C. 膀胱颈距耻骨联合参考线的距离和膀胱颈移动度的测量示意。

图 3-4-18　膀胱颈距耻骨联合参考线的距离和膀胱颈移动度的测量

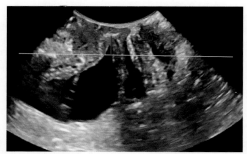

Valsalva 状态下，若膀胱后壁低于膀胱颈，需要加测膀胱后壁最低点至耻骨联合参考线距离，图中黄线代表耻骨联合参考线，蓝线代表膀胱颈至耻骨联合参考线距离，绿线代表膀胱后壁最低点至耻骨联合参考线距离。

图 3-4-19　膀胱后壁最低点至耻骨联合参考线距离的测量

4）膀胱尿道后角的测量：分别在静息状态及 Valsalva 状态下获得盆底正中矢状面图像，测量近端尿道与膀胱后壁之间形成的夹角即为静息状态及 Valsalva 状态下膀胱尿道后角（图 3-4-20）。据文献报道，静息状态下的膀胱尿道后角＜ 110°，Valsalva 状态下膀胱尿道后角＜ 140°，如果大于相应的角度，则与压力性尿失禁的发生有很好的相关性。

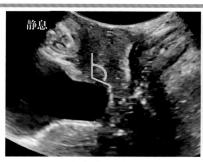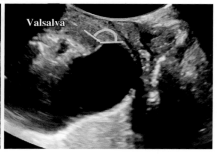

绿角表示静息状态及 Valsalva 状态下的膀胱尿道后角。

图 3-4-20　膀胱尿道后角的测量

5）尿道倾斜角和尿道旋转角的测量：分别在静息状态及 Valsalva 状态下获得盆底正中矢状切面图像，测得的近端尿道与人体中轴线所形成的夹角即为静息状态及 Valsalva 状态下的尿道倾斜角（图 3-4-21）。尿道旋转角是尿道近端从静息状态时的轴向旋转至最大 Valsalva 状态时的轴向所旋转的角度，根据 2 种状态下的近端尿道轴向与人体纵轴的相对位置关系，尿道旋转角的计算方法有所不同，大致可分为 4 种情况，具体分析如下（图 3-4-22）：①静息状态和最大 Valsalva 状态下，近端尿道轴向线分居于人体纵轴线两侧，尿道旋转角为静息时与最大 Valsalva 动作时的尿道倾斜角数值相加（图 3-4-22A）；②静息状态和最大 Valsalva 状态下，近端尿道轴向线同居于人体纵轴线右侧，尿道旋转角为静息状态的倾斜角减去最大 Valsalva 状态下的尿道倾斜角（图 3-4-22B）；③静息状态和最大 Valsalva 状态下，近端尿道轴向线同居于人体纵轴线左侧，尿道旋转角为最大 Valsalva 状态下时的倾斜角减去静息状态的倾斜角（图 3-4-22C）；④如果静息状态下尿道倾斜角与人体纵轴平行，此时的尿道旋转角就等于最大 Valsalva 状态下的倾斜角（图 3-4-22D）。尿道旋转角的正常值＜ 45°，如果≥ 45°，则认为尿道旋转度增大，和压力性尿失禁有相关性。

6）子宫位置的测量：常用评估子宫位置的测量方法有 2 种。第一种方法是在静息及 Valsalva 状态下，以耻骨联合后下缘水平线为参考线，测量子宫颈最低点与参考线间的距离（图 3-4-23）。无论是哪种状态，子宫颈最低点均要位于耻骨联合参考线水平以上一定距离。

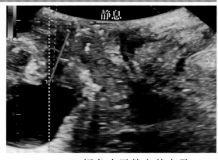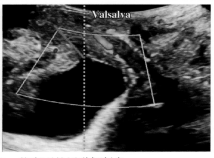

绿角表示静息状态及 Valsalva 状态下的尿道倾斜角。

图 3-4-21　尿道倾斜角的测量

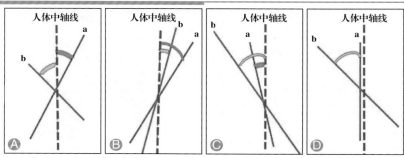

蓝虚线代表人体中轴线，a 线代表静息状态下的近端尿道轴向，绿角代表静息状态下的尿道倾斜角，b 线代表最大 Valsalva 状态下的近端尿道轴向，黄角代表最大 Valsalva 状态下的尿道倾斜角。

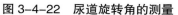

图 3-4-22　尿道旋转角的测量

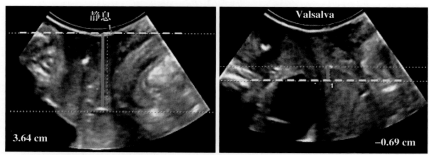

绿线长度表示静息状态及最大 Valsalva 状态下子宫颈最低点与耻骨联合参考线之间的距离。

图 3-4-23　子宫位置的测量

据文献报道，子宫颈最低点位于耻骨联合参考线上 0～15 mm 时即可诊断轻度子宫脱垂，平于或低于耻骨联合参考线为明显子宫脱垂。第二种方法是通过测量阴道气线长度判断子宫颈最低点位置（图 3-4-24），如果阴道气线呈弧形，则需要通过描计轨迹测量长度。无论是哪种状态，阴道气线长度 > 40 mm 被认为是子宫位置正常，20～40 mm 为轻度脱垂，< 20 mm 为明显脱垂。注意，在做最大 Valsalva 动作时，为了更好地观察脏器下移情况，可以采用单屏显示的方法。此外，在扫查时应注意避免在会阴处施加过大压力从而影响脏器下移，也要避免探头方向倾斜，应保证图像在正中矢状面上。

7）直肠位置的测量：在静息及 Valsalva 状态下，以耻骨联合后下缘水平线为参考线，测量直肠壶腹部与参考线间的距离（图 3-4-25）。当直肠阴道隔出现真性缺损，在最大 Valsalva 状态下，直肠壶腹部下移可超过参考线，并向前突出于阴道内，此时应考虑为直肠膨出。测量方法：①下移距离为膨出物最底端与参考线间的垂直距离；②膨出高度为沿肛门内括约肌与肛管呈平行向头侧引一条延长线，测量膨出物最顶端到此线的垂直距离（图 3-4-26）。

在二维图像测量过程中，无论是静息状态还是 Valsalva 状态，测量间距都可以采用两平行线间垂直距离或两点法；当测量角度指标时，可以选用三点法或两线法进行测量（图 3-4-27）；如果采用智能盆底测量方法，可按照示意图上的指示点进行依次点击，距离及角度数据就可以自动算出（图 3-4-28）。

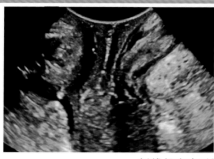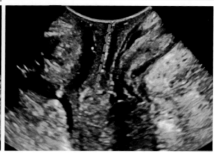

绿线长度表示阴道气线长度。

图 3-4-24　阴道气线长度的测量

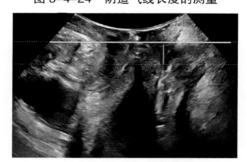

绿线长度表示直肠壶腹部与耻骨联合参考线间距。

图 3-4-25　静息状态下直肠壶腹部至耻骨联合参考线距离的测量

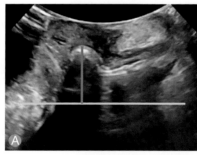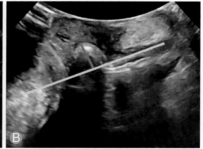

A. 直肠下移距离的测量；B. 直肠膨出高度的测量。

图 3-4-26　Valsalva 状态下直肠下移距离及膨出高度的测量

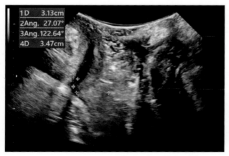

图 3-4-27　二维图像测量直肠位置　　　图 3-4-28　智能盆底测量直肠位置

165

8）对于行吊带、补片术后的患者，需探查阴道前后壁高回声结构（图 3-4-29）。超声在盆底植入性材料成像方面具有独特的优势，可以通过超声了解吊带的位置和功能，评估术后吊带的生物力学特点，评价术后并发症，如压力性尿失禁复发、排尿困难、吊带移位及断裂、术后周围血肿等。

9）另外，需要对尿道、阴道周围组织内有无囊性或实性占位性病变（如尿道憩室、Gartner 囊肿、尿道肿瘤等）进行探查（图 3-4-30 ~图 3-4-32）。

2. 三维或四维图像的获取

如果在静息状态下获取容积数据，应采用三维模式，如果在活动状态下获取容积数据，应采用四维模式。三维图像相较于四维图像，分辨率更佳，但为了获取有效的最大 Valsalva 状态下的数据，采用四维模式更为适宜。

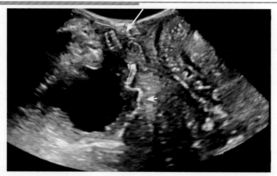

尿道中段可见吊带回声（长箭头），膀胱后方见补片的长条状强回声（短箭头）。

图 3-4-29　吊带、补片术后阴道检查

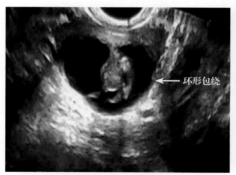

图 3-4-30　尿道憩室

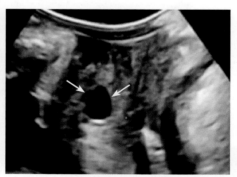

图 3-4-31　阴道前壁囊肿（箭头）

来源：由上海市第六人民医院应涛教授提供。

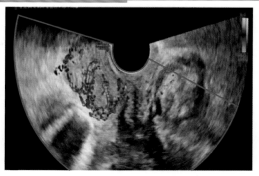

图 3-4-32　尿道鳞癌

来源：由兰州市第一人民医院邓肖群主任提供。

（1）肛提肌裂孔面积的测量：在二维图像中，将经过耻骨联合后下缘与直肠壶腹部后方的肛提肌之间的平面称为最小裂孔平面。在 Valsalva 状态下，肛提肌裂孔面积与脏器脱垂有明显的相关性，因此通过三维或四维成像获得盆底轴平面后再评估最大 Valsalva 状态下的最小裂孔面积具有较好的临床意义。

盆底最小裂孔平面的轴平面容积成像具体步骤为（图 3-4-33）：采用双屏显示，并将容积重建图像置于右侧。将感兴趣区（图 3-4-33A 方框区）调节至 0.5 ~ 2 cm 厚度，绿线位于上方，调节方框位置，让方框通过最小裂孔平面，从而可以获取最小裂孔平面的轴平面容积重建图像（图 3-4-33B）。一般情况下，耻骨联合后下缘位置均低于直肠壶腹部后方肛提肌水平，为了让感兴趣区同时通过这两个结构，必要时可通过旋转图像使最小裂孔平面位于感兴趣区内（图 3-4-33A）。

在整个采集过程中，操作者需保持探头入射方向和力度适当。图 3-4-34B 始终保持以中线对称并位于图像区中央，图 3-4-34A 需同时显示耻骨联合（图 3-4-34）。在成像过程中注意不要对探头施加压力，避免肛提肌共激活的影响。如果存在肛提肌共激活现象可通过生物反馈法教会受检者做有效的 Valsalva 动作后，方可做出正确判断。此外患者行 Valsalva 动作时，持续时间要求至少 6 秒，更有助于发现阳性患者。

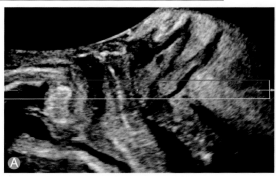
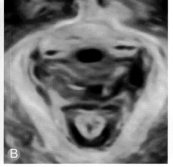

图 3-4-33　三维或四维成像获取最大 Valsalva 状态下的盆底最小裂孔轴平面

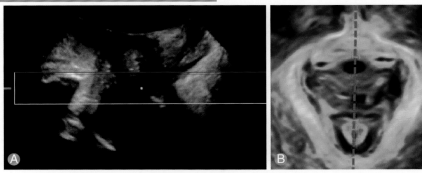

在整个采集过程中，图B始终保持以中线对称并位于图像区中央，绿线代表中线，图A同时需显示耻骨联合。

图 3-4-34　三维或四维成像获取肛提肌裂孔轴平面技巧

在重建容积图像（右侧）测量裂孔面积时，可以适当移动图 3-4-35A 中的方框区（感兴趣区）获取更清晰的图像用于测量裂孔面积，将感兴趣区域厚度设为 0.5 ~ 2 cm 可使图像轮廓最清晰。注意图 3-4-35A 和图 3-4-35B 中取样框边缘需与最小裂孔边缘保留一定距离。在判断图 3-4-35B 三维轴平面的裂孔轮廓边界时，可以根据图 3-4-35A 对图 3-4-35B 进行核查，图 3-4-35A 中取样框绿线起点至耻骨联合后下缘距离（图 3-4-35A 中红线距离）与图 3-4-35B 中重建图像取样框起点至耻骨联合后下缘距离（图 3-4-35B 中红线距离）一致。同理图 3-4-35A 中取样框绿线起点至肛提肌前缘距离（图 3-4-35A 中绿线距离）与图 3-4-35B 中重建图像取样框起点至肛提肌前缘距离（图 3-4-35B 中蓝线距离）一致。由此可以通过图 3-4-35A 较好地识别出图 3-4-35B 中耻骨联合后下缘及直肠壶腹部后方肛提肌前缘的准确位置，进而更准确地描画出肛提肌裂孔的轮廓。

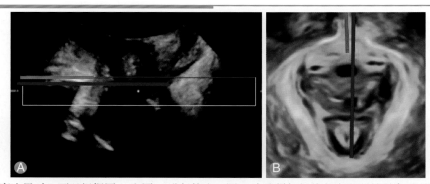

在判断裂孔轮廓边界时，可以根据图 A 和图 B 进行核查，图 A 中取样框绿线起点至耻骨联合后下缘距离（图 A 红线距离）与图 B 中重建图像取样框起点至耻骨联合后下缘距离（图 B 红线距离）一致；图 A 中取样框绿线起点至肛提肌前缘距离（图 A 蓝线距离）与图 B 中重建图像取样框起点至肛提肌前缘距离（图 B 蓝线距离）一致。

图 3-4-35　三维或四维成像识别肛提肌裂孔轮廓技巧

在获得满意的肛提肌裂孔轴平面后，可以采用多种测量方法测量裂孔面积。常规可采用点面积测量法或描计面积测量法（图3-4-36~图3-4-38），也可采用迈瑞智能盆底测量面积法，按照示意图，依次选点尿道中点及肛提肌前缘两点后肛提肌裂孔面积自动进行测量（图3-4-39）。

（2）肛提肌完整性的评估：肛提肌完整性评估目前常在四维超声获得容积数据后再用断层成像技术观察分析，需在患者盆底肌收缩状态下获得容积数据。具体操作方法如下（图3-4-40）。

1）获得盆底正中矢状切面，确保耻骨联合和直肠壶腹后方肛提肌在图像内显示。

2）启动四维模式，嘱患者收缩盆底肌肉，肌肉收缩过程中尽量保持耻骨联合和直肠壶腹后方肛提肌在图像中，必要时可在会阴处适当加压。获得满意的收缩状态后，存储并冻结图像。

3）使用4图多平面模式。

4）选择A平面，将轴点放于耻骨联合后下缘，旋转A平面使取样线通过耻骨联合后下缘与直肠壶腹部肛提肌，即通过最小裂孔平面。

5）选择C平面，再选择断层超声成像模式，将图像旋转至直立方向，选用9层模式，层间距设置为2.5 mm（图3-4-41A）。

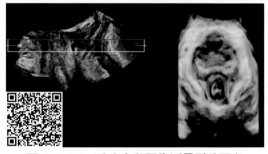

图3-4-36 重建容积图像测量裂孔面积

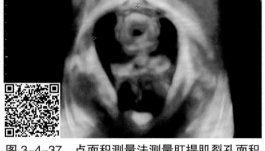

图3-4-37 点面积测量法测量肛提肌裂孔面积

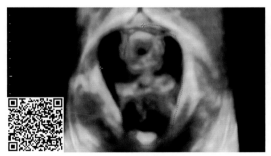

图3-4-38 描计面积测量法测量肛提肌裂孔面积

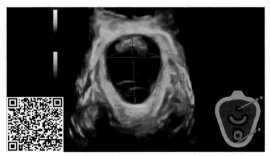

图3-4-39 采用迈瑞智能盆底测量法测量肛提肌裂孔面积

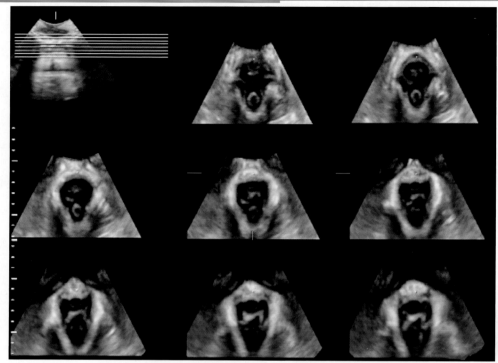

图 3-4-40　肛提肌完整性超声评估

6）必要时进一步调节图像使中间三层切面图像（图 3-4-41A 中的第四至第六层切面）中的耻骨联合显示为"开闭闭"状态，即开放（open 第四层）– 几乎闭合（closing 第五层）– 闭合（closed 第六层）的图像。

7）评估中间三层切面图像中耻骨直肠肌插入点的完整性。正常情况下，双侧肛提肌以中轴对称，呈"U"字形，两侧肛提肌耻骨支附着处连续性好，没有回声中断的表现（图 3-4-41B 的蓝箭头所指）。

8）对可疑患者可测量尿道中点至耻骨直肠肌附着点之间的距离，即肛提肌尿道间隙（图 3-4-42）。白种人正常肛提肌 – 尿道间隙应 < 2.5 cm，中国人一般 < 2.34 cm。

（3）肛管四维图像的获取：在探头中部适当增加耦合剂用量，将探头横向置于会阴部阴道口，向肛管处倾斜探头，尽量使声束方向垂直于肛管长轴，以便获得肛管的横切面（图 3-4-43），无论会阴厚度如何，尽量保持皮肤与肛门外括约肌间距离约 1 cm。此时需将仪器扫查条件进行预设置调整：可把扫查角度（二维）缩小至 60°，仪器调节中 SRI 3-4，CRI 2-4，高频谐波，+/-VCI（容积对比成像），将容积扫描角度设为 70°以确保图像中能显示肛管全长，仅需设置 1 个焦点，并使其尽可能靠近探头表面。

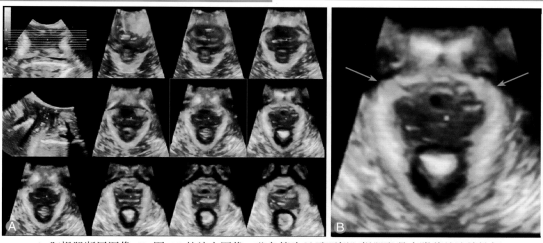

A. 肛提肌断层图像；B. 图 A1 的放大图像，蓝色箭头显示两侧肛提肌耻骨支附着处连续性好。

图 3-4-41　肛提肌收缩时断层超声成像

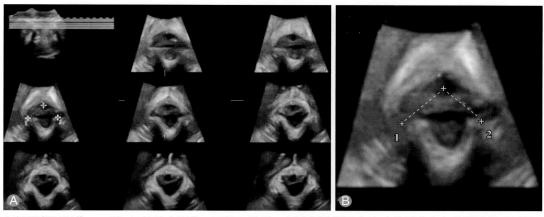

A. 肛提肌断层图像；B. 图 A1 的放大图像，两侧肛提肌 – 尿道间隙测量方法（从尿道中点分别测量到两侧肛提肌耻骨附着点的距离），显示两侧距离均增大。

图 3-4-42　双侧肛提肌损伤患者肛提肌 – 尿道间隙的测量

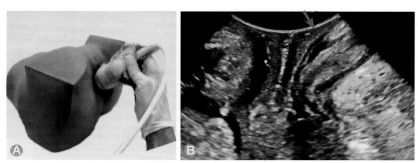

A. 超声扫查示意图，探头呈横向后倾放置于会阴部；B. 盆底正中矢状面声像图，红色箭头倾斜方向为超声探头后倾、声束入射方向。

图 3-4-43　肛管的超声扫查

肛管四维图像获取的具体操作步骤如下（图 3-4-44）。

1）以肛管横切面图像作为 A 平面，正中矢状切面为 B 平面，注意辨认 B 平面中分隔肛门外括约肌和肛提肌的筋膜面，C 平面为肛管冠状切面（图 3-4-45）。

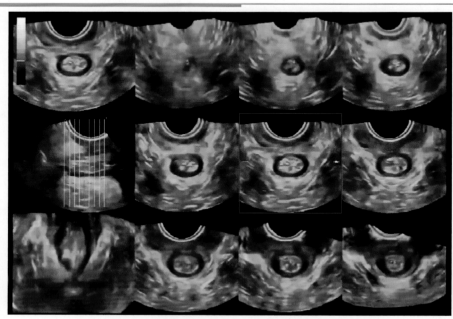

图 3-4-44　肛管四维图像获取操作步骤

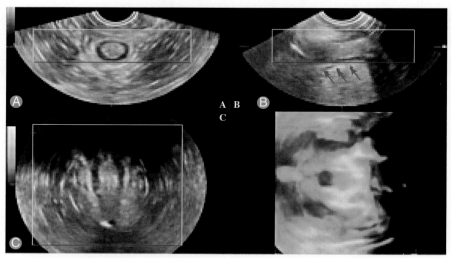

图 A 平面为肛管横断面；图 B 平面为正中矢状切面，红色箭头所指为分隔肛门外括约肌和肛提肌的筋膜面；图 C 平面为肛管冠状切面。

图 3-4-45　盆底肌收缩时肛管的四维图像调节

2）启动四维模式，嘱患者收缩盆底肌肉，同时注意追踪肛门外括约肌使其完整地显示于超声视野中。调整探头压力使其尽可能贴近肛管，同时避免压迫使环形括约肌发生形变，采集图像完成后，保存四维数据。

3）在多平面模式调节中，将 A 平面的轴点放于肛管圆形横切面的中心部，调整 B 平面，使 B 平面中的肛管长轴呈平行走向，当清晰显示出肛门内括约肌的水平平行条状暗区后，接着调整 C 平面，使肛肠冠状面呈现垂直走向，肛门内括约肌显示为垂直结构时，说明获取图像正确，位于正中位置。

4）选择 A 平面和断层成像模式，通过调节层间距以显示完整的肛门外括约肌（图3-4-46）。

5）评估每个切面中肛门外、内括约肌的完整性，如出现连续性中断，需通过测量每个切面中缺陷所成角度来评估缺陷范围（图3-4-47）。

总之，盆底超声技术通过二维、三维及四维技术对盆底脏器及盆底支持结构进行实时动态评估，是目前临床上女性盆底功能性障碍性疾病诊断和疗效评估的首选影像学手段，其不仅适用人群广、涉及科室多，而且有效、简便易行、无损伤，可在各级医院进行广泛推广，能够较早地发现女性盆底功能障碍，真正地为广大女性造福。

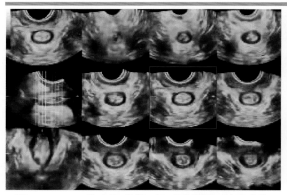

图 3-4-46　盆底肌收缩时肛门括约肌断层成像

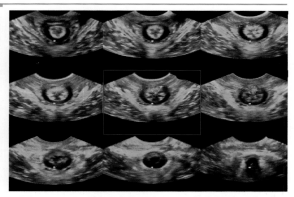

图 3-4-47　断层成像显示肛门内外括约肌断裂

四、盆底常见疾病典型病例

（1）患者女性，28 岁，产后 42 天常规检查，无临床症状（图 3-4-48）。

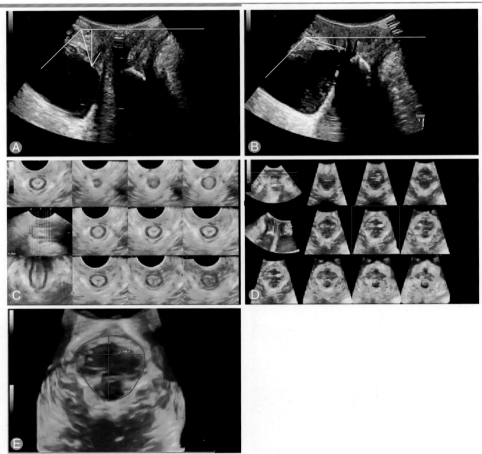

A. 静息状态下盆底正中矢状面显示尿道未见明显异常回声，膀胱颈位置距耻骨联合水平参考线以上约 2.43 cm，膀胱位置正常，子宫位置正常；B. 最大 Valsalva 状态下盆底正中矢状面显示尿道内口未见明显漏斗形成，膀胱颈位置距耻骨联合水平参考线以上约 0.73 cm，膀胱颈移动度约 1.71 cm，尿道旋转角 37°，膀胱后角 95°，膀胱未见明显脱垂，子宫位置未见明显下移，直肠未见明显膨出；C. 盆底肌收缩时，断层超声成像模式显示肛门内外括约肌回声均匀、连续完整、未见明显撕裂，肛管内未见局限性异常回声；D. 盆底肌收缩时，断层超声成像模式显示两侧耻骨直肠肌于两侧耻骨支附着处未见中断；E. 最大 Valsalva 状态下显示肛提肌 – 尿道间隙对称，肛提肌裂孔面积约 15.58 cm²，未见明显扩张。

图 3-4-48　该患者盆底超声表现

（2）患者女性，26 岁，产后 42 天常规检查，无临床症状（图 3-4-49）。

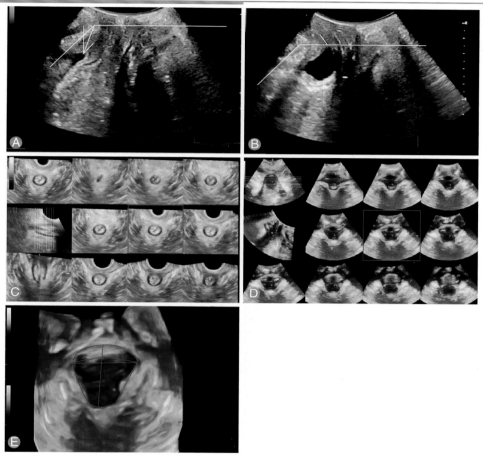

A. 静息状态下盆底正中矢状面显示尿道未见明显异常回声，膀胱颈位置距耻骨联合水平参考线以上约 1.69 cm，膀胱位置正常，子宫位置正常；B. 最大 Valsalva 状态下盆底正中矢状面显示尿道内口未见明显漏斗形成，膀胱颈位置距耻骨联合水平参考线以上约 0.07 cm，膀胱颈移动度约 1.63 cm，尿道旋转角 83°，膀胱后角 172°，膀胱未见明显脱垂，子宫位置未见明显下移，直肠未见明显膨出；C. 盆底肌收缩时，断层超声成像模式显示肛门内外括约肌回声均匀、连续完整、未见明显撕裂，肛管内未见局限性异常回声；D. 盆底肌收缩时，断层超声成像模式显示两侧耻骨直肠肌于两侧耻骨支附着处未见中断；E. 最大 Valsalva 状态下显示肛提肌 - 尿道间隙对称，肛提肌裂孔面积约 12.96 cm²，未见明显扩张。

图 3-4-49 该患者盆底超声表现

（3）患者女性，30 岁，产后 42 天，无临床症状，尿道内口漏斗形成（图 3-4-50）。

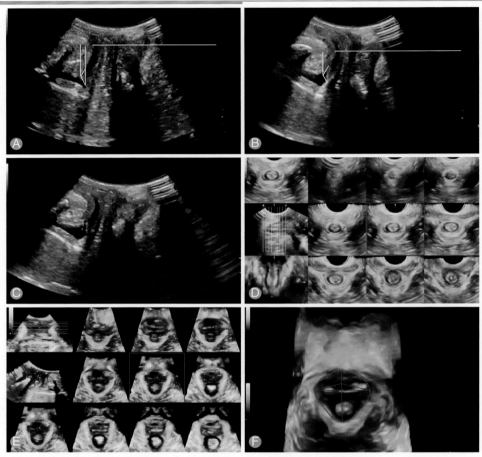

A. 静息状态下盆底正中矢状面显示尿道未见明显异常回声，膀胱颈位置距耻骨联合水平参考线以上约 2.00 cm，膀胱位置正常，子宫位置正常；B. 最大 Valsalva 状态下盆底正中矢状面膀胱颈位置距耻骨联合水平参考线以上约 1.52 cm，膀胱颈移动度约 0.48 cm，尿道旋转角 11°，膀胱后角 131°，膀胱未见明显脱垂，子宫位置未见明显下移，直肠未见明显膨出；C. 最大 Valsalva 状态下盆底正中矢状面显示尿道内口见漏斗形成，长约 0.42 cm；D. 盆底肌收缩时，断层超声成像模式显示肛门内外括约肌回声均匀、连续完整、未见明显撕裂，肛管内未见局限性异常回声；E. 盆底肌收缩时，断层超声成像模式显示两侧耻骨直肠肌于两侧耻骨支附着处未见中断；F. 最大 Valsalva 状态下显示肛提肌 – 尿道间隙对称，肛提肌裂孔面积约 9.60 cm^2，未见明显扩张。

图 3-4-50　该患者盆底超声表现

（4）患者女性，35 岁，产后 42 天常规检查，无临床症状，膀胱轻度脱垂（图 3-4-51）。

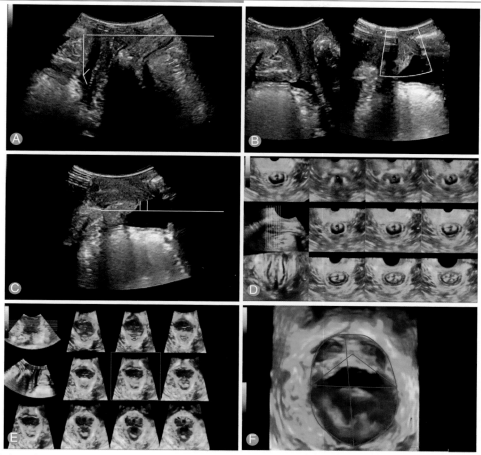

A. 静息状态下盆底正中矢状面显示尿道未见明显异常回声，膀胱颈位置距耻骨联合水平参考线以上约 2.75 cm，膀胱位置正常，子宫位置正常；B. 最大 Valsalva 状态下盆底正中矢状面显示尿道内口见漏斗形成，长约 0.37 cm；C. 最大 Valsalva 状态下盆底正中矢状面显示膀胱颈位置距耻骨联合水平参考线以下约 0.91 cm，膀胱颈移动度约 3.66 cm，尿道旋转角 106°，膀胱后角 147°，膀胱后角开放，膀胱后壁最低点距耻骨联合水平参考线以下约 0.89 cm，膀胱轻度脱垂，子宫位置未见明显下移，直肠未见明显膨出；D. 盆底肌收缩时，断层超声成像模式显示肛门内外括约肌回声均匀、连续完整、未见明显撕裂，肛管内未见局限性异常回声；E. 盆底肌收缩时，断层超声成像模式显示两侧耻骨直肠肌于两侧耻骨支附着处未见中断；F. 最大 Valsalva 状态下显示肛提肌 - 尿道间隙增大，肛提肌裂孔面积增大约 36.1 cm^2。

图 3-4-51　该患者盆底超声表现

（5）患者女性，66岁，平时有漏尿症状，膀胱后壁脱垂及肠疝（图3-4-52）。

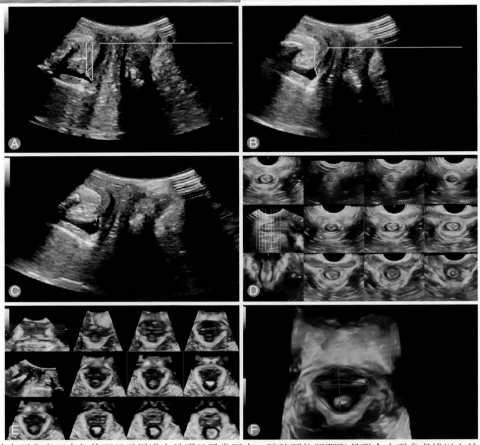

A. 静息状态下盆底正中矢状面显示尿道未见明显异常回声，膀胱颈位置距耻骨联合水平参考线以上约1.90 cm，膀胱位置正常，子宫已切除；B、C. 最大Valsalva状态下盆底正中矢状面显示尿道内口未见明显漏斗形成，膀胱颈位置距耻骨联合水平参考线以下约0.05 cm，膀胱颈移动度约1.95 cm，尿道旋转角83°，膀胱后角177°，膀胱后角开放，膀胱后壁最低点位于阴道外口，阴道后壁与肛直肠角之间见肠管回声膨出；D. 盆底肌收缩时，断层超声成像模式显示肛门内外括约肌回声均匀、连续完整、未见明显撕裂，肛管内未见局限性异常回声；E. 盆底肌收缩时，断层超声成像模式显示两侧耻骨直肠肌于两侧耻骨支附着处未见中断；F. 最大Valsalva状态下显示肛提肌-尿道间隙间距增大，肛提肌裂孔面积增大约39.32 cm²。

图3-4-52　该患者盆底超声表现

（6）患者女性，54岁，平时有漏尿症状，自诉咳嗽时盆底有异物脱出，膀胱明显脱垂（图 3-4-53）。

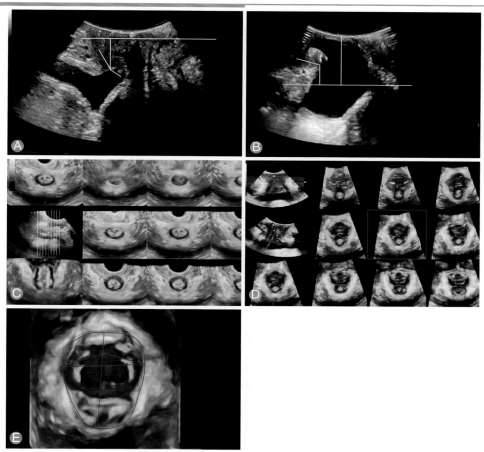

A. 静息状态下盆底正中矢状面显示尿道未见明显异常回声，膀胱颈位置距耻骨联合水平参考线以上约 2.12 cm，膀胱位置正常，子宫位置正常；B. 最大 Valsalva 状态下盆底正中矢状面显示尿道内口未见明显漏斗形成，膀胱颈位置距耻骨联合水平参考线以下约 1.44 cm，膀胱颈移动度约 3.56 cm，尿道旋转角 46°，膀胱后角 77°，膀胱后壁最低点距耻骨联合水平参考线以下约 3.54 cm，膀胱明显脱垂，子宫位置未见明显下移，直肠未见明显膨出；C. 盆底肌收缩时，断层超声成像模式显示肛门内外括约肌回声均匀、连续完整、未见明显撕裂，肛管内未见局限性异常回声；D. 盆底肌收缩时，断层超声成像模式显示两侧耻骨直肠肌于两侧耻骨支附着处未见中断；E. 最大 Valsalva 状态下显示肛提肌 - 尿道间隙增大，肛提肌裂孔面积增大约 31.63 cm²。

图 3-4-53　该患者盆底超声表现

（7）患者女性，42岁，平时有漏尿症状，自诉咳嗽时盆底有异物脱出，子宫颈脱垂、膀胱脱垂（图3-4-54）。

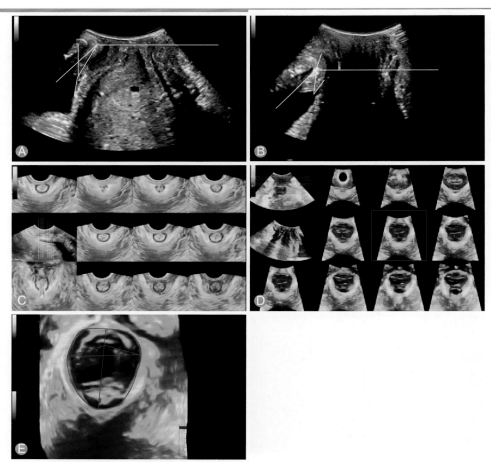

A. 静息状态下盆底正中矢状面显示尿道未见明显异常回声，膀胱颈位置距耻骨联合水平参考线以上约2.21 cm，膀胱位置正常，子宫位置正常；B. 最大Valsalva状态下盆底正中矢状面显示尿道内口未见明显漏斗形成，膀胱颈位置距耻骨联合水平参考线以下约1.60 cm，膀胱颈移动度约0.61 cm，尿道旋转角2°，膀胱后角140°，膀胱后壁最低点距耻骨联合水平参考线以下约1.18 cm，膀胱脱垂，子宫颈脱出阴道外口，直肠未见明显膨出；C. 盆底肌收缩时，断层超声成像模式显示肛门内外括约肌回声均匀、连续完整、未见明显撕裂，肛管内未见局限性异常回声；D. 盆底肌收缩时，断层超声成像模式显示两侧耻骨直肠肌于两侧耻骨支附着处未见中断；E. 最大Valsalva状态下显示肛提肌-尿道间隙增大，肛提肌裂孔面积增大约23.67 cm²。

图3-4-54　该患者盆底超声表现

（8）患者女性，64 岁，平时有漏尿症状，自诉咳嗽时盆底有异物脱出，子宫重度脱垂、膀胱轻度脱垂（图 3-4-55）。

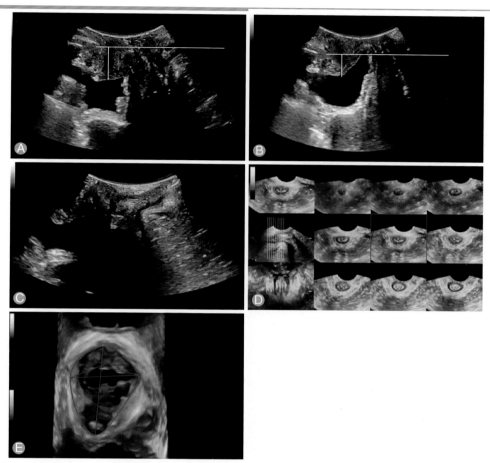

A. 静息状态下盆底正中矢状面显示尿道未见明显异常回声，膀胱颈位置距耻骨联合水平参考线以上约 2.15 cm，膀胱位置正常，子宫颈完全脱出阴道外口 1.0 cm；B. 最大 Valsalva 状态下盆底正中矢状面显示尿道内口未见明显漏斗形成，膀胱颈位置距耻骨联合水平参考线以下约 0.48 cm，膀胱颈移动度约 3.86 cm，尿道旋转角 9°，膀胱后角 64°，膀胱轻度脱垂；C. 最大 Valsalva 状态下盆底正中矢状面显示子宫颈完全脱出阴道外口 2.3 cm；D. 盆底肌收缩时，断层超声成像模式显示肛门内外括约肌回声均匀、连续完整、未见明显撕裂，肛管内未见局限性异常回声；E. 最大 Valsalva 状态下显示肛提肌 - 尿道间隙对称，肛提肌裂孔面积增大 22.80 cm^2。

图 3-4-55　该患者盆底超声表现

（9）患者女性，33 岁，产后 42 天常规检查，自诉髋关节外展、外旋受限，膀胱轻度脱垂、耻骨联合轻度分离、腹直肌分离（图 3-4-56）。

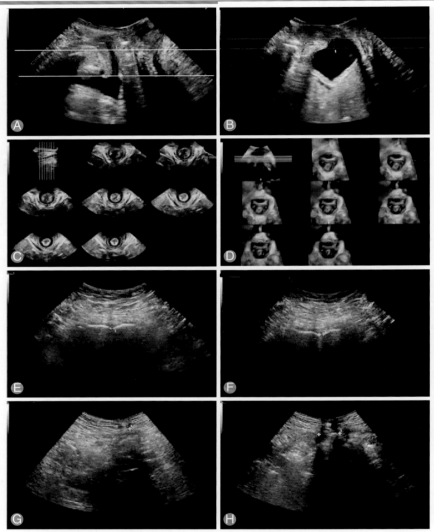

A. 静息状态下盆底正中矢状面显示尿道未见明显异常回声，膀胱颈位置距耻骨联合水平参考线以上约 2.23 cm，膀胱位置正常，子宫位置正常；B. 最大 Valsalva 状态下盆底正中矢状面显示尿道内口未见明显漏斗形成，膀胱颈位置距耻骨联合水平参考线以下约 0.97 cm，膀胱颈移动度约 3.23 cm，尿道旋转角 65°，膀胱后角 73°，膀胱轻度脱垂，子宫位置未见明显下移，直肠未见明显膨出；C. 盆底肌收缩时，断层超声成像模式显示肛门内外括约肌回声均匀、连续完整、未见明显撕裂，肛管内未见局限性异常回声；D. 盆底肌收缩时，断层超声成像模式显示两侧耻骨直肠肌于两侧耻骨支附着处未见中断；E、F. 耻骨联合起始处间距为 0.31 ~ 0.43 cm，耻骨联合分离；G. 静息状态下腹直肌分离宽度约：脐上 4 cm 处间距 3.3 cm，脐水平间距 3.74 cm；H. 卷腹状态下腹直肌分离宽度约：脐上 4 cm 处间距 2.1 cm，脐水平间距 1.93 cm。

图 3-4-56　该患者盆底超声表现

（10）患者女性，28 岁，产后 42 天常规检查，自诉排便困难，直肠膨出、肛提肌损伤、腹直肌分离（图 3-4-57）。

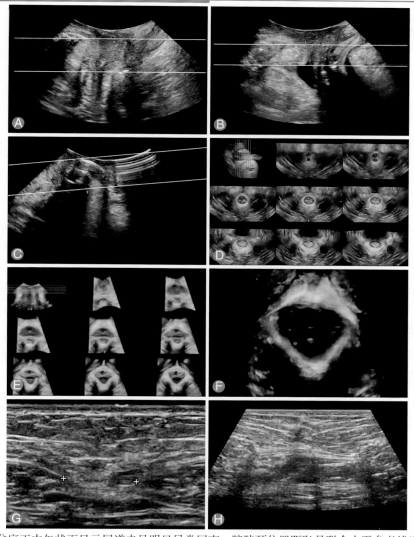

A. 静息状态下盆底正中矢状面显示尿道未见明显异常回声，膀胱颈位置距耻骨联合水平参考线以上约 2.53 cm，膀胱位置正常，子宫位置正常；B. 最大 Valsalva 状态下盆底正中矢状面显示尿道内口漏斗形成，长约 1.35 cm，膀胱颈位置平耻骨联合水平参考线，膀胱颈移动度约 2.53 cm，尿道旋转角 33.11°，膀胱后角 123.56°，膀胱未见明显脱垂，子宫位置未见明显下移；C. 最大 Valsalva 状态下盆底正中矢状面显示直肠向前膨出，膨出高度约 2.21 cm；D. 盆底肌收缩时，断层超声成像模式显示肛门内外括约肌回声均匀、连续完整、未见明显撕裂，肛管内未见局限性异常回声；E. 盆底肌收缩时，断层超声成像模式显示两侧耻骨直肠肌于两侧耻骨支附着处连续性不佳，肛提肌损伤；F. 最大 Valsalva 状态下显示肛提肌 - 尿道间隙增大，肛提肌裂孔面积约 15.58 cm²，未见明显扩张；G. 静息状态下腹直肌分离宽度约：脐水平处间距 1.26 cm；H. 卷腹状态下腹直肌分离宽度约：脐水平处间距 2.99 cm。

图 3-4-57　该患者盆底超声表现

（11）患者女性，29岁，产后42天，膀胱轻度脱垂、肛提肌旁血肿（图3-4-58）。

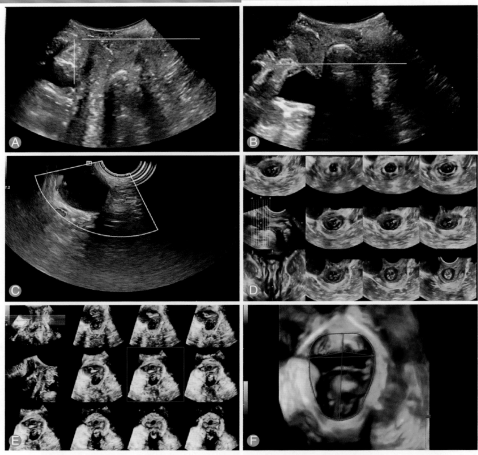

A. 静息状态下盆底正中矢状面显示尿道未见明显异常回声，膀胱颈位置距耻骨联合水平参考线以上约2.72 cm，膀胱位置正常，子宫位置正常；B. 最大Valsalva状态下盆底正中矢状面显示尿道内口未见明显漏斗形成，膀胱颈位置距耻骨联合水平参考线以下约0.24 cm，膀胱颈移动度约2.49 cm，尿道旋转角93°，膀胱后角177°，膀胱后角开放，膀胱轻度脱垂，子宫位置未见明显下移，直肠未见明显膨出；C. 盆底肌肛管横切面显示肛提肌旁见范围约3.34 cm×3.09 cm低回声，CDFI未见明显血流信号，肛提肌旁血肿；D. 盆底肌收缩时，断层超声成像模式显示肛门内外括约肌回声均匀、连续完整、未见明显撕裂，肛管内未见局限性异常回声；E. 盆底肌收缩时，断层超声成像模式显示两侧耻骨直肠肌于两侧耻骨支附着处未见中断；F. 最大Valsalva状态下显示肛提肌-尿道间隙对称，肛提肌裂孔面积增大约24.40 cm²。

图3-4-58　该患者盆底超声表现

参考文献

[1] HAYLEN B T, MAHER C F, BARBER M D, et al. Erratum to: an International Urogynecological Association（IUGA）/ International Continence Society（ICS）joint report on the terminology for female pelvic organ prolaple（POP）. Int Urogynecol，2016，27：655-684.

[2] 朱兰，郎景和 . 女性盆底学 .2 版 . 北京：人民卫生出版社，2018 .

[3] 朱兰，郎景和 . 中国成年女性尿失禁流行病学研究 . 中华妇产科杂志，2009，44（10）：776-779.

[4] 中华医学会妇产科学分会妇科盆底学组 . 女性压力性尿失禁诊断和治疗指南（2017）. 中华妇产科杂志，2017，52（5）：289-293.

[5] 中华医学会妇产科学分会盆底学组 . 盆腔器官脱垂的中国诊治指南（2020 年版）. 中华妇产科杂志，2020，55（53）：300-306 .

[6] BARAKAT B, AFZAL A, SCHWEDA D, et al.Comparison of magnetic resonance defecography with pelvic floor ultrasound and vaginal inspection in the urogynecological diagnosis of pelvic floor dysfunction . Urol Ann，2020，12（2）：150-155.

[7] DOU C, LI Q, YING T, et al. Value of transperineal ultrasound on the observation of paravaginal support . Arch Gynecol Obstet，2018，297（4）：943-949.

[8] SHUI W, LUO Y, YING T. et al. Assessment of female pelvic floor support to the urethra using 3D transperineal ultrasound. Int Urogynecol，2020，31（1）：149-154 .

[9] DENG S, JIANG Q, ZHU Y, et al. Correlation between of delivery mode and pelvic organ prolapse evaluated by four-dimensional pelvic floor ultrasonography. Oncoradiology，2018，27（1）：27-31.

[10] 易梅，胡兵 . 盆底超声评估产后女性肛提肌损伤研究进展 . 中国医学影像技术，2019，35（4）：618-621.

（李 嘉 戚 敏 王 玲 陈 卉 丁文波）

第四章　心脏超声常用新技术

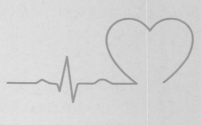

超声心动图是评价心脏结构和功能最常用的检查方法。常规超声心动图在临床已得到广泛应用。随着科技的发展，超声成像不断涌现新技术、新方法，进一步拓展了心脏超声的检查范围，并逐渐应用于临床，发挥出各自的价值。

第一节　组织多普勒成像技术

一、基本概念

组织多普勒成像（tissue Doppler imaging，TDI）技术最早在 1992 年由 McDickend 等提出，是将彩色编码技术应用于模拟组织的多普勒超声检查技术，用以检测组织速度的大小和方向，是一种可以定量评价局部心肌及整个心室功能的无创影像学方法。组织多普勒成像是临床上评价心室功能的常用方法之一，具有无创、简便、价廉的优点，不易受到心脏负荷状况的影响。

二、成像原理

活体心脏的多普勒信息由流动的血液和运动的心肌共同产生，心脏血流和室壁运动的速度、振幅范围完全不同，血流是高速（10～100 cm/s）低幅，组织运动是低速（< 10 cm/s）高幅，所以，它们呈现出不同的多普勒信号特征。彩色多普勒血流成像（color Doppler flow imaging，CDFI）是通过高通滤波器将心脏的低速室壁运动多普勒信号滤除，显示出高速运动的血流信息。组织多普勒成像技术则与之相反，它是使心脏的多普勒信号不经过高通滤波器，而将所有信号全部通过增益控制器、模数转换器后直接进入信号选择器，择出低速、高振幅的室壁运动信息，最后通过自相关信号处理技术，对代表心肌运动的多普勒频移信息进行彩色编码，以 M 型和二维超声显示的形式最终将心肌室壁运动的信息实时呈现在屏幕上。目前，组织多普勒成像对心肌室壁运动主要采用速度方式显示，即对心肌的运动速度和方向进行彩色编码，朝向探头运动的心肌被编码成暖色，运动速度由低到高依次被编码成红色、橙色和白色；背离探头运动的心肌被编码成冷色，运动速度由低到高依次被编码成蓝色、浅蓝色和白色；无色表示心肌无运动。由于心肌运动速度低，未超过脉冲重复频率所决定的尼奎速度极限，故不会出现色彩倒错现象。组织多普勒成像技术通过类比技术和改善速度分辨率，可分辨小至 0.2 cm/s 的速度差。与彩色多普勒血流成像技术一样，心肌运动信息同样可以用多普勒频谱方式显示，显示方式主要用于识别室壁运动的方向和速度。体外实验表明，组织多普勒成像技术能很容易地对软组织类似物进行速度探测，其测定的速度与实际速度密切相关（ r = 0.99 ），并能观察到小至 3 mm × 3 mm 解剖结构的运动，还相对地不依赖于回波信号的振幅，因而不直接受胸壁衰减的影响。除此之外，组织多普勒成像技术测量的心肌室壁运动还能够以加速度、能量、频谱和 M 型等方式进行显示。

三、成像方式

组织多普勒成像的方式包括脉冲组织多普勒成像和彩色组织多普勒成像。脉冲多普勒采用以时间延迟为特征的"距离选通"接收技术，即通过电子开关控制接收回声的时间，只记录所需部位的多普勒血流信号，这就实现了对人体内血流的定点测定，多应用于测量二尖瓣环和三尖瓣环的运动速度。脉冲多普勒检测取样部位是一个类球状的小体积，称取样容积（sample volume），取样容积的长度取决于选通脉冲的持续时间，其宽度取决于取样部位声束的直径。彩色组织多普勒成像主要包括组织速度成像（tissue velocity imaging）、组织位移成像（tissue displacement imaging）、组织应变成像（tissue strain imaging）和组织应变率成像（tissue strain rate imaging），分别检测心肌运动速度、位移、应变和应变率，可以反映心肌运动的速度和方向、单位时间内心肌运动的距离、心肌形变的能力及速度。

目前，临床常用多普勒频谱显示模式的测定参数包括以下几种。

1. 心肌运动速度（myocardial velocity）

将组织多普勒取样容积置于心室壁待测部位，可获得局部心肌收缩或舒张的瞬时运动速度，由此可计算出局部心室壁运动的平均速度、峰值平均速度、加速度等参数，从而显示室壁运动的规律和异常变化。组织多普勒成像是一种定量评估室壁运动的技术，但只能单点取样，即一次检测只获得心肌某一节段的运动速度。根据心肌所处心动周期的不同，可以分别测量收缩期运动速度（S）、舒张早期运动速度（E）及舒张晚期运动速度（A）。此外，在心动周期的等容收缩期和等容舒张期有时可见等容收缩期波（IVC）、等容舒张期波（IVR），此为血流频谱无法测得的。与血流频谱类似，组织多普勒成像也可以对各波的持续时间进行测量。可见，组织多普勒成像可测量参数相对比较丰富，可满足多种临床工作需要。

2. E/A 比值

E/A 比值是一个比较容易获取的重要参数，在血流频谱中也可以获得。临床观察表明，组织多普勒频谱的 E/A 比值相较于血流频谱的 E/A 比值，敏感度及特异度均显著提高，出现假阳性的概率小。

3. 二尖瓣环运动速度

二尖瓣环运动反映左心室沿长轴的运动状况，与左心室功能有重要关系，其舒张早期与心肌弹性回缩力有关。左心室收缩期的缩短与舒张期的延伸主要是纵行纤维的运动，纵行纤维在侧壁丰富而在室间隔缺乏，故其二尖瓣后瓣环运动速度高于前瓣环，组织多普勒中的 E 值是由舒张早期左心室主动松弛瓣环远离心尖产生，A 值是由左心房收缩瓣环朝向心底产生。随着年龄增大，E 值降低，A 值升高，尤其以 E 值的变化较为明显，可能的原因是随着年龄的增长，左室心肌有退行性改变，心肌松弛性下降，松弛速度减慢导致 E 值降低，左心房为维持舒张容量的稳定而加强收缩，使 A 值升高（图 4-1-1）。

四、临床应用

组织多普勒成像技术在心脏检查中应用广泛，可用于多种心脏疾病的检查，包括局部心肌功能、心室功能、心房功能，在左心室舒张和收缩功能、心肌病、冠心病及左心室收缩同步性等方面应用较为广泛。

1. 组织多普勒成像对正常心脏的评价

彩色多普勒超声表现：心肌色彩充填均匀，色彩变换时相一致，未见心肌色彩充填缺损、"花斑样"改变或时相滞后（图4-1-2）。

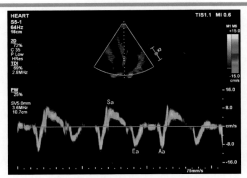

Sa 峰为收缩期峰速度，Ea 峰为舒张早期峰速度，Aa 峰为舒张晚期峰速度。

图4-1-1 脉冲组织多普勒检测二尖瓣环速度

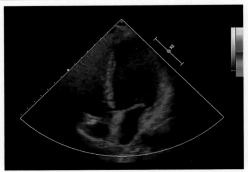

心肌色彩充填均匀，色彩变换时相一致，未见心肌色彩充填缺损或时相滞后。

图4-1-2 彩色组织多普勒检测正常心脏

频谱多普勒表现：由于心肌解剖结构和血供的不均匀性、不对称性及组织多普勒成像技术的角度因素，正常情况下心肌各阶段的收缩运动状态、长短轴方向的运动状态，以及心内膜、心外膜的运动状态之间都存在一定的差别，所以，有学者指出在运用组织多普勒成像技术进行各种心脏疾病研究之前，应首先熟悉正常情况下不同部位的组织多普勒正常值。室壁运动频谱有其规律性，于心电图Q波后出现等容收缩波（IVC）和收缩波S，于心电图T波后出现等容舒张波（IVR）、早期舒张波E、反相波R和晚期舒张波A，且左室下侧壁、下壁、前侧壁的S波、E波和A波分别大于相对应的前间隔、前壁和后间隔的波群速度。室壁基底段运动速度最快，中间段其次，心尖段最慢。心室肌的运动在收缩期、心房收缩期沿心脏长轴方向的运动分量大于短轴。

2. 组织多普勒成像对左心室舒张功能的评价

组织多普勒成像技术是近年来兴起的一种对心脏功能进行评价的影像学检查技术，能够对运动功能进行定量分析，对于评价心脏功能具有更加可靠的效果。组织多普勒成像能区分主动和被动的心肌节段性收缩，并且可以把心室功能的同步性进行量化，从而评价心脏功能，可作为一种新的无创的检查方法，并应用于临床。

二尖瓣环是位于左心房室之间的纤维组织环，其运动为复杂的三维模式。二尖瓣环收缩期朝向心尖运动，反映沿左心室长轴方向缩短；舒张期背离心尖运动，反映沿左心室长轴方向伸展，所以，二尖瓣环沿左心室长轴方向的位移可作为评价左心功能的指标。研究表明，E/Ea 可准确估测左心房充盈压，评价左心室舒张功能，其中 E 为二尖瓣血流频谱舒张早期速度，Ea 为脉冲组织多普勒检测的二尖瓣环舒张早期速度。Ea 与左心室舒张功能分级之间存在良好的相关性，随着左心室舒张功能损害程度的加重，Ea 逐渐变小。E 易受左心室弛缓功能和前负荷的影响，而 Ea 只受左心室弛缓功能的影响，不受左心室充盈压的影响，E/Ea 消除了左心室弛缓功能的影响。同时，由于 Ea 反映多切面、多位点舒张早期二尖瓣环的运动速度，E 反映左心室整体舒张功能指标，因此，E/Ea 可作为评价左心室舒张功能不全的重要指标。E/Ea < 8，提示左心室充盈压正常；E/Ea > 15，提示左心室充盈压升高；E/Ea 在 8～15 时，需结合其他参数具体分析。其不受性别、心率、二维图像参数及左心室射血分数等因素的影响，与左心室舒张末压及肺毛细血管嵌压具有良好的相关性。

3. 组织多普勒成像对右心室舒张功能的评价

随着医学的飞速发展，检测右心室功能的方法越来越多，如心室造影、放射性核素扫描、三维超声等。房室瓣环的运动反映的是心肌组织的运动，其舒张早期活动与心肌弹性回缩力相关，相对不受前负荷状态等流体力学的影响，且心脏纵行肌纤维的收缩和舒张主要表现为房室瓣环的运动。组织多普勒成像通过显示正向的 S 峰和负向的 E 峰、A 峰频谱来测量三尖瓣环的运动速度。E 峰为舒张早期三尖瓣环向心房顶部移动形成，A 峰为舒张晚期心房收缩使房室瓣环再次上移产生。有研究显示，随着年龄的增长，舒张早期 E 峰呈下降趋势，A 峰呈升高趋势，尤其是 45 岁以上者，E 峰下降明显，E/A < 1；而 45 岁以下者，E/A > 1。该结果符合心肌的生理变化。随着年龄的增长，人体出现心内膜纤维化、心肌间质增多、心肌脂褐素沉积、淀粉样变等一系列退行性改变，导致心肌的顺应性降低，且进入老年前期（50～59 岁）后，心肌的顺应性明显降低。三尖瓣环处心肌运动的组织多普勒频谱与右心室舒张功能也有良好的相关性。

4. 组织多普勒成像在冠心病中的应用

冠心病是冠状动脉粥样硬化性心脏病（coronary atherosclerotic heart disease，CHD）的简称，属于临床常见的心血管疾病，是由于冠状动脉出现粥样硬化导致管腔狭窄或阻塞，血液循环发生障碍，进而引起心肌缺血、缺氧，严重者甚至发生心肌梗死。大部分冠心病患者可出现左心室舒张功能降低，随着病情发展可逐渐出现心力衰竭等症状。冠心病患者左心室舒张功能降低的主要原因包括高血压、年龄及吸烟等。在冠心病心肌缺血的检查中，心肌运动及心脏功能评价是诊治要点。有研究指出，冠状动脉狭窄或闭塞后最先出现异常的是节段性室壁运动，其次才是心电图异常，并伴随心绞痛症状，因此，临床在诊断冠心病心肌缺血时以心室壁运动异常为依据，以利于早期病情评估。组织多普勒成像不仅与常规超声一样，具有无创诊断的优势、规避彩色编码局限性，还能通过对不同层面的心肌组织室壁运动速度、速度梯度、应变和应变率进行定量分析，并依据对局部室壁运动异常的检查情况评价心肌存活性，还可以通过比较治疗前后心肌运动速度、应变或应变率的变化，来评价冠状动脉血运重建的疗效。同时，在心肌声学造影、负荷超声等手段的支撑下，对心肌存活性及心肌灌注情况亦有良好的识别度，通常存活心肌在负荷后心肌速度或应变增大。

因冠状动脉血流受阻，冠心病患者心肌逐渐纤维化，造成心室僵硬度增大。左室心肌舒张时，胞浆中的钙离子回收入肌浆网是一个主动的过程，需要能量，缺血后心肌能量不足，必然会使该过程延长，左心室压力下降速度减慢，左心室快速充盈减弱。冠状动脉病变越重，心肌缺血越明显，对上述因素的影响也越大。

有研究提示，冠心病患者左心室舒张功能随病变的加重而下降（图 4-1-3）。E/Ea > 15 可准确判断左心室充盈压升高，与心导管结果高度相关，是检测左心室充盈压的最准确指标，而且是预后的影响因子，E/Ea ≥ 15 通常提示冠心病患者预后不良。另外，国内外一些研究表明，主动脉弹性结构损伤可导致主动脉僵硬度增加和膨胀性下降，这与冠心病及其危险因素有关。升主动脉前壁 S 波速度反映的是动脉壁本身的低速运动，可以直接、简便、无创地用组织多普勒成像技术来反映升主动脉的弹性，S 波速度下降与主动脉的僵硬度升高密切相关，两者均是冠心病重要的预测因子。

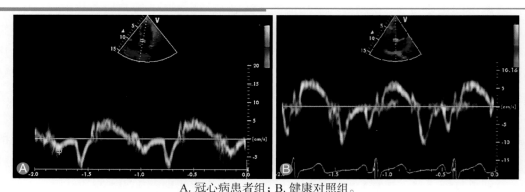

A. 冠心病患者组；B. 健康对照组。

图 4-1-3　组织多普勒测量二尖瓣环前间隔水平运动速度

5. 组织多普勒成像在评价心脏异常传导中的应用

随着组织多普勒成像技术的成熟，其在心脏电传导方面的应用也越发广泛。组织多普勒成像技术通过改变多普勒滤波系统，选出心肌运动产生的低频高幅信号，直接提取心肌组织信息，结合同步记录的心电图，可以无创、准确、直观地提供电机械耦联信息，评价心房间及心房内的同步性。

有学者通过检测右心房和左心房处从 P 波起始至 A 波起始的时间差，证实心力衰竭患者与健康人群、无心力衰竭的器质性心脏病患者相比，其右心房内和心房间不同步性显著增加，而左心房内不同步性无差异。

还有学者对 24 例左束支区域起搏（left bundle branch area pacing，LBBP）和 20 例右心室起搏（right ventricular pacing，RVP）术后的患者进行观察研究，其中 35 例术前诊断为病态窦房结综合征（sick sinus syndrome，SSS）、9 例诊断为 Ⅱ 度或 Ⅲ 度房室传导阻滞（atrioventricular block，AVB），分别在 LBBP 和 RVP 心室起搏状态下，植入 LBBP 的 SSS 患者在起搏器程控条件下兼采集自身传导时的心脏超声图像，采用组织多普勒成像测量左心室 12 节段、右心室

2 节段、心房 3 房壁心肌收缩峰值速度时间（Ts），计算左室侧壁基底段与右心室游离壁基底段 Ts 之差（Ts-LV-RV）、右心室 2 节段 Ts 的平均值（Ts-2-RV）、左心室 12 节段 Ts 的平均值（Ts-12-LV）和标准差（Tsd-12-LV）、心房 3 房壁之间的收缩峰值时间之差（TAL-R、TAI-R、TAL-I），发现与 RVP 心室起搏状态相比，LBBP 心室起搏状态下左心室收缩同步性参数均缩短，两者差异有统计学意义（$P < 0.05$）。LBBP 组心室起搏状态下左右心室收缩同步性参数、心功能指标与自身传导状态差异无统计学意义（$P > 0.05$）。有学者认为，LBBP 起搏状态时左心室收缩同步性优于 RVP，且左右心室收缩同步性、心功能与自身传导时无差别。LBBP 是一种新的生理性起搏技术，且组织多普勒成像能定量评价心脏收缩的同步性。

有研究证实，组织多普勒成像通过分析预激综合征患者的左心室旁路插入点，可确定预激综合征的异常传导旁路途径，尤其是 A 型预激综合征，其检出率可达 84%。在束支传导阻滞或安装了起搏器的患者中，组织多普勒成像可发现异常的心室去极化，早期的局限性的速度变化有助于心室异位起搏点的定位，还可以确定心房的活动顺序，从而完善了现存的电生理研究中可应用的影像技术。

有学者以 210 例孕妇作为研究对象，应用组织多普勒与脉冲多普勒测量胎儿的房室传导时间间期、心室开始收缩至下一个心动周期心房开始收缩的时间间期，发现以组织多普勒测量结果为标准，显示房室传导时间间期与孕期呈正相关（$r = 0.778, P < 0.001$），与胎儿心率水平呈负相关（$r = -0.806, P < 0.001$）。同时心室–心房传导时间间期与孕期呈正相关（$r = 0.784, P < 0.001$），与胎儿心率水平呈负相关（$r = -0.817, P < 0.001$）。组织多普勒与脉冲多普勒成像系统均能有效地测定出胎儿的心脏传导时间，为临床有效监测和评估胎儿的心脏活动提供参考依据。

6. 组织多普勒成像在肥厚型心肌病中的应用

肥厚型心肌病（hypertrophic cardiomyopathy，HCM）是一种主要由肌小节收缩蛋白的基因突变引起的常染色体显性遗传病，其特征为室壁异常肥厚。突变的肌节蛋白使肌小节的结构和功能发生改变，使心肌在正常收缩状态下启动机体的代偿机制，引起心肌肥厚、细胞排列紊乱、间质纤维化，致使左心室收缩功能降低。在年轻人中，该病已成为猝死的重要原因，也是各年龄段重要的死亡和致残原因。因此，对于肥厚型心肌病患者的早期发现和诊断具有重要的临床意义（图 4-1-4）。肥厚型心肌病患者的诊断和风险分层依靠二维超声评估左心室肥大、主动脉下梗阻的存在和舒张功能障碍。二维超声在肥厚型心肌病的早期识别方面存在局限性，因为有些患者典型的发现可能会出现在生命后期，甚至有些患者最终也不会出现典型的表现，但是对于肥厚型心肌病患者，组织多普勒成像可以显示室间隔肥厚伴随局部心肌收缩和舒张运动失常，有时甚至在左心室收缩功能正常抑或增加的情况下也会有较明显的舒张功能受损，主要表现为舒张期运动不协调，快速充盈期延迟，而心房收缩期大于快速充盈期，收缩期心肌各层之间的运动速度阶差出现异常。即使没有左心室肥大，组织多普勒成像速度的降低也可能会识别出肥厚型心肌阳性突变的患者，据报道，其敏感度和特异度分别为 100% 和 93%。

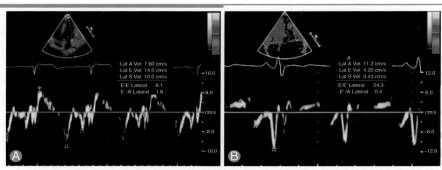

A. 组织多普勒显示肥厚型心肌病合并心肌纤维化和舒张功能正常患者的侧壁二尖瓣环速度；B. 组织多普勒显示肥厚型心肌病合并心肌纤维化和舒张功能障碍患者的侧壁二尖瓣环速度。

图 4-1-4　组织多普勒成像测量肥厚型心肌病

肥厚型心肌病患者早期的舒张功能可用左心室局部松弛异常和非同步运动的增强来评价，但最近的报道显示，心肌速度梯度（myocardial velocity gradient，MVG）是一个研究局部心肌功能的新指标，由组织多普勒测量心内膜和心外膜的速度获得，可用来区分是生理性还是病理性的左室心肌肥厚，也是评价代偿性左室心肌肥厚向心力衰竭早期转变的一个指标。同时，组织多普勒成像评价压力负荷增大、左室心肌肥厚的左室功能障碍比其他超声检查更敏感，并可以预示压力情况正常化后心肌功能的早期恢复情况。

此外，有研究证实，肥厚型心肌突变而无心脏肥大的患者 S' 和 E' 的速度明显降低。这些发现还被证明可以识别肥厚型心肌突变携带者，这些突变携带者随后将发展为肥厚型心肌的心脏特征。在对肥厚型心肌病形态学发现的患者进行长期随访时，组织多普勒成像还可以增加预后信息。有研究表明，E/E' > 15 的肥厚型心肌病患者充血性心力衰竭、中风、室性心律不齐和死亡的风险增加。

7. 组织多普勒成像在限制型心肌病中的应用

限制型心肌病是以心内膜及心内膜下心肌纤维化，引起心脏舒张功能难以舒张和充盈受限，心脏舒张功能严重受损，而收缩功能保持正常或轻度受损的心肌病。限制型心肌病的病因很多，包括结节病、淀粉样变性、糖原贮积病和心肌内膜纤维化。在二维超声上，限制型心肌病的特征是心室无扩张、小梁扩大、舒张充盈受损和左心室射血分数不变或稍下降，尽管这些表现没有特异性，无法将限制型心肌病与收缩性心包炎区分开。在限制型心肌病患者中，心肌浸润会导致二尖瓣环的收缩速度（S'）和舒张早期速度（E'）降低。S' 和（或）E' < 8 cm/s 对限制型心肌病的非侵入性诊断的敏感度和特异度分别为 93% 和 88%。相比之下，收缩性心包炎患者的二尖瓣环的组织多普勒成像速度通常在正常范围内。组织多普勒成像作为一种无创的检查方法，为两者的鉴别诊断提供了敏感度和特异度均较高的指标。

8. 组织多普勒成像在评价高血压患者心功能改变中的应用

高血压是导致左心室舒张功能不全的主要因素之一。高血压使心输出量和血管外周阻力升高，心室的收缩力增加，出现心肌代偿性增加，进而造成心室壁增厚，心室顺应性降低，影响心室舒张功能。现代医学研究表明，高血压患者发生舒张性心功能不全的形态学改变为左心室重构，其早期表现多为正常构型、肥厚或向心性重构，但在后期则会发展为离心性重构。高血压患者的血压长期居高，心室压力会持续性升高，导致心室形态发生异常，心室松弛功能降低，进而影响心室的舒张功能，因此，及时诊断高血压患者的左心室舒张功能对于早期判断患者预后和转归具有重要的意义。

多普勒超声心动图可对心内血流动力学进行无创性检测，但多普勒血流速度仅能间接反映舒张功能，左心室的充盈模式不等于左心室舒张功能本身，这种差异在非左心室松弛因素（如容量状态、负荷状态、药物干预等）影响时尤为显著，有必要发展传统血流多普勒以外的超声评价指标。近年来，采用组织多普勒成像观察二尖瓣环的运动来估测心室的舒张功能，以弥补二尖瓣血流模式的缺陷。高血压患者的左心室舒张功能异常早于收缩功能异常，舒张功能异常主要表现为 3 种模式：弛缓异常型、假性正常型和限制型，并且随左心室舒张功能障碍的进展而相应由"弛缓异常型→假性正常型→限制型"进展。传统是用脉冲多普勒来测量二尖瓣血流频谱，并评估左心室舒张功能。脉冲多普勒对轻度舒张功能受损很敏感，但对中度舒张功能受损，可出现假性正常，并易受多种因素影响。组织多普勒成像技术主要是通过对心肌组织的运动频谱进行实时定量分析，以精确分析心肌运动速度，为心室舒张功能的评价提供影像学依据。相关研究也证实，组织多普勒成像技术对心脏负荷、心率无依赖性，且检测心室舒张功能的灵敏度较高。需要注意的是，左心室舒张功能会受左心室机械运动的影响，所以，在采用该技术检查时需准确选择测量角度，并嘱患者屏住呼吸，以减少吸气影响，提高诊断的准确度。

五、组织多普勒成像的影响因素

组织多普勒成像技术的图像分析除应考虑心肌纤维本身的收缩运动外，还应考虑以下因素对分析结果的影响。

（1）超声束与室壁运动方向夹角的影响：与彩色多普勒血流成像相似，组织多普勒成像为了获得真实的室壁运动速度，超声束与室壁运动方向也应尽可能平行。由于心尖长轴切面左室壁各节段的运动方向与声束方向均接近垂直，所以，组织多普勒成像测量心壁速度可能不精确。

（2）心脏本身在心动周期中运动的影响：组织多普勒成像还受到心脏本身的运动对分析结果的影响。由于收缩期整个心脏会向前运动，如果在某些心肌纤维运动速度方向正好与心脏整体运动方向相反时，可以使记录的速度人为地降低，反之则增强。

（3）呼吸运动的影响：有研究报道，呼吸时胸廓运动使探头与心脏的相对位置发生改变。另外，有研究发现，呼吸运动会使心脏移位，这些均可影响组织多普勒成像分析的准确度。

（4）增益的影响：调节系统增益可使心内膜、心外膜、心肌的彩色编码发生变化，当把增益设置到最低时，组织多普勒成像能清楚地显示心内膜和心外膜边缘、心内膜与心肌的边界，但心肌却得不到相应的彩色编码。当系统增益过大时，整个心脏均能被彩色充填，因此，必须调整增益至最佳状态，并在整个检查过程中保持不变。

一、基本概念及成像原理

斑点追踪成像（speckle tracking imaging，STI）技术通过识别心肌回声斑点的位置与运动，自动追踪心肌的运动轨迹，进而从机械力学的角度对心脏收缩及舒张运动进行评价，是新近发展的一项超声新技术，因其在评价局部心肌功能方面的出色表现而备受关注，在临床和科研工作中有着广泛应用。随着该技术的进一步发展，三维斑点追踪成像技术、斑点追踪分层应变技术得以研发，有望在将来成为评价心肌功能的最重要的方法之一，具有相当广阔的应用前景。

心肌组织中小于入射超声束波长的细小结构在二维灰阶图像中会产生散射现象，构成心肌组织中的回声斑点，心肌组织内包含许多均匀分布的回声斑点即自然声学标志，这些自然声学标志与心肌组织同步运动，且形态在相邻两帧图像间差异较小。二维斑点追踪成像（two-dimensional speckle tracking imaging，2D-STI）技术可在超声图像中辨认这些感兴趣的回声斑点，同时应用空间与时间图像处理算法，逐帧追踪其位置的移动，获得组织运动的相关信息。由于斑点追踪成像技术与组织多普勒频移无关，不受声束方向与室壁运动方向间夹角的影响，且帧频较高，所以，定量分析心肌的收缩和舒张功能准确性较强，且克服了组织多普勒成像技术的角度依赖性。

斑点追踪成像的检测参数包括心肌速度、应变、应变率和扭转，其中应用最广泛的为应变，包括纵向应变、径向应变和圆周应变。通过检测心肌各项应变和应变率，能够评价心肌功能（图 4-2-1）。

三维斑点追踪成像（three-dimensional speckle tracking imaging，3D-STI）技术是基于心肌运动机械力学及心肌运动形变的全新的定量评价方法，通过对连续的心脏全容积图像进行分析，能更精准的在三维空间内追踪心肌的斑点回声信号，很好地解决了跨平面无法追踪这一问题，实现了对心脏三维解剖结构的空间定位。其通过对心肌力学的测量达到评估心脏生理学的目的，突破了对组织多普勒的角度依赖性和二维空间的限制，是在三维超声及斑点追踪的基础上发展起来的新技术，对心肌的力学参数的评价不受心肌运动方向和幅度的限制，能直观显示心脏结构的解剖特征及空间关系，真实反映心肌的运动轨迹，可以重复观察并定量测量心肌在三维空间上的应变参数，进而全面地评价心脏整体容积、局部及整体功能，而且与"金标准"心脏 MRI 有较高的吻合度，具有较好的发展空间。

斑点追踪分层应变技术是基于二维斑点追踪成像基础上发展起来的一项更精确的技术，通过逐层追踪心肌的斑点信号，更好的从整体和局部分析左心室心肌的运动和功能。众所周知，心肌由内而外分为心内膜、中膜和心外膜，其中心内膜和心外膜的肌束呈正交螺旋状排列，心内膜呈逆时针走行，心外膜呈顺时针走行，而中膜层则由环形肌束水平排列而成，所以导致了心肌力学极其复杂。心脏的运动方式除舒张和收缩外，还有三维空间的旋转、扭转、纵向、径向及圆周运动等。斑点追踪分层应变技术为更精准地检测局部心肌功能提供了可能（图4-2-2）。

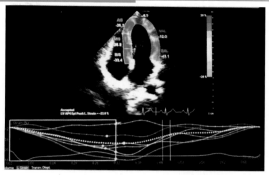

心尖四腔心切面显示心肌径向应变。

图 4-2-1　二维斑点追踪成像检测心肌径向应变

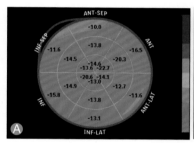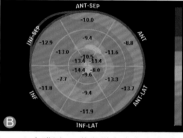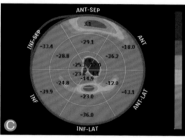

A. 心内膜层18节段纵向应变牛眼图；B. 心中膜层18节段纵向应变牛眼图；C. 心外膜层18节段纵向应变牛眼图。

图 4-2-2　斑点追踪分层应变技术检查

二、临床应用

斑点追踪成像可用于评价多种心脏疾病的心肌功能，如肥厚型心肌病、扩张型心肌病、糖尿病心肌病、高血压性心脏病、冠心病的左室壁运动异常，还可以用来评价肺动脉高压患者的右心室功能和心房功能。此外，斑点追踪成像不仅可以评价左心室功能、心房功能，在检测心肌局部及整体的收缩同步性方面也独具优势。

1. 斑点追踪成像在冠心病中的应用

不同部位心肌梗死在斑点追踪成像的定量分析中均表现为相应节段曲线的异常、牛眼图内节段区块颜色变化及应变测量值的减低。在不同部位心肌梗死节段性运动减低的同时，斑点追踪成像对节段性运动障碍的严重程度和累及范围均能做出准确、客观的评价。右室心肌梗死一直是超声心动图的诊断难点，尤其对右心室游离壁的运动障碍较难判断。通过斑点追踪成像分析右心室的运动，能够得到右室心肌节段性运动减低的客观证据，使用定量数据为右室心肌梗死的诊断提供支持。

评价冠心病患者心脏室壁局部及整体运动是超声心动图检查的重要内容，心室壁心肌运动力学参数通常能对心肌组织的节段运动、整体运动及同步性运动进行评价，进而可用于冠心病患者的缺血节段的检测和预后。二维斑点追踪成像从心肌力学的角度更能客观反映心肌的运动，可通过心肌运动机械力学参数来分析冠心病心肌缺血和缺氧所致的局部或整体室壁异常运动，实现对异常室壁运动区域定位及判断狭窄对室壁运动造成的影响等，在冠心病诊断、治疗效果评估及预后评价等方面均具有较高的应用价值。

另外，近年来发展的斑点追踪分层应变技术在诊断非 ST 段抬高型方面具有独特的优势，通过区分及比较心内膜和心外膜心肌运动，可敏感地检测到非 ST 段抬高患者仅出现的心内膜心肌运动功能减低，对临床及超声诊断非 ST 段抬高均具有较好的价值。

综上所述，斑点追踪成像作为超声心动图发展的定量评价方法，能够敏感地检测患者梗死心肌的受累范围及程度，准确判断不同类型冠心病整体及节段室壁运动功能，具有广泛的临床应用前景和价值。

2. 斑点追踪成像在心肌病中的应用

无论是肥厚型心肌病、扩张型心肌病还是糖尿病心肌病均存在左心室室壁运动异常，斑点追踪成像技术能很好地发现并定量评价室壁运动异常。肥厚型心肌病是以心室壁非对称性进行性肥厚，继而引起心室腔进行性缩小为特征的一种心肌病。肥厚型心肌病患者的左心室整体收缩功能往往表现为正常，但其可能存在局部心肌收缩功能的异常。二维斑点追踪成像是一种准确、定量评价肥厚型心肌病左心室舒张功能及同步性运动的无创方法。有研究表明，斑点追踪成像检查显示肥厚型心肌病患者的心肌肥厚与非肥厚节段均存在纵向局部收缩功能降低，肥厚型心肌病患者心肌整体二维径向收缩期峰值应变明显减低，提示肥厚型心肌病组左心室短轴径向收缩功能受损（图 4-2-3）。扩张型心肌病是一种较常见且预后较差的原发性心肌病，准确评估左心室收缩功能是及时诊断的关键，是疗效评估、及预后判断的重要指标。有研究表明，扩张型心肌病各节段径向应变，除二尖瓣环水平侧壁和下壁外，其余各节段的环向应变均明显降低，扩张型心肌病组二尖瓣环、乳头肌及心尖平面的整体应变也显著低于正常对照组，这提示扩张型心肌病患者左室各节段的收缩功能均下降，符合其病理学改变；而肥厚型心肌病组射血分数无明显差异，但径向、环向及纵向应变均显著降低，左心室短轴乳头肌水平室间隔、左心室后壁应变达峰时间差值增大。左心室射血分数正常的糖尿病患者左心室各节段收缩期纵向峰值应变，左心室基底段、中间段及心尖段的平均收缩期峰值应变，左心室整体应变均明显低于正常；糖尿病合并左心室肥厚患者应变降低更加显著。另有研究应用斑点追踪成像评价不同病程糖尿病患者的左心收缩功能，结果显示糖尿病患者的心肌峰值应变率均下降，并随着病程的延长，心肌受损越明显。由此说明，在射血分数正常的情况下，糖尿病患者的左心收缩功能已经有减退，而斑点追踪成像测定的左心室长轴应变是早期发现糖尿病患者心肌功能减退的敏感指标。

二维斑点追踪成像在临床上可以作为一种监测非缺血性扩张型心肌病患者左室心肌非同步运动的可靠方法。传统的超声诊断技术在疾病早期很难发现肥厚型心肌病左心室收缩功能的改变，只有疾病发展至晚期或出现并发症才会出现射血分数下降。有研究表明，三维斑点追踪成像能够重复、准确地获取肥厚型心肌病患者的心肌运动参数，正确反映心肌力学状态，从而有可能更精准地评估心肌功能，为指导临床进行早期诊治提供有价值的信息。

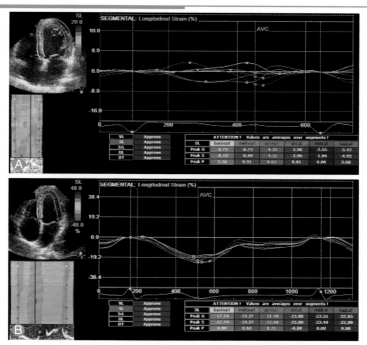

图4-2-3　扩张型心肌病纵向应变（图A）与正常人纵向应变（图B）

斑点追踪分层应变技术为心肌病心功能异常早期评估提供了定量的细节信息，尤其在随访监测及预后评估中具有潜在的重要意义。

3. 斑点追踪成像在高血压性心脏病中的应用

原发性高血压病是危害人类健康的多发病，大部分高血压患者即使出现左心室肥厚，甚至到达充血性心力衰竭阶段，左心室射血分数仍表现为正常，因此，早期发现高血压患者左心室收缩功能改变，及时进行临床干预，可显著减低充血性心力衰竭的发生率和病死率。

Harvey W 早在1628年就发现了心脏在收缩过程中左心室的扭转运动，左心室扭转和解旋是评价左室收缩和舒张功能的敏感指标。二维斑点追踪成像主要通过定量分析心内膜和心外膜下旋转角度峰值、跨壁角度梯度峰值、左心室整体或节段扭转角度峰值、达峰时间、解旋率等指标来评价左室心肌运动、左心室收缩及舒张功能。有研究表明，随着年龄的增长，左心室扭转的扭转角度峰值、收缩末期扭转角度、等容舒张末期扭转角度、解旋减半时间和解旋速度峰值均增加。另外，左心室几何构型正常的高血压患者，左心室扭转的扭转角度峰值及解旋速度峰值均增加。左心室肥厚的高血压患者，左心室舒张期解旋的延迟和减低能够反映左心室舒张功能异常。

用三维斑点追踪成像分析原发性高血压患者左心室整体三维应变，当患者左心室构型正常时，左心室整体纵向峰值应变显著降低，左心室整体径向峰值应变和左心室环向峰值应变无明显减低。当左心室构型发生重构时，左心室整体纵向峰值应变、左心室整体径向峰值应

199

变及左心室整体环向峰值应变均显著减低。这可能由于心肌纤维主要以纵向走行为主，在心脏负荷增加时，心内膜肌纤维首先受损，当心肌发生重构时，病变范围及程度较重，导致心肌整体三维应变均下降。因此，三维斑点追踪成像能较敏感地检测到原发性高血压患者早期左心室整体收缩功能的异常，在临床干预与治疗上具有一定的指导价值。

斑点追踪分层应变技术可早期定量评价不同血压水平的高血压患者左室各层心肌力学改变，可以早期敏感发现高血压患者左室心肌力学改变，有助于临床及时采用干预措施，对延缓或避免心血管事件的发生，具有重要的临床意义。

4. 斑点追踪成像在评估心脏毒性药物对心肌功能影响的应用

随着恶性肿瘤治疗手段的不断进步，恶性肿瘤患者的长期生存率明显提高，人们对癌症的认识也由原来的"绝症"逐渐向"慢性病"转变。但由于放化疗对心脏的毒性作用，癌症患者生存期内心血管疾病的发病率和死亡率明显增加，也越来越引起人们的重视。肿瘤治疗过程所致的心脏毒性主要表现为心脏的收缩和舒张功能下降、心肌缺血，甚至引发心脏瓣膜病和冠状动脉损伤疾病等。心脏毒性来源主要是肿瘤放化疗过程中存在的药物毒性（主要是蒽环类、烷化剂类、抗代谢类、抗微管类药物及一些靶向治疗药物）和高能射线损伤等（图 4-2-4）。对心功能进行及时、准确的评价对于指导心脏毒性药物的临床用药有着重要的意义。研究发现，心脏毒性药物呈剂量累积性，心肌功能的改变与心脏毒性药物呈现明显的剂量-效应关系，随着药物剂量的累积，心肌出现了不可逆的损害，首先表现为心肌舒张功能的降低，最后出现心肌收缩和舒张功能同时降低。有研究报道，乳腺癌术后化疗患者的心功能与药物呈现明显的剂量-效应关系。通过监测左心室整体环向峰值应变、左心室整体面积峰值应变、舒张早期整体面积应变率的变化，可以准确评估心脏毒性药物的心肌细胞损害程度，这有利于心功能的早期恢复，以防止明显的心脏功能障碍，帮助临床医师以不间断的方式进行治疗。

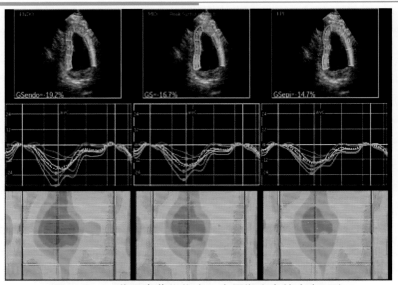

图 4-2-4　蒽环类药物化疗 2 个周期患者的应变下降

5. 斑点追踪成像在心肌致密化不全性心脏病中的应用

心肌致密化不全（noncom paction of ventricular myocardium，NVM）是一种少见的先天性心肌疾病，系心室肌在胚胎发育早期网织状肌小梁致密化过程失败，导致小梁化的心肌持续存在，以心室内有许多突起的肌小梁、小梁间深陷的隐窝、心室收缩和舒张功能减退为特征。通过监测收缩期和舒张期的应变和应变率，以及左室旋转或扭转参数，可以判断心肌致密化不全患者心肌收缩力明显低于正常人。

6. 斑点追踪成像在心脏不同步化及再同步化治疗中的应用

心脏再同步化治疗是延长收缩性慢性心力衰竭患者的生命、改善临床症状的重要措施。近年来，国内外应用斑点追踪成像技术在评估心力衰竭患者心脏不同步和预测心脏再同步化治疗后疗效方面做了诸多研究。

斑点追踪成像技术可为各部位心肌自 QRS 波起点到心肌最大应变与旋转的时间间期提供一个切面上多节段的达峰时间比较，用于对不同步心肌运动的筛选及预后评价。应用斑点追踪成像定量评价心功能不全患者的左心室收缩不同步性，有学者认为可以将前间隔与后壁峰值应变时间间隔 ≥ 130 ms 定义为径向收缩不同步，同时还能够进行心脏再同步化治疗后疗效的预测，具有甄选心脏再同步化治疗患者的价值。

有学者应用三维斑点追踪成像技术对 20 例健康志愿者和 18 例慢性心力衰竭患者行再同步化治疗术前及术后常规超声检查、左心功能及心肌非同步指标评估，即包括左心室整体纵向峰值应变、左心室整体径向峰值应变、左心室整体环向峰值应变及左心室 16 节段面积应变达峰时间最大差和标准差。结果显示，与对照组比较，病例组左心室整体纵向峰值应变、左心室整体环向峰值应变及左心室整体径向峰值应变均显著减低，达峰时间最大差及标准差延长；与术前比较，术后 1 个月内病例组左心室整体纵向峰值应变、左心室整体环向峰值应变及左心室整体径向峰值应变均显著提高，面积应变达峰时间最大差及标准差显著减低，术后 1 个月及 3 个月各参数无明显差异。因此，三维斑点追踪成像技术可评估在同步化治疗前后左心室功能及心肌运动同步化的变化，以及评价同步化治疗的效果。

虽然斑点追踪成像技术存在帧频要求高、受二维图像质量影响大、重复性不理想、受呼吸及心率影响大等不足，但随着超声技术的不断发展、完善，超声心动图及其新技术可以通过应变及应变率的各项指标对心肌功能进行准确的、无创的评估，并将为临床评估左心室和左心房的功能提供更丰富、更准确的信息，具有广泛的临床应用价值。

多项研究证实，三维斑点追踪成像技术作为一种新的评估心脏功能及形态的技术，具有很大的优势及临床应用价值，但作为一项发展中的新技术，仍存在较大的局限性：①三维超声图像的分辨率较低，且具有较大的主观性，当图像质量不理想时会导致对心内膜追踪效率的明显下降，从而影响数据分析的准确性；②该技术是在拼接的全容积图像上进行追踪，当存在心率不齐时，会出现拼接错位而影响正常斑点的追踪，从而影响分析结果；③在图像采集过程中，当被检查者心脏过大时，实时三维容积成像不能采集图像的完整信息，使图像信息采集缺失。三维斑点追踪成像技术目前主要局限于疾病状态下对左室心肌运动的研究，且目前主要集中在科研领域，临床应用较少。随着研究的不断深入，对非疾病状态下左心室运动及功能的研究也有少部分涉及，但对于代谢综合征等疾病治疗前后的左心室功能的评估少见文献报道，相信这将是一个广阔的发展空间，有待进一步对心室状态进行细化分析。某些疾病如先天性心脏病、心血管系统药物对心肌的影响等方面的研究也有待深入。未来应着力提高超声图像的空间和时间分辨率，相信随着科技的发展和三维斑点追踪成像技术各项潜力的挖掘，三维斑点追踪成像技术将会对各项疾病状态下心脏局部及整体功能的评估有着更广泛的临床应用价值。

第三节　负荷超声心动图检查技术

一、基本概念及成像原理

负荷超声心动图（stress echocardiography，SE）检查技术是指应用不同的负荷方法，激发心血管系统的反应，以此来观察被检查者室壁运动状况及血流动力学变化，从而评估心肌血流灌注。负荷时的超声心动图主要评估心室功能、心腔大小、室壁运动厚度、主动脉根部及瓣膜情况，以除外引起缺血的心脏疾病，包括心包积液、肥厚型心肌病及瓣膜性心脏病。

负荷试验的基本原理是通过负荷使心肌耗氧量增大到冠状动脉血流储备不足以满足其需要，诱发心肌缺血，心肌收缩力出现异常，此时采用超声心动图即可检出室壁节段性或整体运动异常。当负荷终止后，心肌耗氧量逐渐减低，室壁运动异常持续时间可因人而异。

二、检查方法

1. 运动负荷试验

运动负荷试验包括平板运动试验、踏车运动负荷、二级梯运动试验、等长握力试验等，对于可以运动的患者，推荐采用运动负荷试验而非药物负荷试验。平板运动负荷试验能够达到更大的运动负荷量和更高的最大心率水平，且可以提供运动耐量、血压反应、心律失常等对临床诊断或预后评估有价值的信息，但是使用平板运动试验时图像采集较困难，要求操作者在运动终止后的 1.0～1.5 分钟迅速采集图像，若未在有效时间内采集到图像，可能出现假阴性结果。在半卧位或直立位操作的踏车负荷试验时，能够达到更高的血压水平且可在运动期间持续成像，以此来评估局部室壁运动，提供更多信息，但往往由于患者腿部肌肉过早疲劳而达不到运动负荷的极限值。如果将评估节段性室壁运动作为唯一的检查目标，通常选用平板运动试验；如果需要采集更多信息，则建议进行踏车试验，方便在运动中评估节段性室壁运动的同时采集信息。

平板运动负荷超声心动图中最常使用 Bruce 方案，在静息和完成运动后即刻采集图像，最常用心尖四腔心切面、两腔心切面、三腔心切面、左室短轴乳头肌水平切面及胸骨旁左室长轴切面。平板运动标准的 Bruce 方案以 2.7 km/h 的速度和 10% 的斜率（5 METs）开始，改良 Bruce 方案有 2.7 km/h 的速度和 0 斜率、2.7 km/h 的速度和 5% 的斜率 2 个 3 分钟的热身阶段。运动负荷试验的流程见图 4-3-1，目标心率见表 4-3-1。

测试前准	在测试前 3 小时嘱患者勿进食、饮酒或咖啡类饮品、抽烟，穿着舒适的鞋子及宽松的衣服；了解患者病史、查体、适应证和禁忌证，告知患者该项检查的优缺点，并签署知情同情书

测试（基线）	录入患者信息，连接心电图，嘱患者取左侧卧床，进入运动负荷图像采集方案，采集静息状态下四腔心切面、三腔心切面、两腔心切面、胸骨旁短轴切面的动态图像，记录静息状态下心电图、血压

测试（峰值）	运动开始，持续监测心电图、血压，观察患者症状，逐步提高运动等级，运动终止后，迅速（< 60 秒）以左侧卧位躺在检查床上，采集峰值负荷状态下四腔心切面、三腔心切面、两腔心切面、胸骨旁短轴切面的动态图像，记录峰值状态下心电图、血压，询问患者症状

测试（恢复）	恢复期采集四腔心切面、三腔心切面、两腔心切面、胸骨旁短轴切面的动态图像，记录峰值状态心电图、血压，询问患者症状

试验终止	绝对指征：ST 段抬高 > 1 mm（没有 Qs 波的导联中）；收缩压下降 > 20 mmHg，同时合并其他任何心肌缺血证据；严重的心绞痛，中枢神经系统症状，灌注不良症状；室速 > 4 个心动周期；收缩压 > 220 mmHg 或舒张压 > 115 mmHg；患者要求，设备异常 相对指征：束支传导阻滞的进展对室速评估困难；严重的抽搐，喘，跛行，疲劳；室速意外的心率异常；ST 段降低 > 2 mmHg；无中枢神经系统与心肌缺血症状的收缩压下降 > 20 mmHg

图 4-3-1 运动负荷试验流程

测试前准	嘱患者停用影响心肌收缩力的药物至少 3 天；建立左手静脉通道；三通连接静脉泵及生理盐水；平卧测量基础状态血压、心电图

药物剂量分组	标准剂量（每 3 分钟递增）：10 μg/（min·kg）→ 20 μg/（min·kg）→ 30 μg/（min·kg）→ 40 μg/（min·kg）；小剂量（每 3 分钟递增）：5 μg/（min·kg）→ 10 μg/（min·kg）→ 20 μg/（min·kg）。注：未达目标心率注射阿托品详见"药物负荷阿托品算法"

图像采集	选择药物负荷模式，采集试验前、每一级剂量第 4 分钟及恢复期四腔心切面、三腔心切面、两腔心切面、胸骨旁短轴切面的动态图像

生命体征检测	试验前及停药后 5 分钟患者心率、血压、12 导联心电图；试验过程中连续心电图监护，询问患者症状

试验终止	多巴酚丁胺达最大量；新出现的室壁运动异常；心电图 ST 段下降 ≥ 2 mm；心绞痛；严重不良反应；频发室早或室速，收缩压 ≥ 220 mmHg 和（或）舒张压 ≥ 130 mmHg，血压较基础状态下降，严重心绞痛，被检查者出现不能忍受的头痛、恶心、呕吐

不良措施应对	首先停药，严密观察患者症状，检测心率、血压及心电图，停药 5 分钟后不良反应不能缓解或消失，应迅速联系主管医师进行下述处理：①频发室早或室速者：静脉滴注利卡多因；②血压过高者：舌下含服卡托普利；③严重心绞痛者：舌下含服硝酸甘油

图 4-3-2 多巴酚丁胺试验流程

2. 药物负荷试验

对于不能运动的患者，可采用药物负荷试验，主要药物有多巴酚丁胺、双嘧达莫、腺苷、异丙肾上腺素等。评估局部室壁运动倾向于使用多巴酚丁胺。

（1）多巴酚丁胺试验：多巴酚丁胺负荷试验流程见图 4-3-2。标准多巴酚丁胺负荷试验中采用梯度给药的方案，起始给药剂量为 5 μg/（kg·min），每 3 分钟按照 10 μg/（kg·min）、20 μg/（kg·min）、30 μg/（kg·min）、40 μg/（kg·min）的梯度增加给药剂量，低剂量阶段有助于识别静息时功能异常节段的心肌活性和心肌缺血情况。试验终点为达到目标心率（年龄预测最大心率的 85%）、出现新的或更严重的室壁运动异常、明显心律失常、低血压、严重的高血压等难以忍受的症状。为达到目标心率，可分次使用 0.25 ~ 0.5 mg（总量不超过

表 4-3-1　运动负荷试验目标心率（次 / 分）

年龄（岁）	100%	90%	85%	年龄（岁）	100%	90%	85%
15	205	185	174	53	167	150	142
16	204	184	173	54	166	149	141
17	203	183	173	55	165	149	140
18	202	182	172	56	164	148	139
19	201	181	171	57	163	147	139
20	200	180	170	58	162	146	138
21	199	179	169	59	161	145	137
22	198	178	168	60	160	144	136
23	197	177	167	61	159	143	135
24	196	176	167	62	158	142	134
25	195	176	166	63	157	141	133
26	194	175	165	64	156	140	133
27	193	174	164	65	155	140	132
28	192	173	163	66	154	139	131
29	191	172	162	67	153	138	130
30	190	171	162	68	152	137	129
31	189	170	161	69	151	136	128
32	188	169	160	70	150	135	128
33	187	168	159	71	149	134	127
34	186	167	158	72	148	133	126
35	185	167	157	73	147	132	125
36	184	166	156	74	146	131	124
37	183	165	156	75	145	131	123
38	182	164	155	76	144	130	122
39	181	163	155	77	143	129	122
40	180	162	153	78	142	128	121
41	179	161	152	79	141	127	120
42	178	160	151	80	140	126	119
43	177	159	150	81	139	125	118
44	176	158	150	82	138	124	117
45	175	158	149	83	137	123	116
46	174	157	148	84	136	122	116
47	173	156	147	85	135	122	115
48	172	155	146	86	134	121	114
49	171	154	145	87	133	120	113
50	170	153	145	88	132	119	112
51	169	152	144	89	131	118	111
52	168	151	143	90	130	117	111

2.0 mg）的阿托品。阿托品可增加正在服用 β 受体阻滞剂患者和单支冠状血管病变患者多巴酚丁胺负荷超声心动图检查的敏感度。多巴酚丁胺和运动负荷试验均会引起心率的显著增加，相比运动负荷试验，多巴酚丁胺较少引起收缩压的增加。达到目标心率是测试的重要目标，多巴酚丁胺试验心率达标方案见表 4-3-2。

表 4-3-2　多巴酚丁胺试验心率达标方案

距离目标心率	方案
＞ 25 次 / 分	增加多巴酚丁胺到 50 μg/（kg·min） 给予阿托品 0.50 mg，等待 45 秒 距离目标心率＞ 25 次 / 分 重复阿托品 0.50 mg，等待 45 秒 距离目标心率＞ 25 次 / 分 终止试验
10 ~ 25 次 / 分	增加多巴酚丁胺到 50 μg/（kg·min） 给予阿托品 0.25 mg，等待 45 秒 目标心率以下 重复阿托品 0.25 mg，等待 45 秒 目标心率以下 重复阿托品 0.25 mg，等待 45 秒 目标心率以下 重复阿托品 0.25 mg 终止试验
＞ 25 次 / 分	增加多巴酚丁胺到 50 μg/（kg·min） 等待 3 分钟 目标心率以下 重复阿托品 0.25 mg，等待 1 分钟 目标心率以下 重复阿托品 0.25 mg，等待 1 分钟 目标心率以下 重复阿托品 0.25 mg，等待 1 分钟 目标心率以下 重复阿托品 0.25 mg 终止试验

　　多巴酚丁胺试验中如出现以下情况应迅速通知临床医师：未能达到目标心率；胸痛评级＞ 5/10；心电图改变；收缩压≤ 90 mmHg 或≥ 200 mmHg。多巴酚丁胺试验后恢复的措施如下：静脉注射美托洛尔 5 mg；等待 3 分钟；如果收缩压持续比基线状态高 30 mmHg，重复静脉注射美托洛尔 5 mg；继续观察重要体征和受试者的状态。

　　多巴酚丁胺试验中受试者常可很好地耐受轻度不良反应，如心悸、恶心、头痛、寒颤、尿急及焦虑等，最常见的心血管不良反应是心绞痛、低血压和心律失常，出现有症状的低血压时，需终止试验，但较少发生。10%的患者存在频发的房性早搏或室性早搏，室上性或室性心动过速各占4%。室性心动过速常为短暂性，更常见于有心律失常病史或静息状态室壁运动异常的患者。基于多巴酚丁胺负荷试验的诊断和安全性报告，心室颤动或心肌梗死的发生率约为1/2000，所以，左心室功能障碍、主动脉和颅内动脉瘤、植入式心脏复律器患者可安全采用多巴酚丁胺负荷试验。

（2）其他药物负荷试验：血管扩张剂负荷试验多采用腺苷和双嘧达莫，合并使用阿托品可增加试验的敏感度，峰值注射时加握力试验可进一步增加测试敏感度。血管扩张剂负荷试验通常引起轻到中度的心率增加和轻度血压降低。高剂量血管扩张剂负荷试验（10分钟内达0.84 mg/kg体质量）的不良反应较小，主要的不良反应包括心脏骤停、心肌梗死和持续心动过速，也会发生低血压和心动过缓，可采用氨茶碱治疗。腺苷的作用时间较双嘧达莫短，腺苷负荷超声心动图检查可联合心肌声学造影以评估心肌灌注情况，有反应性气道受阻或明显传导缺陷的患者禁止使用腺苷和双嘧达莫。

（3）起搏负荷试验：对于植入永久性起搏器的患者，可采用增加起搏频率至目标心率的方式来进行负荷超声心动图检查。这种技术既可以与多巴酚丁胺负荷检查共同进行，也可以单独进行。

对于不能运动的冠心病患者，可采用经食管心房起搏负荷试验，经心房调搏，使心率加快，心动过速时，由于舒张期与收缩期均缩短而舒张期缩短更明显，冠状动脉血流储备减低，同时由于心房收缩提前，静脉回流受影响，调搏停止后，静脉回流及肺动脉楔压突然回升，使心肌收缩力增强、室壁张力增大、心肌耗氧量增加，诱发心肌缺血。

具体操作过程为：患者局部麻醉后，可以通过口腔和鼻置入导管，取左侧卧位，吞咽心脏起搏器和记录导管（装于10 F的鞘管中），设置最低电流约10 mA，起搏以比基础心率高10次/分时开始第一阶段；起搏方案包括从最大心率85%的水平增加到100%，各起搏2分钟，获得峰值前和峰值负荷的信息，在静息状态、第一阶段、峰值前和峰值心率时获取图像。该过程可能会发生文氏传导阻滞，此时需注射阿托品。达到年龄预测的最大心率、出现新的或更差的局部室壁运动异常、下斜型或>2 mm水平型ST段压低及不能耐受的症状（包括心绞痛）时，则要终止试验。起搏的优势是心房刺激停止后心率即刻恢复，患者可快速恢复到静息状态，避免了心肌缺血状态的延长。不良反应除房性心律失常外均较罕见。

（4）冷加压负荷试验：将双手浸于冰水内（浸至腕部）3~4分钟，因寒冷、低温使外周血管收缩，增大外周血流阻力，增加后负荷，使心肌收缩力增强，心肌耗氧量增大，诱发心肌缺血。寒冷、低温也可导致冠状动脉痉挛。

以上4种负荷试验，应用最多的是平板运动负荷及药物负荷试验。

三、负荷试验的适应证和禁忌证

由于负荷试验的类型较多，因此需了解负荷试验的适应证和禁忌证。

（1）适应证：①冠状动脉疾病的诊断；②已确诊冠心病患者的预后评价及危险分层；③缺血部位的评估；④瓣膜狭窄程度的评估；⑤冠状动脉疾病术前危险性评估；⑥冠状动脉储备功能评估；⑦再血管化治疗后的评估；⑧劳力性呼吸困难的病因学评估。

（2）绝对禁忌证：①急性心脏事件：急性心肌梗死（不超过2天）、急性心肌炎、急性心包炎、急性主动脉夹层；②其他心脏事件：失代偿性心力衰竭、有症状的主动脉瓣重度狭窄、不能控制的有症状的伴血流动力学异常的心律失常、高风险的不稳定性心绞痛；③近期显著的静息心电图变化提示有明显的心肌缺血；④急性全身感染伴发烧、身体疼痛或淋巴结病；⑤急性肺动脉栓塞、肺梗死；⑥深静脉血栓；⑦身体残疾而不能安全和充分参与测试。

（3）相对禁忌证：①心脏事件：已知的左侧冠状动脉主干狭窄、室壁瘤、不确定与症状相关的中-重度主动脉瓣狭窄、重度房室传导阻滞、肥厚型心肌病或其他致左心室流出道狭窄疾病、不能控制的心动过速或心动过缓；②重度高血压（收缩压>200 mmHg或者舒张压>110 mmHg）；③近期有脑卒中或短暂性脑缺血发作；④运动系统功能损伤：肌骨疾病、类风湿疾病、已知运动会加重的神经肌肉症状、精神创伤导致的不能充分配合运动；⑤未经治疗纠正的状态（如糖尿病、甲状腺疾病、贫血、电解质紊乱等）；⑥慢性感染性疾病（单核细胞增多症、肝炎、艾滋病等）。

四、负荷超声心动图室人员配备和设施配置

（1）人员配备：标准的负荷超声心动图室应至少包含1名具备临床经验的超声医师和1名抢救经验丰富、专业技能熟练的护士。负荷试验中所有医师、护士和医疗辅助人员必须接受完整系统的急救培训。

（2）设备配置：标准的运动负荷超声心动图室应包括1台含有运动负荷模块的超声检查仪、踏车或运动平板、检查床、心电及血压监护仪、抢救车（含抢救药品、氧气瓶、简易呼吸气囊及电除颤仪等）。摆放可依据操作者习惯左手或右手设置，但原则是尽量减少患者远距离移动。若是平板运动负荷，运动平板应与检查床相邻。药物负荷试验除与常规超声心动图相同的设备配置外，还包括药物注射相关器械及急救物资。负荷试验急救药品、设备的配置应与常规急救药品、设备的配置相同。负荷试验危急症患者抢救应急流程与常规的急救流程相同。

五、负荷超声心动图的分析

多数情况下，通过对静息状态及负荷试验中节段性室壁运动、室壁增厚及心内膜位移变化情况的主观评价，可对负荷超声心动图进行分析（表4-3-3）。美国超声心动图学会推荐的方法为左心室17节段划分法，每一节段按照运动正常、运动减弱、运动消失和矛盾运动分别计为1、2、3和4分。室壁运动计分指数公式为：室壁运动计分指数=各节段计分之和/参与计分的节段数。无论是静息状态还是负荷状态，检查结果正常时室壁运动计分指数为1，>1提示存在室壁运动异常，计分指数越大提示室壁运动异常的范围和（或）程度越重。

表 4-3-3　负荷超声心动图分析

静息状态	负荷状态	意义
正常	运动增强	正常
正常	运动减弱 / 消失	心肌缺血
运动消失	运动消失	心肌梗死
运动减弱	运动消失 / 矛盾运动	缺血和（或）梗死
运动减弱 / 消失	正常	存活心肌

注：图 4-3-1、图 4-3-2、表 4-3-1 ~ 表 4-3-3 均来源于张运，尹立雪，邓又斌，等. 负荷超声心动图规范化操作指南. 中国医学影像技术，2017，33（4）：632-638.

六、临床应用

1. 负荷超声心动图在冠心病中的应用

（1）用于冠状动脉疾病的诊断：对于心电图及常规超声心动图不能确诊的疑似心肌缺血的患者，负荷超声心动图可以较准确地诊断。

（2）用于已知或怀疑有冠状动脉疾病的危险分层：大量研究证明，负荷试验对试验前可能已存在冠状动脉疾病的、冠状动脉血运重建术的、陈旧性心肌梗死患者及存在冠状动脉疾病危险因素的无症状患者均具有预测价值。

（3）用于冠心病预后的评估：常规超声心动图已可用于预后的评估，室壁运动、左心室功能及质量均为心血管事件发生的风险预测因素，其中室壁运动异常是心肌缺血指标的最强有力的预测因子。在负荷试验时，异常的室壁运动会变得更为明显，此外负荷试验中的运动持续时间、负荷量、血压反应及心电图改变可以综合应用于预后的判断。

（4）用于心血管手术的术前和术后评估：负荷超声心动图可对心血管手术的术前风险进行评估。此外，还可以评估经皮冠状动脉介入治疗后患者残余心肌缺血再灌注后的情况（图 4-3-3）。

2. 负荷超声心动图在评估心肌活性中的应用

存活心肌是指由冠心病所致的功能障碍但具有可逆性的心肌。对于非缺血性心肌病患者检测到具有收缩储备功能的心肌也提示心脏功能可能恢复，此时给予 β 受体阻滞剂治疗可能会带来益处。

应用低剂量多巴酚丁胺试验可检测心肌存活性，目前推荐至少在 1 个多巴酚丁胺剂量组出现 2 个或 2 个以上的节段功能改善时方可定义为存活心肌。应用低剂量多巴酚丁胺时，若检测到大量的存活心肌，则代表血运重建可有效阻止心脏重构，持续改善心力衰竭症状，并降低心脏事件的发生概率。

3. 多巴酚丁胺负荷试验在主动脉瓣狭窄中的应用

主动脉瓣狭窄包括真性狭窄和假性狭窄。假性主动脉瓣狭窄为患者主动脉瓣口面积缩小

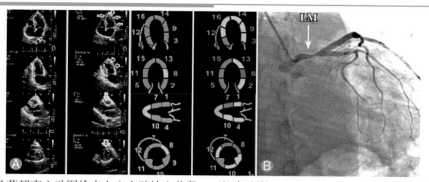

A.负荷超声心动图检出左心室壁缺血节段;B.超声造影显示左冠状动脉主干(LM)狭窄。

图 4-3-3 负荷超声心动图在冠心病中的应用

来源:张博,潘晓芳,孙飞一,等.运动负荷超声心动图联合运动心电图对经皮冠状动脉介入治疗后冠状动脉严重病变的诊断价值.中国循环杂志,2019,34(9):872-876.

且合并左心室功能降低。多巴酚丁胺负荷试验可鉴别真假性主动脉瓣狭窄、测量收缩功能储备、评估预后和制定诊疗方案。

实验方案:在极限状态获取声像图后立即注射多巴酚丁胺,起始剂量为 5 μg/(kg·min),之后可增加至 10 μg/(kg·min)、20 μg/(kg·min),若冠状动脉的状态良好,可适当超过 20 μg/(kg·min),在心脏短轴和心尖四腔心、心尖两腔心、心尖三腔心切面于左心室流出道采用脉冲多普勒、主动脉瓣采用连续多普勒进行测量,最后结束试验,如在试验期间患者出现心率 > 100 次/分或增幅 > 20 次/分、室壁运动异常、心律失常、低血压、峰值速度 > 4 m/s、平均压差 > 40 mmHg、每搏量 > 20% 时,则终止试验。

在多巴酚丁胺试验中,若压差明显增大,主动脉瓣口面积不变或减小,可诊断为严重主动脉瓣狭窄即真性狭窄;若压差有所增大,瓣口面积增加,则考虑瓣膜阻塞即假性主动脉瓣狭窄,需进一步考虑导致左心室功能不全的其他原因。

4. 多巴酚丁胺负荷试验在二尖瓣狭窄中的应用

彩色多普勒能够定量或半定量评估二尖瓣反流。运动负荷超声心动图可以揭示在静息状态下只有轻度二尖瓣狭窄和反流的风湿性瓣膜病患者在运动时出现的重度二尖瓣反流。同样,运动负荷超声心动图能够检出左心室收缩功能不全患者存在的具有血液动力学意义的动态二尖瓣反流。动态二尖瓣反流能够导致有些患者发生急性肺水肿,但预后较差。负荷超声心动图还能够检测到静息状态下重度二尖瓣反流和射血分数正常的患者左心室收缩储备功能的下降。

5. 负荷超声心动图在肥厚型心肌病中的应用

肥厚型心肌病在负荷超声心动图中是相对禁忌证,但其中非梗阻性肥厚型心肌病和隐匿性肥厚型心肌病是可以应用负荷试验的。在负荷状态下通过测量左心室功能参数,如左心室整体长轴应变、左心室机械离散、左心室舒张早期应变率、舒张早期二尖瓣峰值流速与二尖瓣环峰值速度之比(E/e')、左心室流出道压差、左心室整体长轴收缩储备及左心室整体长轴舒张储备来预测非梗阻性肥厚型心肌病。此外,负荷状态下能够预测静息超声心动图无左心室流出道梗阻的肥厚型心肌病的病因(图 4-3-4),有利于对患者的提前干预治疗。

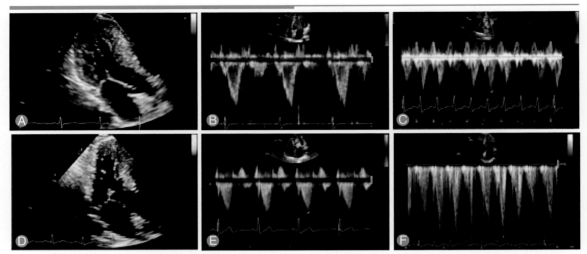

A. 运动负荷试验（－）患者收缩期 MV-CL 为 8.8 mm；B. 运动负荷试验（－）患者静息期 LVOT-PG 为 6.2 mmHg；C. 运动负荷试验（－）患者运动后 LVOT-PG 为 15.0 mmHg；D. 运动负荷试验（＋）患者 MV-CL 为 14.2 mm；E. 运动负荷试验（＋）患者静息期 LVOT-PG 为 16.4 mmHg；F. 运动负荷试验（＋）患者运动后 LVOT-PG 为 78.2 mmHg。HCM 为肥厚型心肌病；MV-CL 为二尖瓣前后瓣叶对合缘长度；LVOT-PG 为左心室流出道压差。

图 4-3-4　静息状态下无左心室流出道梗阻的肥厚型心肌病患者在负荷试验前后两组间静息二尖瓣对合缘长度及左心室流出道压差的比较

来源：左蕾，王静，刘丽文，等.运动负荷超声心动图对肥厚型心肌病患者隐匿性梗阻的预测研究.中国超声医学杂志，2018，34（10）：884-887.

6. 负荷超声心动图联合心脏声学造影的应用

心脏声学造影与负荷试验联合应用分为 2 种情况：左心室腔造影和心肌灌注成像。左心室腔造影主要用于负荷超声心动图成像质量不佳以致影响室壁运动评价者，通过对心内膜边界的清晰显示可提高左心室功能及室壁运动分析的准确性（图 4-3-5）。应用声学造影剂检测负荷试验诱发的心肌灌注异常是临床还需深入研究的领域。理论上，灌注缺损早于室壁运动异常的出现，因此，评价心肌灌注可提高负荷试验检测心肌缺血的敏感度。造影剂经静脉注射后随血流在组织中分布，通过组织毛细循环时能够显影（对比效应），且可获得时间－强度曲线。因此，可通过相对变化（静息与负荷状态）、节段性差异（如侧壁与室间隔）或流率和血容量的变化对心肌灌注进行定量评价。

7. 负荷超声心动图联合斑点追踪成像的应用

斑点追踪成像的指标应变率（strain rate，SR）与负荷超声心动图结合可以更早期的从心肌形变的角度来定量心肌的运动变化（图 4-3-6），提供了心脏生理学和病理生理学信息，较传统超声心动图可以更敏感地检测出心脏室壁运动的异常。

目前，除用于冠心病心肌功能的早期评估外，这项技术还逐渐应用于心肌病、瓣膜病、糖尿病性心脏病和高血压性心脏病等心脏疾病的心肌功能评估，对早期发现左心室射血分数保留的心肌功能异常有重要意义。

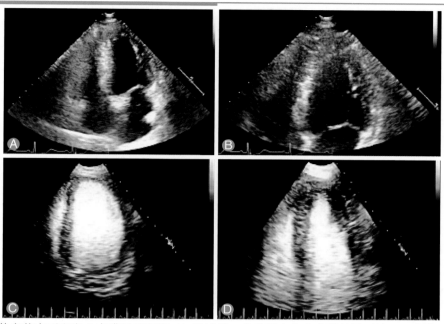

A. 造影前，静息状态下左室心内膜显示不清；B. 造影前，负荷后左室心内膜显示不清；C. 造影后，静息状态下应用造影后心内膜显示清晰；D. 造影后，负荷状态下应用造影后心内膜缘显示清晰。

图 4-3-5　冠状动脉狭窄小于 50% 患者心脏声学造影

来源：方杰 . 心肌声学造影联合多巴酚丁胺负荷超声心动图评价冠心病心肌血流灌注的临床研究 . 遵义医学院，2015.

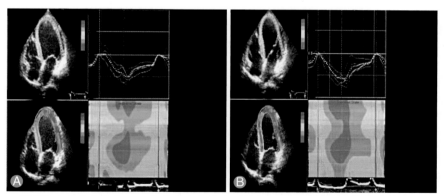

A. 负荷前应变分布均匀；B. 负荷后应变分布不均匀，左室整体应变较负荷前明显减低。

图 4-3-6　腺苷负荷前后冠心病患者左心室长轴切面整体应变及应变率

来源：吴英，徐宏贵，罗良平，等 . 腺苷负荷二维应变评价冠心病患者左室整体应变及应变率 . 暨南大学学报（自然科学与医学版），2011，32（6）：641-646.

　　大量研究表明，斑点追踪成像与负荷超声心电图相结合，可为评估冠心病患者心肌的收缩功能储备提供更为准确的定量手段，平板运动负荷时心肌节段性运动异常通常在 2 分钟内恢复，而应变的恢复可以延续 10 分钟，为图像的收集和分析提供了更长的时间窗。此外，有研究表明，负荷超声心电图联合斑点追踪成像检测冠心病存活心肌与双核素心肌显像的敏感度、特异度基本相同，有良好的相关性。负荷超声心电图联合应变技术有可能成为冠状动脉造影检查的筛选项目，并与其他无创影像技术如心肌核素、心脏磁共振检查等联合应用于心脏疾病预后评估，将在无创心脏疾病诊断中发挥越来越重要的作用。

第四节　心脏声学造影技术

一、技术简介

心脏声学造影（cardiac acoustic contrast）技术是指在常规超声心动图检查的基础上，使用超声造影剂（ultrasound contrast agents）增强技术将造影剂直接注入冠状动脉或周围静脉，使心腔及心肌内各级毛细血管显影，有助于正确识别心脏解剖结构、提高临床对心血管疾病的诊断，也可预测术后心肌功能的恢复情况。该技术广泛应用于心血管病，如冠心病、心肌病、心内肿物、心外和（或）心内分流等疾病的诊断和鉴别诊断。

二、成像原理

早期的超声造影采用超声谐波成像技术，其基本原理是超声换能器发射超声波时声压的改变使声场中造影剂微泡的大小产生变化，从而产生谐波信号，微泡在高声压时，压缩变小、变硬；低声压时，扩张变大、变软，其反射波含有多个倍增频率的非线性信号。在较低声压下，超声造影剂可产生较强的非线性回声信号，而周围组织只产生线性的基波信号，通过改变超声探头的发射与接收，使用带通滤波器只提取非线性回声信号中的二次谐波信号，抑制周围组织的基波信号，从而明显提高了对比剂的灵敏度。超声造影谐波成像技术只接受微泡的谐波信号，是最早的较为简单的造影成像方法。

目前，造影谐波成像技术已很少单独使用，因其会被组织谐波信号干扰。其他超声造影成像技术如脉冲反转、脉冲振幅调制技术都是根据不同的信号处理技术来提高对微泡非线性谐波信号的检测，抑制来源于组织、组织运动产生的线性和（或）非线性回波信号。

脉冲反转多普勒成像（通用电气医疗系统）是一项组织信号消除技术，使用2个反向的正弦调制的脉冲信号，在接收到的信号中，奇次谐波相位相反，偶次谐波相位相同，叠加后只保留了偶次谐波，奇次谐波完全抵消，即基波信号完全被去除。超声脉冲反转多普勒成像技术就是通过向心室腔内和心肌发送交替的多个脉冲波，大幅度地消除基波，使二次谐波信号幅度增加，提高信噪比，可用于实时显像和估计心肌灌注情况，检测室壁厚度，观察室壁运动状态。该技术呈现出较好的组织抑制和高分辨率成像，但是具有显著造影信号衰减的弱点，尤其在通过心尖声窗观测基底节段心肌血流灌注时衰减现象尤为明显。

功率调制技术（飞利浦医疗系统）是一项提高超低机械指数（mechanical index，MI，0.05~0.20）信噪比的技术。该技术也是一种多脉冲消除技术，但只有该技术的各脉冲功率、幅度是可变的。低功率脉冲产生线性回声，而稍高功率脉冲同时从组织中产生线性回声及从微泡中产生非线性回声。从 2 个不同的脉冲所获得的线性回声（放大的低功率脉冲和小幅高功率脉冲）可以彼此消减，因此，只检测到由超声造影微泡产生的非线性回声。

对比脉冲序列（西门子医疗系统）是脉冲相位和幅度调制相结合的多脉冲技术，发射的脉冲中包含 3 级不同振幅和时相的声波，通过 3 个波形相叠加，可完全消除组织基波，仅得到微泡的非线性信号。在超低机械指数（MI < 0.2）条件下，该技术可用于进行左心声学造影（left ventricular opacification，LVO）并能够提供高空间分辨率的实时心肌血流灌注造影成像。对比脉冲序列与超低 MI 谐波成像，能提供更好的组织抑制并增强微泡对比度。

以上所有技术的关键就是非线性回波信号即谐波信号，而非线性回波信号的强度除与微泡的特性有关外，主要还取决于声场中声强或机械指数的大小。超声成像中的机械指数是被用来估测峰值声压强度的，其定义为：声场峰值负压（兆帕，MPa）除以超声波发射频率（兆赫，MHz）的平方根。虽然机械指数代表整幅图像的声强，但实际上它随着声场内的深度和横向位置的不同而改变。机械指数的强度分级：超低机械指数，MI < 0.2；低机械指数，MI < 0.3；中等机械指数，MI 0.3 ~ 0.5；高机械指数，MI > 0.5。在 MI > 0.1 时，使用标准心脏探头，大多数的造影剂微泡能够产生较强的非线性回声信号，增加了对微泡信号检测的敏感度，提高信噪比，减少伪像，有利于观察心室结构、室壁运动及血流灌注。缺点是左室心腔造影及心内膜边界识别（endocardial boundary detection，EBD）的成像时间短暂。

当采用高机械指数造成微泡破坏时，在超声心动图上微泡破坏的部位显示为明亮的信号变化（图 4-4-1）。使用低机械指数成像可实时观察室壁运动，超低机械指数成像能同时增强左心室及心肌血流的显影。高机械指数破坏微泡后，再使用低机械指数成像可实时显示心肌内造影剂回声强度的动态变化，利用这一现象可对心肌微血管的血流灌注进行定性及定量分析。超低机械指数超声造影成像技术已被用于多项心肌血流灌注的临床研究，在部分医学中心已被应用于心肌血流灌注状态的观察。

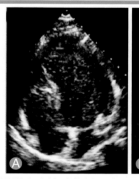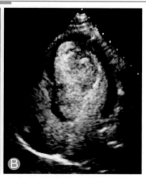

A. 正常情况下，造影微泡充填时信号回声；B. 高机械指数造成微泡破坏时，回声信号变亮。

图 4-4-1　高机械指数造成造影微泡破坏

采用不同的超声造影成像技术进行心血管超声造影具有各自的优缺点。使用高机械指数（0.8～1.0）间歇成像方式时，可用于毛细血管的显像，提供血流灌注的重要信息，也是目前广泛应用的检测心肌声学造影的技术，但因其不能连续采集图像，故不能用于观察室壁运动。能量多普勒谐波技术造影成像检测微泡信号的敏感度高，但不能同时评价室壁运动。使用超低或低机械指数（0.1～0.3）模式时，可连续实时造影成像，其优点是能同时评价室壁运动，但检测微泡信号的敏感度降低。

三、常用超声造影剂

目前，超声心动图临床应用的超声造影剂包括传统的右心系统造影剂和经肺循环的左心系统造影剂。临床最常用的右心造影剂是振荡的无菌生理盐水，仅用于右心系统增强显像。近 10 年来，超声造影剂的研发及应用进展主要是能够通过肺循环的新型左心系统造影剂。这类造影剂微泡具有薄的、可渗透的外壳，其内充填了在血液里能够扩散和缓慢溶解的高分子气体，如全氟化碳（perfluocarbon，PFC），以此增加造影剂微泡的显影时间。在静脉内注入造影剂后，造影剂微泡随血液迅速通过肺、心腔、心肌及全身血管，对左心功能、冠状动脉及全身外周动脉血流动力学、缺血标志物及肺气交换没有任何不良的临床影响。

目前，国际上临床常用的新型超声造影剂有以下几种。

（1）注射用六氟化硫微泡（SonoVue，商品名为声诺维）是意大利博莱科（Bracco）公司生产的超声造影剂，其内充填六氟化硫气体，外包裹膦脂成分，为白色冻干粉末。使用前用 5 mL 生理盐水稀释，摇荡 20 秒后，成为乳白色六氟化硫微泡混悬液，其微泡平均直径为 2.5 μm，密度为（2～5）×10^8/mL。声诺维是我国目前唯一进口的超声造影剂。

（2）Optison 是 PFC 外包裹了人血清白蛋白外膜，微泡大小为 3.0～4.5 μm，是第一个被美国食品药品监督管理局（Food and Drug Administration，FDA）批准可用于人体左室心腔造影及心内膜边界识别的经静脉注射超声造影剂。

（3）Definity 获得美国 FDA 批准，可用于左室心腔造影及心内膜边界识别，是由长链脂和乳化剂 2 种成分组成的脂质微泡，与 PFC 气体在一个加压的小瓶内振荡相结合形成包裹气体的微泡。

（4）Luminity 实际上是欧洲版的 Definity，其内含全氟丙烷，外包裹脂质外膜，微泡大小为 1.1～2.5 μm。

在美国，还有另外 2 种造影剂 CARDIOsphere 和 Imagify 可用于评价冠心病，其心肌血流灌注的适应证尚处于临床三期研究阶段。已有研究结果发现其临床应用价值不低于核素单光子发射计算机断层成像（single-photon emission computedtomography，SPECT）。这两种试剂均为人工合成的高分子聚合物包裹微泡。CARDIOsphere 含白蛋白和聚丙交酯成分，足够厚的外壳使微泡在血液中保持稳定，其内有高溶解度的氮气。由于 CARDIOspheres 的结构特点，即具有相对硬脆的外壳和迅速扩散的气体，因此适用于高机械指数的间歇谐波能量多普勒成像。Imagify 具有合成的、可生物降解的聚合物膜包裹着缓慢弥散的气体（十氟丁烷），可提高微泡在血液中的稳定性和持久性，适合于低机械指数声波成像。

四、检查方法

1. 右心系统超声造影方法

目前常用的右心系统的超声造影剂是振荡的无菌生理盐水注射液，其产生的气泡直径较大，不能进入肺微循环，因此仅用于诊断或排除肺内或心内从右向左分流的相关疾病，如卵圆孔未闭、肺动静脉瘘、肝肺综合征、永存左上腔静脉、术后残余分流等。具体操作方法如下。

（1）检查前经得临床医师认可，同时应向患者做详细的解释，签署知情同意书。

（2）按护理程序建立左（或右）前臂静脉通路，或评估现有的静脉通路，并确认可正常使用，将三通管与静脉导管相连并固定。

（3）将9 mL 0.9% 生理盐水与1 mL 空气（或同时抽取血液1 mL）混合于10 mL 注射器中。将其与三通管一端相连，并在三通管另一端连接一空的10 mL 注射器。

（4）调节三通管开关，使2个注射器相连通，在2个注射器之间快速来回推注，直至液体完全混浊（不透明）。

（5）在进行注射前应告知超声医师，打开其中1个开关，将振荡的混合液体快速推注至静脉内，可抬高患者手臂，以促进混合液迅速进入右心系统。

（6）使用组织谐波成像观察超声心动图的增强效果，采集静息状态下心尖四腔心切面（或胸骨旁四腔心切面、剑下四腔心切面）的图像。若有必要，嘱患者做 Valsalva 动作或咳嗽以增强造影效果。

（7）根据需要重复相关步骤。

（8）造影完成后根据情况决定是否中断或继续保留静脉通路。

当怀疑患者有永存左位上腔静脉或无顶冠状静脉窦时，应分别在左右2个手臂注射造影剂，并行检查。典型的心内分流（经房间隔或室间隔）通常在右心房造影微泡显影后前3个心动周期就能观察到左心系统造影微泡显影，而肺动静脉瘘在右心房造影微泡显影后至少5个心动周期才能观察到左心系统造影微泡显像，但左心系统显像可能在肺动静脉分流呈高输出状态下提前出现。

如果房间隔持续向右心房膨出，由于此时缺损可能闭合，造影可能出现假阴性结果。若出现假阴性，但仍怀疑卵圆孔未闭存在，应再次注射血液 – 盐水 – 空气混合物或者做适当的 Valsalva 动作或咳嗽，必要时予全身麻醉下声学造影以确保结果的准确性。

图像采集持续时间应从造影剂在右心房出现后开始持续至少10个心动周期，右心造影见图4-4-2。

2. 左心腔超声造影方法

本文结合美国超声心动图学会（American Society of Echocardiography，ASE）和欧洲超声心动图学会（European Association of Echocardiography，EAE）相关指南或共识，以及我国不同临床中心超声造影增强技术的使用情况，建议左心系统超声造影实施方法如下。

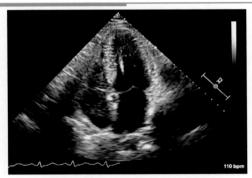

图 4-4-2　右心超声造影表现

（1）检查前首先明确使用超声造影剂的适应证和禁忌证。

（2）向患者做详细的解释，签署知情同意书。建立静脉通道（同前述），按不同超声造影剂相应要求准备好造影剂备用，造影剂及其注射准备工作应于检查前数分钟或常规超声检查时进行。

（3）常规超声心动图检查，优化图像参数。

（4）调节超声设备，使用低机械指数（MI < 0.3）或超低机械指数（MI < 0.2）实时超声造影检查模式。

（5）将聚焦点置于二尖瓣环水平，调节增益使图像有轻的噪音背景，调节扇区大小和深度，保持图像帧频 > 25 Hz。

（6）团注造影剂声诺维 0.2 ~ 0.3 mL，随后用 5 mL 生理盐水于 20 秒以上缓慢推入；或采用特殊微量输入泵输入造影剂声诺维 0.8 ~ 0.9 mL/min，可手工振荡输入泵以保持微泡均匀分布。

（7）输入造影剂后至少 30 秒左心室才开始显像，分以下 2 种情况：①当左心室显像满意且无声衰时可采集图像，采集的连续动态图像至少应包括 1 个完整心动周期的心尖四腔心、两腔心和三腔心切面；②在心尖切面观察左心室，发现左心室中段和基底段出现声衰减或者是声影时，应减慢团注或输入速度，使用高能超声波发射的"闪烁"效应破坏微泡。当左心室显像满意且无声衰减时采集图像，采集的连续动态图像至少应包括 1 个完整心动周期的心尖四腔心、两腔心和三腔心切面。

（8）造影完成后根据不同患者的临床诊断和治疗情况中断或保留静脉通路，左心造影见图 4-4-3。

3. 心肌声学造影方法

与左室声学造影不同，心肌声学造影观测心肌内的血流灌注通常要求先发射超声脉冲破坏观测心肌区域内所有的超声微泡，然后观察微泡再灌注来间接反映心肌的血流灌注情况，可采用实时显像方法和触发显像方法。

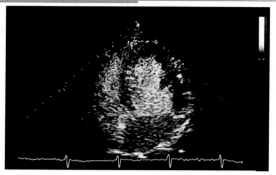

图 4-4-3　左心声学造影表现（心尖四腔心切面）

实时显像方法：在输入造影剂的同时采集动态图像，采集的连续动态图像包括 2 个心动周期、随后触发的高能量"闪烁"图像（通常为 3 ~ 7 帧，MI 0.9）及 15 个心动周期的再灌注图像。

触发显像方法：于左心室收缩末期触发使用低能量显像，触发比例为 1∶1。高能量"闪烁"方法与实时显像方法相同。记录图像应该包括 1 个完整心动周期的实时图像以观察室壁运动。高能量"闪烁"图像随后几帧图像因心肌造影剂显像消失，心内膜边界显示非常清楚，有利于观察室壁运动及左心射血分数。仔细观察及记录心肌造影剂再充盈过程，可应用于定性和定量观测心肌微循环灌注。高能量触发显像造影超声心动图检查流程如下。

（1）检查前首先明确使用超声造影剂的适应证和禁忌证。

（2）应向患者做详细的解释，签署知情同意书。建立静脉通道（同前述），按不同超声造影剂相应要求准备。

（3）获取标准二维超声心动图显像，并优化图像参数。

（4）调节至低机械指数实时造影检查模式。

（5）将聚焦置于二尖瓣环水平，调节增益使图像有轻的噪音背景，扇区大小和深度保持图像帧频 > 25 Hz。

（6）将触发点调节于左心室收缩末期，避免 T 波上升支。每次触发至少显示连续 4 个心动周期图像供观察分析。

（7）建议输入造影剂声诺维 0.9 mL/min。如条件具备，建议采用特殊微量输入泵并手工振荡输入泵以保持微泡均匀。目前中国绝大部分医疗机构尚无输入造影剂的专用微量泵，建议采用缓慢推注的方式输入超声造影剂。

（8）输入造影剂后至少需要 30 秒左心室开始显像，图像采集前应确认左心室显像满意且无声衰，如有声衰则减慢造影剂输入速度；当收缩功能正常或降低的心尖段或中段显示不满意时则加快输入速度。

（9）采集动态图像包括 2 个心动周期、随后触发的高机械指数"闪烁"图像（通常为 3 ~ 7 帧，MI 0.9）及 15 个心动周期的超低或低机械指数再灌注图像。连续动态图像采集至少应包括上述完整心动周期的心尖四腔心、两腔心和三腔心切面。

（10）造影完成后根据不同患者诊断和治疗情况中断或保留静脉通路。

超声造影剂静脉注入速度应缓慢，且造影后需要监测生命体征（血压、心率、心律、呼吸）、心电图、有无过敏反应等。实验室需要配备相应的急救药物和设备。

4. 造影的适应证与禁忌证

（1）适应证：①分流相关疾病：卵圆孔未闭、房间隔缺损、室间隔缺损、肺动静脉瘘、永存左上腔静脉、封堵术后残余分流或侧支等；②心脏解剖结构异常：左室心尖畸形、左室心尖肥厚、左室心肌致密不全、左室心尖血栓、左心室室壁瘤、室壁穿孔、心脏内的团块影等；③评估术前、术后左心室收缩功能；④评估心腔内血栓和梗死区域的微循环血流。

（2）禁忌证：①造影剂过敏；②肺部疾病：肺功能不全且缺氧明显者（对 CO_2 造影剂而言）、肺小血管病变、重度肺气肿、肺血管炎、肺栓塞史和严重肺动脉高压患者；③重症心力衰竭患者；④重症感染性心内炎患者；⑤严重酸中毒患者；⑥重症贫血患者；⑦有出血倾向患者。

5. 检查过程中可能出现的问题

（1）假性灌注缺损：心尖灌注回声失落一般由心室腔内造影剂不足引起，可能的技术原因有近场增益设置不当（图4-4-4）、机械指数过高、聚焦位置不理想或造影剂输注过慢。此外，图像的切面水平也非常重要，有些节段（如基底段到前中段和侧壁）经常会受到肋骨或肺部气体影响，把前壁或侧壁移至图像中间可以减少室壁回声失落，还可取心尖短缩切面用以分析基底段到中段节段的造影剂再充填，所有检查均应使占位部位尽可能靠近超声探头。临床应用中也应充分调整设置，以期达到满意的图像。

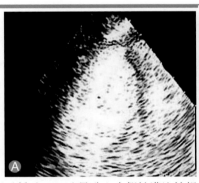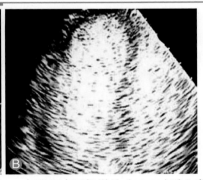

A.近场增益设置过低（10 dB）导致心尖假性灌注缺损；B.轻微调高近场增益（20 dB）后心尖灌注显示良好，通过调整近场增益设置减少灌注缺损伪像

图4-4-4　心尖假性灌注缺损声学造影表现

来源：吴爵非，彭冠华，张建琴，等.左心室和心肌声学造影的仪器设置与方法学.中华医学超声杂志（电子版），2019，16（10）：727-730.

（2）涡流伪像：距离探头最近区域和聚焦区域的造影剂微泡破裂严重。如果是实时观察左心室影像，由于气泡的破坏可观察到无造影剂增强或心尖区涡流。造成近场涡流是多因素的，主要成因是机械指数设置过高或造影剂剂量注射不足。生理原因引起的心尖部血流速度超低（严重左心功能不全或心尖部大的室壁瘤）也是涡流伪像的常见原因。

（3）衰减：是由于大量的造影剂充满在图像的近场及感兴趣区域，主要原因是单位时间内注射了过量的造影剂（注射速度太快或造影剂浓度太高）。随着时间的推移，造影剂在心室腔的浓度逐渐减少，等衰减伪像平息后即可继续获取图像。衰减还可能出现在左心室胸骨旁长轴切面，右心室处造影剂气泡的破坏形成阴影笼罩在左心室上方，影响了对左心室的观察。心尖长轴切面的三腔心切面可以作为更好的观察切面。

五、临床应用

1. 心脏声学造影在定量评价左心室容量和左心射血分数的应用

左心射血分数的准确测量对心血管疾病患者的治疗极为重要，对预测心肌梗死后及血液循环重建后充血性心力衰竭患者的不良事件具有重要价值。超声心动图计算左心室容量评价左心室收缩功能常用的方法有 M 型超声心动图的 Teichholz 公式法、二维和三维超声的 Simpson 法，使用中无论是操作者手动描记还是软件的自动描记，都对心内膜边界的显示有极高的依赖性，因此，这些方法测量的左心射血分数与公认的金标准相比有显著的差异，严重影响了常规超声心动图心功能测量的实用性和可靠性。超声造影剂已被证实可改善心内膜边界显示，在左心室容积和左心射血分数测量上的准确性、心脏磁共振成像具有良好的相关性。

在临床需要精确定量评估左心室容积和左心射血分数的情况时，如需要进行动态左心室功能评估（接受化疗的患者，已知心脏衰竭患者在临床状态变化时的重新评估，心肌梗死后心肌重构，心脏移植，瓣膜反流患者瓣膜置换术的时机确定，评价是否应当安置心内装置等），可以考虑使用造影增强检查。在左心室完全显影且无心尖部造影剂显影漩涡及基底段衰减现象时才能进行节段室壁运动分析和测量左心射血分数。当超声造影剂弹丸给药时，出现心尖造影剂漩涡现象，使用实时超低机械指数成像、提高造影剂输注速度或将聚焦置于心尖部可获得改善图像。

2. 心脏声学造影在精确观测心脏解剖结构的应用

造影剂在明确左室心尖的异常、心肌致密化不全和真假室壁瘤鉴别方面具有关键性的作用。

（1）左室心尖异常：常规超声心动图难以清晰界定左室心尖的结构异常；超声造影成像使心尖部心内膜的边界能够清晰识别，帮助心尖部解剖结构和功能异常的诊断。

（2）左室心尖肥厚：7% 肥厚型心肌病为心尖明显肥厚。常规超声心动图检查因不能完整清晰地显示心尖，使 15% 心尖肥厚型心肌病漏诊。当怀疑是心尖肥厚型心肌病，但不能明确或排除时，应进行心脏造影检查。左室心腔轮廓的典型造影表现为左室腔呈"铲子样"（spade-like）外观，心尖部室壁明显增厚。在心尖肥厚型心肌病中肥厚的心尖部造影剂灌注通常相对减少，与心腔内的高强度造影形成明显的对比。

（3）左室心肌致密化不全：心肌致密化不全是一种罕见的、但越来越多地被临床认识的疾病，可导致心力衰竭、心律失常、血栓栓塞事件和死亡。室壁由2层心肌组成：较薄的致密化心外膜下心肌和较厚的非致密化心内膜下心肌。当怀疑左心室致密化不全，传统的二维超声不能清晰显示非致密化心肌的小梁及隐窝时，超声造影剂可填充小梁间隐窝，提高诊断率（图4-4-5）。采用MI 0.3～0.5的谐波成像，有助于更清楚地显示肌小梁间隐窝。目前，孤立性左心致密化不全的诊断标准尚未统一，但通过超声造影显示非致密化心肌厚度与致密化心肌厚度比值＞2时有助于该病的确诊。

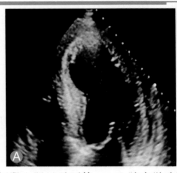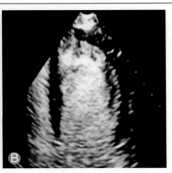

A.超声心动图显示中间段心肌显示不佳；B.心脏声学造影显示中间段心内膜显示清晰，肌小梁之间的隐窝内见造影剂。

图4-4-5　心肌致密化不全造影

来源：王红鹃，宋毅.超声心动图及心脏声学造影诊断心肌致密化不全的价值.中华实用诊断与治疗杂志，2019，33（3）：275-278.

（4）左室心尖血栓：心尖是左室血栓最常见发生位置。当心尖的血栓难以被确定或排除，尤其当心尖没真正显示时，使用超声造影剂后在心尖区域探测造影剂信号、改变超声探头的位置与角度显示完整的心尖有助于明确诊断（图4-4-6）。可用实时超低机械指数灌注成像及高机械指数"闪烁"成像鉴别血栓与肿瘤。如无实时超低机械指数成像软件，可使用低机械指数谐波成像。图像中血栓表现为典型的心腔内充盈缺损，血栓内部无超声造影剂回声。个别情况下，心腔内血栓呈白色强回声，如造影显像使用灰度显示，血栓的回声可能混入左心室血池中而影响识别，此时使用能量谐波多普勒成像更有利于识别血栓。

（5）左室心尖室壁瘤：左心室室壁瘤是心肌梗死后常见的并发症，表现为局部室壁变薄、心尖部膨出及室壁无运动或矛盾运动。在行常规超声心动图检查时，如果心尖未完全显示，可能漏诊心尖室壁瘤。使用超声造影剂可清晰显示室壁瘤特征，如局部室壁变薄，呈瘤样膨出，在收缩期呈反向运动或运动明显减弱，并可发现其他相关异常如心尖血栓等。此外，心肌声学造影（myocardialcontrast echocardiography，MCE）可以识别局部运动异常或无收缩功能的心肌节段，帮助临床医师进一步判断瘤壁内存活心肌数量，对于显影差或未显影的室壁瘤建议及早手术治疗。

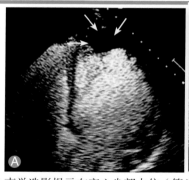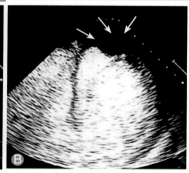

A.静息状态下左心声学造影提示左室心尖部占位（箭头）；B.高机械指数破坏后 2 秒占位无造影剂灌注，多考虑为血栓，最终经临床证实为心肌梗死后并发心尖血栓（箭头）。

图 4-4-6　心尖血栓声学造影

来源：吴爵非，彭冠华，张建琴，等.左心室和心肌声学造影的仪器设置与方法学.中华医学超声杂志（电子版），2019，16（10）：727-730.

（6）室壁瘤与其他疾病相鉴别：心脏声学造影还可区分真性室壁瘤及假性室壁瘤，假性室壁瘤基底段部缩窄，呈"瓶颈样"，收缩期可见瘤体内对比剂充盈增强。心脏憩室可发生于心脏的各个腔室，其中以左心房憩室最为罕见，左室声学造影能发现心腔和憩室之间较小的交通口，其收缩期通常不伴有室壁运动异常，从而对心脏憩室进行确诊并与室壁瘤相鉴别。应激性心肌病常表现为左室中段至心尖段心肌收缩力降低及心室腔明显扩张。但是该病与冠心病引起的室壁瘤不同，超声心动图心肌造影时可显示受累心肌节段延迟显影但峰值强度良好，且缺血心肌的范围与冠状动脉供血区不一致，这些特征有别于冠心病所致的室壁瘤。

（7）其他心腔的异常：使用新型超声造影剂持续增强右心室心内膜边界，可显示右心室形态的各种异常，包括发育不良综合征、肿瘤、血栓和区分正常结构的变异等。超声造影剂也能清晰的显示左心房的解剖特征，尤其是左心耳，对鉴别血栓、伪像、自发超声显像及正常解剖结构有很大帮助。

3. 心脏声学造影在鉴别心腔内占位病变的应用

在常规超声检查图像显示不清，怀疑心腔内有占位病变时，静脉注射造影剂可以明确或排除诊断，并显示占位病变的组织特征（图 4-4-7）。以恒定速度静滴造影剂达到稳定的浓度，用低机械指数或高机械指数成像方法来评估占位病变的灌注特性。定性（目测法）和定量（视频软件分析）可以观察肿瘤和相邻心肌组织之间灌注灰度的差异。高度血管化或大多数恶性的肿瘤有异常丰富、扩张的新生血管，造影后明显增强。间质肿瘤（如黏液瘤）血供差则表现为灌注降低，血栓则无造影增强。建议在发现心腔内占位病变时常规应用超声造影剂进行心腔增强造影。

4. 负荷超声心动图的造影增强

负荷超声心动图是通过对比分析静息状态和负荷状态下局部室壁运动、腔室大小、左心功能来诊断冠心病的，该技术具有较高的敏感度和特异度，其结果亦可用于判断患者心血管疾病

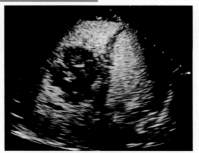

心腔内造影剂充盈缺损，肿瘤呈不均匀低增强，边缘不光整，内部血供为低灌注。

图 4-4-7　右心房黏液瘤（心尖四腔心切面）

来源：甘玲.心肌超声造影与经食管超声心动图评价心脏占位性病变的应用研究.第三军医大学，2016.

的预后。但由于负荷超声心动图是基于对比观察静息和负荷状态时，左心室节段心肌的收缩功能状态及其变化来检测、评估冠心病，因此要求心内膜边界要完整清晰的显示。

　　但是，很多患者因体型或肺部疾病的影响，图像质量差，导致心内膜显示不清，在负荷超声检查时这一现象将更为明显。在负荷状态时，使用超声造影剂能明显改善左室心内膜边界识别，准确评估心室容量和左心射血分数，清晰辨别室壁运动异常，提高重复性和诊断准确性。在静息或负荷状态时，当 2 个以上左心室壁节段心内膜显示不清时，可使用超声造影剂，不仅能准确判断节段室壁运动，且可同时定性或定量观测节段心肌血流灌注。目前，多巴酚丁胺负荷超声心动图结合心肌声学造影应用较多，大量研究证实，其具有良好的安全性。

　　病例：患者男性，51 岁，因"冠状动脉支架植入术后 4 年余，胸痛半月余"住院治疗（图 4-4-8）。

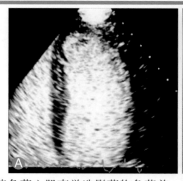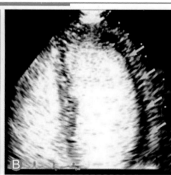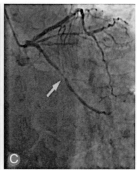

A.腺苷负荷心肌声学造影药物负荷前，提示左心室侧壁心肌灌注减低；B.腺苷负荷心肌声学造影药物负荷后，提示左心室侧壁心肌灌注缺损（箭头）；C.冠状动脉造影提示左回旋支近远段交界处弥漫病变狭窄（箭头）。

图 4-4-8　该患者心脏超声造影表现

来源：吴爵非，吕创业，唐颖，等.腺苷负荷心肌声学造影的临床应用.中华医学超声杂志（电子版），2019，16（10）：723-726.

5. 心肌声学造影

（1）心肌声学造影的原理：心肌血容量90%位于毛细血管内，心肌血流灌注是指毛细血管内的血液流动情况，心肌造影强度 – 时间变化规律与红细胞流速、毛细血管容量有关。心肌内超声造影剂回声信号强度可反映心肌内微泡的浓度。持续输注造影剂，当心肌内超声造影剂浓度达到最大饱和时的信号强度反映了毛细血管的血容量，微泡的灌注速度反映了心肌的血流速度。心肌内微泡在高机械指数脉冲照射破坏后反射信号消失，此后微泡随血流再次灌注心肌，正常情况下在5秒内灌注信号最强达到平台期。通过高机械指数间断显像或低机械指数持续实时显像可观察超声造影剂显像密度和速度。任何影响血流速度和血流量的因素均可表现为灌注达峰时间延长和（或）灌注稀疏，甚至缺失。静息状态，正常心肌血流再灌注在5个心动周期内出现造影剂显像。负荷超声则在2个心动周期内出现显像。心肌造影剂显像延迟和灌注浓度降低是心肌声学造影检测冠心病的可视化基础。

（2）心肌声学造影的图像分析：心肌造影显像，特别是心外膜血管增强显像能帮助准确判断室壁厚度的变化及室壁运动。在高能量"闪烁"后的造影图像上观察区分心肌及心腔，手动勾画造影图像心内膜的边界，简单快速获得心室容积和左心射血分数。

整个室壁心肌包括心内膜和心外膜心肌，心肌血流灌注降低通常最早出现于心内膜下心肌，心外膜下心肌造影剂强度降低的特异度不高。正常心肌血流灌注表现为"闪烁"后静息状态约5秒时出现，负荷状态下约2秒内出现。若静息状态下出现心肌血流灌注缺损可能是由心肌缺血、心肌纤维瘢痕或超声伪像所致，伪像通常出现在左心室侧壁和前壁基底段，具有典型的声衰减或声影较易识别；当节段心肌血流灌注正常而室壁运动降低或消失时，则应考虑心肌顿抑；当节段心肌血流灌注和室壁运动均降低时，则应考虑心肌冬眠；若某节段造影剂强度较相邻节段降低时，则应考虑该节段心肌血流灌注减少。对于可逆转的心肌血流灌注缺损最好在"闪烁"后早期的几个心动周期内观察，其表现为心内膜下心肌增强稀疏、再灌注时间延迟及缺损面积减少。在评价心肌血流灌注时，应避免输入造影剂浓度过高或过低而出现假阴性和假阳性。

（3）心肌声学造影的临床应用价值

1）诊断冠心病：大量研究表明，心肌声学造影和SPECT检测冠心病的敏感度和特异度相似，且相对其他影像技术，心肌声学造影能在床旁实时同步观测心肌室壁解剖结构及其运动状态和心肌血流灌注，较SPECT更具优势。冠状动脉造影大多数只能显示血管直径>100 nm的血管病变，而心肌声学造影能显示直径在4 μm以下的心肌微血管灌注状态。心肌声学造影将灰阶或彩色血流信号强度的变化作为指示剂，利用声学密度定量分析软件根据时间 - 强度曲线，定量分析组织血流灌注状态和血流量（图4-4-9）。另外，在与负荷超声心动图一起使用时，心肌声学造影能够增强检测室壁运动异常的灵敏度。对冠状动脉造影证实有冠脉狭

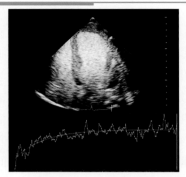

图 4-4-9　冠心病患者心肌声学造影定量分析曲线

来源：陈文娟，朱文晖，王艳.MCE 与 2D-STI 评价不同冠状动脉狭窄程度患者的心肌灌注水平与收缩功能.中南大学学报（医学版），2020，45（1）：35-39.

窄的患者进行造影负荷超声心动图检查，当显示狭窄冠状动脉供血节段心肌血流灌注和室壁运动均正常时，则患者不需要冠状动脉介入治疗；当节段心肌血流灌注异常伴室壁运动异常或负荷新出现运动异常时，提示供血冠状动脉的狭窄引起了血供降低；当心肌血流灌注正常，但室壁运动异常或负荷新出现运动异常，则提示心肌病。

2）评价心肌活性：顿抑心肌、冬眠心肌在血流灌注恢复后，其功能逐渐得以恢复，称之为存活心肌。研究表明，有存活心肌的患者，再血管化治疗能够显著改善预后；而无存活心肌的患者，药物或手术治疗的效果不大。心肌声学造影利用微泡的大小与红细胞相似的原理，将微泡视为红细胞，微泡在微循环的过程中，既不会渗出血管外，也不会进入细胞内，而会完整地保存在血管中，因此，心肌声学造影可用来检查微血管的完整性，评估心肌活性。部分心肌节段在二维超声心动图上虽呈现异样运动，但在心肌声学造影中却有显影，这是因为这部分心肌的微循环相对完整，仍然存在有效的血流灌注，有存活心肌；若无存活心肌，则该区域无显影。此外，目前现的有动物实验及临床研究揭示，心肌声学造影预测缺血心肌功能恢复的价值与心脏 MRI 相似，且心肌声学造影预测心肌活性的敏感度与 SPECT 相似，但特异度更高。因此，随着研究的深入，心肌声学造影将逐步成为床旁评价心肌存活性的一线影像检查技术。

3）超声靶向微泡破坏介导体内基因治疗：随着微泡造影剂的不断研发，一些微泡造影剂可携带基因，超声波可增加细胞膜的通透性，在特定空间和特定时间发射不同声强的超声波，可使该部位微泡破裂，微泡破裂产生冲击波的同时基因也从微泡中释放，冲击波可驱动基因从破裂的微血管和内皮细胞的间隙进入靶细胞，提高其在细胞内的转染和表达。目前有动物研究显示，由微泡携带的基因经超声靶向破坏后被成功地递送至梗死心肌区，有效地促进了梗死心肌周围血管新生，减少了心肌梗死的面积。微泡携带基因具有靶向特异性和非侵入性的优势，作为一项新兴技术已被提出可用于心血管疾病的血管新生治疗。

4）评价心肌梗死治疗后的疗效：心肌声学造影能显示直径 < 10 μm 的心肌微循环血管，可根据心肌灌注来反映心肌微循环状况，是评估冠状动脉血运重建的有效方法。有研究显示，

心肌声学造影和冠脉造影在评估经冠脉旁路移植术或冠脉支架置入术进行血运重建的患者方面具有较高的一致性。与冠脉造影、CT血管造影检查相比，心肌声学造影无创、并发症和不良反应少。

6. 心脏声学造影在急诊科的应用

超声心动图通过准确诊断急性冠脉综合征（acute coronary syndrome，ACS）预测早期和晚期心脏事件来对急诊科胸痛患者的早期分流发挥重要作用。超声心动图的主要优点是能够对急诊科的胸痛患者进行整体和局部的心肌功能评估。与临床和心电图相比，异常的超声心动图结果是更强的预后评价指标。而室壁运动正常的患者出现心血管事件的发生率（非致死性急性心肌梗塞或总死亡率）仅为0.4%。当急诊胸痛患者左心室局部室壁运动评估困难时，建议使用超声造影增强，还可同时评估心肌血流灌注。如果同时出现心肌功能和血流灌注异常，则早期心血管事件发生的风险增加。疑似急性冠脉综合征患者使用造影剂后，应该监测单极导联心电图和脉搏血氧饱度30分钟。

7. 心脏声学造影在重症监护病房的应用

超声心动图是重症监护病房诊断心血管疾病的首选检查，在床旁就可快速评价心脏重要的结构、功能、血流动力学变化。但经胸超声心动图因多种因素影响，如机械通气所致的过度充气、肺疾患、皮下气肿、手术切口、胸腔引流导管和绷带等使心内膜的分辨十分困难。使用超声造影剂有利于准确评估重症监护病房患者整体和局部心功能。肺动脉高压和心肺情况不稳定的患者，使用超声造影剂后要求用单导联心电图和脉搏血氧饱和度监测30分钟。

8. 心脏声学造影在介入治疗中的应用

肥厚型梗阻性心肌病是具有潜在猝死风险的遗传性心肌病，严重威胁患者生命安全。目前的治疗主要包括药物保守治疗、外科手术、起搏器治疗和经皮介入化学消融术等。其中经皮室间隔心肌化学消融术（percutaneous transluminal septal myocardial ablation，PTSMA）是治疗肥厚型梗阻性心肌病收缩期左心室流出道狭窄的主要方法，其高效治疗的关键在于正确选择梗阻部位的供血血管。心肌声学造影对经皮室间隔心肌化学消融术的术中监测有重要作用，能显示相关血管在心肌的供血范围，进而观察其与梗阻相关肥厚心肌的匹配度，从而决定如何进行手术。一些研究认为，经皮室间隔心肌化学消融术结合心肌声学造影提高了治疗的安全性，可以作为外科手术的替代方案，其效果与外科手术相当。2015年欧洲心血管成像协会（European Association for cardiovascular imaging，EACVI）已经肯定了心肌声学造影在协助经皮室间隔心肌化学消融术治疗中的价值，值得在临床推广。

参考文献

[1] 黄嘉诚，王义成，杨瑞敏，等 . 右心室 Tei 指数联合静脉导管指数评价脐绕颈胎儿右心室功能 . 中国超声医学杂志，2017，33（3）：238-240.

[2] 郭玮, 冉华. 组织多普勒成像技术在评估胎儿房室传导时间中的应用. 临床超声医学杂志, 2018, 20 (3): 209-210.

[3] IWAHASHI N, GOHBARA M, ABE T, et al. Clinical Significance of Late Diastolic Tissue Doppler Velocity at 24 Hours or 14 Days After Onset of ST-Elevation Acute Myocardial Infarction. Circ Rep, 2021, 3 (7): 396-404.

[4] PEIXOTO A B, BRAVO-VALENZUELA N J, MATTAR R, et al. Reference values for left and right ventricular systolic-to-diastolic duration ratio (SDR) found using both spectral and tissue Doppler of fetal heart between 20 and 36^{+6} weeks of gestation. Int J Cardiovasc Imaging, 2021, 78 (3): 211-214.

[5] 黄心怡, 蔡彬妮, 李琳琳, 等. 组织多普勒技术评价左束支区域起搏对心脏收缩同步性的影响. 中华超声影像学杂志, 2019, 28 (4): 289-294.

[6] 李静, 王凤兰, 董建敏, 等. 组织多普勒和脉冲多普勒超声心动图在胎儿心脏传导时间诊断中的临床价值. 中国煤炭工业医学杂志, 2019, 22 (5): 485-489.

[7] 金玉明, 洪桂荣, 孙望星, 等. 组织多普勒成像技术对原发性高血压病患者左室舒张功能的评价. 临床超声医学杂志, 2016, 18 (4): 268-270.

[8] 李珺, 杜国庆, 王珍珍, 等. 双多普勒同步成像技术评价高血压患者不同左心室构型的左心室舒张功能. 中国医学影像技术, 2016, 32 (5): 732-736.

[9] 赵宇心, 印国兵, 任建丽, 等. 多种超声心动图技术评估乳腺癌患者放化疗相关心脏毒性的临床研究. 中国超声医学杂志, 2018, 34 (4): 315-318.

[10] 米蕊, 郑国红, 刘洋. 2D-STI 和 TDI 对左侧乳腺癌患者放化疗相关心脏毒性事件的诊断价值. 临床和实验医学杂志, 2020, 19 (7): 768-771.

[11] 王娜, 金晶, 孙红光. 二维斑点追踪分层应变技术对乳腺癌患者化疗后心脏毒性的评估价值. 医学诊断, 2021, 11 (1): 30-36.

[12] 陶炜伟, 何安霞, 赵熙璇, 等. 二维斑点追踪超声心动图分层应变技术定量评价高血压早期亚临床心肌损害. 中国临床研究, 2020, 33 (10): 1320-1324.

[13] XING X, LI D, CHEN S, et al. Evaluation of left ventricular systolic function in patients with different types of ischemic heart disease by two-dimensional speckle tracking imaging. Cardiothorac Surg, 2020, 15 (4), 323-325.

[14] 常荷, 钟晖, 肖迎聪. 三维斑点追踪成像技术评价心脏功能的研究进展. 中国实用医药, 2018, 13 (26): 187-189.

[15] 叶晓光, 吕秀章, 李一丹, 等. 二维超声斑点追踪成像技术评价妊娠高血压患者左房功能改变的临床研究. 中国超声医学杂志, 2018, 34 (9): 790-793.

[16] MINATOGUCHI S, YOSHIZANE T, TANAKA R, et al. Left Ventricular Torsion in Hypertension and Hypertensive Heart Failure- 3-Dimensional Speckle Tracking Echocardiography Assessment. Circ Rep, 2019, 1 (2): 78-86.

[17] KANG Y, XIAO F, CHEN H, et al. Subclinical Anthracycline-Induced Cardiotoxicity in the Long - Term Follow-Up of Lymphoma Survivors: A Multi-Layer Speckle Tracking Analysis. Arq Bras Cardiol, 2018, 110 (3): 219-228.

[18] 胡滨, 礼广森, 黄冬梅, 等. 三维斑点追踪技术评价含曲妥珠单抗化疗方案对 HER-2 阳性乳

腺癌患者左室功能的影响. 临床超声医学杂志，2020，22（8）：622-625.

[19] Lopez-Candales A，Hernandez-Suarez DF. Strain Imaging Echocardiography：What Imaging Cardiologists Should Know. Curr Cardiol Rev，2017，13（2）：118-129.

[20] 江佩，张平洋，吴文芳，等. 三维斑点追踪技术评价心脏再同步化治疗患者左心室心肌力学初步改变. 生物医学工程与临床，2017，21（2）：165-170.

[21] 中华医学会超声医学分会超声心动图学组. 负荷超声心动图规范化操作指南. 中国医学影像技术，2017，33（4）：632-638.

[22] 张博，潘晓芳，孙飞一，等. 运动负荷超声心动图联合运动心电图对经皮冠状动脉介入治疗后冠状动脉严重病变的诊断价值. 中国循环杂志，2019，34（9）：872-876.

[23] 宁维娟，赵长云. 低剂量多巴酚丁胺心肌声学造影评价心肌存活性. 中国超声医学工程学会第十四届全国超声心动图学术会议论文集，2018，12（2）：211-212.

[24] 左蕾，王静，刘丽文，等. 运动负荷超声心动图对肥厚型心肌病患者隐匿性梗阻的预测研究. 中国超声医学杂志，2018，34（10）：884-887.

[25] 林静茹，吴伟春. 负荷超声心动图联合心肌应变技术在心脏疾病中的应用进展. 中华医学超声杂志（电子版），2019，16（9）：709-713.

[26] 高云华，吴盛正，夏红梅，等. 手振50%葡萄糖空气微气泡作为右心声学造影剂的临床研究. 临床超声医学杂志，2016，（3）：145-148.

[27] 吴爵非，彭冠华，张建琴，等. 左心室和心肌声学造影的仪器设置与方法学. 中华医学超声杂志（电子版），2019，16（10）：727-730.

[28] 王红鹄，宋毅. 超声心动图及心脏声学造影诊断心肌致密化不全的价值. 中华实用诊断与治疗杂志，2019，33（3）：275-278.

[29] 牟立欣，韦宗凯，王永槐，等. 多模态影像技术诊断假性室壁瘤1例. 中国医学影像技术，2019，35（5）：764.

[30] 吴爵非，吕创业，唐颖，等. 腺苷负荷心肌声学造影的临床应用. 中华医学超声杂志（电子版），2019，16（10）：723-726.

[31] 陈文娟，朱文晖，王艳. MCE与2D-STI评价不同冠状动脉狭窄程度患者的心肌灌注水平与收缩功能. 中南大学学报（医学版），2020，45（1）：35-39.

[32] 邹云雷，刘小慧，胡兵，等. 超声靶向微泡破坏技术在心肌梗死基因治疗中的应用. 天津医药，2020，48（11）：1131-1136.

（孙红光　夏炳兰　周　兢　胡建群）

高频超声在皮肤诊断中的应用

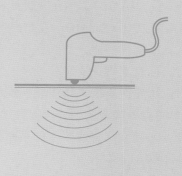

第一节 皮肤超声总论

一、皮肤超声的应用背景

作为传统的影像技术之一，超声已经在消化、生殖、泌尿、心血管、甲状腺、乳腺等系统及器官的疾病诊断方面得到了成熟应用，其有效性、安全性已得到广泛认可。然而，由于技术限制，传统高频超声（频率＜15 MHz）难以获得人体极浅区域（＜10 mm）的清晰图像，仅用于单纯的厚度测量或较大结节的观察，皮肤等软组织历来被视为超声不擅长观察的区域。近年来，随着超高频超声（频率≥20 MHz）及超声生物显微镜（频率≥50 MHz）技术的成熟，超声探查的领域日益扩大，从骨骼肌、筋膜到皮下软组织，并逐渐拓展到皮肤。超高频超声在继承传统超声的实时、信息丰富、安全、经济、快捷等优点的同时，还实现了皮肤层次和精细结构的显示，使得应用超声影像进行皮肤疾病的精细诊疗成为可能。在此基础上超声衍生出若干应用，如：①浅表肿瘤良恶性的鉴别；②皮下植入物的定位及生物相容性检测；③创伤评估，异物探查；④慢性病皮肤改变的观察；⑤非皮肤疾病的排除；⑥皮肤手术的术前规划、术中引导及术后随访。

除此以外，近年来超声医学领域还诞生了多项新技术，为皮肤疾病的诊断带来了更多信息，如：①弹性成像：提供病灶区域的硬度信息，通过硬度反映病灶的良恶性及病理生理状态；②超声造影：提供病灶的微循环灌注信息；③三维超声：提供病灶区域更加全面、直观的空间观；④超声介入：在实时引导下进行活检、引流、注射等，可有效提高操作的精准程度，减少患者痛苦并提高疗效。

二、皮肤的解剖特点及超声成像技术的要求

皮肤是人体最大的器官，其纵向深度明显小于横向面积，即存在"横向尺度巨大，纵向尺度微小"的显著特征，故大多数皮肤疾病不仅体积微小，还呈现为"菲薄"的特殊形态。此外，与其他器官相比，皮肤的解剖结构呈现出分层的特性，一般分为3层，从浅到深依次为表皮、真皮和皮下软组织。

表皮层：是人体的第一道防线，也是皮肤最容易损伤、疾病最好发的部位，厚度只有0.2 mm，但表皮内还可进一步分为5~6层结构及功能不同、关系密切的功能层，每层仅为数排细胞的叠加，厚度为微米级别。

真皮层：拥有丰富的血管、神经和皮肤附属器，是表皮疾病首先累及的部位。病变一旦累及真皮结构，常常意味着疾病的恶化或进展。虽然厚度达1~2 mm，空间尺度显著大于表皮，但相对于人体其他组织仍很微小。

皮下软组织：具有显著个体差异，与患者皮下脂肪的蓄积、肌肉的发达程度相关，浅者仅为数毫米，深者可达5 cm以上，一旦累及皮下软组织，意味着并非皮肤这一单一器官的疾病，而可能与全身系统相关（图5-1-1）。

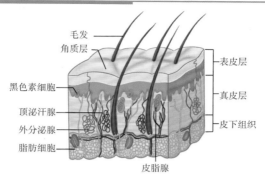

图 5-1-1　正常皮肤解剖结构示意

另外，因皮肤位置表浅，外界环境对疾病的形成与发展具有极大的影响。如最常见的外部影响因素为日光，其导致颜面部成为皮肤疾病的好发部位；直接与外界环境接触导致皮肤疾病形态学表现多样，为精准诊断带来困难。此外，主动或被动的人为干预，如搔抓、手术、敷药、使用化妆品等也对疾病的形态学产生较大影响，进一步增加了皮肤疾病诊断的难度。

基于皮肤及相关疾病"菲薄"的解剖特点，要求超声具有足够高的分辨率来反映相关微小结构。对于皮肤分层的解剖特点，皮肤疾病的纵向层次累及往往与疾病进展密切相关，所以需要超声具有足够的穿透能力，以反馈病灶的层次信息。同时，皮肤存在角化、瘢痕、水肿等多种病理生理状态，有极大的可能会导致声波衰减，这对超声成像带来了严峻的挑战。此外，皮肤位置浅表，探头放置压力过大将导致显著的形变与失真。

因此，根据文献报道与临床实践，皮肤超声成像应满足以下技术要求。

（1）真皮及表皮的成像频率至少应 > 20 MHz，只有达到此标准，才能区分表皮、真皮及皮下软组织，满足清晰显示皮肤结构的分辨率要求。若达到 50 MHz，可进一步显示表皮内部结构，但此时真皮乳头层以下结构可能因声波穿透能力下降而显示不清。随着频率进一步升高（如频率 ≥ 100 MHz），超声的穿透性将显著下降，经常不能显示病灶全貌，而不具临床实用性。

（2）皮肤个体差异大，病变情况复杂，检查过程中，检查过程中，切换探头频率的情况较其他器官更为常见。临床上，应根据具体情况反复权衡分辨率及成像深度，以获得最佳成像效果。

（3）皮肤表面因凹凸不平导致超声耦合剂填充不佳时，应添加耦合剂或者使用超声导声垫，而避免过度施压，从而避免病灶变形。

三、正常皮肤的超声表现

（1）表皮：频率为 20 MHz 时，表皮层表现为纤细的条索状强回声；频率为 50 MHz 时，可见表面的细微皱褶及毛发，足底或手掌处角质层显著增厚呈双层，可能伴有后方回声衰减。该层是皮肤疾病最高发部位，许多病灶相当微小。虽然随着超声频率升高，皮肤病灶的显示效果有了较大提升，但与其他疾病的成像相比仍存在困难，甚至存在无法显示的情况（如色素性疾病、光老化、部分感染等）。

（2）真皮：一般为高回声区，可见毛囊等附属器结构。在真皮较厚的区域（如肩背部、臀部），过高频率的超声因穿透能力有限而不能完整显示全层皮肤。表皮与真皮的交界一般较清晰，是皮肤疾病发病、进展的重要分界线，而真皮与皮下软组织的交界相对而言较为模糊。

（3）皮下软组织：多数为脂肪组织，内含血管、淋巴管、肌肉、神经等其他系统结构，超声表现的个体差异极大，可为高回声、等回声、低回声，厚度从毫米到厘米不等。多数情况下，皮下软组织仅需要普通高频超声探头便可观察，而频率＞20 MHz时往往难以显示该层。

此外，嘴唇、肛门、龟头等处为黏膜组织，虽然回声与皮肤的层次结构类似，但与皮肤的层次完全不同，亦不存在皮肤附属器，不能套用皮肤的解剖术语（图5-1-2）。

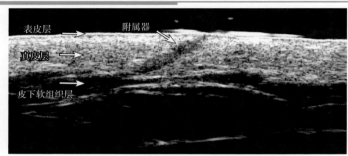

图5-1-2　正常皮肤超声表现（探头频率为50 MHz）

四、皮肤超声检查的适应证

皮肤超声用途广泛，常用的适应证如下。

（1）探查皮下肿物：可触及肿物，有皮肤外观改变、感觉异常等情况。

（2）探查皮肤创伤：评估损伤范围、有无异物残留、瘢痕及修复情况。

（3）皮肤肿瘤性疾病的良恶性鉴别，并进一步评估恶性疾病的累及范围及临床分型、分期等。

（4）评估炎性疾病：累及层次、范围，有无窦道、积液等情况。

（5）皮肤疾病治疗前治疗方案的制订、治疗后疗效评估及随访监测。

（6）评估和监控皮肤老化。

（7）引导精准介入诊疗。

五、皮肤疾病的超声描述

皮肤疾病复杂多样，一般从以下角度进行描述，虽然外观和空间位置并非超声表现，但为疾病的诊断提供了关键信息，应作为报告的一部分予以记录。

（1）外观：视诊下病灶在体表的外形特征，对超声诊断及鉴别诊断具有显著意义。

（2）空间位置：视诊状态下病灶在体表的位置及肉眼可见的皮损范围，用于临床定位。

（3）大小：横向尺度上相互垂直切面上测量的病灶的2个最大径线。

（4）厚度：纵向尺度上的病灶最浅点到最深点的距离。

（5）纵向累及层次：超声所见病灶是否突破表皮 – 真皮或真皮 – 皮下 2 个关键分界线、皮下累及范围、纵向厚度、病灶浅部距离体表深度（图 5-1-3）。

（6）回声：超声检查时需要描述的基本内容，回声强度分为无回声、低回声、等回声、高回声及强回声，具体回声性质的描述与通常定义相同。

（7）边界情况：病灶的边界主要通过 2 个面进行观察，分别为病灶表面（隆起、平坦、凹陷、皱褶）（图 5-1-4）和病灶基底面（隆起、平坦、模糊、弥漫性改变）（图 5-1-5）。

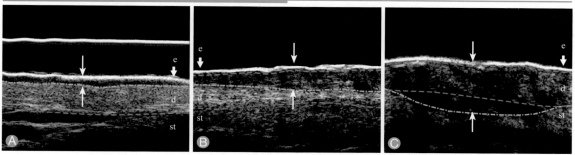

A. 灰阶超声显示病灶的基底部位（黄色虚线）达到表皮 / 真皮交界（上方红色虚线）；B. 灰阶超声显示病灶的基底部位（黄色虚线）累及真皮层；C. 灰阶超声显示病灶的基底部位（黄色虚线）突破真皮 / 皮下软组织交界（下方红色虚线）。箭头所指为病灶。

图 5-1-3　病灶累及层次示意

来源：CHEN S T，GUO L H，YAN J N，et al. Ultrasound Biomicroscopy and High-Frequency Ultrasound for Evaluating Extramammary Paget Disease With Pathologic Correlation. J Ultrasound Med. 2019，38（12）：3229-3237.

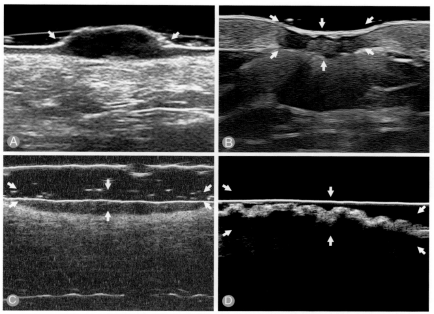

A. 表面隆起型；B. 表面凹陷型；C. 表面平坦型；D. 表面皱褶型。箭头所指为病灶。

图 5-1-4　病灶的表面形态分型

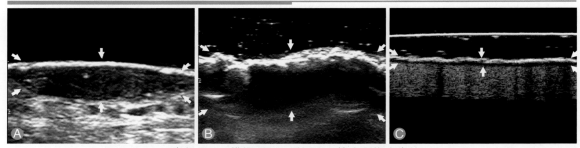

A.隆起型；B.模糊型；C.平坦型。箭头所指为病灶。

图 5-1-5　病灶的基底面形态分型

表面形态一般以皮肤表面为参考线，平坦即病灶表面不存在起伏。隆起表现为病灶表面高于皮肤的水平线，呈凸起形态，凸起部分是单峰的弧形轮廓。凹陷与隆起相反，为低于皮肤水平线，呈内陷形态，内陷部分表示组织的缺失，常对应溃疡型的外观。皱褶是一种特殊的隆起，表现在凸起的部分是呈多峰或者不规则起伏的形态。

基底部形态缺乏参考线，其描述更多的是结合病灶本身的形态与边界清晰度。隆起和平坦均可见清晰的边界，分别表现为弧形的隆起与直线型的底面边界。模糊指不清晰的底面边界，但仍存在大致的轮廓；而弥漫性改变则指底面边界完全消失，常见于炎症。

（8）角质层状态：正常角质层在高频超声上表现为一条连续、光滑、纤细的线状强回声带，后方无声影。病灶出现角化过度或角化不全时，可为疾病诊断提供重要信息，表现为角质层增厚呈粗线状的强回声，后方存在不同程度的声影，表面常呈"皱褶样"（图 5-1-6）。部分病灶存在角质层缺失，表现为表面细线强回声带的中断，常见于创面。

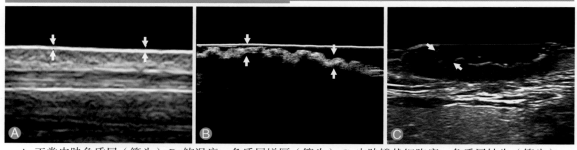

A.正常皮肤角质层（箭头）；B.鲍温病，角质层增厚（箭头）；C.皮肤鳞状细胞癌，角质层缺失（箭头）。

图 5-1-6　病灶角质层状态

（9）形状：常见弧形、椭圆形、匍匐形和不规则形（图 5-1-7）。椭圆形及不规则形与通常的理解相同；弧形为皮肤疾病常见的一种特殊形状，表现为表面呈半圆形或半椭圆形，底部呈近似的直线性；匍匐形为皮肤疾病所特有，表现为极度扁平的形态，厚度极薄，可以＜1 mm，常位于表皮。

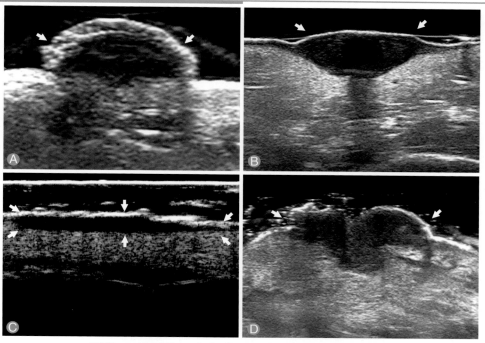

A. 弧形；B. 椭圆形；C. 匍匐形；D. 不规则形。箭头所指为病灶。

图 5-1-7 病灶整体形态分型

（10）病灶内部情况：根据病灶的构成及成分，分为囊性、实性及囊实混合性（图 5-1-8），与超声常规定义相同。

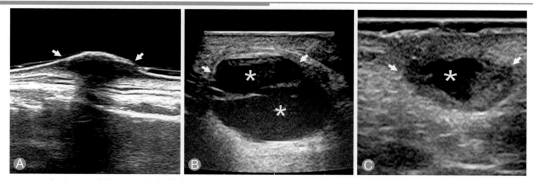

A. 实性；B. 囊性，内见条带状分隔；C. 囊实混合性。箭头所指为病灶，星号处为囊性部分。

图 5-1-8 病灶内部构成分型

（11）特殊征象：部分皮肤疾病具有特殊的超声表现，如"帽状征""波浪征"等（图 5-1-9），经常为某些疾病的诊断提供证据。

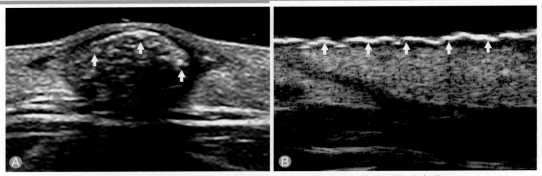

A. "帽状征"，箭头所指为点状钙化；B. "波浪征"，箭头所指为角化。

图 5-1-9　部分皮肤疾病的特殊征象

（12）血流信号：根据血流信号的丰富程度，分为无血流、稀疏血流和丰富血流（图 5-1-10）。

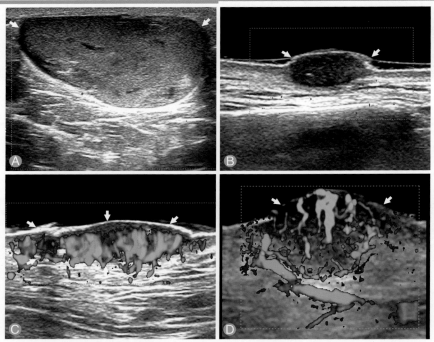

A.CDFI 显示病灶内部无血流信号；B.CDFI 显示病灶内部稀疏的血流信号；C.CDFI 显示病灶内部丰富的血流信号，血流信号主要位于基底部；D.CDFI 显示病灶内部丰富的血流信号，血流信号主要位于病灶内部。箭头所指为病灶。

图 5-1-10　病灶内部血流信号程度分型

第二节 皮肤常见疾病的超声影像特征

总体而言，皮肤疾病本身复杂多样，加之受外部干扰较大，特别是人为干预（挤压、搔抓，或活检、敷药等医源性因素等），皮肤疾病很难沿自然演变规律进展，其影像学表现规律性较差。此外，超高频的皮肤超声发展较晚，许多诊断标准尚在探索与总结中。

一、皮肤疾病的分类

皮肤疾病分类异常复杂，按照病因、病理、形态、部位有多种分类体系，最常用的是按照病因学进行分类，详见表 5-2-1。

表 5-2-1 皮肤疾病的分类

类别	注释	代表性疾病
感染性疾病	由各类细菌、病毒及真菌直接感染引起	病毒：单纯疱疹、带状疱疹、疣 细菌：脓疱病、毛囊炎、疖、痈、蜂窝织炎 真菌：各部位的癣、甲真菌病
皮肤肿瘤	细胞异常增生形成的新生物	良性肿瘤：汗腺瘤、脂肪瘤 恶性肿瘤：鳞癌、恶性黑色素瘤 交界性肿瘤：日光性角化病、黏膜白斑
过敏及自身免疫性疾病	变态反应引起的皮肤疾病	接触性皮炎、荨麻疹、化妆品过敏
物理性皮肤病	机械、射线、光照等物理因素引起的皮肤病	压疮、冻疮、晒伤、瘢痕疙瘩
红斑鳞屑病	特指外观呈红斑＋鳞屑表现的一类疾病，可以是自身免疫或是病毒感染引起	银屑病、单纯糠疹、玫瑰糠疹、扁平苔藓、红皮病
结缔组织疾病	结缔组织系统性疾病的皮肤改变	红斑狼疮、硬皮病、干燥综合征及皮肌炎
脉管性疾病	血管异常引起的疾病	血管瘤、淋巴管瘤、卡波西肉瘤
色素性疾病	皮肤色素着色或者分布异常导致的外观改变	白癜风、黄褐斑、各类痣
皮肤附属器疾病	各类原因损伤皮肤附属器	痤疮、酒渣鼻、脱发、汗臭症
老化及营养不良	皮肤衰老、营养减退引起的皮肤外观与功能的下降，可以是生理性的（此时不应称之为疾病）	皮肤老化、维生素缺乏症
动物性皮肤病	由动物寄生或叮咬引起	疥疮、螨皮炎、隐翅虫皮炎、虫螫伤或咬伤
其他	由其他复杂病因引起	遗传病、大疱性疾病、性病、整形手术相关并发症

由上表可以看出，皮肤疾病的种类非常复杂，临床上也可以简化为肿瘤性（包括实体肿瘤、各类囊肿和血管源性的良恶性肿瘤）、炎症性（感染、过敏或自身免疫性疾病引起的以炎症为临床表现的疾病总称）、功能异常性疾病（创伤、衰老、脱发、色素异常、瘢痕等）三大类。此外，在患者中还存在无法显示病灶的情况，此类患者主要因触诊异常或自身感受异常前来就诊，具体原因包括真阴性和假阴性2种情况，详见表5-2-2。

表 5-2-2　患者阴性结果原因及对策

阴性结果	原因	具体情况	临床对策
真阴性	触及正常结构	正常淋巴结、血管、肌腱、神经节、脂肪颗粒等	随访
	无对应结构	寄生虫幻想、焦虑症等心理原因，脊髓病变及脑部疾病引起的感觉异常	随访、心理治疗、神经系统检查
假阴性	超声无法显示	病灶结构改变微小而无法显示：微小或菲薄的肿瘤、部分色素性疾病、周围神经病变、微血管病变等	随访或其他检查

需要指出的是，对于性病及部分色素性疾病（白癜风、蒙古斑等）的诊疗，超声尚未投入广泛的临床使用，前者由于存在探头交叉感染的隐患和患者接受度的问题，后者因为疾病本身缺乏宏观的病理改变而无法清晰成像。对于其他类型的皮肤疾病，超声均能起到辅助诊断的作用，特别对皮肤肿瘤、附属器疾病及各类感染性疾病。

二、皮肤超声成像的影响因素

影响皮肤成像的因素主要包括压力、毛发、皱褶和温度。

（1）压力：病灶与探头接触会导致接触部位显示不清。压力过大会使病灶变形或血流失真。因此，充分填充耦合剂（厚度＞1 mm）或合理使用导声垫十分必要。

（2）毛发：人体粗大的毛发本身可能产生声影，同时毛发间存在气体，二者均可降低超声图像质量（图5-2-1）。因此可通过备皮或充填耦合剂改善图像质量。

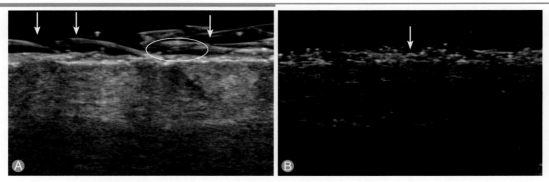

A. 患者男性，腿部，毛发稀疏处，图像质量未受到明显影响（探头频率为50 MHz）；B. 患者男性，头部，毛发浓密处，图像质量显著降低（探头频率为50 MHz）。箭头所指为毛发，圆圈内为毛发间气体。

图 5-2-1　毛发对皮肤超声成像的影响

（3）皱褶：皮肤表面的各种皱褶，导致其与探头无法紧密贴合，影响超声成像的质量。因此，可通过绷直皮肤、充填耦合剂、加用导声垫等方法确保图像的质量（图5-2-2）。

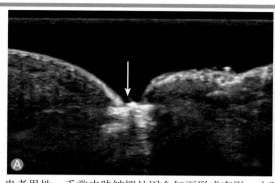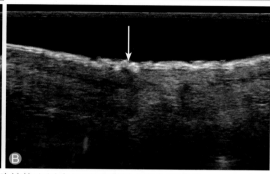

A.患者男性，手掌皮肤皱褶处因含气而形成声影，皮肤结构和层次显示不清晰（探头频率为34 MHz）；B.绷直该处皮肤，皮肤结构和层次得以清晰显示。箭头所指为皮肤皱褶处。

图 5-2-2 皮肤皱褶对皮肤超声成像的影响

（4）温度：影响彩色多普勒超声血流信号的产生，推荐在室温（20 ℃）下检查。

三、常见皮肤疾病的超声表现

需要指出的是，皮肤疾病非常复杂，各类型疾病的超声表现相互交叠，但熟悉以下皮肤常见肿瘤性病变的特征性超声表现，有助于快速筛选高危疾病，避免一些不必要的活检（表5-2-3）。

表 5-2-3 皮肤常见肿瘤性病变的特征性超声表现

观察内容	皮内痣	SK	BCC	Bowen	Paget	SCC	肢端黑色素瘤
来源	真皮浅层	表皮	表皮基底层	表皮	表皮？	表皮	表皮基底层黑素细胞
累及层次	表皮/真皮	仅表皮/真皮+表皮	仅表皮/表皮+真皮/全层	仅表皮	仅表皮/表皮+真皮/全层	表皮+真皮/全层	表皮+真皮/全层
病灶表面情况	隆起	平坦/隆起	匍匐/隆起	皱褶	平坦	隆起/平坦/凹陷	隆起/平坦/凹陷
病灶基底部情况	平坦	平坦/模糊	隆起/模糊	平坦	平坦/模糊	隆起/模糊	隆起/模糊
角质层状态	正常	过度角化	正常	过度角化	正常	缺失/过度角化	缺失/正常
病灶形态	结节型	匍匐形/不规则	匍匐形/结节型/不规则	匍匐型	匍匐型	结节型/不规则	结节型/不规则
血供	少量	稀疏	丰富	稀疏	丰富	丰富	丰富
特殊征象	漏斗样基底	/	胶质聚集/囊性变	波浪征	附属器侵犯	溃疡	垂直生长移行转移

注：SK：日光性角化病；BCC：基底细胞癌；Bowen：鲍温病；SCC：鳞状细胞癌。

四、总结

皮肤疾病的超声诊断应遵循以下原则。

（1）保证探头频率不低于 20 MHz，建议优先选择 20 ~ 25 MHz 的探头进行初步评估，再按需要选择其他不同频率的探头。

（2）检查过程中不应通过探头对体表施压，必要时可用大量耦合剂充分耦合或使用导声垫。

（3）应注意探头的消毒隔离，避免交叉感染。

（4）角化、毛发、皱褶会严重影响成像，必要时对皮肤进行预处理。

（5）合理应用超声新技术，以便为皮肤疾病的诊疗提供更全面的信息。

（6）皮肤疾病超声诊断的流程见图 5-2-3。

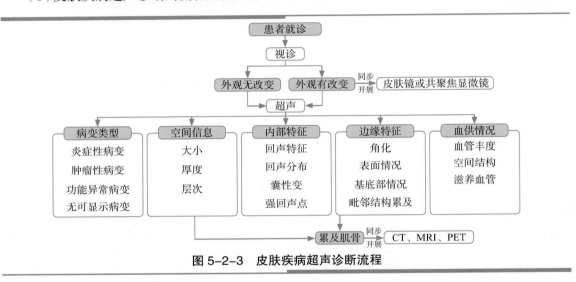

图 5-2-3　皮肤疾病超声诊断流程

五、常见疾病

（一）基底细胞癌

1.临床与病理

基底细胞癌（basal cell carcinoma，BCC）又称基底细胞上皮瘤，起源于皮肤表皮的基底层细胞，由多能基底样细胞异常增生所致，是最常见的皮肤恶性肿瘤。其病因及发病机制尚不明确，可能与基因和环境有关。目前紫外线照射被认为是基底细胞癌最重要的危险因素，其他危险因素还包括煤焦油衍生物、砷、瘢痕、慢性炎症、溃疡和免疫缺陷等。

基底细胞癌虽然很少致命，但是好发于鼻、眼睑和唇等头面部裸露部位而影响美观，严重影响患者的心理。基底细胞癌很少发生转移，但可侵袭深层组织，如侵犯深层的肌肉、软骨和骨骼等。基底细胞癌临床上主要分为 3 型：结节型、浅表型和硬斑病样型。结节型外观常为褐色丘疹或结节，生长缓慢，在轻微创伤后容易出血或出现溃疡；浅表型外观表现为扁平的、边界清晰的斑片；硬斑病样型表现为瘢痕样的硬斑，边界不清晰。

基底细胞癌组织学常分为 4 种亚型：结节型、浅表型、色素型和硬斑病样型。另外，还有其他罕见的基底细胞癌组织学分型，如纤维上皮瘤型、微结节型、颗粒状、漏囊状囊肿、化生和瘢痕疙瘩等亚型。

2. 超声表现

不同分型的基底细胞癌，其超声表现亦不相同，常见亚型的基底细胞癌超声表现如下。

（1）结节型基底细胞癌：一般表现为位于真皮层内的低回声结构，形态规则，呈结节状生长，边界清晰。病灶表面无异常角化，部分可由于出血结痂形成类似角化的强回声伴声影。病灶内部可见散在或簇状分布的点状强回声，部分病灶内部可见无回声区，以上是基底细胞癌的特征性表现。随着病程进展，病灶可侵犯皮下软组织。在彩色多普勒超声上，病灶内部可测出丰富的血流信号（图 5-2-4）。

（2）浅表型基底细胞癌：多位于表皮层内，也可累及真皮层。病灶表现为低回声结构，表面平坦，无异常角化，形态规则，呈匍匐形生长，边界清晰，病灶内部回声均匀。在彩色多普勒超声上，病灶内无或可测出稀疏的血流信号（图 5-2-5）。

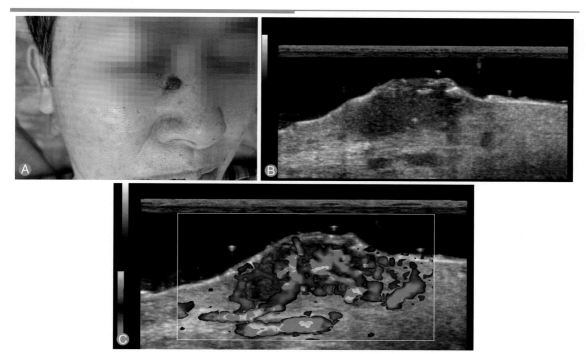

A. 患者右侧鼻根部见一直径约 1.5 cm 的褐色丘疹，表面光滑，边界清晰，基底部有浸润感；B. 灰阶超声显示表皮及真皮层内见一低回声结构，形态欠规则，呈结节状生长，边界清晰，内部可见点状强回声，表面无异常角化（探头频率为 34 MHz）；C.CDFI 显示病灶内部丰富血流信号，并可见滋养血管（探头频率为 34 MHz）。

图 5-2-4　结节型基底细胞癌

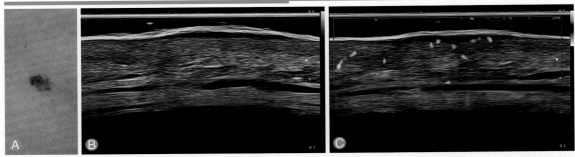

A. 患者背部见一直径约 1.8 cm 的褐色斑片，表面光滑无鳞屑，边界清晰；B. 灰阶超声显示表皮层内见一低回声结构，形态规则，呈匍匐状生长，边界清晰，表面光滑无异常角化（探头频率为 24 MHz）；C.CDFI 显示病灶内部稀疏血流信号（探头频率为 24 MHz）。

图 5-2-5　浅表型基底细胞癌

3. 鉴别诊断

（1）色素型基底细胞癌需要与恶性黑色素瘤相鉴别：首先，我国人群中黑色素瘤好发于肢端，而基底细胞癌好发于头面部。此外，在灰阶超声上，恶性黑色素瘤表现为低回声或极低回声结构，形态不规则，边界不清晰，具有向深层侵犯的趋势，常累及深部的软组织，而基底细胞癌一般较为规则，多数情况仅累及表皮和真皮，累及皮下软组织的情况相对少见，病灶内可见特征性的点状强回声或无回声区。

（2）基底细胞癌需要与皮肤鳞状细胞癌相鉴别：基底细胞癌临床症状较轻或无症状，病程进展缓慢，外观常表现为结节状的丘疹或扁平的斑片，部分病灶触碰后表面有出血。皮肤鳞状细胞癌易形成中央溃疡，边缘可呈菜花状不规则隆起。灰阶超声上，鳞癌病灶因表面粗大的异常角化而形成不均匀的声影，经常导致病灶内部显示不清晰。与之相反，基底细胞癌一般无异常角化，病灶内部经常清晰显示。

（二）皮肤鳞状细胞癌

1. 临床与病理

皮肤鳞状细胞癌（cutaneous squamous cell carcinoma，cSCC）是起源于表皮或附属器角质形成细胞的一种皮肤恶性肿瘤。在欧美国家，皮肤鳞状细胞癌在皮肤恶性肿瘤中的发病率仅次于基底细胞癌。而我国研究发现，在非黑素性皮肤肿瘤中，皮肤鳞状细胞癌发病率高于基底细胞癌，位居首位，且发病率逐年上升。在皮肤恶性肿瘤中，皮肤鳞状细胞癌恶性程度仅次于恶性黑色素瘤。本病可同时累及表皮、真皮及皮下软组织，晚期可能会发生淋巴结转移，严重者可致死。与基底细胞癌一样，其病因及发病机制目前尚不明确，但紫外线暴露被公认为皮肤鳞状细胞癌最重要的致病因素。其他危险因素还包括化学致癌物、人乳头瘤病毒感染和免疫缺陷等。

因皮肤鳞状细胞癌好发于富含鳞状上皮的部位，故其多见于口、唇、会阴等部位。皮肤鳞状细胞癌的病灶表现多样，早期主要表现为浸润性硬斑，逐渐发展成为斑块状、结节状，部分病灶表面呈"菜花样"改变，中央可见溃疡形成，常伴有坏死组织和血性分泌物。

皮肤鳞状细胞癌临床上主要分为结节溃疡型、色素型、硬斑状或纤维化型、浅表型 4 种，其中以结节溃疡型最常见。

2. 超声表现

皮肤鳞状细胞癌表面凹凸不平，常见角化过度形成的粗线状强回声，后方伴不同程度的声影，此为皮肤鳞状细胞癌的重要超声特征。此外，皮肤鳞状细胞癌极易形成溃疡，溃疡周围呈"火山口样"隆起，此时灰阶超声表现为凹陷形的形态特征，可出现局部表皮缺失。有时病灶角化过度区域可能已被剥除，此时病灶的超声特征表现为突破表皮/真皮交界，甚至浸润至皮下软组织的低回声结构，形态多不规则，基底部向深部浸润，常累及皮下软组织，并同周围组织分界不清，边缘可呈分叶状，内部回声不均匀，部分病灶可见无回声区（图 5-2-6）。

病灶内部可测出丰富的血流信号，基底部可见较多粗大的滋养血管。但大部分病灶由于角化过度的影响，内部仅表现为稀疏的血流信号（图 5-2-7）。角化过度形成的声影可能会影响病灶内部的显示，此时可以改变探头方向，尽量从病灶的周边或角化的缝隙进行检查。

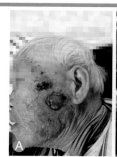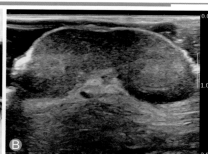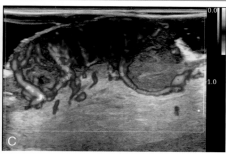

A. 患者右侧面部见一直径约 2.0 cm 的红色外生性病灶，表面破溃出血，与周围组织无粘连，形态规则，基底较宽；B. 灰阶超声显示表皮及真皮层内见一低回声结构，形态不规则，呈分叶状，边界尚清晰，表面未见异常角化所致的粗线状强回声（探头频率为 22 MHz）；C.CDFI 显示病灶内部丰富血流信号（探头频率为 22 MHz）。

图 5-2-6　皮肤中低分化鳞状细胞癌

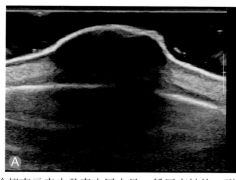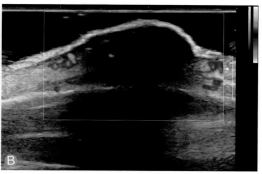

A. 灰阶超声示表皮及真皮层内见一低回声结构，形态规则，呈结节状生长，边界不清，表面见异常角化所致的粗线状强回声，后方声影致基底部显示不清（探头频率为 22 MHz）；B. 受表面异常角化影响，CDFI 显示病灶内部稀疏血流信号（探头频率为 22 MHz）。

图 5-2-7　皮肤高分化鳞状细胞癌

3. 鉴别诊断

（1）皮肤鳞状细胞癌需要与恶性黑色素瘤相鉴别：恶性黑色素瘤好发于肢端，外观常为黑色，而皮肤鳞状细胞癌好发于头面部，外观少有色素沉着。灰阶超声示恶性黑色素瘤表面无异常角化，因而后方回声无衰减，与常见角化过度的皮肤鳞状细胞癌不同，故可用于两者的鉴别。

（2）皮肤鳞状细胞癌需要与基底细胞癌相鉴别：基底细胞癌外观常为结节状的丘疹或扁平的斑片。皮肤鳞状细胞癌病灶易形成中央溃疡，边缘可呈菜花状不规则隆起，两者外观显著不同。在灰阶超声上，皮肤鳞状细胞癌可见表面角化过度形成的粗线状强回声，后方伴不同程度的声影，甚至导致病灶内部显示不清。而基底细胞癌一般无异常角化，其内部经常清晰显示，并经常观察到特征性的点状强回声区。

（三）脂溢性角化病

1. 临床与病理

脂溢性角化病（seborrheic keratosis，SK）是一种角质形成细胞成熟迟缓所致的皮肤良性肿瘤，又名老年疣。病灶多单发，早期外观呈淡黄色或褐色的斑片，小而扁平，边界清楚，表面光滑或略呈乳头瘤状。后期病灶增大，多呈乳头瘤样改变，表面粗糙呈"脑回样"改变。脂溢性角化病可发生于任何部位，患者多数无临床症状，部分伴有瘙痒或疼痛。文献报道，脂溢性角化病可能存在潜在的癌变倾向。

脂溢性角化病病理组织学分为 5 型：角化过度型、棘层肥厚型、腺样型、刺激型和克隆型。脂溢性角化病病理分型较多，但各型超声表现相似。

2. 超声表现

脂溢性角化病为局限于表皮层内的低回声结构，典型者形态呈一弧形隆起，表面可见粗大强回声，后方伴不同程度的声影。但由于脂溢性角化病表面粗糙呈"脑回样"改变，故其表面在弧形隆起的基础上，局部呈"锯齿状"改变。脂溢性角化病的基底部不突破表皮／真皮交界，边界清晰、平坦，但由于异常角化产生的声影，会影响基底部显示。病灶内部可测出血流信号，但异常角化会影响血流信号的显示（图 5-2-8）。

3. 鉴别诊断

（1）脂溢性角化病需要与日光性角化病相鉴别：早期两者外观均可表现为黑色小斑片，肉眼鉴别困难，随疾病进展，脂溢性角化病外观可呈特征性的"脑回样"改变。灰阶超声表现：两者均有角化过度，但脂溢性角化病基底部平坦，病灶整体隆起，表面的强回声呈均匀的"锯齿状"或分叶状；日光性角化病也位于表皮层，但病灶隆起程度较低，表面强回声不均匀、不规则，后方伴淡声影，病灶基底部尚可显示。

（2）脂溢性角化病需要与基底细胞癌相鉴别：基底细胞癌位于表皮和（或）真皮层内。病灶表面平坦或隆起，但比较光滑，多数无异常角化。而脂溢性角化病局限于表皮层内，表面粗糙，伴有不同程度的角化过度。基底细胞癌内部血流信号较脂溢性角化病丰富。

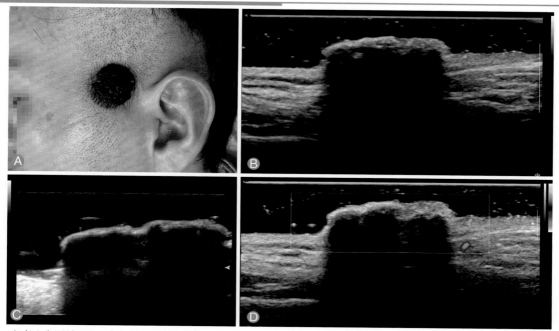

A. 患者左侧颞部见一直径约 4.0 cm 的黑色丘疹，表面粗糙，可见"脑回样"裂隙；B. 灰阶超声显示病灶表面隆起呈皱褶样，可见高低不平的粗线状强回声，形态不规则，基底部受声影遮挡隐约显示位于表皮层内（探头频率为 22 MHz）；C. 灰阶超声清晰显示病灶基底部位于表皮层，基底部基本位于同一水平面，病灶下方真皮回声减低（探头频率为 34 MHz）；D.CDFI 显示病灶内部未探及丰富血流信号。

图 5-2-8　脂溢性角化病

（四）浅表脂肪瘤

1. 临床与病理

脂肪瘤（lipoma）是一种临床常见的软组织良性肿瘤，由成熟脂肪细胞构成，各种年龄均可发病，多见于 40 ~ 60 岁。脂肪瘤可发生于身体任何有脂肪的部位，好发于胸腹壁、肩胛及四肢等部位。按病灶所在深度不同，脂肪瘤分为浅表脂肪瘤和深部脂肪瘤。浅表脂肪瘤主要生长在皮下，边界清晰，质地较软，部分病灶外观可隆起。患者常因无意中触及体表包块就诊，多无明显临床症状，部分可有局部的酸胀感。脂肪瘤很少恶变，手术易切除。

2. 超声表现

脂肪瘤表现为皮下脂肪层内低回声、等回声或高回声的实性结构，病灶呈纺锤形、椭圆形或类圆形等，边界清晰。表现为低回声的脂肪瘤常单发，多数位置较深，体积较大，病灶内部可见短线状、条索状高回声，可见包膜；表现为高回声的脂肪瘤常多发，多数位置较浅，体积较小，病灶后方回声无增强，病灶周边及内部常未测出血流信号（图 5-2-9）。

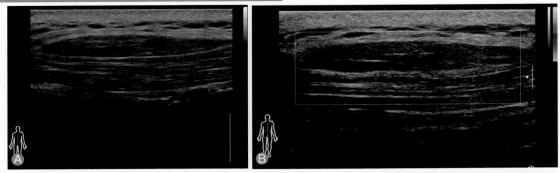

A. 灰阶超声显示皮下软组织内一等回声区，形态规则，呈梭形，边界清晰，内部回声不均匀，内可见条索状高回声区（探头频率为 22 MHz）；B.CDFI 显示病灶内部未探及血流信号（探头频率为 34 MHz）。

图 5-2-9 脂肪瘤

3. 鉴别诊断

（1）脂肪瘤需要与脂肪肉瘤相鉴别：两者临床症状相似，患者多因触及无痛性肿块就诊。脂肪肉瘤多数体积较大、形态不规则、边界不清晰、短期内生长迅速，其超声表现多样，依据其分化程度的不同，可表现为高回声、高低不等的混合回声、低回声结构，内部可见分隔。CDFI 检查病灶内多可测出丰富的血流信号。而脂肪瘤多生长缓慢，超声表现形态规则、边界清晰。

（2）脂肪瘤需要与表皮样囊肿相鉴别：患者也常因触及无痛性肿块就诊，部分伴有疼痛，可发生于躯干等裸露部位。在灰阶超声上，表皮样囊肿内部常表现为混合回声结构，内部可见点片状、条索状强回声和（或）小片状、不规则裂隙样无回声，具有一定的特异性。此外，表皮样囊肿多数可见通向表皮的窦道。

（五）乳房外湿疹样癌

1. 临床与病理

乳房外湿疹样癌（extramammary eczematoid carcinoma，EMPD）又称乳房外 Paget 病，是一种较少见的皮肤恶性肿瘤。其组织学来源尚有争议，主要为以下几种学说：①顶泌汗腺学说，是目前的主流学说，主要依据为乳房外湿疹样癌主要发生在顶泌汗腺部位；②迁移学说，主要依据为乳房外湿疹样癌可能会伴发其邻近部位的恶性肿瘤，如皮肤附属器癌、内脏肿瘤等；③多能胚芽细胞演化学说，主要依据为异位乳房外湿疹样癌的出现，学者 Jones 提出多能干细胞为 Paget 细胞起源的猜想。

在西方人群中，女性会阴部是乳房外湿疹样癌最好发的部位。而在东方人群中，乳房外湿疹样癌多发生于中老年男性，常见于阴囊、阴茎、会阴、腹股沟、阴阜等顶泌汗腺分布区域；少数为异位乳房外湿疹样癌，可见于腋下、胸部、眼睑、耳郭等部位。乳房外湿疹样癌临床表现为红色湿疹样斑片，表面可覆有鳞屑和结痂，伴有色素沉着或减退，病灶中央可有渗出、糜烂，后期可发展为疣状或结节状病灶。本病发展缓慢，早期易误诊而延误治疗。病灶厚度、累及层次、是否侵犯皮肤附属器及是否发生淋巴结转移是评估病情严重程度的重要因素。

乳房外湿疹样癌典型的组织病理表现为棘层增厚、表皮内出现单个或成巢的 Paget 细胞。

2. 超声表现

乳房外湿疹样癌超声表现为位于表皮层内的低回声结构，多数病灶表面平坦，有异常角化形成的强回声，后方伴不同程度的声影，形态多呈匍匐形。早期病灶基底部大多平齐，随病程进展可突破表皮/真皮层交界至真皮层，侵犯皮肤附属器，甚至达皮下软组织层。晚期可出现引流区淋巴结转移。在超声检查过程中，需注意病灶基底部有无向深部组织发出"伪足状"低回声，如有，应提示皮肤附属器侵犯可能。多数病灶内部可测出丰富的血流信号（图 5-2-10）。

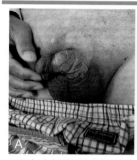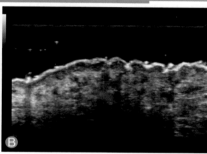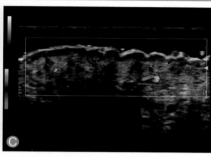

A. 患者会阴部湿疹样红斑，伴有色素沉着；B. 灰阶超声显示病灶为位于表皮层内的低回声结构，范围超过超声探头所测，病灶表面见凹凸不平的粗线状强回声，形态不规则，呈匍匐形生长，边界不清晰，基底部达表皮真皮交界，病灶内部回声均匀（探头频率为 34 MHz）；C.CDFI 显示病灶内部未探及血流信号（探头频率为 34 MHz）。

图 5-2-10 乳房外 Paget 病

3. 鉴别诊断

（1）乳房外湿疹样癌需要与鲍温病相鉴别：首先，两者好发部位不同，鲍温病多位于颜面部及躯干部，呈局部红褐色的斑片，表面可见鳞屑。而乳房外湿疹样癌多位于会阴部，呈湿疹样红斑，范围较鲍温病大。在灰阶超声上，鲍温病为局限于表皮层内的低回声结构，表面因异常角化形成粗线状的强回声。而乳房外湿疹样癌可累及皮肤全层，表面异常角化的程度不如鲍温病明显。相比鲍温病，乳房外湿疹样癌内部血流信号较丰富。两者超声表现相似，需病理证实。

（2）乳房外湿疹样癌需要与湿疹相鉴别：阴囊部位的湿疹与乳房外 Paget 病外观相似，肉眼较难鉴别，很多阴囊部的乳房外 Paget 病因被误诊为湿疹而延误治疗。在灰阶超声上，两者均可表现为位于表皮层或真皮浅层内的低回声结构，呈匍匐形生长，但多数乳房外 Paget 病病灶内部血流信号丰富。

247

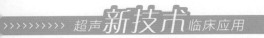

参考文献

[1] 徐辉雄，郭乐杭，王撬.皮肤超声诊断学.上海：上海科学技术出版社，2020.

[2] HARALD L，ELISABETTA B.WHO manual of diagnostic ultrasound. 2nd. ed. Malta：Gutenberg Press Ltd，2011.

[3] MACFARLANE D，SHAH K，WYSONG A，et al. The role of imaging in the management of patients with nonmelanoma skin cancer：diagnostic modalities and applications. J Am Acad Dermatol，2017，76（4）：579-588.

[4] KARIMKHANI C，DELLAVALLE R P，COFFENG L E，et al. Global skin disease morbidity and mortality：an update from the global burden of disease study 2013. JAMA Dermatol，2017，153（5）：406-412.

[5] CHEN S T，GUO L H，YAN J N，et al. Ultrasound biomicroscopy and high-frequency ultrasound for evaluating extramammary paget disease with pathologic correlation. J Ultrasound Med，2019，38（12）：3229-3237.

[6] SIGRIST R M S，LIAU J，KAFFAS A E，et al. Ultrasound elastography：review of techniques and clinical applications. Theranostics，2017，7（5）：1303-1329.

[7] WORTSMAN X. Sonography of dermatologic emergencies. J Ultrasound Med，2017，36（9）：1905-1914.

[8] LI M X，WANG Q，LI X L，et al. Imaging findings of Bowen's disease：a comparison between ultrasound biomicroscopy and conventional high-frequency ultrasound. Skin Res Technol，2020，26（5）：654-663.

[9] HE L，HUANG G. Spectral Doppler ultrasound for predicting long-term response to topical timolol in children with infantile hemangioma. J Clin Ultrasound，2017，45（8）：480-487.

（郭乐杭　王　撬　王丽璠　邵　军）

第六章

介入性超声的临床应用

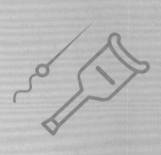

介入性超声（interventional ultrasound，INVUS）是指在超声实时影像的引导下进行介入性穿刺实现诊断和治疗的一门新技术，1983 年在哥本哈根召开的世界介入性超声学术会议上被正式确定，是现代超声医学的一个重要分支。介入性超声具有微创、实时引导、精准、无放射性和易于普及等优点，已被临床广泛应用，包括超声引导下穿刺活检、抽吸硬化治疗、置管清洗引流、靶向精准给药、肿瘤消融、真空辅助旋切及粒子植入等。

第一节　介入性超声技术简介

一、介入性超声的发展历史

介入性超声能够精准地取材活检，完成细胞学和组织学病理分析，随着免疫组织化学技术、蛋白组学、基因测序等技术的应用，穿刺标本由单一病理学诊断迈入基因与蛋白质表达诊断的时代，由宏观进入微观，由结构进入功能，由单纯疾病诊断走向制订靶向治疗方案、预测预后。介入性超声除能够精确活检取材外，还能在超声的精确引导下完成各种治疗，如脓肿、积液的置管引流和给药，各种囊肿的硬化治疗，实体肿瘤的化学消融和物理消融，放射粒子植入，高强度聚焦超声消融等，成为许多疾病的首选治疗方法。

文献记载最早描述穿刺诊断的是 Paged 在 1953 年对乳腺癌的针吸细胞学观察，介入性超声的主要发展历史如下。

（1）1961 年，英国 Berlyne 教授用 A 型超声仪辅助肾活检定位；1967 年，美国 Joyner 教授用 A 型和 M 型超声引导穿刺胸腔积液。

（2）1972 年，美国 Goldberg 教授首次将病灶和针尖显示在 B 型超声图像上，预先选择安全穿刺路径实现经皮穿刺囊肿和胸腹腔积液。

（3）1983 年，日本 Sugiura 教授首先报道了经皮肝穿刺酒精注射治疗肝细胞癌。

（4）1989 年，美国 Erichson 教授报道了彩色多普勒超声探查血管信号，用于穿刺时避开血管，减少了穿刺出血；2000 年，丹麦 Bang 教授报道了超声造影显示活性区域引导肾脏、乳腺病灶的穿刺活检。

（5）1997 年，意大利 G Marone 等报道了射频消融治疗原发性肝癌；2000 年，意大利 Pacella 教授报道了激光消融甲状腺组织；2001 年，日本 Kanauchi 报道了射频消融治疗甲状腺结节。

（6）2002 年，美国 Kaplan 教授将超声和核磁图像融合虚拟导航技术应用于前列腺癌的穿刺活检；2003 年，韩国 Won 教授报道了实时三维超声技术应用于肝脏病灶的穿刺活检。

（7）2011 年，意大利 Papini E 教授报道了激光消融甲状腺癌；2014 年，我国岳雯雯等报道了微波消融治疗甲状腺癌。

（8）2012 年，巴塞罗那会议在肝癌分期和治疗模式中将热消融作为小肝癌的首选治疗方法之一，近年来，介入性超声在临床应用日益广泛并规范，形成多个临床应用指南。2015 年，欧洲超声医学与生物学联合会（European Federation of Societies for Ultrasound in Medicine and Biology，EFSUMB）发布了《介入超声指南》；2017 年，我国陈敏华、梁萍和王金锐主编出版了《中华介入超声学》；2018 年，韩国甲状腺放射学会（Korean Society of Thyroid Radiology，KSThR）发布了《甲状腺射频消融指南》。

介入性超声作为一门新兴的学科，具有广阔的发展前景。未来介入超声将转化、交叉和融合多学科的前沿技术，使得其更加的微创、精准、安全、有效和规范。

二、基本原则和操作方法

（一）穿刺的基本原则

穿刺是介入性超声诊断和治疗最基本的操作技术，在超声影像的实时引导、监控下完成，针尖及穿刺针走行轨迹全程可视化。穿刺的基本原则如下。

1. 最短穿刺路径原则

选择自穿刺进针点至靶目标的最短距离作为穿刺路径，这种方法经过的正常组织结构最少，可减少对周围组织的损伤。同时，最短的穿刺路径，穿刺针的偏移也最小。

2. 针尖可视化的进针原则

介入性超声穿刺选择在超声实时监控下进针，实时显示穿刺针尖才可进针，遵循"不见针尖不进针"的原则，避免盲目穿刺带来的器官损伤。

3. 避开重要结构原则

无论路径远近、何种角度，穿刺路径要避开重要结构，如大血管、神经、肝外胆管、胆囊、胰管、气管及有张力的胃肠等，肾、胰腺、胃肠肿瘤要求尽量不经过所在脏器的正常实质。

4. 安全原则

无论是活检诊断取材，还是介入治疗穿刺，都应当遵循安全的原则。严格遵循诊疗的适应证和禁忌证，避免盲目穿刺、过度诊疗。①邻近大血管的部位活检，采用半自动活检枪替代全自动活检枪；②乳腺活检枪进针方向尽量与胸壁平行、减少成角，避免胸肌、胸膜及胸腔的损伤；③肿瘤穿刺诊断，为减少种植转移及出血等的风险，一般 2~3 针能够满足取材的要求，再次进针前可用无水乙醇将穿刺过的针进行擦洗、浸泡，对可能附着在针杆上的肿瘤种植细胞灭活；④胆道及胆囊穿刺，要求一次性穿刺进针，防止胆汁渗漏，胆囊穿刺应经过肝实质选择胆囊颈、体交界的肝脏胆囊床进针路径；⑤肝脏穿刺一般要求经过至少 1 cm 以上肝脏组织，以防止出血。

（二）穿刺方法

在超声引导穿刺中，仪器设备、导向装置、患者的呼吸运动、组织硬度和操作者的经验均可不同程度上影响穿刺的准确性。穿刺方式多数采用平面内进针（针的长轴在探头的探测平面内），对于血管穿刺也可采用平面外进针（针的长轴垂直于探头平面）。

常用的穿刺方法如下。

1. 穿刺支架引导穿刺

经穿刺支架引导时，穿刺针经引导装置进入靶目标，穿刺引导装置可精确控制穿刺针的走向，对于操作者的经验依赖性小，不易产生明显的穿刺偏差。经腔内（直肠、阴道）穿刺时，穿刺架具有引导和保护周围组织的作用，往往不可缺少。引导装置包括引导架和导槽，穿刺引导架在使用前需验证穿刺精确性。

2. 实时引导徒手穿刺

操作者一手执探头，扫查病灶，另一手执穿刺针进针入靶目标。徒手穿刺法操作难度大、经验依赖性强，必须经过严格训练并积累丰富的穿刺经验才能在临床应用。

（三）设备和设施

1. 超声设备及导向装置

精准、安全是介入性超声的核心，超声设备与导向装置是实现介入性超声的关键。介入性超声所使用的超声诊断仪主要为彩色多普勒超声诊断仪，要求其具有较高的清晰度和分辨率，并能够进行超声造影，条件允许的情况下可使用三维及四维超声诊断仪。根据介入诊疗的需求，各种不同用途的超声探头相继研发问世，如穿刺式探头、术中探头、腔内探头等。

穿刺的导向装置用于支架引导穿刺，在经腔内穿刺时往往必须采用。引导架分为一次性塑料架和重复使用的金属架。融合影像将 MRI、CT 与超声融合配准，完成超声图像与 CT、MRI 的精确对位融合，即可同一切面、同步、实时地显示超声、MRI 及 CT 图像，实时跟踪针尖传感器位置。三维可视化及三维导航的应用，使介入超声穿刺技术到了精确、可控的新高度（图 6-1-1）。

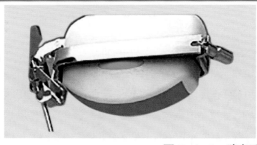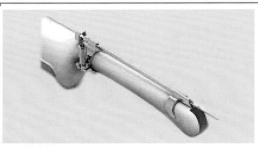

图 6-1-1　腹部和腔内穿刺引导架

2. 穿刺针具及引流导管

临床一般选用 19～22 G 的穿刺针进行诊断和抽吸治疗囊肿、积液，若液体较为黏稠，可选用 14～18 G 的穿刺针（表 6-1-1，图 6-1-2）。

用于器官或组织获得病理样本的称组织学活检针或活检枪，分为半自动活检枪和全自动活检枪（图 6-1-3）。通常 18 G 的切割活检枪能满足大多数脏器的取材要求，在特殊情况下，如肾脏疾病穿刺要求显示肾小球和肾小管结构、免疫组化监测、淋巴结取材等，可用 14～16 G 活检针。同轴套管能够减少反复穿刺带来的出血和肿瘤播散的风险。

假性动脉瘤穿刺应选择 21～23 G 穿刺针以降低对血管壁的破坏和出血风险。各种囊性病变、胸腹腔、心包积液置管选取 6～8 F 引流管，胆管、肾盂引流用 8 F 引流管可以满足治疗需求（图 6-1-4）。

引流管是介入手术中常用的一次性器材，原理是建立目标区域与体表的通道，进行引流、抽吸、冲洗、注药等操作，根据不同目的、不同部位，引流管的型号及规格各异（表 6-1-2）。

表 6-1-1　穿刺针的直径规格

国际型号（G）	23	22	21	20	19	18	16
国产型号（号）	6	7	8	9	10	12	16
外径（mm）	0.65	0.7	0.8	0.9	1.0	1.2	1.6
内径（mm）	0.45	0.5	0.6	0.7	0.8	1.0	1.4
颜色	深蓝	黑色	深绿	黄色	奶油	粉红	白色

表 6-1-2　标准导管规格（外径 1 F=0.33 mm）

规格（F）	3	4	5	6	7	8	9	10	11
外径（mm）	1.0	1.35	1.67	2.0	2.3	2.7	3.0	3.3	3.7
规格（F）	12	13	14	15	16	17	18	19	20
外径（mm）	4.0	4.3	4.7	5.0	5.3	5.7	6.0	6.3	6.7

规格		色标	长度　公制（mm）/英制（in）						壁厚		刃口角度	
公制	英制		13 1/2	16 5/8	19 3/4	25 1	32 1 1/4	38 1 1/2	RW	TW	LB	SB
0.30	30 G	黄										
0.33	29 G	红										
0.36	28 G	蓝－绿										
0.40	27 G	中灰										
0.45	26 G	褐										
0.50	25 G	橙										
0.55	24 G	中紫										
0.60	23 G	深蓝										
0.70	22 G	黑										
0.80	21 G	深绿										
0.90	20 G	黄										
1.10	19 G	奶油										
1.20	18 G	粉红										
1.60	16 G	白										

注：参照《中华人民共和国医药行业标准》YY/T0282-2009。RW：正常壁；TW：薄壁；相同型号的针，薄壁的针内径增大。针尖刃口角度：LB：11°±2°；SB：17°±2°。

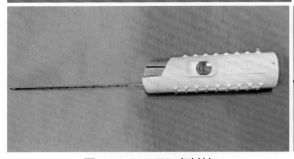

图 6-1-2 PTC 穿刺针

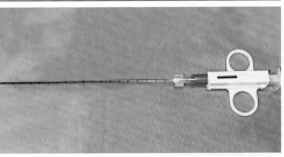

图 6-1-3 半自动活检枪和全自动活检枪

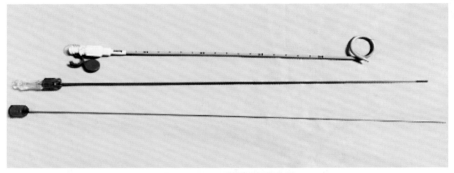

图 6-1-4 猪尾型引流管

3. 物理消融设施及其他设备

消融（ablation）治疗，是指不把肿瘤手术切除取出，而是采取化学或物理消融的办法原位灭活肿瘤。化学消融，通过穿刺针向瘤体注入无水乙醇、醋酸等原位灭活肿瘤。物理消融，可分为热消融和冷冻消融，通过产生高温或低温的方法原位灭活肿瘤，已成为治疗人体各系统的良、恶性实体肿瘤的重要治疗方法。热消融治疗，包括射频消融、微波消融、激光消融及高强度聚焦超声等，已成为主要的消融治疗方法。

射频消融（radiofrequency ablation，RFA）的治疗原理：通过电极针在人体形成电流回路，微电极发射出频率为 460 ~ 500 kHz 的射频电流，使周围组织中的带电粒子高速震荡摩擦产热，局部产生高温，温度达 80 ~ 100 ℃，致电极周围细胞凝固性坏死（图 6-1-5）。

微波消融（microwave ablation，MWA）的治疗原理：在微波高频能量场的作用下，生物体内有极分子反复快速取向转动而摩擦生热、体内离子振动产成热量、一般分子热运动能量增加，引起该部位温度升高。微波消融除具有其他消融技术的优点外，还具有不受电流传导影响、受碳化及血流灌注影响小、温度上升快、消融范围大等特点，目前 2450 MHz 仪器的单针实际消融范围已稳定在 5 cm 以上，915 MHz 仪器的单针实际消融范围可达 8 cm（图 6-1-6）。

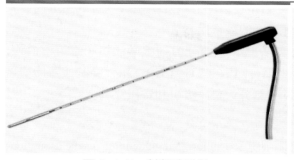

图 6-1-5　射频消融针

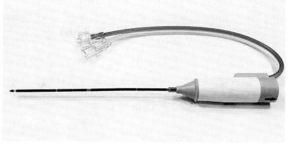

图 6-1-6　微波消融针

超声介入中还会用到一些其他材料，如引导针、定位针、导丝、无菌保护套等，还会用到一些必要的抢救及生命支持设备，如心电监护仪、氧气、呼吸机、麻醉机、输液泵及一些急救药品等。

（四）患者术前准备及并发症预防

1. 患者术前准备

术前查血常规、凝血功能、肝肾功能，以及肝炎、艾滋病和梅毒的血清学检查；询问患者相关病史，如是否有高血压、糖尿病，是否有麻醉药物过敏史；确认患者是否使用抗凝药物（阿司匹林、华法林、肝素等），如有，需停用至少1周；妇产科类介入手术应避开患者月经期；向患者和家属说明手术过程和可能发生的意外情况，消除其紧张情绪，并签署知情同意书。除以上常规准备工作外，应根据不同介入手术需求，行相关特定准备工作。

2. 不良反应及并发症预防

（1）出血和血肿：出血是介入性超声常见的并发症，其发生与所涉及脏器、病变性质、针具型号、操作人员的熟练程度有关，为预防出血，术前要检查患者血小板及凝血功能，严格掌握穿刺的适应证及禁忌证，穿刺时避开血管，必要时嘱患者屏气，在保证标本满意的前提下尽量减少穿刺次数及使用细针穿刺。

（2）感染：探头及穿刺针严格无菌消毒，穿刺过程中遵循无菌原则，通常可以避免。

（3）疼痛：疼痛是穿刺后最常见的不良反应，以局部轻微疼痛为主，如果穿刺区疼痛严重，应警惕出血和腹膜炎可能。

（4）其他：邻近器官的损伤、休克等，出现严重并发症时要及时与相关专科医师联系，进一步进行诊治。

第二节　介入性超声在临床诊断中的应用

病理诊断是指导临床治疗的金标准，穿刺活检能够明确疾病的病理学诊断，评估疾病的预后及临床分期，还可以作为临床循证医学治疗方案的依据。超声引导穿刺活检术因具有超声影像实时监视和引导、穿刺过程实时动态、穿刺路径清晰、病灶明确、取材成功率高、安全、并发症少的特点，是非手术条件下获取病理诊断的最常用方法。

超声引导穿刺活检根据获取标本的病理诊断方式，主要分为细胞学活检和组织学活检，按照穿刺针的直径大小分为粗针（13～18 G）和细针（19～27 G）活检，粗针穿刺按照活检装置分为自动活检、半自动活检和手动活检，细针穿刺分为负压吸引和常压穿刺。

一、超声引导下细针穿刺抽吸细胞学检查

自 20 世纪 70 年代以来，超声引导下细针穿刺细胞学（ultrasound guided fine needle aspiration，US-FNA）检查已广泛应用于临床。该技术确诊率高、创伤小、并发症少，已成为良恶性肿块鉴别诊断的重要方法。

（一）适应证和禁忌证

1. 适应证

临床各种影像检查疑有占位性病变经超声显像证实者，原则上皆可施行。通常用于对甲状腺、乳腺、肝脏、胆、胰腺、腹膜后肿瘤的良恶性鉴别诊断。对贲门、胃及肠管的外生性肿瘤也适用，还可用于囊性病变或非典型脓肿的进一步确诊，以及各类积液的细胞学分析。

2. 禁忌证

禁忌证为：①超声影像不能清晰显示穿刺部位者；②无安全穿刺路径者；③穿刺部位周围伴有大量积液者；④严重的出血倾向者；⑤可疑动脉瘤、嗜铬细胞瘤和位于肝脏表面的肝海绵状血管瘤，胰腺炎急性发作期。

（二）细胞学病理标本处理及诊断

针吸后可由专门培训人员直接涂片或液基涂片，干燥 20 秒左右，用 95% 乙醇固定，然后常规染色。针吸细胞学样本还可以制备细胞块，常用方法为离心沉淀法和厚涂片刮取法。快速现场细胞学评估（rapid on-site evaluation，ROSE）可以现场评价细胞量是否足够，可再次针吸，增加了一次性穿刺成功率。常用的染色方法有甲苯胺蓝染色、Diff-Quik 染色等。

超声引导下细针穿刺细胞学检查对于恶性肿瘤的确诊意义已被公认，其敏感度达 90%，特异度接近 100%，是用于良恶性肿瘤鉴别诊断的一种简便、安全、有效的方法，尤其在临床诊断的早期应用，可以极大地缩短确诊时间。其不足之处是：对恶性肿瘤，除少数几种外，难以做出确切的组织学分类，对良性病变难以提示明确的组织病理诊断。

对于甲状腺结节，超声引导下细针穿刺细胞学检查是最准确有效的诊断手段（非诊断金标准），美国国家癌症研究所（National Cancer Institute，NCI）在 2007 年召开"甲状腺细针穿刺（FNA）专题会议"专题会议，为了统一甲状腺细针穿刺诊断术语及其分类系统的标准化和规范化，提出并发布了《甲状腺细胞病理学 Bethesda 报告系统：定义、标准和注释》并于 2017 年进行了更新（表 6-2-1）。

表 6-2-1　甲状腺细胞病理学 Bethesda 报告系统

分级	诊断意义	常见情况	恶性风险	临床管理
Ⅰ级	不能诊断 / 诊断不满意	囊液标本；上皮细胞量少；其他（如血多遮挡细胞、细胞过度干燥等）	5% ~ 10%	超声可疑病例，重复 FNA
Ⅱ级	良性	符合良性滤泡结节（包括腺瘤样结节和胶质结节等）；符合桥本甲状腺炎；符合亚急性甲状腺炎	0 ~ 3%	随诊
Ⅲ级	意义不明的非典型细胞 / 意义不明的滤泡性病变	轻微的细胞学异型性，包括细胞核的温和改变、单纯细胞排列的改变；非典型的 Hürthle 细胞；其他特殊非典型改变	10% ~ 30%	超声可疑病例，重复 FNA / 分子检测 / 手术切除 / 随访
Ⅳ级	滤泡性肿瘤 / 可疑滤泡性肿瘤	轻度核大或核小改变的滤泡肿瘤，排除核包涵体、真性乳头结构的病变	25% ~ 40%	分子检测 / 手术切除 / 随访
Ⅴ级	可疑恶性	可疑甲状腺乳头状癌；可疑甲状腺髓样癌；可疑转移性癌；可疑淋巴瘤	50% ~ 75%	手术切除 / 消融 / 密切监测
Ⅵ级	恶性	甲状腺乳头状癌；甲状腺低分化癌；甲状腺髓样癌；甲状腺未分化癌；鳞状细胞癌混合成分的癌（注明具体成分）；转移性恶性肿瘤；淋巴瘤；其他	97% ~ 99%	手术切除 / 消融 / 密切监测

（三）辅助诊断技术在细胞学活检中的应用

1. 免疫组织化学

免疫组织化学染色在细针穿刺组织标本中，尤其是对梭形细胞和小圆细胞肿瘤的诊断具有重要意义，对肉瘤和转移癌、恶性黑色素瘤、淋巴瘤的鉴别起到重要作用，但免疫组织化学染色可能出现假阴性和假阳性结果。一些分化程度较低的肿瘤可能因为没有出现明确的分化而导致免疫表型不明确。

2. 分子基因检测

分子基因检测是从病理诊断中逐渐发展起来的新技术，主要用于肿瘤诊断、分子分型、靶向药物治疗及遗传性疾病的分型等领域，也称分子病理诊断。超声引导下细针穿刺能够精准取材，满足分子病理检测标本的要求。目前分子病理学中常用的技术包括核酸分子杂交、免疫荧光、DNA 序列分析、基因芯片及 PCR 技术等，随着精准医学时代的到来，已经可以通过荧光原位杂交技术，检测到相关染色体或基因异常，并依此做出肿瘤的诊断。

超声引导下细针穿刺常用于甲状腺、乳腺、胰腺、后腹膜肿瘤及各种积液病变的取材。目前，分子病理学已在胰腺、后腹膜肿瘤及乳腺等常规良恶性病理诊断中有所应用，同时能够对疾病的本质有深入的认识，对分子靶向药物的应用有指导作用。甲状腺结节细针穿刺组织标本的 *BRAFV600E* 基因及多基因联合检测，已在临床应用，不仅能有效鉴别甲状腺结节的良恶性，而且对甲状腺癌的风险分层和治疗方案的选择具有指导意义。研究表明，在甲状腺结节细针穿刺组织分子检测中 *BRAFV600E* 基因突变可预测甲状腺癌的预后，具有 *BRAFV600E* 基因突变侵袭特性的甲状腺癌，表现出临床分期更差，同时有进展为未分化癌或间变性癌的特性；*TERT* 启动子突变在甲状腺癌的远处转移的表达率达 52.4%，而在淋巴结转移中低表达。

（四）注意事项

（1）穿刺时嘱患者屏气不动，尤须注意避免咳嗽和急剧的呼吸动作。

（2）当针尖显示不清时，可稍调整探头角度，即能显示。此外可根据测量的深度进针，针进入肿物后有阻力和韧性感即可抽吸。

（3）对肝脏肿块穿刺时宜先通过一段正常肝组织；对胰腺和肾脏肿块穿刺时要求直接进入肿块，对其周围组织损伤越少越好。

（4）发现肿块中心坏死严重时应避开坏死区，在其周边取样。

（5）未更换穿刺针而对靶目标重复穿刺前需对穿刺针进行消毒。

（6）手术过程严格遵守外科无菌术的规定。

二、组织学活检

1981年，Isler等首先报道改进针尖和穿刺用细针可以获取组织学标本，将细针穿刺由细胞学诊断推进到组织学诊断的高度，粗针穿刺取材充足，能够满足各种病理诊断标本的要求。目前，临床依据穿刺部位、肿瘤特征及风险防控等选择半自动和（或）全自动穿刺活检，穿刺针型号多为18～10 G（表6-2-2）。

表6-2-2　半自动活检和全自动活检的优缺点及适应证

特征	半自动活检枪	全自动活检枪
优点	安全可控、操作灵活	快速取材、动力强大、切割锋利
缺点	较硬组织进针困难，不容易抓取组织，不利于快速取材（受呼吸、体位影响）	狭小部位操作不便，邻近血管危险性大。激发前严格测量针尖到附近组织的距离，避免损失附近重要血管组织
适应证	甲状腺及颈部等狭小部位肿块、靠近血管肿块、囊实性肿块实性部分取材、较小肿块、胰腺肿瘤	肾组织，乳腺、肺脏、子宫、骨及软骨肿瘤，前列腺

（一）适应证和禁忌证

1. 适应证

原则上凡超声能够清晰显示的病变且临床需要组织病理学诊断者皆为适应证，以下情况尤为适用。

（1）疑早期肿瘤或细胞学检查未能确诊。

（2）影像学高度怀疑恶性肿瘤，采用非手术治疗前明确病理诊断以决定治疗方案。

（3）手术未取活检或活检失败。

（4）怀疑转移性肿瘤须确诊。

（5）良性病变须获得组织病理诊断。

2. 禁忌证

同超声引导细针穿刺抽吸细胞学检查。

（二）注意事项及并发症

1. 注意事项

（1）超声引导组织穿刺活检主要针对实性病变或肿瘤。液性成分为主的病灶仍以细针抽吸效果为佳，不必用组织切割针。

（2）较大肿块的不同回声区或多发性肿块，取样要有足够的代表性，尤其要注意在小血管较丰富的实性低回声区取样，避开严重坏死区。

（3）针对不同器官注意穿刺路径的选择：肝脏要经过一段正常肝组织；胰腺避免经过正常胰腺组织和扩张的胰管；胆囊占位或肝门部胆管的占位性病变要经过正常肝实质；脾脏占位要选择最短穿刺路径。

（4）手术过程严格遵守外科无菌术的规定。

2. 并发症

（1）出血：大量的统计资料显示，出血是介入性超声最常见的并发症，占所有并发症的首位。出血的主要原因是穿刺路径通过了较大的血管。CDFI 可以清晰地显示组织内及周边的血流信号情况，为穿刺安全路径的选择提供了重要且有效的手段，且能实时监控穿刺过程。

（2）疼痛：多为局部轻度刺激或钝痛，也可表现为其他部位牵扯痛，一般时间较短无须特殊处理。

（3）肿瘤针道种植：穿刺活检存在针道种植的可能性，但发生率低。术前必须进行充分准备，制订精确、合理的方案，由经验丰富的医师进行操作。

（4）其他并发症：感染、气胸、咯血、胸膜炎、胰腺炎、腹膜炎、一过性迷走神经反射、低血压等。

三、超声引导下活检在各器官中的应用及注意事项

目前，随着肿瘤治疗模式的改变，特别是术前新辅助治疗技术的广泛应用，超声引导下粗针穿刺组织学（ultrasound guided core needle biopsy，US-CNB）检查已经成为术前诊断各种肿瘤最常用的方法，尤其是在乳腺、肝、肾、甲状腺、肺和前列腺等实质性脏器，近年来也广泛应用于淋巴瘤、骨与软组织肿瘤的早期诊断中。

（一）肝脏病变穿刺活检

随着超声介入技术的发展，超声引导下粗针穿刺已经成为肝脏病变明确诊断的必要手段，如果标本足够，可以为临床提供较为准确的信息，如组织类型、免疫表型等。肝脏通过粗针穿刺，90% 以上的占位性病变能够得到明确的病理诊断（图 6-2-1）。肝脏穿刺活检的注意事项如下。

（1）一般情况下要经过一段（2 cm 左右）正常的肝脏组织，并注意避开大血管、胆管及周围脏器等。

（2）在较大肿块有坏死的情况下，可通过彩色多普勒超声、超声造影及增强 CT 检查评估肿块，指导穿刺避开坏死区域、取材活性病灶区域。

（3）混合性肿块取材，尽量取囊壁、分隔及乳头等实性部分。

（4）肝脏质脆，血供丰富，应注意出血的防治。穿刺完成后，患者应平卧观察2小时以上。肿块位于肝脏表面时，要求患者屏气，迅速进针完成穿刺，防止切割肝包膜引起出血。

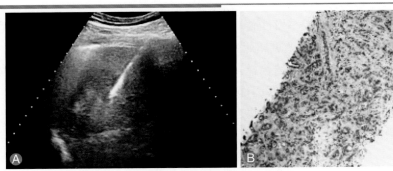

A. 超声图像；B. 病理图像，HE 染色，×10。

图 6-2-1　肝脏病变穿刺活检

（二）淋巴结穿刺活检

淋巴结病变包括淋巴结急慢性炎症、淋巴结结核、淋巴瘤等，也是恶性肿瘤的常见转移部位，淋巴结手术活检是最可靠的方法，但损伤大，对位置深在和与血管紧邻的淋巴结操作有一定的困难。超声引导下细针穿刺能鉴别良恶性淋巴结，但假阴性率高，敏感度为50%～80%。超声引导下粗针穿刺是非手术条件下获取明确病理学诊断的最佳方法，获得的组织不仅能鉴别良恶性淋巴结，而且可进行组织学分类。淋巴结穿刺的注意事项如下。

（1）尽量选择皮质进针取材，穿刺进针点应避开淋巴结髓质结构或中央液化坏死区域。

（2）16 G 穿刺针在取材效率方面要强于 18 G 穿刺针；当淋巴结呈囊性时，采用细针吸取囊壁少许瘤组织，组织学和细胞学涂片相结合可提高诊断率。

（3）后腹膜淋巴结怀疑是嗜铬细胞瘤或高功能腺瘤时，应为穿刺禁忌证。

（4）粗针穿刺有时不能满足淋巴瘤的病理诊断复杂性的要求，必要时需手术切除活检。

（三）胰腺病变穿刺活检

组织学病理和细胞学病理是胰腺癌的确诊依据。胰腺癌不同于其他部位的肿瘤，除手术切除的患者外，其余患者在制订治疗方案前均应力争明确病理学诊断，病理学穿刺取材包括经腹穿刺和超声内镜下引导细针穿刺细胞学（endoscopic ultrasonography fine needle aspiration，EUS-FNA）。超声内镜下引导细针穿刺对操作者技术及患者耐受度要求较高，其准确性为75%～97%。经腹超声引导穿刺相对简便，无须全身麻醉。胰腺穿刺，除一般的穿刺禁忌外，还应注意以下几点。

（1）穿刺针避免经过正常胰腺组织和扩张的胰管，胰管明显扩张无法避开者，为穿刺禁忌。

（2）急性胰腺炎及胃肠道梗阻性疾病，为穿刺禁忌。

（3）穿刺路径经过胃或肝时，选用 18 G 或更细的穿刺针。

（4）术后严格禁食 24 小时。

（四）肾脏穿刺活检

肾脏的穿刺活检主要包括实质性占位病变的穿刺，肾病综合征、肾炎、肾移植及肾功能异常的穿刺（图 6-2-2）。技术要点及注意事项如下。

（1）活动性感染疾病（急性肾盂肾炎、肾脓肿、肾结核等）、肾萎缩、动静脉瘘和（或）低血压，为穿刺禁忌或相对禁忌。

（2）肾脏实质的取材活检，选择肾脏下极背侧"乏血供区"。

（3）注意穿刺角度和长度，避免损伤集合系统。

（4）进针路径注意避开胸膜腔和脾脏。

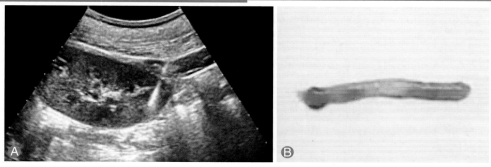

A. 超声图像；B. 取材组织实物图，大小为 2 mm × 10 mm。

图 6-2-2　肾脏穿刺活检

（五）前列腺穿刺活检

前列腺癌是中老年男性的常见恶性肿瘤，超声引导下经直肠或经会阴穿刺结果是前列腺癌术前确诊的病理依据（图 6-2-3）。

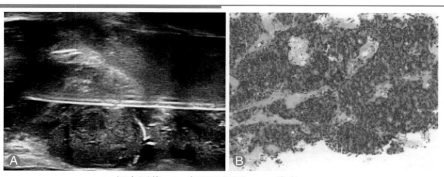

A. 超声图像；B. 病理组织图，HE 染色，×10。

图 6-2-3　经会阴前列腺穿刺活检

1. 适应证

（1）直肠指检发现结节，无论前列腺特异抗原（prostate specific antigen，PSA）值是否升高。

（2）超声、CT、MRI 检查发现前列腺存在异常影像表现，不论 PSA 值是否升高。

（3）PSA > 10 ng/mL，无论游离 PSA 与总 PSA 比值（f/tPSA）及前列腺特异性抗原密度（prostate specific antigen density，PSAD）值是否升高。

（4）PSA 为 4～10 ng/mL，f/tPSA 异常或 PSAD 值异常。

2. 注意事项和技术要点

（1）急性前列腺炎或慢性前列腺炎活动期，为穿刺禁忌。

（2）肛门狭窄或严重痔疮者，为经直肠穿刺禁忌。

（3）经直肠穿刺和经会阴穿刺，两种路径穿刺在诊断准确性方面相当，经会阴穿刺术后感染发生率较经直肠穿刺低。

（4）穿刺应避开尿道，尽量避开海绵体和精囊。

（5）自动活检枪弹射时，必须留足前向的距离。

（6）多点穿刺的前列腺标本必须分开盛放，标明取材部位，以方便作为局部治疗方案选点依据。

（7）重复穿刺的指征：① PSA 持续升高，每年升高的速度 > 0.75 ng/mL 或 PSA > 10 ng/mL；②上一次穿刺提示高级别前列腺上皮内瘤、不典型增生或可疑癌；③观察前列腺癌雄激素阻断治疗的疗效。

（六）乳腺病变粗针穿刺活检和真空辅助旋切系统

乳腺癌是女性常见的恶性肿瘤，超声引导下活检是术前确诊的主要手段（图 6-2-4）。随着乳腺癌新辅助化疗的推广应用，病理诊断的模式也随之发生了改变，临床医师要求病理医师在化疗前做出完整的病理诊断来指导患者的个体化治疗。粗针取材较多，可以兼顾组织学结构和细胞学特征评估，基本满足免疫组织化学鉴别诊断和生物学指标检测的需要。前哨淋巴结活检技术可使腋淋巴结阴性患者免除腋淋巴结清扫而不影响治疗效果。活检注意事项：当病变位于腺体深部时，穿刺角度尽量与胸壁平行，避免进针过深，损伤肺脏，造成气胸。为避免反复穿刺，可使用同轴活检针。

超声引导下乳腺真空辅助旋切系统（ultrasound-guided vacuum-assisted breast biopsy system）借助超声的准确定位及微创外科技术进行乳腺病灶活检或良性肿块切除，符合"精准外科"理念，以最小的创伤侵袭达到诊疗目标（图 6-2-5）。在欧美及日本，真空辅助的乳房活检系统是与空心针穿刺活检类似但更优的活检方式，主要用于乳房可疑病变的活检。其适应证应包括美国放射学会（American College of Radiology，ACR）推荐的乳腺影像报告和数据系统 BI-RADS 4A 类以上的病变，部分 BI-RADS 3 类病变如果患者要求或临床其他考虑也可通过微创活检方式明确诊断。在我国，乳腺病变微创手术不仅用于可疑乳房病变的活检，还用于一部分乳房良性病变的微创切除。对于临床考虑有恶性可能的 BI-RADS 4B 类以上的病变，微创手术的主要目的是活检，与传统空心针活检相比，组织更完整、组织量更充足，一般微创活检技术切除 4~8 条，满足后续病理诊断要求的组织量即可。对于 1 cm 以下的小肿物，在不影响后续治疗的前提下可彻底切除。

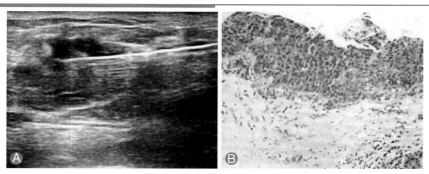

A. 超声图像；B. 病理组织图，HE 染色，×10。

图 6-2-4 乳腺肿块穿刺活检

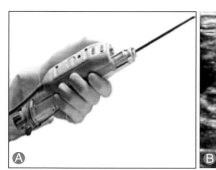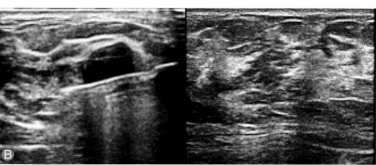

A. 乳腺肿瘤的真空辅助旋切系统；B. 乳腺肿瘤的声像图。

图 6-2-5 乳腺肿瘤真空辅助旋切系统活检

（七）甲状腺结节穿刺活检

甲状腺结节在成年人的发现率高达 50%~70%，排除恶性结节是临床诊断的主要工作之一。细针穿刺活检是甲状腺结节确诊的最准确和有效的方法，在临床广泛应用（图 6-2-6）。

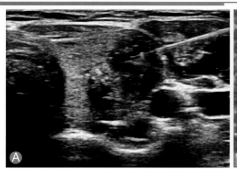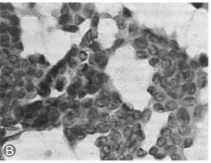

A. 超声图像；B. 病理组织图，HE 染色，×10。

图 6-2-6 甲状腺结节细针穿刺活检

甲状腺穿刺的活检注意事项如下。

（1）严格把握穿刺适应证，避免过度穿刺。

（2）穿刺时患者不能吞咽，剧烈咳嗽、呼吸困难不能配合者为穿刺禁忌。

（3）混合性肿块，应对实质性部分进行穿刺。

（4）甲状腺组织脆弱、血供丰富，穿刺后即可充分压迫以防术后出血，尽量选择皮质进针取材。

四、细针穿刺与粗针穿刺活检的比较

超声引导下细针活检对于恶性肿瘤的确诊已被公认，其敏感度达90%，特异度接近100%，即一般无假阳性。因而对于良恶性肿瘤的鉴别诊断是一种简便、安全的检查方式，尤其在临床诊断的早期应用，可以极大地缩短确诊时间。不足之处是：对恶性肿瘤，除少数几种外，难以做出确切的组织学分类，对良性病变难以提示明确的组织病理学诊断。由于粗针穿刺取材标本较大、较完整，有以下优点。

（1）对恶性肿瘤，更易于明确组织类型及分化程度。

（2）对某些良性病理改变，如脂肪边、纤维化、水肿、炎性改变，以及多数良性肿瘤能做出具体的组织病理诊断。

（3）组织学活检标本经石蜡包埋处理后除进行光镜检查外，还可进行组织化学或免疫组织化学等特殊检查，使诊断更为精确。

应该指出的是，细针穿刺活检确实能够解决一些细胞学检查所不能解决的问题。有些病例穿刺组织活检诊断效果确实优于细胞学检查，有些则不如，所以不能完全取代细胞学检查。两者互补才能进一步提高诊断水平。对于具体病例来说，应当根据病变的性质和临床治疗的需要做出合理的选择。

五、超声造影引导下穿刺活检

据报道，常规超声引导经皮穿刺活检的诊断正确率为88%~93%，但取材不足的发生率可达10%~15%，必要时需要二次穿刺。对病灶较小或常规超声引导下与周围组织鉴别困难无法明确病灶位置、病灶过大、可能合并变性或液化坏死、常规超声无法明确坏死区域时，可采用超声造影引导下穿刺活检，如此可降低穿刺活检的假阴性率，对指导局部消融方案有重要的参考意义，而且大大提高了诊断水平，为多种治疗方法疗效的评价提供了重要的依据。

第三节 介入性超声在临床治疗中的应用

介入性超声能够精准地引流、给药及消融等，在临床已有广泛应用，已经成为囊肿、脓肿、肿瘤等首选的治疗方法。

一、超声引导下置管引流术

置管引流术是临床常用的一种临床操作技术，通过穿刺向体内液性病变插入穿刺针、置入引流管，完成抽液，用于明确诊断（病原学、病理学）、缓解症状或注入药物等。超声影像能够清晰显示体腔内的液性病变、血管、胆管等管道结构。在实时超声引导下，能够避开血管、胃肠道等重要结构，经皮穿刺置入引流管将积液引流出体外。该技术在临床应用广泛，优点为操作简便、快速安全、成功率高，即使在积液量很少的情况下也能完成。

置管操作常用于胸腹及心包积液、胆道系统、肾盂、静脉血管等，常使用一步置管法和两步置管法。

一步置管法，也称 Trocar 法或一次穿刺插管法，在实时超声引导下穿刺，一次将带有金属针芯、金属内套管的引流管植入管道或病变部位，退出金属针芯、金属内套管，固定引流管即可。

一步置管法操作简单，常用于较大及较粗管道的置管，较细管道或小病灶不易置入。

两步置管法，也称为 Seldinger 置管，步骤如下：穿刺针尖进入靶目标→退针芯，留针鞘→沿针鞘放入导丝→退针鞘→沿导丝放入扩张管扩张→退扩张管→沿导丝置入引流管→退导丝→抽吸确认引流通畅→固定引流管，接引流装置。两步置管法安全性高，能够对较小的靶目标置管。置管的术中注意事项如下。

（1）术中在可能出现疼痛的时间点（局部麻醉时、针尖经过胸膜或腹膜时、扩张皮肤时、置入引流管时等）之前再次告知患者，以免患者因疼痛而大幅度变动体位，造成误伤或引流管置入失败。疼痛为主观症状，个体差别较大，可通过局部麻醉判断患者对疼痛的耐受程度。

（2）保持导丝、扩张管和引流管置入方向与穿刺针进针方向一致。

（3）如扩张管或引流管沿导丝进入过程中遇到阻力，应暂停，适当调整扩张管或引流管进入方向，避免强行操作致导丝打折。

（4）在胸腹腔及心包腔置管时，扩张管仅扩张皮肤即可。

（5）超声全程实时监视，不能清楚显示针尖时应停止进针。

二、置管引流术在胸腹腔及心包腔中的应用

胸腹腔及心包腔积液时，为缓解症状注入药物，在超声能够清楚显示积液和进针路径安全的情况下，可以置入引流管。

1. 技术要点

沿腋后线或肩胛下线进针入胸腔，沿左侧或右侧髂窝进入腹腔，沿胸骨左侧第 5 肋间入心包腔。穿刺针沿肋骨上缘进针，一次性抽液不应过多、过快。诊断性抽液通常为50～100 mL；减压抽液，胸腔一次不超过 600 mL，腹腔一次不超过 1000 mL，心包腔一次不超过 1000 mL。在抽液过程中观察患者反应，如有不适及时停止抽液，对症处理。置管引流后需要观察引流量、患者的生命体征及一般状态、穿刺置管有无渗液及感染等。

2.胸腹腔、心包腔置管的相关临床管理（表6-3-1）

表6-3-1 胸腹腔、心包腔置管的相关临床管理

相关症状	临床管理
出血： ①穿刺损伤血管； ②肿瘤出血	①穿刺部位加压包扎； ②应用止血药物； ③应用超声引导针对出血点局部注射止血药物； ④放射介入动脉栓塞或外科处理
感染： ①引流管放置时间过长； ②其他部位感染	①引流管放置时间应不超过2周，超过2周需更换引流管； ②检验白细胞计数水平及体内炎症反应，应用抗生素； ③引流液细菌，指导抗生素用药
疼痛： 穿刺或置管局部刺激	①一般可自行缓解； ②持续剧烈疼痛，需进一步检查排除出血、感染等因素
胸膜反应： 多为迷走神经受刺激引起，表现为头晕、出汗、心悸、晕厥等	停止穿刺，予以吸氧、心电监护、密切观察，缓解症状后更换穿刺点，必要时进行药物处理
心律失常： 为引流管刺激心包、迷走反射所致	①拔除引流管； ②心电监护，必要时药物处理
气胸： 穿刺损伤肺组织	①少量气胸不需处理，可自行吸收； ②必要时行胸腔闭式引流

三、超声引导下置管引流术在脓肿中的应用

肝脓肿、软组织脓肿在临床较常见，好发于糖尿病、胆肠吻合的患者。超声引导下经皮穿刺置管脓肿引流术因安全、有效、操作简便而被临床广泛使用。适应证和禁忌证如下（表6-3-2）。

表6-3-2 脓肿置管引流的适应证和禁忌证

适应证	禁忌证
①超声检查能够显示的脓肿（最大径≥5 cm，液化较明显；最大径<5 cm，液化较明显，单纯抽液效果不佳）； ②抗生素治疗效果较差者； ③以上情况，均有安全路径者	①有严重的出血倾向者； ②无安全穿刺路径的脓肿； ③不能除外动脉瘤或血管瘤或动静脉瘘合并感染者； ④对较大脓肿早期、毒血症症状严重、脓肿尚未液化者等，暂缓穿刺治疗，或疑诊结核时，可抽液送检，但一般不引流； ⑤恶性肿瘤合并感染者； ⑥盆腹腔脓肿合并其他需要急诊手术者

（一）操作要点及注意事项

目前，引流管的选择主要根据操作者经验的积累、对引流管的熟悉程度及操作过程中的舒适度决定。

1.穿刺路径的选择

穿刺肝脓肿需经过1 cm以上的肝实质；腹腔脓肿置管不能经过肠道等重要脏器结构；多

发脓肿或脓腔互不相通时，可多点穿刺或置管。

2. 引流管的选择

一般而言，对于黏稠液体的引流选用大号口径的引流管，避免阻塞造成引流不畅；对于稀薄液体的引流选用小号口径引流管即可；对于需要置管的病灶，一般选用猪尾型导管。

3. 拔出引流管的时间

脓液引流量 < 5 mL/d，时间 > 5 天；实验室检查白细胞计数正常；发热症状消失；复查超声或其他影像学检查（CT 和 MRI）显示脓腔消失；医师评估后可拔出。

4. 引流通畅的判断

引流量减少或引流不畅时，应通过复查超声或相关影像学检查了解脓腔情况。脓腔存在且内部仍有液化时，可使用 10 mL 注射器轻度负压抽吸或注入少量生理盐水，上述办法仍无引流液流出时，考虑引流管侧孔已完全堵塞，剩余脓腔 ≥ 5 cm，可重新置管；剩余脓腔 < 5 cm，可单独抽液或保守治疗。若引流管已脱出，处理方式同上。

5. 并发症及临床处理（表 6-3-3）

表 6-3-3 脓肿置管引流的并发症及临床处理

并发症	临床处理
出血： 穿刺损伤血管所致	①少量出血一般无须处理，必要时酌情应用止血药物； ②若对症处理后仍出血，必要时予以栓塞治疗
穿刺点渗液： 引流管脱出或引流不畅时易出现	复查超声明确引流管位置，调整、疏通引流管，堵塞时更换引流管
疼痛： 穿刺或置管刺激	①一般可自行缓解，酌情应用镇痛药物； ②无法缓解者，需检查除外出血、腹膜炎等可能
腹膜炎： 少数患者可出现	①抗感染治疗； ②腹腔积液量大时置管引流

（二）临床意义

既往治疗脓肿多采用外科手术引流，但效果并不显著，超声引导介入技术的飞速发展，使得脓肿的诊断和治疗取得了重大的进展，有效地降低了死亡率。

四、超声引导下经皮经肝胆管引流术及经皮经肝胆囊引流术

超声引导下经皮经肝胆管引流术（percutaneous transhepatic biliary drainage，PTBD）及经皮经肝胆囊引流术（percutaneous transhepatic gallbladder drainage，PTGD）主要应用于结石性或非结石性急性胆囊炎、胆管炎、胆管梗阻等疾病。超声引导下经皮经肝胆管引流术及经皮经肝胆囊引流术可以选择最佳的穿刺点和穿刺路径，在超声全程实时监控下进行操作，安全、可靠、有效，其适应证和禁忌证如下（表 6-3-4）。

表 6-3-4　PTBD、PTGD 的适应证和禁忌证

适应证	禁忌证
PTBD： ①梗阻性黄疸，术前胆道减压或姑息性胆道引流，肝内胆管内径≥ 4 mm； ②胆道梗阻合并化脓性胆管炎； ③肝内胆管内径 3 ~ 4 mm 为相对适应证	①有凝血功能障碍的患者； ②病情严重或身体虚弱不能耐受经皮经肝穿刺手术者； ③有大量腹水，无安全穿刺路径者
PTGD： ①急性胆囊炎患者因年老体弱或同时合并有较严重的心、肺、肾等脏器疾病不能耐受手术者； ②胆总管下段梗阻伴胆囊增大，而手术难以切除病灶或解除梗阻，经胆道引流失败者； ③急性胆囊炎和胆囊穿孔高度风险的患者等	①陶瓷胆囊或胆囊壁增厚，使得胆囊无法穿刺者； ②胆囊充满结石或无结石而胆囊腔过小者； ③由于胃肠气体、肋骨干扰或患者过于肥胖导致胆囊显示不清者； ④完全不能配合穿刺者； ⑤肝内胆管内径< 3 mm 者

（一）操作要点及注意事项

患者体位的选择应以清晰显示扩张的胆管或胆囊为原则，一般选用仰卧位。在超声实时监视下，根据扩张胆管或胆囊的位置，选择穿刺进针点。

1. 穿刺路径的选择

准确定位，减少穿刺次数；穿刺胆囊时，需经过 2 cm 以上厚度肝组织，经胆囊颈体交界处进入囊腔，一般不从胆囊游离面直接穿刺进入囊腔。

2. 引流管的固定

引流管前端的侧孔均应放置在扩张的胆道或胆囊腔内，如脱出应及时处理。

（二）并发症及临床处理（表 6-3-5）

表 6-3-5　PTBD、PTGD 的并发症及临床处理

并发症	临床处理
出血： ①穿刺损伤血管所致； ②胆道存在炎症或肿瘤侵犯； ③门脉胆道瘘	①少量出血不需特别处理，必要时酌情应用止血药； ②持续性出血，药物止血无效，必要时予以栓塞或手术治疗
感染或渗液： ①引流管脱出或引流不畅所致； ②其他部位感染累及胆道	①复查超声明确引流管位置，适当调整，必要时更换引流管； ②实验室检查，抗生素治疗； ③引流液培养，指导用药
疼痛： 穿刺或置管刺激	①多可自行缓解； ②酌情使用镇痛药物； ③若持续疼痛，排除其他出血情况
腹膜炎： 少数患者出现	密切关注腹部体征，抗感染治疗，必要时予以腹腔置管引流

（三）临床意义

超声引导下经皮经肝胆管引流术及经皮经肝胆囊引流术作为一种集诊断和治疗为一体的技术，已经为临床医师广泛接受，并以其独特的优越性在胆道系统疾病的诊断和治疗中发挥

着重要作用。

五、超声引导下经皮肾盂造瘘术

近年来，随着泌尿系统介入性诊断和治疗器械的改进和完善，腔内泌尿外科发展迅速并已成为一项重要技术，使许多尿路疾病可以免除传统的开放手术。其中大部分患者需要建立经皮肤通向肾脏及其集合系统的腔道，即经皮肾盂造瘘术（percutaneous nephrostomy，PCN）。适应证和禁忌证如下（表6-3-6）。

表6-3-6　PCN的适应证和禁忌证

适应证	禁忌证
①急性上尿路梗阻引起的尿闭，减少肾积水引起的肾损伤； ②肾盂积脓或肾脓肿时，用此法进行减压、引流、冲洗、控制感染等治疗； ③输尿管损伤后出现尿外渗，采用本方法临时转移尿流方向，促进愈合； ④经皮肾镜检查或取石的术前准备； ⑤药物溶石或肿瘤化疗	①有出血倾向者； ②非梗阻原因引起的严重肾功能衰竭者； ③心肺等重要脏器疾病，且不能纠正者； ④无安全穿刺路径者

（一）操作要点及注意事项

1. 安全路径的选择

造瘘部位尽可能选在后侧方无血管区（brodel线），经下极肾椎体进针至肾盏漏斗部时，应避开肾脏弓形动脉。

2. 引流管的放置

减少进针次数，引流管前端的侧孔均需放置于肾盂内。

3. 术后的观察及护理

避免过度减压，及时纠正水和电解质紊乱；对于需长期置管引流者，必须注意保持引流管通畅无菌，定期更换引流管。

4. 并发症及临床处理（表6-3-7）

表6-3-7　PNC的并发症及临床处理

并发症	临床处理
出血： 穿刺损伤血管所致	①少量出血无须特别处理，必要时酌情应用止血药物； ②若持续出血，应注意小动脉损伤，必要时予以栓塞治疗
感染或渗液： 引流管脱出或引流不畅	①复查引流管位置，适当调整，必要时更换引流管； ②实验室检查，应用抗感染治疗； ③引流液培养，指导用药
疼痛： 穿刺或置管刺激	①一般无须特别处理，酌情应用镇痛药物； ②若持续疼痛，需警惕周围结构损伤

（二）临床意义

超声引导下经皮肾盂造瘘术克服了传统靠静脉肾盂造影（intravenous pyelography，IVP）

和体表标志定位穿刺的盲目性，能便捷而准确地完成经皮肾盂穿刺、尿液引流，使患者有时间等待进一步的治疗，已取代了创伤较大的外科肾切开术。

六、超声引导下囊肿抽吸硬化治疗

超声引导下囊肿抽吸硬化治疗（ultrasound guided aspiration sclerotherapy of cyst）是通过超声引导将穿刺针经皮肤或阴道穿刺至囊肿内，抽尽囊液后注入硬化剂，使囊壁细胞蛋白凝固变性，细胞坏死，失去分泌功能，囊壁硬化闭合，以达到临床治疗的目的（表6-3-8）。在实时超声的监视下可以清楚地显示各个脏器囊肿及囊肿位置、大小、血供及与周围组织的结构关系，超声引导下穿刺囊肿并进行硬化治疗，操作简单、安全，无须住院，已成为临床取代外科手术的常用成熟技术。囊肿抽吸硬化治疗的疗效取决于囊壁细胞是否凝固彻底。硬化剂的使用是达到临床治疗效果的关键因素。目前临床常用的硬化剂有无水乙醇、聚桂醇注射液、高渗葡萄糖、鱼肝油酸钠及四环素等。

表6-3-8　各种硬化剂之间的比较

硬化剂	作用机制	优点	缺点	应用范围
无水乙醇	使囊壁细胞脱水、固定，蛋白质变性，产生凝固性坏死，破坏血管内皮细胞，造成血管内血栓形成，小血管阻塞，局部纤维化	囊肿壁凝固彻底，治疗后囊肿消失率高	刺激性强，术中疼痛明显，尤其是外渗时，可引发剧烈疼痛甚至局部组织坏死	厚壁型子宫内膜异位囊肿首选
聚桂醇注射液	导致细胞坏死和血管纤维化闭塞，同时也具有一定的局麻、镇痛功效	不良反应少	价格相对较高	应用广泛，肝、肾囊肿及子宫内膜异位囊肿等
高渗葡萄糖	使囊壁细胞脱水、坏死，达到使囊壁闭锁的治疗目的	无刺激性、无严重并发症	糖尿病患者慎用	适用于年老、基础病较多、不能耐受乙醇者

（一）适应证和禁忌证（表6-3-9）

表6-3-9　硬化治疗的适应证和禁忌证

适应证	禁忌证
①肝、肾、脾等实质性脏器囊肿，最大径≥5cm或有相关的临床症状；②多囊肝或多囊肾，造成局部压迫症状，可对较大者行减压治疗；③甲状腺等浅表部位的囊肿，影响美观或有压迫症状；④囊肿合并感染；⑤妇科良性囊性肿物（子宫内膜异位囊肿、卵巢单纯性囊肿、液化完全的盆腔脓肿、妇科手术后的包裹性积液、经抗感染治疗后仍未消失的输卵管积水等）	①囊性病变怀疑恶性或诊断不明；②黏液性囊性变；③严重出血倾向且无法纠正者；④合并其他严重疾病、不能配合或耐受者；⑤对乙醇或聚桂醇等硬化剂过敏者；⑥与周围管道结构（如胆道、肾盂等）相通的囊性病变；⑦不能排除动脉瘤或血管瘤的囊性病变者；⑧无安全穿刺路径者

（二）操作流程

1.体位

根据治疗部位选择易于操作且患者舒适的体位，以便患者能够更好地配合治疗。肝囊肿穿刺可以选择平卧位或左侧卧位，胰腺囊肿穿刺一般选择平卧位，脾囊肿一般选择右侧卧位，肾囊肿穿刺可以选择侧卧位或俯卧位，盆腔囊肿一般选择平卧位或截石位。

2. 穿刺路径的选择

超声检查予以治疗的囊肿，应反复模拟确定穿刺点和穿刺路径，确保安全。

3. 消毒铺巾

穿刺部位常规消毒、铺巾、麻醉。

4. 进针与抽液

超声实时监视下穿刺、进针，当穿刺针抵达囊肿壁时，嘱患者暂时屏气，将穿刺针迅速刺入囊肿内，并保持针尖在囊腔的中部。退出针芯，顺利抽吸囊液（图6-3-1）。穿刺抽液的全过程必须在超声监视下进行。根据囊肿的缩小情况，随时调整针尖的位置，以免脱出、刺伤周围组织。

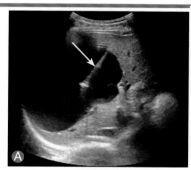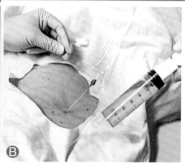

A. 超声图像，箭头所指为穿刺针；B. 实物图，穿刺抽出淡黄色澄清囊液。

图6-3-1　右肾囊肿于超声引导下穿刺抽吸硬化治疗

5. 硬化剂治疗

囊肿硬化治疗前要充分吸尽囊液，声像图显示液性无回声区基本消失。缓慢注入无水乙醇，注入量为抽出囊液量的 1/3～1/2，停留 3～5 分钟，全部抽出，如此反复冲洗 2～4 遍后，可注射聚桂醇等硬化剂。若患者有不适感，可在退针前注射少量利多卡因以缓解硬化剂刺激囊壁造成的反应或硬化剂沿针道溢出所致的疼痛。

6. 治疗结束处理

治疗后观察 30 分钟后复查超声，重点关注治疗区局部及盆腹腔是否存在出血等异常表现。同时，观测患者生命体征。根据诊断需要，将囊液做相应的实验室检查，如常规、生化、细胞学检查等。单纯性囊肿的囊液为透明、清亮、无色或淡黄色。囊肿合并感染的囊液为混浊的浓稠样液体。囊肿合并出血或外伤性的囊液为陈旧性血液。

（三）并发症及临床处理（表 6-3-10）

表 6-3-10　硬化治疗的并发症及临床处理

并发症	临床处理
出血： 穿刺损伤导致出血（图 6-3-2）；针尖损伤囊壁，致囊腔内出血	①腹腔少量出血可局部按压、应用止血药物； ②腹腔液体逐渐增加，药物止血无效，必要时予以栓塞或手术治疗；囊腔内出血量增加可用冰盐水使囊腔再次充盈以止血，必要时可注入硬化剂止血
疼痛： 穿刺或硬化剂刺激	①一般可自行缓解； ②持续剧烈疼痛，需进一步检查以排除硬化剂外渗或出血
腹膜炎： 硬化剂外渗	注意观察腹腔积液量的变化，若患者疼痛不缓解，可向腹腔内注入无菌生理盐水后再将腹腔积液抽出，多可明显缓解症状
"醉酒样"反应	①表现：皮肤潮红、头晕、呕吐、心动过速等； ②处理：卧床休息，多饮水，必要时可静脉输入 5% 葡萄糖以加速血液循环及酒精代谢
发热和（或）感染	少数患者术后体温升高，一般不超过 38 ℃，无须特殊处理；如为持续高热，应做实验室检查，若为感染，应抗感染治疗

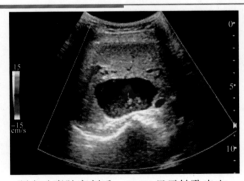

肝右叶囊肿穿刺后，CDFI 显示针孔出血。

图 6-3-2　穿刺导致出血

（四）各囊肿穿刺治疗技术要点及注意事项

1. 肝囊肿

穿刺针尽量经过 1 cm 以上厚度的肝组织进入囊腔；若抽出液呈黄绿色，应注意是否与胆管相通，可向囊腔内注入混有超声造影剂的生理盐水，确保无造影剂进入胆道系统后，方可继续进行硬化治疗。

2. 肾囊肿

穿刺针尽量直接进入囊腔，不经过正常肾实质；硬化前，先取部分囊液做蛋白凝固试验，若为阴性，需行静脉肾盂造影排除囊肿与肾盂相通，排除后方可行硬化治疗；若为阳性，则继续行硬化治疗。肾功能不全者应慎行无水乙醇硬化治疗。

3. 脾囊肿

穿刺时不经过脾实质，直接经囊壁进入囊腔内。

4. 女性盆腔囊性肿物（图 6-3-3）

（1）术前检查：完善 CA125、CA199、HE4 等检查；穿刺前了解病程、症状和体征变化、诊疗过程、生育情况，以及既往史、家族史、过敏史，是否服用抗凝药物，有无其他基础疾病等。经阴道穿刺者需检查白带清洁度（Ⅱ度以内），并排除霉菌、滴虫、结核、细菌性阴道炎等。

（2）穿刺时机的选择：子宫内膜异位囊肿最佳应于月经干净后 3 ~ 7 天内行硬化治疗术。

（3）进针路径的选择：穿刺前应完全排空膀胱，预计耗时较长者术前插导尿管。若肿块离腹壁近，取经腹壁穿刺途径；若肿块在膀胱后或紧贴后穹隆，取阴道穿刺途径；若两者均可，以前者为佳。

（4）适应证：①Ⅰ型囊肿，且囊肿直径＞ 4 cm，不愿或不能再次手术者，以及囊肿合并感染者；②Ⅰ型囊肿，且囊肿直径＞ 4 cm，有生育愿望、备孕或体外受精 – 胚胎移植前，不愿或不能手术者；③Ⅰ、Ⅱ、Ⅲ型囊肿，且囊肿直径＞ 4 cm，无生育愿望、不愿或不能手术者；④卵巢子宫内膜异位囊肿合并妊娠 3 个月以上，囊肿挤压妊娠子宫、膀胱或结肠等，引起大小便不适等症状和体征者。

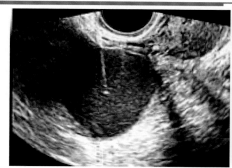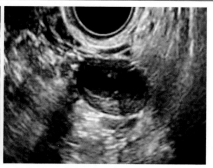

卵巢内膜异位囊肿硬化术后 3 个月复查，囊肿明显缩小。

图 6-3-3　女性盆腔囊肿穿刺治疗

（5）禁忌证：①不能排除伴有恶性肿瘤的囊肿；②无安全穿刺路径，经采取辅助措施后仍不能避开大血管、肠管等重要脏器者；③患者一般状况差，不能配合完成穿刺过程者；④患者正值月经期、排卵期和（或）正在进行抗凝药物治疗；⑤有严重出血倾向，凝血机制障碍者。

5. 甲状腺囊肿

若为甲状腺胶质囊肿，如不易抽出胶质，可在注入少量生理盐水后再抽吸，逐步稀释和置换囊液后，将囊液尽可能全部抽出，再采用无水乙醇凝固囊壁。

第四节　超声引导下肿瘤消融术

肿瘤消融治疗是运用化学消融、能量消融等微创治疗技术，通过诱导肿瘤细胞的不可逆损伤而实现的肿瘤局部灭活。超声引导的消融治疗包括经皮、术中和内镜超声引导技术，以经皮途径为主。微波、射频、激光、高强度聚焦超声、冷冻、粒子植入及化学消融等多种技术发展迅猛，应用于肝脏、肾脏、乳腺、甲状（旁）腺、淋巴结、肺脏、子宫等多脏器肿瘤的治疗。消融治疗具有创伤小、疗效好、费用低、可重复、适用广等优势，为大量患者提供了新的生机。随着微创医学发展的需求，肿瘤消融治疗正从影像介入单一学科向多学科联合发展，已经成为临床肿瘤治疗学中不可或缺的重要力量。

一、子宫肌瘤的化学消融治疗

子宫肌瘤是女性生殖系统最常见的良性肿瘤，育龄期妇女发病率高达25%，其传统的治疗方法为手术切除子宫或肌瘤剥除术，但外科手术创伤较大、恢复慢，因此，各种介入治疗方法应运而生。

（一）适应证和禁忌证

1. 适应证

一般诊断明确，直径 < 5 cm，乏血供的肌瘤均可为治疗适应证，排除子宫肉瘤、子宫其他病变及宫颈非良性病变。超声介入硬化治疗子宫肌瘤相对适应证有以下注意事项。

（1）子宫颈肌瘤、带蒂的黏膜下和浆膜下肌瘤、血管性平滑肌瘤。

（2）合并急性和慢性盆腔炎，经药物控制后可进行子宫肌瘤化学消融。

（3）多次下腹部手术史，肠粘连史，下腹部声通道上有异物置入者。

（4）下腹壁严重的质硬手术瘢痕，对显像超声有明显衰减者。

（5）部分相对适应证患者，可以转为绝对适应证。

2. 禁忌证

（1）子宫肌瘤生长迅速及怀疑平滑肌肉瘤者。

（2）有严重凝血功能障碍或严重心、肝、肾功能不全者。

（3）严重动脉硬化及高龄患者。

（4）妇科急、慢性炎症未能控制者。

（5）带蒂的浆膜下肌瘤、阔韧带肌瘤及游离的肌瘤。

（6）穿刺部位感染。

（7）妊娠期、哺乳期妇女。

（二）术前准备

（1）患者常规准备参照本章第一节。

（2）消融剂：无水乙醇或聚桂醇。

（3）常规超声测量肌瘤部位、大小、血流显示情况，计算肌瘤体积，根据其大小确定硬化剂的注射剂量。

（4）穿刺途径：①经腹穿刺，选择前位子宫，肌瘤位于宫体前壁或宫底部的患者；②经阴道穿刺，选择后位子宫，肌瘤位于子宫后壁、宫底部或两侧壁的患者。

（三）操作方法

经腹穿刺：患者取平卧位，下腹部常规消毒铺巾后，在无菌操作下，超声测量出皮肤进针点与肌瘤的直线距离、进针深度和角度，采用腹部超声穿刺支架定位，皮肤穿刺点局部麻醉后，在超声引导下用 19 G 的 PTC 穿刺针进行操作（图 6-4-1A）。

经阴道穿刺者取膀胱结石位，常规会阴、阴道消毒，将套上无菌手套装有灭菌穿刺架的阴道探头缓慢送入阴道，扫查肌瘤最大切面，确定最佳穿刺路径后穿刺针沿穿刺架经后穹隆穿刺，避开较大血管，定位于肌瘤。直径 ≤ 3 cm 的子宫肌瘤单点注入药物，直径 > 3 cm 的子宫肌瘤多点、多平面注入药物，观察药物在瘤体内的弥散状态，由于肌瘤假包膜的存在，药物局限在肌瘤范围内，瘤体呈雾状强回声光团。

注射结束后退针，并注射透明质酸钠封堵针道，避免聚桂醇溢出，如未经阴道治疗，则以无菌纱布堵塞阴道穹隆 24 小时后取出（图 6-4-1B）。

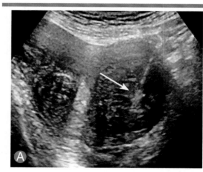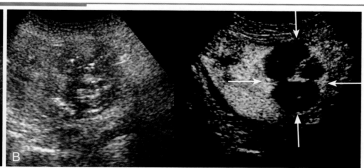

A. 子宫前壁肌瘤行聚桂醇硬化治疗，箭头所指为穿刺针；B. 注射结束后，超声造影显示子宫前壁肌瘤内形成充盈缺损区（箭头）。

图 6-4-1 超声引导下子宫肌瘤的化学消融治疗

（四）疗效评价

1. 无效

肿瘤在超声介入硬化治疗后体积增大，内部回声无改变，患者临床症状无改善。

2. 有效

肿瘤在超声介入硬化治疗后缩小体积不足原肌瘤的 1/3，瘤体内部分回声增强或有小部分液化、钙化，但已停止生长，患者临床症状明显减轻。

3. 显效

肿瘤在超声介入硬化治疗后明显缩小，缩小体积大于原肌瘤的 1/3，患者临床症状明显减轻或基本消失。

4. 治愈

肿瘤在超声介入硬化治疗后原肌瘤的体积明显缩小或消失，超声显示瘤体内部分或大部分回声明显增强，大面积钙化，患者临床症状基本消失。

（五）注意事项及并发症

1. 注意事项

（1）穿刺时间较短：肌瘤组织质地致密、硬韧，穿刺时随着穿刺的推力易造成肌瘤位移，降低穿刺的准确性。

（2）穿刺手法的运用：穿刺过程中采取先慢后快的手法，先缓慢将针穿刺送至肌瘤前缘被膜外，抵住被膜后迅速将穿刺针送至肌瘤内直达肌瘤后缘被膜下。

（3）注药结束后，不要立即拔针，应重新插入针芯并留置数秒，再抽出针芯观察，若无液体沿针道反流，再放入针芯，然后快速拔出针，以减少或减轻拔针时消融剂外渗造成的疼痛。

（4）消融疗效的评价：需待消融剂弥漫完全后，通常在注射后 24 小时较好。

（5）治疗时间的选择：避开月经期及排卵期，避免穿刺出血和对卵巢功能造成刺激。

2. 并发症

（1）局部感染或败血症：局部穿刺点红、肿、热、痛，或全身感染、发热、寒战等。

（2）局部麻醉药过敏，药物毒性反应。

（3）穿刺部位血肿、皮下气肿。

（4）渗血、渗液、出血，严重者发生休克甚至死亡。

（5）误穿其他脏器、硬化剂弥散损伤周围器官。

（6）心脑血管症状，治疗期间发生高血压、脑血管意外、心律失常、心脏压塞、心搏骤停。

（六）临床价值

超声引导下化学消融治疗子宫肌瘤方法操作简便、所需设备简单，对于子宫肌瘤这类有假被膜的良性肿瘤，容易将消融剂局限在肿瘤内发挥作用，安全性高，适用于直径 < 3 cm 的无症状性肌瘤的治疗，以控制或减缓其生长速度。但当肌瘤过大时，化学治疗往往不能一次完全奏效，需多次治疗，以达到肿瘤彻底坏死的目的，因此，这类患者是否将此法作为第一治疗选择有待商榷。

二、肝脏肿瘤的化学消融治疗

肝脏肿瘤是应用最早、最多的肿瘤。1983 年日本的 Sugiura 等首次报道经皮酒精注射（percutaneous ethanol injection，PEI）治疗小原发性肝细胞性肝癌，所使用的消融剂包括无水乙醇、醋酸、盐酸和聚桂醇。其作用机制是：酒精直接注入瘤体内，使组织脱水、固定、蛋白质变性，产生凝固性坏死。此外，血管内皮细胞受酒精破坏导致的血栓形成和血管闭塞，也可引起细胞死亡。

（一）适应证和禁忌证

1. 适应证

（1）直径 ≤ 3 cm、病灶数目 < 3 个，肿瘤边界清楚，有假包膜。

（2）肝癌切除术后复发或经导管动脉化疗栓塞（transcatheter arterial chemoembolization，TACE）后残存肿瘤的补充治疗。

（3）毗邻易损伤重要结构的肝肿瘤。

（4）肝脏肿瘤的综合治疗。

2. 禁忌证

经皮酒精注射治疗肝癌几乎没有绝对禁忌证，其相对禁忌证如下。

（1）对所使用的化学消融药物过敏者。

（2）肿瘤内有明显动脉 – 肝静脉瘘、动脉 – 门静脉瘘或门静脉 – 肝静脉瘘的患者。

（3）晚期的巨大肝癌，或复发，或弥漫性浸润型或合并门静脉、肝静脉出现癌栓及远处转移等。

（4）严重出血倾向、肝功能失代偿伴黄疸及大量腹腔积液者。

（二）术前准备

（1）影像检查，其目的是决定患者是否适合经皮酒精注射治疗，制订相应的治疗方案，建立治疗前资料以便用于治疗后对照观察疗效。可利用超声、超声造影、增强 CT、MRI 等检查方法，确定病灶的大小、数目、位置、形态、有无清晰的边界和包膜等。

（2）患者常规准备参照本章第一节。实验室检查增加检测甲胎蛋白（AFP）、癌胚抗原（CEA）指数。

（三）操作方法

1. 麻醉

一般，多次经皮酒精注射治疗需要做局部麻醉，也可以局部麻醉配合镇痛剂或镇静剂应用。接受小剂量治疗者可在门诊治疗，但术后仍需要观察 2～3 小时。而接受单次大剂量治疗者需要住院治疗、观察。

2. 治疗过程

首先，确定好穿刺点和穿刺路径，在肝脏区域常规消毒、铺巾，在穿刺点局部麻醉；然后，在超声实时监视下，将 20～21 G 穿刺针插到病灶的中心部位（图 6-4-2A），确认针尖位置后，退出针芯，用 99% 酒精缓慢注射。观察到酒精很快从针尖向肿瘤周围弥漫或包绕肿瘤（图 6-4-2B）。为了使酒精注入整个肿瘤，往往需要通过多个穿刺点多方向进针，或一次进针后多方位布针注射。在注射治疗前后，有必要用彩色多普勒超声观察肿瘤内血流信号情况，如注射完毕后观察仍有血流信号可局部追加治疗。

3. 酒精用量

注入酒精着重使肿瘤周边区域完全覆盖，才能获得较好效果，并且一次足量，以肿瘤体积为限。一般要超出肿瘤边缘 5 mm，体积量大致公式：$V=4/3 \pi (r+0.5)$（V 为体积量，r 为肿瘤半径）。每周可注射 2～3 次，4～6 次为 1 个疗程。要根据肿瘤灭活情况、肝功能及全身状况来控制疗程的进行。

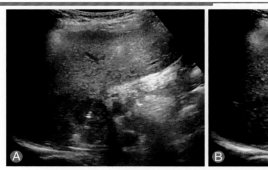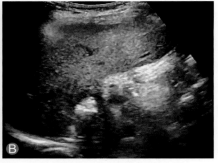

A．超声引导下穿刺针进入肝右叶病灶；B．超声显示酒精在病灶内弥散。

图 6-4-2　超声引导下肝脏肿瘤的化学消融治疗

（四）注意事项及并发症

1. 注意事项

（1）治疗路径的选择：肿瘤化学消融治疗的进针原则应符合肝脏病变穿刺的一般原则。

（2）针具的选择：尽可能采用多孔穿刺针，以使药物在肿瘤内尽可能弥散；如采用单孔针，在药物推注过程中，应缓慢转动穿刺针方向，以使药物弥散均匀。

（3）推注速度的控制：应尽量缓慢，以利于药物向注射点周围弥散。

（4）减少穿刺次数：随着穿刺次数的增多，并发症的风险也在不断提高，包括穿刺造成的腹腔内出血、动静脉瘘形成、胆道出血、肝脓肿等。

2. 并发症

无水乙醇消融引起的发热、疼痛和酒精的毒性反应是最常见的并发症，一般持续时间较短暂，可经保守治疗缓解。疼痛多局限于穿刺点，特别是当肿瘤位于被膜附近时疼痛可能比较明显，偶尔也可发生在腹部或肩部，减慢注射速度可有效缓解疼痛程度。发热可出现在首次注射后，体温出现一过性升高，可能是继发于肿瘤坏死组织被吸收，一般持续数天后自行恢复正常。尽管少量酒精沿针道逆流有保护作用，但还是有肿瘤种植的可能性。

（五）临床意义

对于小肝癌，可能会造成其完全性坏死，1、2、3 年的存活率分别可达 88.7%、66.5% 和 25%。对于大肝癌往往难以使肿瘤完全坏死，并且大量酒精渗入肝实质中可能加重肝坏死、肝硬化，无论在局部和整体均难以获得较好疗效。

三、肝脏肿瘤的热消融治疗

近 10 余年来，影像指导下局部消融技术在肝癌治疗中发挥着重要的作用，已成为与手术切除、肝移植同等重要的治疗手段。其中，以射频消融为代表的局部治疗创伤小、易操作、疗效显著，可有效局部凝固灭活肿瘤，使肝癌治疗效果取得了突破性进展。随着工程技术的发展，近几年，微波消融技术在肝癌治疗方面有了突飞猛进的发展，已成为治疗肝癌的一项重要技术，尤其对于小肝癌，该技术已成为早期肝癌除手术切除及肝移植外的重要治疗方法之一。

（一）适应证和禁忌证

对适应证的确定，由于地域、医师的专业、医师的治疗经验及技术不同等，标准可能有一定差异。大体上，初期治疗以肝深部≤ 3 cm 肝癌，为经皮射频消融和微波消融适应证已基本得到普遍认可。

1. 肝细胞肝癌（hepatic cell carcinoma，HCC）的适应证

肝细胞肝癌的适应证指可能获得局部根治性疗效者。

（1）≤ 3 个病灶，最大灶≤ 3.0 cm。

（2）单发，乏血供肝癌直径≤ 5.0 cm。

（3）手术切除 1 年后复发癌，肿瘤大小特征同上。

（4）上述肿瘤有包膜或边界清晰、肿瘤外周具有足够灭瘤安全范围者。

（5）上述肿瘤肝功能 Child-Pugh A 级或部分 B 级无肝外转移。

2. 肝细胞肝癌的禁忌证

（1）肿瘤范围≥ 5 cm，呈多结节浸润状并侵及大血管。

（2）肿瘤数目≥ 5 个。

（3）位于肝脏脏面≥ 4 cm，且 1/3 以上瘤体突出肝表面，肝尾状叶较大肿瘤。

（4）有门脉主干、一级分支或肝静脉癌栓，严重肝外转移。

（5）保肝治疗后无改善 Child-Pugh C 级。

（6）明显的重要脏器功能衰竭。

（7）活动性感染，尤其合并胆系感染者。

（8）有多次食管胃底静脉曲张破裂出血史为相对禁忌证，需谨慎。

3. 转移性肝癌的适应证

（1）肝内单发转移癌< 5 cm 者。

（2）肝内多发转移癌，肿瘤数目≤ 3 个，最大病灶≤ 3.0 cm。

（3）多发转移灶数目 4 ~ 6 个，肿瘤最大病灶≤ 3.0 cm。

（4）肿瘤消融治疗后复发新生灶重复治疗。

4. 转移性肝癌的禁忌证

（1）不能控制的广泛转移。

（2）肿瘤负荷≥全肝的 70%，不能控制原发瘤。

5. 其他禁忌证

同肝细胞肝癌的射频消融治疗。

6. 射频消融和微波消融的适应证

（1）装有心脏起搏器或有严重的大动脉瘤，必要时在专科医师的监护下进行。

（2）微波消融电流区域内有金属者。

（3）肝内肝门部及腹腔内装有血管支架者。

治疗前所有患者均应有明确的肝脏恶性肿瘤的实验室和病理诊断依据。超声引导下行射频消融和微波消融治疗时，须先进行超声定位以确定是否有安全适宜的进针途径。血液学检查是必需的，因为治疗电极针相对较粗，且完成整个消融过程需要多次经肝穿刺布针。血液学检查应包括全套的血液计数，出凝血时间等，若有凝血功能障碍应在治疗前予以纠正。对于服用抗凝药物（如阿司匹林）的患者，治疗前应停药 1 周以上。常规的生化检查包括电解质和肝功能，以及治疗前的基础 AFP 和 CEA 检查。

（二）治疗方法

1. 治疗方案制订

应做到因人而异，因瘤而别。治疗目标应该是尽可能大地灭活整个肿瘤及肿瘤周边的所谓"正常"肝组织。初次消融肿瘤即争取获得整体灭活是局部微创治疗的真谛，也是降低复发转移的关键。穿刺进针的要点就是根据治疗方案设定穿刺点并减少穿刺次数。原则上，对于单一肿瘤，治疗应先从肿瘤的远端深部开始，然后治疗近端浅表区域。对于多个肿瘤的治疗，应先治疗位于深部的，然后再治疗浅表的，这样可避免表浅肿瘤治疗后的气体（强回声）影响深部肿瘤的观察和治疗。对于血运丰富的肿瘤，其治疗策略是首先灭活血运丰富的肿瘤部分，使接下来剩余病灶的灭活更容易。

2. 操作步骤

患者取平卧位或右前斜位或左侧卧位，在超声定位下引导局部麻醉，1% 利多卡因 10 mL，从皮肤至肝被膜充分麻醉，对邻近肝表面肿瘤应在消融区肝被膜行多点麻醉；多灶消融注射局部麻醉药物时，利多卡因量可增至 40 mL。在彩色多普勒超声引导下，选择避开血管、韧带。以患者深吸气 - 呼气调控呼吸程度，避开血管途径后屏气穿刺。穿刺针刺达肿瘤后从多切面观察针尖在肿瘤内的位置。按预先设定的治疗方案逐个进行消融（图 6-4-3）。当消融范围达到预期范围后，将电极退出，一般退针时需凝固针道，防止出血也减少针道种植的机会。术后常规留观 20 ~ 60 分钟，患者离开治疗室前行超声扫查，观察肝周及腹腔内有无积液、积血，以便早期发现并发症。

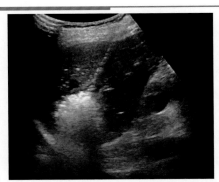

图 6-4-3　超声引导下对肝右叶占位行射频消融治疗

（三）注意事项及并发症

1. 注意事项

（1）根据病灶位置，穿刺可在屏气状态或平静呼吸时进行，须在穿刺前嘱患者呼吸配合进行指导训练。

（2）患者体位对清晰显示病灶很关键，肝左叶肿瘤多采用仰卧位，右叶肿瘤多采用左侧卧位或右前斜位，近膈肌顶部病灶可适当抬高上身，取头高足低位。

（3）如发生穿刺中引导针偏移预定穿刺点，仍应放入电极进行针道止血辐射后方可退针。

（4）消融范围需根据患者综合情况决定。恶性肿瘤，若患者身体耐受，病灶数量和体积允许，尽量做到扩大根治性消融；若肝硬化严重，以肿瘤适形消融为原则；若病灶数量多、体积大，可行分次消融或减瘤治疗；良性肿瘤，以适形消融或减瘤消融为原则。

（5）治疗肝脏肿瘤时，胆管对热敏感，当肿瘤靠近肝门部胆管时，需采用灌注冷盐水等方法保护胆管；对于靠近膈顶的肿瘤，可辅以右侧人工胸腔积液或膈下注水的方式，来避免肺气遮挡病灶。

（6）在二维常规超声检查下，若肿瘤范围显示不清晰，应使用超声造影剂，准确捕捉治疗目标部位。

（7）治疗肝脏肿瘤时，若肿瘤近肝表面，应注意保护皮肤，预防表皮烫伤。

2. 并发症

（1）腹部疼痛：为最常见的症状，发生于治疗中并可持续至治疗后数天，一般为轻中度，无须治疗，可自行消失。少数患者需给予镇痛药物治疗。

（2）发热：多数患者治疗后 1~3 天出现发热，可持续 3~10 天，一般无须处理，当体温超过 38.5 ℃时，可采用物理降温。

（3）肝功能异常：治疗后 1~2 天出现转氨酶升高，可达到治疗前的 2~10 倍。原发性肝癌患者多合并肝硬化，治疗后易出现转氨酶升高，部分患者还可出现轻度的胆红素、球蛋白及白蛋白升高，上述肝功能异常一般无须特殊治疗，多于消融后 7~10 天降至治疗前水平。少数肝功能差的患者可给予保肝、补充蛋白及利尿治疗。

（4）胸腔积液：多数情况下为反应性胸腔积液，少数患者术中因损伤膈肌或胸膜引起血性胸腔积液。量少、无症状的患者无须治疗，积液可于 1~3 个月后自行吸收；若胸腔积液较多，出现呼吸困难，应进行胸腔抽液引流。

（5）皮肤灼伤：水冷式电极出现以前，皮肤灼伤是较常见的并发症。

（6）肝出血或被膜下血肿：预防出血的主要措施是通过彩色多普勒超声或超声造影定位引导，避开大血管；穿刺时经过至少 1 cm 正常肝组织；退针过程中消融针道；退针后穿刺点加压按压。

（7）肠道穿孔：一般发生于有外科手术史造成肠道粘连者，近肠道处采用少量无水乙醇注射及局部保护性测温可有效避免肠道穿孔。

（8）胆道损伤：多发生于肿瘤邻近肝门部，消融治疗时局部保护性测温可避免胆道的损伤。

（9）针道种植：发生率为 0.4%~1.4%，多发生于消融术后 8~37 个月，出现在皮下。种植肿瘤可再次消融或手术切除。

（10）其他罕见并发症

1）肝脓肿或脓胸：很少发生，多见于糖尿病患者，一般于消融治疗后 3~4 周发生。除常规抗感染外，可行置管引流。多于 2~5 周后痊愈。

2）无症状胆囊壁增厚：多发生于肿瘤靠近胆囊者，由胆囊壁受热导致。患者右上腹不适，多于 1 周内缓解。

3）无症状动脉–门静脉瘘：极少发生，无须特殊处理。

（四）临床意义

目前，经皮消融技术是应用最广泛的治疗肝肿瘤的微创手术之一，其操作安全，疗效确切，可重复进行。随着影像学技术的进步，肝肿瘤的局部消融治疗也会进一步发展，从而为失去手术机会的肝癌患者带来根治的希望。尽管肝癌消融技术取得了令人鼓舞的临床结果，但在肝癌治疗领域仍具有广阔的探索空间，尚需进一步研究来揭示其局限性和提升其治疗效果。

四、甲状腺结节的热消融治疗

（一）治疗原理

超声引导下热消融治疗甲状腺结节，在超声的实时引导下经皮穿刺精确插入射频或微波消融针在甲状腺结节内，局部加热病灶至 60~100 ℃，使病灶发生"凝固性坏死"，坏死的病灶及组织在机体的免疫反应中被巨噬细胞吞噬、吸收和溶解，甲状腺结节缩小或消失、改善相关临床症状，不破坏甲状腺生物学功能且无瘢痕（图 6-4-4）。

（二）适应证和禁忌证

1. 适应证

（1）病理诊断证实为良性结节（至少 1 次粗针穿刺或细针穿刺 + 典型声像图特征），并具有以下表现之一。

1）结节直径≥ 2 cm。

2）结节趋势性生长。

3）结节的实性成分≥ 20%。

4）有症状的甲状腺良性结节（如颈部胀痛、异物感、喉部不适、言语障碍、压迫症状等）。

5）结节影响美观者。

6）全身状况不能耐受手术或拒绝手术者。

（2）中低风险的甲状腺微小乳头状癌。

（3）手术后复发性甲状腺癌。

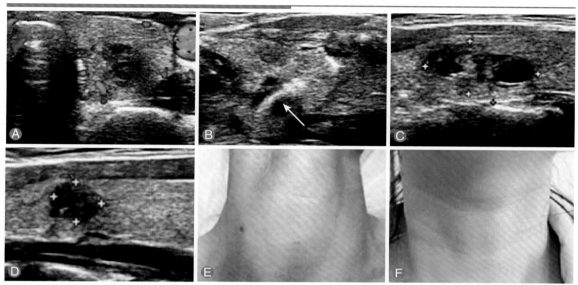

A. 甲状腺结节消融前的体积为 1.68 cm³；B. 微波消融产生高温，使得结节凝固性坏死（箭头）；C、D. 消融后 3 个月、6 个月甲状腺结节逐渐吸收，体积明显缩小为 0.42 cm³、0.17 cm³，体积缩小率为 75.0%、89.8%；E. 消融前患者颈部可见凸出肿块及消融的微小穿刺点，美容评分为 4 分；F. 消融 6 个月后患者颈部，美容评分为 1 分。

图 6-4-4　甲状腺良性结节的微波消融治疗

2. 禁忌证

（1）高龄患者、妊娠期或哺乳期妇女或有严重全身感染或严重心、脑、肝、肾疾病者。

（2）患者对侧的声带功能不正常。

（3）凝血机制障碍、有严重出血倾向，或长期服用华法林、阿司匹林等抗凝药物者。

（三）术前准备

术前行常规准备、甲状腺功能检查、喉镜检查、声带功能测定等。所有甲状腺结节采用 TI-RADS 分级进行分级诊断，对于 TI-RADS 分级 ≥ 3 级的病灶，术前行常规细胞学活检病理，并进行行术前常规超声造影。

（四）操作方法

1. 体位、麻醉与隔离

患者取仰卧位，头后仰，充分显露颈部，鼻氧管吸氧，碘伏消毒，2% 利多卡因注射液局部麻醉，用液体隔离法隔离甲状腺与周围器官或组织，隔离液为利多卡因与生理盐水的混合液（0.25%）。

2. 手术过程

采用液体隔离带和移动靶点消融技术。治疗结束后，用六氟化硫微泡进行超声造影，观察结节消融范围，如有残留再次消融。消融结束后，观察甲状腺周围有无活动性出血。

（五）注意事项及并发症

1. 注意事项

（1）术前穿刺与消融同时进行，或穿刺明确诊断后再消融。

（2）良性肿瘤原则为适形灭活，对于位置较安全的肿瘤，可一次完全灭活；危险区域肿瘤可适当保留组织或分次消融治疗。

（3）甲状腺恶性肿瘤治疗应规范慎重，治疗前认真仔细评估颈部淋巴结情况，术后需密切随访。

（4）不管是消融术中还是术后，均应密切关注喉返神经是否损伤。

2. 并发症

（1）喉返神经损伤：术前注意告知患者、充分沟通后签署知情同意书。术中，注射生理盐水充分隔离保护喉返神经，消融术中检查患者发声情况，避免损伤喉返神经。术后，即使发生声音减低或嘶哑，多为局部麻醉作用或可逆性热损伤，一般1~3个月内会恢复；若为不可逆损伤，对侧喉返神经3~6个月会代偿性恢复发声，注意与患者充分沟通。

（2）出血：术前，严格准备，对服用阿司匹林及活血药物患者停药1周后治疗，严格检查评估患者凝血功能情况，遇凝血功能异常患者应严禁手术。术中，彩色多普勒超声实时引导，注意避开大血管。术中，若发生出血，轻微患者可采取压迫止血；轻中度出血，可在彩色多普勒超声监视下寻找出血点，然后消融、凝固出血点；中重度出血，必要时寻求急诊外科手术。

（3）感染：感染发生率极低，严格器械灭菌及无菌操作可预防，必要时预防性使用抗生素。

（4）疼痛：一般局部麻醉后疼痛多可忍耐，少数疼痛较严重，需进行处理或终止治疗。

（六）临床意义

高频彩色多普勒超声引导下热消融治疗甲状腺结节具有很好的临床价值，与传统的外科治疗相比，创伤小、安全、美观、尽可能恢复甲状腺功能、在局部麻醉下即可实施、节约了医疗资源，已成为良性甲状腺结节的一种重要治疗方法，在临床高发的甲状腺微小乳头状癌中也已广泛应用，有望成为替代手术切除和密切监测的一种良好方法（图6-4-5）。

五、肿瘤的冷冻治疗

通过冷冻使肿瘤组织灭活又称为"冷冻外科术"或"冷冻消融术"，已经被广泛应用于临床，是介入性微创消融治疗技术的一种。在术中超声引导下可以消灭被显示的肿瘤组织或起到缩小肿瘤体积的作用。肝肿瘤冷冻治疗的目的就是要与手术切除一样提高患者的生存率，同时降低发病率及扩大治疗的适用范围。对于那些有外科手术禁忌证的肿瘤患者，正是冷冻治疗的基本适应证。此外，冷冻疗法也广泛用于皮肤病、直肠疾病、妇产科疾病和泌尿系疾病，尤其对那些易于接触的组织结构的治疗。本节主要讲述的是前列腺癌的冷冻治疗。

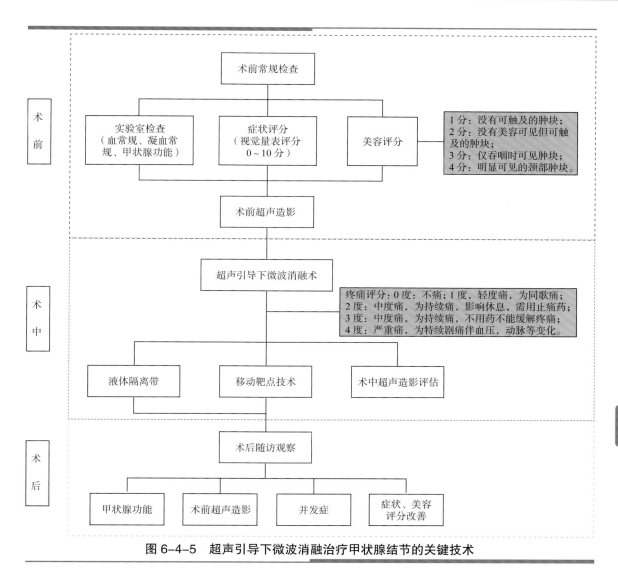

图 6-4-5 超声引导下微波消融治疗甲状腺结节的关键技术

（一）治疗原理

冷冻治疗的原理是通过复合性组织变性而造成组织破坏，其作用取决于冷冻治疗的温度及时间。冷冻消融针对肿瘤组织灭活的主要机制包括冷冻对靶区细胞的物理性杀灭、冷冻引起的微血管栓塞作用、冷冻后加热性损伤、冷冻免疫作用。

（二）技术要点

前列腺癌冷冻消融分为局灶冷冻消融和全腺体冷冻消融 2 类。

1. 局灶冷冻消融

局灶冷冻消融适用于局限性早期低危前列腺癌患者，根据多参数 MRI 确定冷冻范围，适当覆盖肿瘤区域，但未覆盖区域存在残留风险。

2.全腺体冷冻消融

全腺体冷冻消融，即把整个腺体全部冷冻覆盖，适用于局限性前列腺癌及姑息性减瘤冷冻消融的患者。

（三）并发症

1.出血

冷冻术后出血是较常见的并发症，其原因包括低温造成凝血障碍等。冷冻术后出现腹腔积液或腹腔积液增加可能由腹腔内出血引起。

2.脓肿

冷冻缺损区的增大伴有发热、白细胞计数增高，提示和支持脓肿的诊断，尤其是在冷冻缺损区内出现气体增多和气 - 液平面。

3.损伤

冷冻区域的低温可导致周边重要脏器的损伤，如直肠壁、尿道、膀胱颈等。

4.肿瘤残留与复发

（四）临床意义

冷冻治疗作为一种古老的技术，在临床广泛应用，随着现代医学影像设备及技术的快速发展，极大地拓宽了冷冻治疗的范围，使冷冻治疗技术向更加微创、更加精准的方向发展。冷冻消融具有效率高、消融区域可实时监测、可多针适形等优点，在肿瘤微创治疗领域发挥着重要的作用。

六、高强度聚焦超声

高强度聚焦超声（high-intensity focused ultrasound，HIFU）是现代医学与现代工程学相结合应用的一种新的治疗技术。由 Lynn 等在 1942 年首次报道。高强度聚焦超声是指利用一定的技术手段，将高强度超声波聚焦于体内病变组织，而达到靶向破坏病灶的目的。由于它具有良好的定向性、穿透性和可控性，加之是体外操作，故属于一种无创治疗技术，目前多被用于肿瘤的治疗中。

（一）基本原理

高强度聚焦超声是将体外发射的超声波，通过一定技术手段聚集于体内病变组织，交点处的声强每平方厘米可达数千瓦。由于声波与生物组织相互作用，热能量于病变部位沉积后产生治疗效应，达到靶向损伤的目的。因此，高强度聚焦超声必须包括超声波的发生和聚焦、病灶的定位和治疗中的监控，以及实现二者的相关辅助装置。

（二）治疗原理

高强度聚焦超声是利用短时间的高温等效应将焦域区的所有组织凝固性坏死，坏死组织逐渐被周围组织吸收。由于主要是以高温（65～100 ℃）来破坏局部组织，这种破坏局部组织的方式也被称为热切除或消融，是一种局部治疗肿瘤的新技术，主要用于治疗恶性和良性实体肿瘤。

（三）治疗计划系统

高轻度聚焦超声的治疗计划系统必须包括以下内容。

（1）治疗靶区确定。

（2）确定辐照的方向。

（3）选用的超声频率，换能器的聚焦口径、焦距。

（4）拟选用的辐照声强、辐照持续时间和2次辐照之间的间隔时间，以及运动扫描时治疗头的扫描速度。

（5）"切除"方式。

（6）评估声通道。

（7）拟用治疗次数。

（8）治疗体位确定，原则上应根据治疗的目的、肿瘤的毗邻关系、声通道的情况和肿瘤的位置来综合确定，常取声波到达靶区路径最短的体位。

（9）改善声通道的辅助装置和辅助措施。

（10）可能出现的并发症及预防和治疗措施。

（四）治疗过程

高轻度聚焦超声治疗的术前准备基本与外科手术相同。

治疗的基本过程为：麻醉→选择治疗体位和固定体位→确定病灶部位和毗邻关系→确定治疗靶区→启动治疗系统治疗→实时监控→调整TPS。

（五）注意事项

（1）根据高强度聚焦超声治疗中所采用的麻醉进行恢复期监护，检测血压、脉搏、呼吸，直至患者生命体征平稳。

（2）注意治疗区皮肤情况，必要时给予降温。

（3）严密观察和预防可能出现的并发症。

（4）随访脏器生化指标。

（5）按计划予以其他治疗。

（六）临床意义

高强度聚焦超声具有无创性、治疗剂量可掌握、治疗范围可准确控制及疗效可实时评价等优点，具有广泛的应用前景。

七、不可逆电穿孔消融术

（一）基本原理

不可逆电穿孔（irreversible electroporation，IRE）是一种新型的非热肿瘤消融术，也称纳米刀。其原理为透过精细的探针将超短高压电脉冲传送到目标区域，以产生的强大外部电场，导致细胞膜发生电穿孔（即在细胞膜上形成可渗透离子的纳米大小孔道），所造成的电穿孔是可逆还是不可逆的，取决于所加的电压和脉冲长度。

（二）消融优势

（1）不产热优势：纳米刀主要通过高能量脉冲造成细胞膜不可逆损伤以达到消融的目的。

（2）保留消融区组织结构：纳米刀在消融治疗的同时不破坏组织结构及脉管组织。

（3）免疫旁观者效应：对原发肿瘤组织进行纳米刀治疗后，促进免疫系统激活，增强对原发肿瘤及转移瘤的免疫杀伤作用。

（4）实时监控。

（5）消融时间短。

（三）临床意义

不可逆电穿孔是一种非热能的消融技术，与传统消融技术相比，具有诸多优点，特别是用于治疗与重要结构相邻的肿瘤。在超声引导下，不可逆电穿孔治疗既省时又有效，但长期治疗效果的文献较少，仍需大量临床研究予以证实。

第五节 肿瘤放射性粒子植入治疗

放射性粒子植入治疗属于放射性治疗的一种。因其具有局部放疗剂量高、对周围脏器及全身影响小、治疗安全性高、不良反应少等优势，已广泛应用于全身多系统恶性肿瘤的治疗。

一、治疗原理

放射性粒子是指钛合金外壳将低能量的放射性核素密封制成短棒状固体放射源，目前常用的粒子有碘 125 粒子、铱 192 粒子、钯 103 粒子等。放射性粒子植入治疗多为永久性植入，是根据术前计划将放射粒子源植入到肿瘤部位，永远保留在体内，不再取出。放射性粒子通过持续发出低能量 γ 射线，直接抑制肿瘤细胞的有丝分裂，并通过辐射效应最大限度地杀伤肿瘤细胞；同时持续低剂量的照射可使乏氧细胞再氧化，增强肿瘤细胞对放射线的敏感性，加速肿瘤细胞的凋亡，从而达到治疗的目的。

治疗流程：确定靶区范围→制订治疗计划→粒子植入器及防护准备→麻醉→穿刺布针→布放射源→术中验证→结束并检查→防护→术后验证。

二、并发症

（1）疼痛：局麻患者术后轻度疼痛，可不做处理。术后疼痛加重，应排除出血、刺激神经或神经损伤，以及脏器损伤等。

（2）出血：血管丰富的肿瘤及病灶周围血管较多时，术后少量出血比较常见。

（3）皮肤反应：Ⅲ级以上皮肤反应需进行外科处理，必要时行皮瓣移植术。

（4）血管、神经损伤。

（5）针道转移。

（6）穿刺区感染。

（7）粒子移位。

（8）尿道梗阻。

三、前列腺癌放射性粒子植入治疗

（一）适应证和禁忌证

1. 适应证

（1）同时符合以下 3 个条件可单纯行近距离治疗：①临床分期为 $T_1 \sim T_{2a}$ 期；② Gleason 评分为 2 ~ 6 分；③ PSA < 10 ng/mL。

（2）符合以下任一条件需要联合外放疗：①临床分期为 T_{2b}、T_{2c}；② Gleason 评分 8 ~ 10 分；③ PSA > 20 ng/mL；④周围神经受侵；⑤多点活检病理结果为阳性；⑥双侧活检病理结果均为阳性；⑦ MRI 检查明确有前列腺被膜外侵犯。

（3）Gleason 评分 7 分，或 PSA 为 10 ~ 20 ng/mL 者，则根据具体情况决定是否联合外放疗。

2. 禁忌证

（1）预计生存期少于 5 年者。

（2）经尿道前列腺切除术后缺损较大或预后不佳者。

（3）一般情况差，不能耐受粒子植入者。

（4）明确由远处转移者。

（二）技术要点

（1）术前患者禁食、肠道准备，如无禁忌证可行腰麻，也可行全身麻醉，患者取仰卧截石位。

（2）术中优化与术后验证。

1）探头一经固定，不再移动，否则会引起前列腺移位和扭转。

2）如有粒子掉入膀胱或尿道内，建议术后使用膀胱镜取出。

3）前列腺癌粒子植入术后避免直肠检查和治疗。

（三）临床意义

经直肠超声保证了粒子治疗剂量分布的相对均匀性，若粒子植入治疗的治疗能够得到保障，患者分期为 A 期或 B 期，组织学为中到高分化者，局部控制率与外放疗一致。前列腺癌粒子植入治疗的主要优势是保护性生活能力。

参考文献

[1] KIM J H，BAEK J H，LIM H K，et al. 2017 thyroid radiofrequency ablation guideline：Korean Society of Thyroid Radiology Korean J Radiol，2018，19（4）：632–655.

[2] LORENTZEN T，NOLSØE C P，EWERTSEN C，et al. EFSUMB guidelines on interventional

ultrasound（INVUS），Part I. general aspects（short version）. Ultraschall Med，2015，36（5）：464-472.

[3] 陈敏华，梁萍，王金锐 . 中华介入超声学 . 北京：人民卫生出版社，2017.

[4] CHEN Y W，WANG K K，ShANG M Y，et al. Exploration of DNA methylation-driven genes in papillary thyroid carcinoma based on the cancer genome atlas. J Comput Biol，2021，28（1）：99-114.

[5] 王珂珂，陈宝定，吴新财，等 . 超声引导下微波消融治疗压迫性甲状腺实性良性结节的近期疗效观察 . 医学影像学杂志，2020，30（9）：1587-1591.

[6] CHEN B D，ZHANG Z，WANG K K，et al. A multivariable model of BRAFV600E and ultrasonographic features for predicting the risk of central-lymph node metastasis in cN0 papillary thyroid microcarcinoma . Cancer Manag Res，2019，11：7211-7217.

[7] CHEN B，ZHANG Z，WANG K，et al. Association of BRAFV600E mutation with ultrasonographic features and clinicopathologic characteristics of papillary thyroid microcarcinoma：a retrospective study of 116 cases. Clin Hemorheol Microcirc，2019，73（4）：545-552.

[8] ZHANG Z，ZHAO SS，CHEN B D. Association between the BRAFV600E mutation and ultrasonographic features in papillary thyroid carcinoma：a study of 131 Chinese cases. Int J Clin Exp Med，2019，12（2）：1929-1935.

[9] ZHAO S S，ZHANG Z，CHEN B D. Molecular markers prognosticate the aggressiveness of papillary thyroid cancer. Int J Clin Exp Med，2019，12（3）：2121-2131.

[10] 赵双双，张政，王珂珂，等 . 经峡部和经侧颈部路径微波消融甲状腺内后象限结节的比较 . 江苏大学学报（医学版），2019，29（1）：67-71.

[11] 吴新财，陈宝定，赵双双，等 . 超声引导经皮微波消融甲状腺良性结节多参数疗效分析 . 实用医学影像杂志，2018，19（5）：382-385.

[12] 国家放射与治疗临床医学研究中心，中华医学会超声分会超声介入学组，中国医师协会介入医师分会超声介入委员会，等 . 卵巢子宫内膜异位囊肿超声引导穿刺硬化治疗专家共识 . 中华超声影像学杂志，2020，29（12）：1013-1024.

（陈宝定　吴新财　张忠新　王珂珂　魏　强　姚志勇　段　然）

第七章

超声造影的临床应用及规范

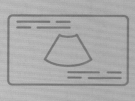
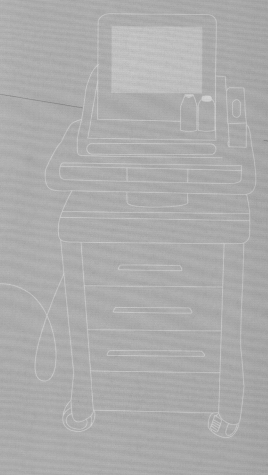

超声造影（contrast-enhanced ultrasound，CEUS）又称声学造影，是利用造影剂后散射回声增强，明显提高超声诊断的分辨率、敏感度和特异度的技术。随着仪器性能的改进和新型超声造影剂的出现，超声造影已能有效地增强心肌、肝、肾、脑等实质性器官的二维超声影像和血流多普勒信号，反映和观察正常组织和病变组织的血流灌注情况，已成为超声诊断的一个十分重要和很有前途的发展方向。

第一节　超声造影成像技术简介

一、超声造影剂的发展史

超声造影剂的主要成分是微泡，其外壳是由脂质、糖类、蛋白质或多聚化合物构成，其核心由气体构成。超声造影剂的发展历史由 3 个阶段组成。第 1 阶段，超声造影剂核心为氧气或空气，无成膜物质，不稳定，加之诸多原因及缺点，仅用于右心显影。第 2 阶段，1984年发明了以空气或惰性气体为核心、白蛋白为膜结构的超声微泡，使得超声造影剂研究迅速发展。这类超声造影剂直径较以前的小（直径＜ 8 μm），可用于外周血管及左心腔显影。这类微泡的稳定性较上一代明显提高，可延长其在血液中的持续时间，并且增强血液的多普勒信号强度。从此超声造影显像进入一个崭新的阶段，Levovist（商品名为利声显）、SonoVue（商品名为声诺维）等是其中的代表。目前，具有靶向性或载体治疗性的新一代超声造影剂是临床研究的热点，它们除具有增强显影效果外，同时还能把自身携带的基因或药物定时、定量投放，从而发挥治疗作用，为其在医学领域的应用开辟了新的空间。

二、超声造影的物理基础与成像原理

超声造影成像技术的临床应用是制药学、物理学和设备软件技术等共同发展的结果，是利用血液中超声造影剂气体微泡在声场中的非线性效应和所产生的强烈背向散射来获得对比增强图像。为配合不同造影剂和提高造影剂的潜能所设计的专用软件也在逐步发展，从简单的基波成像、基波触发成像、谐波成像到具有减数效果的脉冲反相谐波成像，超声仪器的相应软件平台日趋完善。

线性声学系指在声音传播过程中，声压、声速和密度之间呈线性关系。无论在近场或远场区，其振动均重复振源的振动规律，即其波型不失真。非线性声学，则是在声传播过程中，声压、声速和密度之间不呈线性关系，即发生波型畸变或失真，主要发生在当声压较高时，因正压波与负压波的传播速度不等而产生的谐频，这种谐频可分为 2 次、3 次，甚至多次，其中以 2 次谐频的功率较大。

超声造影剂微泡在超声照射下将会扩张和收缩，但由于内部含有气体，所以微泡易于扩张而不易于收缩，导致微泡在低机械指数声场中会产生非线性谐波信号，采用特殊的脉冲编码技术，选择性提取由微泡造影剂产生的非线性谐波信号而滤除组织产生的线性基波信号，从而实现器官与组织的实时血流灌注显像，这就是目前临床常规使用的各种低机械指数实时

超声造影成像技术的基本原理，与 CT、MRI 增强显像的最大区别在于超声造影是纯血池造影显像。目前，超声造影检查主要采用低机械指数（MI < 0.1）实时成像的方法，高机械指数间歇成像很少单独使用，多与低机械指数成像配合。

三、现代常用超声造影成像技术

超声造影成像技术是应用微泡的非线性声学效应来进一步提高灰阶成像的空间分辨率和对比分辨率，技术包括二次谐波成像、反相脉冲谐频成像、间歇谐频灰阶成像、相干造影成像、对比脉冲成像、对比造影成像等。

1. 二次谐波成像

二次谐波成像（second harmonic imaging）属于第一代成像技术，其采用高通滤波器选择性接受微泡来源的非线性二次谐波，但是其中仍然混杂有少许部分组织的基波信号，图像质量较差。

2. 反相脉冲谐频成像

反相脉冲谐频成像（pulse inversion harmonic imaging）原理是发射 2 个脉冲波，一个正向波，一个反向波，这时对于组织结构来说，二波叠加时为零，被消除；而对于造影剂来说，反射波是发生畸变的非线性信号，叠加时不为零，并能够被高效地检测出，该种技术图像空间分辨率较好。

3. 间歇谐频灰阶成像

间歇谐频灰阶成像（intermittent harmonic gray-scale imaging）主要针对补偿和减少连续超声造成微泡破坏的问题，在连续超声作用下，微泡的非线性振动产生谐频波现象的同时，微泡在声场中也不断地爆破和消失。间歇谐频灰阶成像正是用来克服连续超声发射造成的造影剂显影不佳问题。其主要原理是：当停止超声发射时，微泡可适时蓄积于组织微血流中，通过间歇地发射超声，获得高浓度微泡同时破裂而发射出很强的瞬间谐频回声信号。其明显提高了造影剂的瞬时显像效果。

4. 相干造影成像

相干造影成像（coherent contrast imaging）应用于全身造影成像，采用低机械指数，对微泡破坏较少，因此可进行连续成像。其使用单脉冲抵消技术来消除组织的基波信号，与二维成像具有同样好的时间分辨率。

5. 对比脉冲系列成像

对比脉冲系列成像（contrast pulse sequencing）在相干成像的基础上，采用连续发射一组脉冲，提取来自微泡的非线性基波与谐波用于成像，由于非线性基波型号适合高频超声造影，该技术尤其适用于浅表器官的超声造影上。

6. 对比造影成像

对比造影成像（contrast tuned imaging）采用频域处理来提取有用的造影剂回波中的二次谐波信号。接受时，主要对二次谐波的信号进行二维灰阶成像，其信噪比高，实时谐波成像好。

四、超声造影伪像

1. 开花伪像

开花伪像是指注射造影剂后，彩色多普勒超声取样区域内血管周围出现杂乱无章的彩色信号，这些彩色信号与正常的血管结构无关，这种现象是由造影剂在高能量声场中微泡的破裂和振动周围软组织，产生大量随机的多普勒频移信号所致。

2. 多普勒流速升高伪像

在血流速度不变的情况下，造影剂可使流速曲线峰值升高 17% 左右，是造影剂可使常规彩色多普勒超声不能显示的血管由于造影剂的作用而显示出来。

3. 声衰减伪像

由于高浓度微泡对超声产生强烈的散射，引起后方回声衰减，形成近场微泡强回声伴有后方声影伪像，通常见于心腔及大血管的超声造影显像。

4. 多切面扫查伪像

由于超声在动态扫查时，部分区域内造影剂在前一系列扫查中破裂，从而造成后序图像上不规则造影剂缺失伪像，表现为在声束传播方向上的暗区。

5. 微泡破裂速度不均伪像

在高机械指数技术成像时，由于肋骨的限制和呼吸运动等造成造影剂信号分布不均匀，可能产生局部缺失或类病灶性的伪像。

五、超声造影成像的应用

造影剂微泡被注入血管后，其行为与红细胞相似，因而，微泡到达脏器组织中的数目及进出的速率可反映该组织的微循环血流灌注状态。造影增强信号随时间的改变可描记成时间－强度曲线（time-intensity curve，TIC），通过这个曲线可分析靶区的血流动态等多种特点。造影时间－强度曲线包括 2 个部分：造影微泡与时间相关联的变化、造影微泡剂量的变化。时间－强度曲线参数可通过定量计算始增时间、始增强度、峰值时间与强度等定量参数显示感兴趣区血流的增强或消退速率，反映病变区域所特有的血流动态（图 7-1-1）。

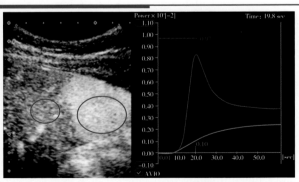

右侧图为左侧图标识感兴趣区内造影剂浓度随着时间变化的曲线图。

图 7-1-1　超声造影时间－强度曲线示意

1. 团注法模型

超声造影剂团注后的血流动力学过程也是目前超声造影研究组织血流灌注最常用的方法。通常是团注超声造影剂后，连续测量组织内感兴趣区造影剂浓度随时间的变化，获得先上升后下降的时间 – 强度曲线，可以获得反映组织血流灌注的参数有峰值强度、达峰时间、曲线下面积、平均通过时间等，因此被日益广泛地用于评价心肌、肾脏和脑等器官的血流灌注，肿瘤血管生成和抗血管生成治疗。

2. 击破 – 再灌注模型

该模型被广泛应用于评价组织器官血流灌注的研究，在冠心病、脑血管疾病和肾血管疾病的诊断和疗效评价中显示出很好的应用前景。

第二节 超声造影在胸腹部疾病诊断中的应用

一、超声造影在肝脏疾病中的应用

（一）造影方法

首先常规超声检查，选择进入造影检查模式，调节仪器参数，实施造影。探头切面置于感兴趣区，目标病灶尽可能位于图像中间。经肘前静脉团注造影剂，声诺维常规推荐用量为 2.4 mL，对肥胖或严重肝硬化、脂肪肝患者，可相应增加剂量。同时打开计时器，观察病灶和周围肝组织的增强情况及其动态变化过程，并存储相关视频图像。

肝脏由于肝动脉和门静脉的双重血供，导致超声造影检查中出现 3 个相互重叠的血管时期（表 7-2-1）。

表 7-2-1　正常肝脏超声造影的时相划分（以注射开始计时）

时相	开始（秒）	结束（秒）
动脉期	10 ~ 20	30 ~ 45
门脉期	30 ~ 45	120
延迟期	> 120	240 ~ 360

（二）肝脏超声造影观察内容

从增强开始与消退时间、增强水平、增强形态及增强模式 4 个方面进行观测。

1. 增强开始与消退时间

开始时间是指病灶和肝组织开始出现增强的时间，消退时间是指病灶内造影剂开始消退的时间。

2. 增强水平

病灶的增强水平以邻近的肝组织增强水平作为参照，可定为无增强、低增强（低于周围正常肝组织）、等增强（与周围正常肝组织相等）和高增强（高于周围肝组织）4 个级别。

3. 增强形态

增强形态是指造影剂在病变内的分布情况，主要有下列几种类型：均匀增强、不均匀增强、周边结节状增强、周边厚环状增强、周边不规则环状增强、"多房样"或"蜂窝状"增强、"轮辐状"增强。

4. 增强模式

增强模式是指病变在动脉期表现出某种增强水平和造影剂分布特征后，在相继进入门脉期和延迟期的过程中，增强水平和造影剂分布特征所发生的变化。最常见的增强模式有持续增强型、增强廓清型、低增强型、无增强型等。

（三）正常肝脏超声造影表现

超声造影剂经正常成年人外周静脉团注后，肝动脉与分支首先显影，呈树枝状分布高增强，随后大量造影剂微泡经过门静脉系统进入肝脏，使肝实质呈现均匀的高增强，团注造影剂 120 秒后，由于肝脏内造影剂微泡数量逐渐减少，肝脏也表现为由均匀高增强变成均匀低增强，一直到无造影剂信号。

（四）肝脏病变的超声造影表现

1. 肝硬化背景下肝脏局灶性病变的超声表现（表 7-2-2）

（1）增生结节：其血供模式与周围正常肝组织基本一致，内部没有异常血供，造影动脉期无明显异常增强，门脉期或延迟期与周围正常肝组织同步改变。

（2）不典型增生结节：是肝组织内出现异形区域，部分包含有癌成分，目前认为，高级别不典型增生结节属于肝细胞肝癌的癌前病变，即高分化肝细胞肝癌和有异型性的肝细胞混合形成的结节。超声造影显示结节部分区域呈"快进快出"模式，即在动脉期呈高增强，延迟期退出，呈低增强改变。

（3）肝细胞肝癌：超声图像大部分典型，超声造影表现为"快进快出"模式。造影动脉期，滋养血管由肿瘤周围快速弥散结节内部呈整体增强；或由供血动脉直接进入肿瘤内并快速整体增强。部分较大的肿瘤内部合并坏死或液化，可出现不规则低增强或无增强区。门脉期大部分呈低增强或开始廓清，延迟期呈低增强。

表 7-2-2　肝硬化背景下肝脏局灶性病变的增强模式

病变种类	动脉期	门脉期	延迟期
增生结节	等增强	等增强	等增强
不典型增生结节	部分高增强	部分低增强	部分低增强
肝细胞肝癌	整体高增强	低增强	低增强
胆管细胞肝癌	不均匀或整体高增强	明显低增强	明显低增强

（4）肝胆管细胞癌：肝硬化背景下的肝细胞肝癌与肝内胆管癌的治疗原则、预后存在明显的不同，因此两者的影像学鉴别是临床十分关注的内容。肝硬化背景下肝内胆管癌动脉期表现为不均匀或整体高增强，与肝细胞肝癌类似，但在门脉期，肝硬化背景下肝内胆管癌造影

剂廓清比肝细胞肝癌更快、更明显，有助于两者的鉴别。

2. 非肝硬化背景下肝脏局灶性病变的超声表现（表7-2-3）

（1）肝细胞肝癌：主要发生在慢性肝炎患者中，通常在动脉期表现为高增强，在门脉期和延迟期，通常表现为低增强（图7-2-1）。但是部分分化良好的肝细胞肝癌也可呈等增强改变。如果病灶内部伴有出血坏死区域，可以呈无增强。纤维板层样肝细胞肝癌在我国发病率罕见，病灶大多为单个实性结节，以癌细胞巢间出现大量平行排列的板层状纤维组织及强嗜酸性颗粒状的癌细胞浆为主要病理特点。超声造影显示从病灶内部向四周呈"轮辐状"放射增强，门脉期与延迟期均呈高增强状态，病灶内部纤维瘢痕组织无增强。

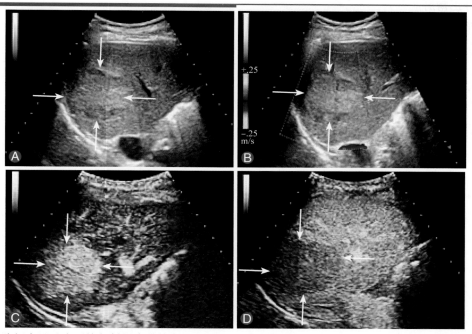

A. 二维灰阶超声显示为不均匀低回声肿块；B.CDFI 显示肿块内部可见血流信号；C. 超声造影动脉期显示快速高增强；D. 超声造影门脉期肿块内造影剂廓清，显示为低增强。箭头所指为病灶。

图 7-2-1　肝细胞肝癌

（2）胆管细胞肝癌：动脉期呈特征性的增强模式，即肿瘤周边呈环状不规则高增强；内部含有纤维结构或脂肪结构丰富的肿瘤，门脉期呈不均匀性低增强，局部区域呈无增强，但二维超声表现为非囊性（图7-2-2）。延迟期呈低增强，肿瘤轮廓显示更加清晰。

（3）转移性肝癌：根据病灶血供特点可分为富血供型和乏血供型，超声造影富血供肿瘤动脉期呈现整体性高增强，而乏血供肿瘤动脉期常呈现周边环形高增强，门脉早期开始廓清是转移性肝癌的特点，呈典型的"黑洞"征象（图7-2-3）。在延迟期常可更清晰、灵敏地发现二维超声，甚至 CT 未能发现的微小转移灶。

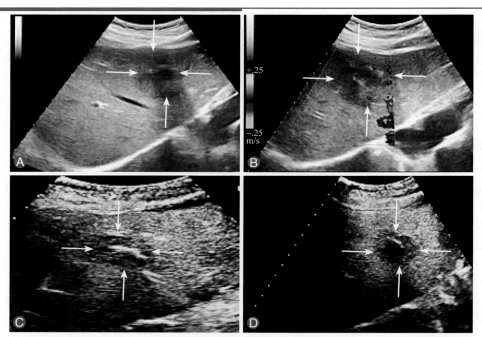

A. 二维灰阶超声显示不均匀低回声肿块；B.CDFI 显示肿块内部可见血流信号；C. 超声造影动脉期显示快速不规则高增强；D. 超声造影门脉期肿块内造影剂迅速廓清，显示为显著低增强。箭头所指为病灶。

图 7-2-2　胆管细胞肝癌

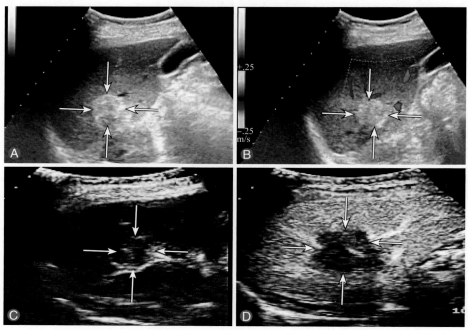

A. 二维灰阶超声显示不均匀回声肿块；B.CDFI 显示肿块内部可见血流信号；C. 超声造影动脉期显示肿块内部不规则高增强；D. 超声造影门脉期肿块内造影剂迅速廓清，显示为显著低增强。箭头所指为病灶。

图 7-2-3　转移性肝癌

（4）血管瘤：超声造影表现为"快进慢出"模式，即动脉期周边呈高增强，形态欠规则，并且显示团块状、结节状增强回声，逐步向心性弥散，增强一直持续至延迟期。小肿瘤（直径≤3 cm）弥散速度较快，大肿瘤弥散速度较缓慢，至延迟期呈现部分或整体性充填。部分血管瘤内由于血栓导致部分呈无增强，容易误认为消退，需要与恶性肿瘤相鉴别（图 7-2-4）。

（5）肝脏局灶性结节性增生：是一种肝脏良性病变，超声造影动脉期显示结节呈快速高增强，大部分呈离心性"轮辐状"或"放射状"，基本表现为由中心向外快速弥散（图 7-2-5）。达到峰值强度时，病灶呈边界规则、清晰的整体性高增强，门脉期和延迟期仍旧呈等增强或高增强，部分肝脏局灶性结节增生中央可见低增强区是由中央星状瘢痕所致。

（6）肝细胞腺瘤：是一种良性的雌激素依赖性肿瘤，超声造影动脉期显示病变处大部分呈现整体性高增强，通常从周边迅速向内部填充。达峰值强度时，病灶内部回声较均匀，较大的肿瘤呈不均匀性增强，有出血坏死者可见病灶内无增强区；门脉期和延迟期大部分呈现等增强。病灶动脉期的增强模式与肝脏局灶性结节增生相反，部分肝细胞腺瘤在延迟期内可出现低增强改变，需要与恶性肿瘤相鉴别（图 7-2-6）。

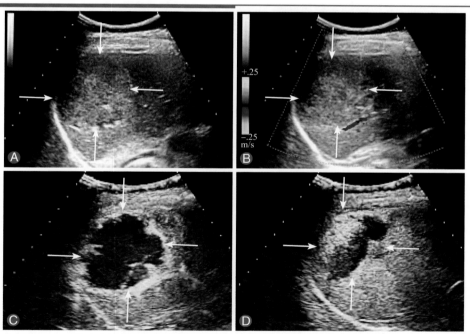

A. 二维灰阶超声显示不均匀低回声肿块；B.CDFI 显示肿块周边血流信号；C. 超声造影动脉期显示肿块周边快速结节状高增强；D. 超声造影门脉期与延迟期肿块内显示为逐渐扩大的向心性增强，部分填充。箭头所指为病灶。

图 7-2-4　肝血管瘤

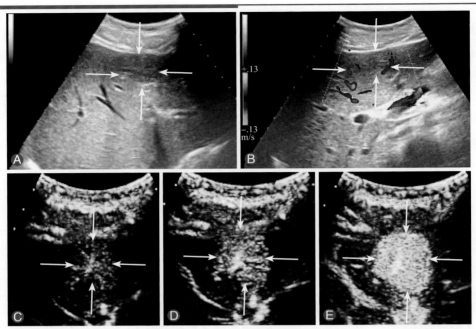

A. 二维灰阶超声显示低回声肿块；B.CDFI 显示肿块内部稀疏点状血流信号；C ~ E. 超声造影动脉期显示肿块动脉期快速离心性"轮辐状"增强。箭头所指为病灶。

图 7-2-5　肝脏局灶性结节性增生

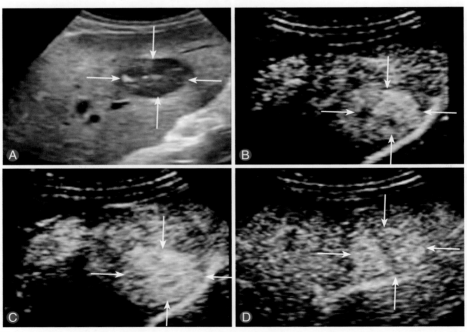

A. 二维灰阶超声显示不均匀低回声肿块；B. 超声造影动脉期肿块显示为快速高增强；C. 超声造影门脉期肿块显示为高增强；D. 超声造影延迟期肿块显示为等增强。箭头所指为病灶。

图 7-2-6　肝腺瘤

（7）肝脏局灶性炎性病变

1）肝脓肿：超声造影动脉期病变处呈现高增强，边界不清晰，延迟期无明显异常退出。脓腔出现后，动脉期脓腔周围呈现高增强，门脉期及延迟期呈现低增强。液化区呈无增强是脓肿超声造影最大的特点（图7-2-7）。

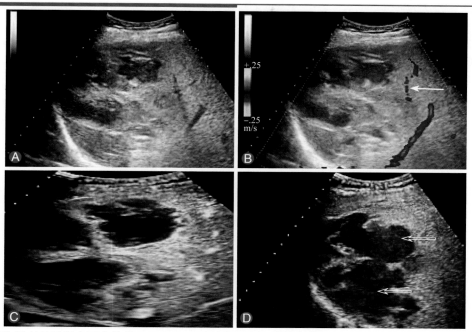

A. 二维灰阶超声显示混合回声肿块；B.CDFI显示肿块周边少许血流信号（箭头）；C. 超声造影动脉期肿块显示为不均匀蜂窝状高增强；D. 超声造影整个过程中肿块内始终未见造影剂灌注区域为液化坏死脓腔形成（空心箭头）。

图 7-2-7　肝脓肿

2）炎性假瘤：发病率罕见，超声造影动脉期病灶大部分表现为动脉期不均匀性高增强，边界欠清晰，形态不规则，门脉期与延迟期廓清为低增强，内部坏死部分呈无增强。

3）肝结核：结核球超声造影呈"快进快退"模式，典型表现为动脉期呈现周边环形高增强，增强范围变大，轮廓欠清晰，形态不规则。到门脉期与延迟期呈低增强。治疗后，二维超声呈强回声或钙化灶。

（8）肝内胆管囊腺瘤：超声造影动脉期纤维分隔及囊壁呈稍高或等增强，门脉期纤维分隔及囊壁上造影剂轻度退出，门脉期与延迟期表现为低增强。

（9）肝血管平滑肌脂肪瘤：超声造影动脉期大部分呈现均匀性增强，少部分呈不均匀性高增强，门脉期呈稍高或等增强，延迟期可为等增强或低增强。

（10）肝脏局灶性脂肪变性或缺失：局灶性脂肪变性各时相表现与邻近肝实质一致，呈等增强（图 7-2-8）。

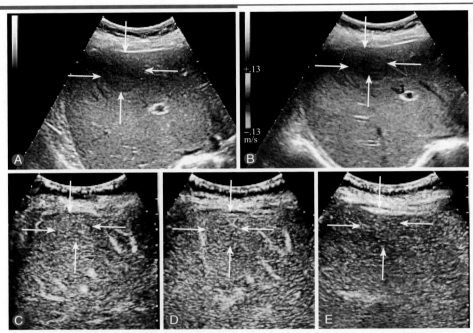

A. 二维灰阶超声显示低回声区；B.CDFI 显示局部未见明显异常血流信号分布；C～E. 超声造影整个过程各个时相显示低回声区造影特点为等增强。箭头所指为病灶。

图 7-2-8　肝脏局灶性脂肪缺失

表 7-2-3　常见非肝硬化背景下肝脏局灶性病变增强模式

病变种类		动脉期	门脉期	延迟期
肝细胞肝癌		高增强	低增强	低增强
胆管细胞肝癌		周边环状不规则高增强	快速低增强	明显低增强
转移性肝癌		整体高增强或周边环状高增强	快速低增强	低增强
血管瘤		周边开始高增强	高增强，向病灶中央缓慢填充	高增强
肝脏局灶性结节增生		中央向周边"轮辐状"高增强	高增强或等增强	高增强或等增强
肝细胞腺瘤		快速整体高增强	等增强	等增强
肝脏局灶性炎性病变	肝脓肿	高增强	低增强	低增强，脓腔液化区无增强
	炎性假瘤	不均匀高增强	低增强	低增强
	肝结核	周边环状高增强	低增强	低增强

（五）在介入诊疗领域的应用

1. 引导靶向穿刺

常规超声下显示不清或边界不清的病灶，在超声造影引导下穿刺活检可清晰显示靶灶，提高活检的准确率，减少穿刺针数。超声造影可以帮助判断肝脓肿液化区域，并显示脓腔是否与胆管相通。在介入穿刺过程中，超声造影不仅可以确定穿刺针与引流管的位置，更重要的是通过在囊腔内注入造影剂，可以判断囊腔与胆道之间是否相连通，指导下一步是否进行硬化治疗。

2. 肝脏肿瘤消融治疗的监测

评估肝脏肿瘤消融是否成功，是在消融灶内强回声团消失后施行，热消融一般于治疗结束后 15 ~ 30 分钟，对于酒精消融病灶强回声团消失较慢者，可于次日检查。消融成功的标志是消融范围覆盖肿瘤无偏移，造影全过程均为无增强。若覆盖不全或肿瘤残存，表现为动脉期不规则或结节状高增强，门脉期及延迟期增强消退。这种增强模式与热消融后通常出现的充血反应带类似，但后者为消融灶周边比较规整的环形增强，应注意鉴别。判断局部疗效的时机一般为治疗后 1 个月。肝癌经肝动脉栓塞化疗后，通过超声造影检测出常规超声难以辨认的存活肿瘤，并在超声造影引导下联合消融治疗，提高局部疗效（图 7-2-9）。

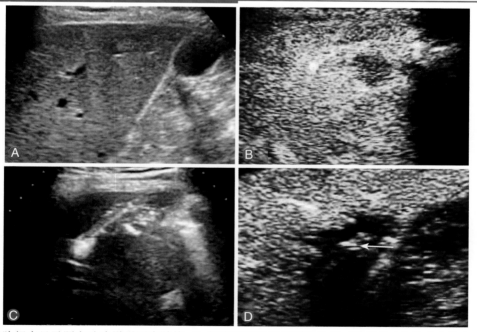

A. 二维灰阶超声显示肝右叶略增强回声肿块；B. 超声造影显示肝脏肿块呈"快进快出"的改变特点，穿刺病理证实为肝细胞肝癌；C. 超声引导下微波热消融治疗；D. 微波热消融后即刻超声造影评估，发现病灶内部动脉期仍出现不规则高增强区域，考虑为肿瘤残留。箭头所指为消融后造影显示肿瘤残留部分。

图 7-2-9　肝癌微波消融前后

　　肝脏超声造影的局限性为在受检者体格肥胖、有消化道气体或肺气的干扰、病灶位置过高过深、呼吸配合不好等情况下，如常规超声不能清晰地显示病变，超声造影也难以获得满意的效果。超声造影得到的是局部断层图像，不能像 CT 与 MRI 那样较完整地显示肝脏的全貌，常规的超声造影显示的为二维图像，难以把握病变的立体形态特点，可能影响肿瘤消融整体疗效判定的准确性。

（六）肝脏影像报告和数据系统简介

　　美国放射学会（American College of Radiology，ACR）2016 年正式公布发表了基于超声造影的肝脏影像报告和数据系统（liver imaging report and data system，LI-RADS），是一个对肝细胞肝癌高风险患者行超声造影的标准化报告分析和分类系统。具体内容见表 7-2-4。

表 7-2-4　LI-RADS 分类诊断标准

分类	结节直径	动脉相	门脉相与延迟相
LR-1	任意大小	绝对良性特点动脉相增强模式（如典型囊肿、典型血管瘤、明确的肝内脂肪堆积或缺乏）	无廓清
LR-2	实性结节直径＜10 mm	等增强	无廓清
LR-3	实性结节直径＜10 mm	整体或部分增强，非环状或周边不连续的环状增强	无廓清
	实性结节直径＜20 mm	等增强或低增强	无廓清、轻度廓清或晚期廓清
	实性结节直径≥20 mm	等增强或低增强	无廓清
LR-4	实性结节直径＜10 mm	整体或部分增强，非环状或周边不连续的环状增强	轻度廓清或晚期廓清
	实性结节直径≥10 mm	整体或部分增强，非环状或周边不连续的环状增强	无廓清
	实性结节直径≥20 mm	等增强或低增强	轻度廓清或晚期廓清
LR-5	实性结节直径≥10 mm	整体或部分增强，非环状或周边不连续的环状增强	轻度廓清或晚期廓清
LR-M	任意大小	"轮辐状"增强	明显廓清
	任意大小	整体或部分增强，非环状或周边不连续的环状增强	早期廓清（＜60 秒）

　　附：不在表中的其他类型。

　　（1）任意大小既往诊断为 LR-3 类的实性结节，连续观察 2 年及 2 年以上，结节直径未增大，诊断为 LR-2 类。

　　（2）不论肝脏是否探及实性结节，静脉内发现明确软组织，动脉相必须有一定程度的增强，随后出现廓清，诊断为 LR-5V 类。

　　（3）因图像质量下降而不能分类的，归为 LR-NC 类。

（4）在门静脉、肝静脉内发现瘤栓的，归为 LR-TIV 类。

关于 CEUS-LI-RADS 的临床应用已在国内外成熟展开，结果证实该分类标准对肝细胞肝癌的诊断是准确、可靠的。应用 CEUS-LI-RADS 对肝细胞肝癌高危人群中肝脏占位性病变进行分类，研究证实，该系统对于肝脏占位性病变的诊断具有较高的敏感度和特异度（图 7-2-10）。

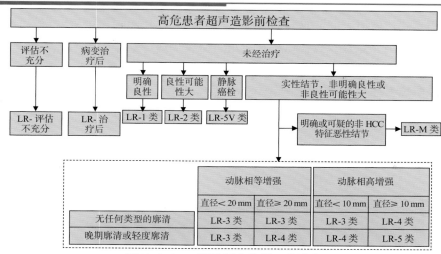

图 7-2-10　肝脏超声造影工作流程

来源：杨丹，李锐 . 美国放射学院超声造影 LI-RADS 指南（2016 版）. 临床超声医学杂志，2017，19（10）：712-718.

二、超声造影在胆囊中的应用

（一）胆囊超声造影方法

首先进行常规超声检查。造影条件设置：进入造影检查模式，调节成像条件。实施造影：探头切面置于感兴趣区，目标病灶尽可能位于图像中间。经肘前静脉团注造影剂，声诺维常规推荐用量为 2.4 mL，同时打开计时器，观察病灶、胆囊和周围肝组织的增强情况及其动态变化过程，约 3 分钟。造影中启动存储功能，根据检查目的，按照预定方案存储动态图像。

胆囊超声造影时相划分见表 7-2-5。

表 7-2-5　正常胆囊超声造影的时相划分（以注射开始计时）

时相	开始（秒）	结束（秒）
动脉期（增强早期）	8~10	30
静脉期（增强晚期）	31	180

正常胆囊超声造影时，在增强早期，胆囊壁快速线状增强，早于肝组织，进入增强晚期时，胆囊壁造影剂均匀分布，与周围肝组织呈等增强，胆囊腔内胆汁充盈部分始终为无增强。

（二）在胆囊疾病中的应用

1. 胆囊炎（包括急性和慢性胆囊炎）

部分急性胆囊炎出现穿孔时，胆囊超声造影出现胆囊壁线状增强中断不连续的现象，并在穿孔胆囊壁的周围形成胆汁外溢所致的包裹性的无增强区。超声造影在对某些慢性胆囊炎与胆囊癌的鉴别中有较高的价值。长期慢性胆囊炎可致胆囊壁明显增厚且厚壁不一，与周围组织粘连边界不清，长期胆汁淤积致囊内胆泥或结石形成而表现为实性回声填充。常规超声常易误诊为胆囊癌，但超声造影能清晰显示炎性水肿的胆囊壁各层次结构，呈"双轨征"。囊内实性回声如为胆泥，则表现为无增强；相反，胆囊癌超声造影表现为囊壁中断、破坏、层次不清，周围肝实质受侵犯，因而鉴别诊断准确率较常规超声明显提高。

2. 胆囊腺肌增生症

病变处增强早期常表现为稍高增强或等增强，增强程度也可稍低于周围正常胆囊壁，增强晚期多减退为稍低增强。病变周围的胆囊壁黏膜层与浆膜层保持良好的完整性（图7-2-11）。胆囊腺肌增生症在常规超声上表现为特征性"蜂窝状"改变，诊断不难，因此，超声造影对于本病的主要意义仍是与胆囊癌相鉴别。

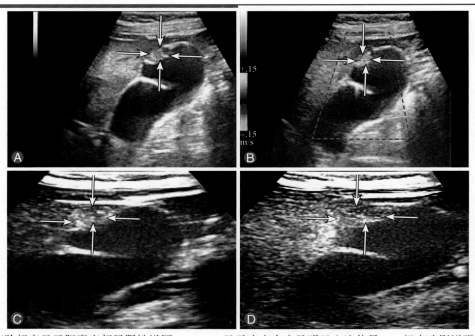

A. 二维灰阶超声显示胆囊底部局限性增厚；B.CDFI 显示病变内未见明显血流信号；C. 超声造影增强早期病变处呈高增强；D. 超声造影增强晚期病变呈低增强，胆囊壁与周围组织界线清楚。箭头所指为病灶。

图 7-2-11 胆囊腺肌增生症

3. 胆囊息肉

超声造影表现为病灶与胆囊壁同步增强，早于肝实质，呈迅速均匀高增强，消退快于肝实质，一般在造影剂注射 50 秒后变为均匀低增强（图 7-2-12）。胆囊息肉根据常规超声检查已能确诊。超声造影对鉴别直径＞ 1 cm 的息肉、腺瘤或息肉样结节型胆囊癌，具有一定的临床意义。较大的胆囊息肉超声造影表现为基底部增强范围较宽，或附着囊壁层次不清楚，或与周围肝脏分界不清时，应警惕息肉型胆囊癌可能。

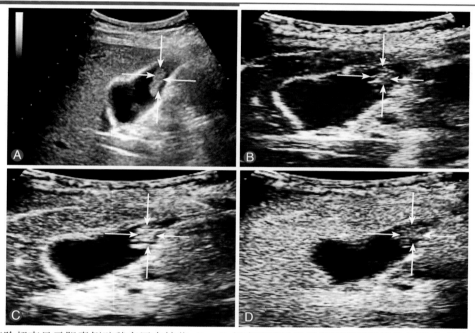

A. 二维灰阶超声显示胆囊侧壁稍高回声结节；B、C. 超声造影增强早期胆囊侧壁结节与胆囊壁同步高增强，早于肝实质；D. 超声造影增强晚期病变呈低增强，消退早于肝实质。箭头所指为病灶。

图 7-2-12　胆囊息肉

4. 胆囊癌

绝大多数胆囊癌超声造影增强早期呈迅速高增强，较周围肝实质快。肿瘤多迅速减退为低增强，增强变低时间为 20～40 秒，早于胆囊良性病变。增强晚期肿瘤边界显示更清楚，胆囊癌易浸润周围肝脏或转移至肝脏，延迟期扫查受浸润的周围肝实质呈低增强。转移至肝脏时可见多发圆形低增强病灶，造影剂廓清较明显，多呈现为显著的低增强（图 7-2-13）。

超声造影鉴别胆囊良恶性疾病较常规超声准确，尤其对于相对较小、未侵犯肝实质的肿瘤，明确其良恶性帮助更大。此外，还可准确鉴别胆囊癌与胆囊内凝血块、胆泥团等。对于已侵犯肝实质形成较大肿块者，常规超声诊断胆囊癌并不困难，但肿块边界常显示不清，超声造影可明确其浸润范围。

胆囊病变的良恶性与其大小有关，病变越大，恶性可能性也越大，因此，病变的大小是

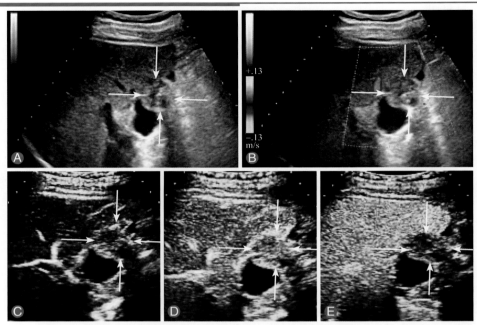

A. 二维灰阶超声显示胆囊腔内不规则回声肿块；B.CDFI 显示肿块内未见明显血流信号；C、D. 超声造影显示增强早期胆囊肿块呈不规则稍高增强，增强时间早于周围肝实质，胆囊壁局部与周围肝实质界线不清；E. 超声造影显示增强晚期胆囊肿块呈明显低增强，造影剂消退早于周围肝实质。箭头所指为病灶。

图 7-2-13　胆囊癌

一个重要的鉴别点。此外，比较有意义的超声造影指标是病变内增强消退时间、病变基底部囊壁完整性、周围组织有无浸润及肝内转移等。对超声造影来说，首先是明确提供了胆囊病变增强、消退的血流动力学信息；其次是在造影后能清晰显示基底部囊壁的完整性，显示清晰度较常规超声明显提高；最后是能更容易发现周围肝组织浸润及肝内转移病灶（表 7-2-6）。

表 7-2-6　胆囊良恶性病变普通彩色多普勒超声与超声造影的鉴别

		良性病变	恶性病变
普通彩色多普勒超声	大小	较小，常 < 2 cm	较大，常 > 2 cm
	边界	清楚	不清楚
	彩色血流	无血流，点状或线状血流	杂乱丰富的血流，呈高阻的动脉特点
超声造影	增强早期	稍高增强或等增强	快速高增强，迅速减退
	增强晚期	稍低增强	明显低增强
	增强形态	均匀	不均匀
	基底部囊壁完整性	完整	不完整，连续性破坏
	有无侵犯周围组织	无	有
	肝内转移	无	有

三、超声造影在胰腺中的应用

（一）胰腺超声造影

首先进行常规超声检查。造影条件设置：进入造影检查模式，调节成像条件。实施造影：探头切面置于感兴趣区，目标病灶尽可能位于图像中间。经肘前静脉团注造影剂，声诺维常规推荐用量为 2.4 mL，同时打开计时器，观察病灶和周围胰腺组织的增强情况及其动态变化过程至少 3 分钟，同时注意肝脏内有无异常增强区。胰腺超声造影时相划分见表 7-2-7。

表 7-2-7　正常胰腺超声造影的时相划分

时相	开始（秒）	结束（秒）
增强早期（动脉期）	10～15	30
增强晚期（静脉期）	31	120

超声造影需以常规超声为基础，除仔细观察胰腺组织和病灶的回声特征外，还要记录胆管及胰管有无扩张，探测病灶有无血供。胰腺造影时必须显示肿物最大切面，而且在同一切面显示肿物和周围胰腺组织以便于对比。在增强晚期必须注意观察胰腺肿物与周围血管的解剖关系，判断有无血管压迫和侵犯。必要时在增强晚期还要有顺序地扫查全肝，了解肝内有无病变。

正常胰腺超声造影在注射造影剂 10～15 秒后开始显影，并迅速弥散到整个胰腺，胰腺增强的程度低于肝实质，胰腺轮廓能清楚显示，进入增强晚期后，造影剂缓慢退出胰腺。

（二）超声造影在胰腺炎性病变中的应用

坏死性胰腺炎超声造影常显示胰腺边界不清，包膜不完整，胰腺内部坏死区域可见不同范围的无增强区。慢性胰腺炎可通过超声造影增强后更突显胰腺的形态改变和包膜不完整，扩张胰管的形态与走行更加清晰。超声造影可客观地反映胰腺组织的血供状态和坏死范围，是一个病情观察的形态学量化指标。局灶性胰腺炎常规超声表现为局限性的低回声，易与胰腺的占位性病变混淆，而超声造影图像上增强时间、增强程度、增强水平与周围胰腺组织一致，有助于两者的鉴别诊断；自身免疫性胰腺炎的超声造影表现为增强早期不均质的等－高增强，静脉期缓慢退出，这与病灶内正常的微血管结构未受到破坏，但同时受淋巴细胞浸润和纤维化作用致血管变细相关，并且超声造影对自身免疫性胰腺炎病灶内血管分级和激素治疗后的疗效评价还有一定价值。

（三）超声造影在胰腺囊性病变中的应用

胰腺真性囊肿一般较小，超声造影表现为胰腺内部圆形或类圆形的无增强区，注意判断是否与胰管相通。胰腺假性囊肿超声造影示囊壁和间隔均无明显增强，囊内混合实性坏死部分均无增强。

（四）超声造影在胰腺占位性病变中的应用

胰腺癌属于外分泌源性恶性肿瘤，因其侵袭性生长的生物学特性，常规超声通常表现

309

为边界不清的低回声肿块，伴或不伴胆管和胰管扩张。超声造影在胰腺癌中的诊断价值已得到证实，大多数的研究支持以周边正常的胰腺实质进行对照，胰腺癌呈现为低增强病灶（图7-2-14）。此外，基于超声造影的定量参数分析得出胰腺癌病灶内的造影剂退出明显早于胰腺实质，渡越时间短于胰腺实质，这与肿瘤内部结构异常、血管纤曲及动静脉瘘形成有关。此外，利用超声造影了解胰腺癌侵犯周围血管的情况，可对胰腺肿瘤的可切除性进行术前评估。

胰腺内分泌源性肿瘤源于胰腺神经内分泌细胞，根据瘤体是否释放激素及产生相应的临床症状，分为功能性内分泌肿瘤和无功能性内分泌肿瘤。常规超声通常表现为边界清晰、均质的低回声。超声造影显示大部分内分泌肿瘤表现为高增强，增强早于周围胰腺实质，而大的无功能内分泌肿瘤因坏死和囊性变可表现为不均质高增强。

胰腺浆液性囊腺瘤为良性病变，对于无症状的患者可随诊观察。其典型的声像图表现为囊腔内伴多发纤细分隔，超声造影呈典型的"蜂巢式"增强，有助于诊断。

黏液性囊腺瘤内部实质部分与周围胰腺组织同时均匀增强，内部可见囊性无增强区域，早期增强程度等于或高于胰腺实质，晚期增强程度稍低于胰腺实质；黏液性囊性癌与周围胰腺组织同时增强，消退较快，瘤内厚薄不均匀分隔与乳头上部分可见造影剂增强。

超声造影能够评价胰腺病变的血管性，目前研究显示，胰腺局灶性病变与胰腺实质增强时相的差异、良恶性病变间增强模式及增强开始至达峰的速度差异，可以帮助鉴别胰腺局灶性占位性病变的良恶性，表明超声造影在胰腺影像中也有较高的临床使用价值。此外，超声造影也可用于帮助发现小的胰岛细胞瘤等（表7-2-8）。

表7-2-8 局灶性胰腺炎与胰腺癌普通彩色多普勒超声与超声造影的鉴别

		局灶性胰腺炎	胰腺癌
普通彩色多普勒超声	回声	低回声，回声均匀	低回声，回声不均匀
	边缘	模糊不清	不光整，呈"蟹足样"
	后方回声	增强	衰减
	胆管与胰管	无扩张或轻度扩张	胰头癌时扩张明显
超声造影	增强早期	稍高增强或等增强	低增强
	增强晚期	等增强	低增强
	增强形态	均匀	不均匀
	增强时间	与周围胰腺组织同步	迟于周围胰腺组织
	消退时间	与周围胰腺组织同步	早于或等于周围胰腺组织
	有无侵犯周围组织	无	有
	有无肝内转移	无	有

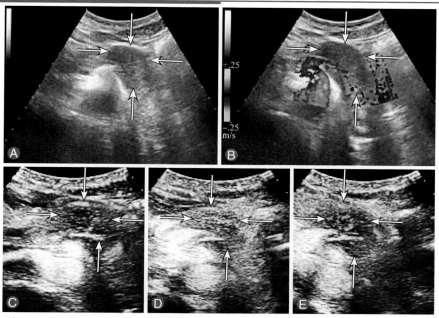

A. 二维灰阶超声显示胰腺体尾部不规则低回声肿块；B.CDFI 显示胰腺肿块内未见明显血流信号；C. 超声造影
显示增强早期胰腺肿块呈不规则低增强，增强时间晚于周围胰腺组织；D、E. 超声造影显示增强晚期胰腺肿块
呈不规则低增强，消退时间早于周围胰腺组织。箭头所指为病灶。

图 7-2-14　胰腺癌

四、超声造影在脾脏中的应用

（一）脾脏超声造影

首先进行常规超声检查。造影条件设置：进入造影检查模式，调节成像条件。实施造影：探头切面置于感兴趣区，能清晰显示脾脏及目标病灶全貌。经肘前静脉团注造影剂，声诺维常规推荐用量为 1.5 ~ 2.0 mL，观察病灶和周围脾脏组织的增强情况及其动态变化过程，观察时间需要＞ 5 分钟。造影中启动存储功能，根据检查的目的，按照预定方案存储动态图像。

脾脏超声造影时相划分见表 7-2-9。

表 7-2-9　正常脾脏超声造影的时相划分

时相	开始（秒）	结束（秒）
增强早期（动脉期）	10	30
增强晚期（静脉期）	31	300

正常脾脏超声造影在注射造影剂 10 秒后脾门处脾动脉开始显影，并迅速弥散到整个脾

脏，60秒后脾脏实质呈均匀高增强，脾脏增强时间可以持续5分钟，随后脾脏回声随着造影剂微泡的消退慢慢减弱。

（二）脾脏囊性病变的超声造影特点

脾囊肿超声造影动脉期与静脉期病灶均为无增强，脾脓肿超声造影在动脉期呈不均匀或周边环状高增强，静脉期逐渐消退呈等增强或低增强，脓肿液化区域始终无造影剂灌注。

（三）脾脏实性病变的超声造影特点

脾血管瘤是脾脏最常见的良性肿瘤。典型的脾血管瘤超声造影表现是周边结节状向心性增强，增强区域逐渐扩大，静脉期高于或等于脾脏回声。少数脾血管瘤在动脉期和静脉期均表现为低增强（图7-2-15）。

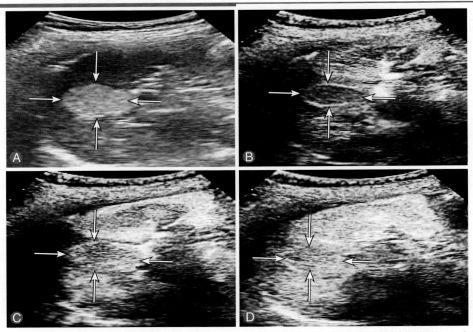

A. 二维灰阶超声显示脾脏实质内增强回声肿块；B. 超声造影显示动脉早期脾脏肿块周边增强；C. 超声造影显示在动脉晚期脾脏肿块增强区域不断扩大；D. 超声造影显示静脉期脾脏肿块呈等增强。箭头所指为病灶。

图7-2-15　脾血管瘤

脾淋巴瘤与转移瘤是脾脏中常见的恶性肿瘤，主要表现为动脉期快速增强、静脉期快速减退，如果内部坏死则在整个造影过程中呈无增强改变（图7-2-16）。

脾梗死在整个造影过程可呈基底宽、尖端指向脾门的楔形无增强区。

脾血管瘤与脾淋巴瘤的鉴别见表7-2-10。

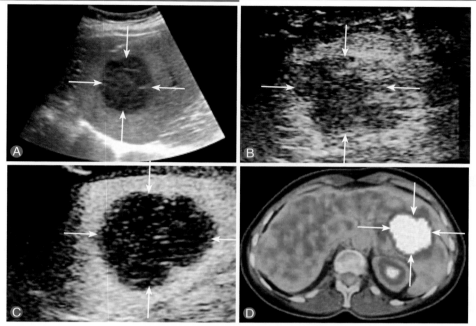

A.二维灰阶超声显示脾脏实质内低回声肿块；B.超声造影显示动脉期脾脏肿块周边不均匀增强，内部呈低增强；C.超声造影显示静脉期脾脏肿块造影剂完全退出，呈明显低增强；D.PET/CT 显示脾脏肿块内代谢活跃。箭头所指为病灶。

图 7-2-16　脾淋巴瘤

来源：OMAR A，FREEMAN S. Contrast-enhanced ultrasound of the spleen. Ultrasound，2016，24（1）：41-49.

表 7-2-10　脾血管瘤与脾淋巴瘤普通彩色多普勒超声与超声造影的鉴别

		脾血管瘤	脾淋巴瘤
普通彩色多普勒超声	回声	高回声多见、低回声少见	低回声
	边缘	血管裂隙征	清晰
	回声分布	蜂窝样	不均匀
	血流分布	点状或短线状静脉为主血流	病变周边与内部可见动脉血流
超声造影	增强早期	低增强或等增强	高增强
	增强晚期	等增强	低增强
	增强形态	不均匀	不均匀
	增强时间	早于周围脾脏组织	早于周围脾脏组织
	消退时间	晚于周围脾脏组织	早于周围脾脏组织
	有无侵犯周围组织	无	有

（四）脾脏外伤的超声造影特点

脾内血肿表现为脾实质内出现低增强区或者无增强区，包膜下血肿常表现为包膜下"新月形"的无增强区，外伤累及脾脏包膜造成中断形成活动性出血时，常显示为包膜处强化回声的中断，造影剂自包膜破口流向包膜外，并在脾周形成高增强区。

五、超声造影在肺脏疾病中的应用

（一）超声造影在肺部肿瘤疾病诊断中的应用

周围型肺部占位性病变主要包括良性肿瘤、原发或转移的恶性肿瘤。肺部肿瘤的定性诊断一直是影像界研究的热点和难点，正确的定性判断是后续制订治疗方案的关键。但因彩色多普勒超声受操作者手法、仪器分辨率、参数调节及取样角度等因素的限制，不能全面、细致地反映病灶内部血供情况，无法分辨是否存在坏死病灶。目前，超声造影对肺癌的诊断研究认为，超声造影增强时相对肺部肿瘤良恶性的鉴别有重要意义。综合国内外文献报道，肺癌增强开始于支气管动脉期，一般＞10秒，而肺脏炎性病变的增强则开始于肺动脉期，一般＜10秒。这是因为肺癌的新生血管主要来自支气管动脉，而肺的炎性病变如肺炎和支气管肺炎，主要是肺动脉供血，该特征性表现是超声造影诊断肺癌的重要依据（表7-2-11）。

表7-2-11　周围型肺部良恶性病变超声造影的鉴别

	周围型肺部良性病变	周围型肺部恶性病变
增强程度	高增强或等增强	高增强或低增强
增强类型	均匀	不均匀
增强时间	＜10秒	＞10秒
造影剂完全消退时间	＞120秒	＜120秒

当中央型肺癌压迫或阻塞支气管时，可引起远端的肺组织实变，实变的肺组织可作为透声窗，使肺门部肿块在超声图像上显示，但常规超声检查常难以区分其肿瘤部分及不张的肺组织，多数研究结果表明肺癌的增强时相大多始于支气管动脉期，增强强度多低于不张的肺组织，因此，超声造影可较好地区分其肿瘤部分与不张的肺组织。因此，超声造影利用肺存在支气管动脉及肺动脉双血供的特点，易分辨肿瘤与不张肺组织（图7-2-17）。

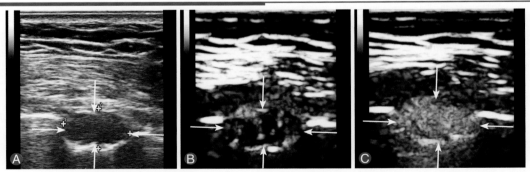

A. 二维灰阶超声显示肺周缘部不规则低回声肿块；B. 超声造影显示肺动脉期肺周缘部肿块内部呈不规则点状增强；C. 超声造影显示支气管动脉期肺周缘部肿块呈明显高增强。箭头所指为病灶。

图7-2-17　转移型肺癌

（二）超声造影在肺部肿瘤疾病穿刺与消融治疗中的应用

对于不同病理学类型的肺癌，其治疗方案差异较大，因此，对肺部肿瘤进行精准穿刺活检，获得病理学诊断尤为重要，超声引导下经皮肺穿刺活检术可对支气管镜难以到达或难以诊断的肺部胸膜相邻处病变进行取材，且操作全过程均实时动态观测，取材成功率高，已得到临床的广泛认可和应用。但当肺部病灶较大（直径＞5 cm）时，常是坏死、炎症、肺不张及肿瘤组织等多种病变组织并存，二维超声无法区别病灶内坏死区域和活性区域，彩色多普勒超声检查常不能反映出病变真实的血流信号情况，给穿刺操作带来一定的盲目性，易造成穿刺失败；而实时超声造影能实时显示病灶内的血流灌注信息，实时超声造影引导可以显示肿块的活性区，能避开穿刺路径上的大血管，可以对肺部肿块进行精准穿刺活检，可以明显提高穿刺的阳性率、准确率及安全性。对于不能耐受手术、不愿手术治疗或其他局部治疗后复发的周围型肺癌患者，热消融已成为有效的替代手段。超声造影具有实时动态、敏感度高的优势，目前大量研究证实，超声造影对发现消融术后残留或复发具有较高的灵敏度、特异度和准确度，与增强 CT、MRI 诊断价值相似，已经成为评价肺肿瘤微波射频消融治疗效果的有效方法。

六、超声造影在肾脏疾病中的应用

（一）肾脏超声造影方法

肾脏超声造影患者无须特殊准备，检查体位要求能够清楚显示病变并便于操作。由于肾脏的血供丰富，体积小而血流量大，造影剂一般为 1 ~ 2.4 mL，这取决于超声仪器的类型和患者的体质。造影剂注射方法包括团注法和静脉滴注法。

肾脏超声造影的过程表现为注入造影剂后，肾门处肾动脉主干最先增强，接着由段动脉－叶间动脉－弓形动脉顺序显影，之后皮质开始增强，并快速达峰；肾髓质增强晚于肾皮质，并呈周边向中央充填的缓慢增强模式；肾实质造影剂消退时首先表现为肾髓质增强减弱，随后肾皮质出现增强减弱。受检者血管状态、年龄、肾血流灌注情况等对肾脏超声造影有影响。

根据肾脏血管特性及目前应用研究结果，建议将肾脏超声造影的时相划分如下。

1. 肾实质增强期

（1）皮质增强期：注入造影剂后 10 ~ 40 秒，肾皮质开始增强。

（2）髓质增强期：注入造影剂后 41 ~ 120 秒，随后造影剂从髓质外部逐渐向内部灌注，即由髓质周边开始增强至造影剂完全充填肾髓质。

2. 肾实质消退期

造影剂由肾髓质开始减退至肾实质内造影剂微泡完全消失，为注入造影剂 120 ~ 180 秒后。正常肾脏超声造影的时相划分见表 7-2-12。

表 7-2-12　正常肾脏超声造影的时相划分

时相		开始（秒）	结束（秒）
肾实质增强期	皮质增强期	10	40
	髓质增强期	41	120
肾实质消退期		121	360

（二）肾脏囊性占位性病变的超声造影诊断

1. 单纯性肾囊肿

单纯性肾囊肿超声造影表现为病灶内整个造影过程无增强。典型的单纯性肾囊肿易于被常规超声诊断，故无须超声造影（图 7-2-18）。

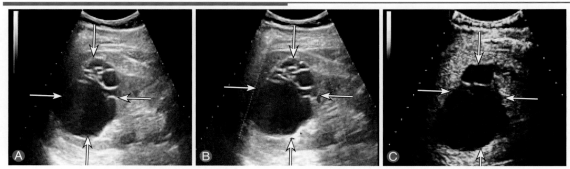

A. 二维灰阶超声显示肾上极多房囊性无回声肿块；B.CDFI 显示囊肿内未见明显血流信号；C. 超声造影显示囊肿内未见明显造影剂灌注。箭头所指为病灶。

图 7-2-18　单纯性肾囊肿（Bosniak Ⅱ型）

2. 复杂性肾囊肿

囊肿出现出血、感染时，常规超声检查与囊性肾癌难以鉴别，或常规超声显示病灶呈低回声，难以区分囊实性时可行超声造影，其特点是病灶内整个造影过程无增强，实质增强期可见囊壁增强，囊壁纤细均匀，内部无间隔或少许纤细的间隔增强（图 7-2-19）。

3. 多房性囊性肾细胞癌

多房性囊性肾细胞癌是肾透明细胞癌的一种亚型，其超声造影的典型表现包括实质增强期周边及分隔高或等增强，分隔多，且囊壁及分隔厚薄不均，呈"蜂窝状"。

4. 肾脓肿

肾脓肿的超声造影表现为周边厚环状增强，在实质增强期脓肿壁早于周边肾实质开始增强，且表现为等增强或高增强，消退期多为低增强，液化部分始终无增强。但需指出在脓肿早期液化不多时，超声造影表现与其他肾实性病变表现有交叉，需结合常规超声其他特征、临床病史、实验室检查等，并随访观察。

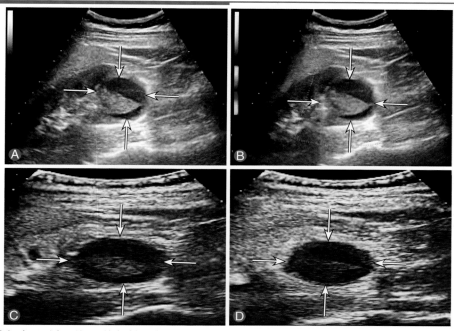

A. 二维灰阶超声显示肾下极不均匀低回声肿块；B.CDFI 显示肿块内未见明显血流信号；C、D. 超声造影显示肿块内未见明显造影剂灌注。箭头所指为病灶。

图 7-2-19　肾囊肿内部出血（Bosniak Ⅲ型）

肾囊性占位性病变的鉴别见表 7-2-13。

表 7-2-13　肾囊性占位性病变普通彩色多普勒超声与超声造影的鉴别

类型		单纯性肾囊肿	复杂性肾囊肿	肾脓肿	囊性肾癌
Bosniak 分类		Ⅰ/Ⅱ型	Ⅲ型	Ⅲ型	Ⅳ型
普通彩色多普勒超声	内部回声	无回声	无回声、低回声	不均匀低回声	不均匀无回声
	内部分隔	无	少，分布纤细规则	液化时有厚分隔	分布杂乱，厚薄不均
超声造影	囊壁增强	均匀增强	均匀增强	周边厚环状增强，早于肾实质，呈高增强	周边不规则高增强
	内部增强	无	无	内部不均匀增强	内部分隔呈"蜂窝状"或"结节状"高增强

（三）肾脏实性占位性病变的超声造影诊断

1. 肾血管平滑肌脂肪瘤

肾血管平滑肌脂肪瘤是肾常见的良性肿瘤。典型的肾血管平滑肌脂肪瘤超声造影表现为实质增强期多呈均匀等增强或低增强。部分病灶表现为向心性增强，较大肿瘤也可出现不均匀增强，病灶多无周边环状高增强现象出现（图 7-2-20）。但对不典型的血管平滑肌脂肪瘤（如脂肪含量甚少），无论是常规超声还是超声造影诊断均较困难。

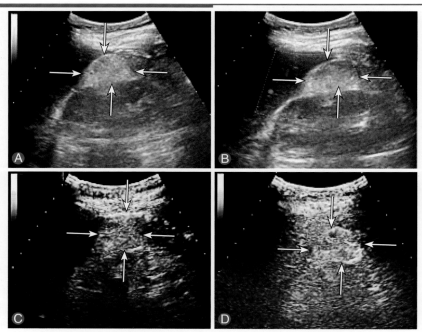

A. 二维灰阶超声显示肾边缘处增强回声肿块；B.CDFI 显示肿块内未见明显血流信号；C、D. 超声造影显示肿块内造影剂灌注呈向心性等增强。箭头所指为病灶。

图 7-2-20　肾错构瘤

2. 肾细胞癌

肾细胞癌可分为不同的病理类型，透明细胞型肾细胞癌占肾细胞癌比例最高。富血供的透明细胞型肾细胞癌超声造影典型表现为实质增强期等增强或高增强，增强时间早于或同步于周边肾皮质，多数病灶为不均匀增强，消退期病灶造影剂消退较周边肾皮质慢（图 7-2-21）。超过半数病灶可观察到周边环状高增强现象。乳头状肾细胞癌较为少见，病灶多乏血供，超声造影典型者多呈不均匀低增强。嫌色细胞型肾癌超声造影皮质增强期多呈等增强或低增强，肿瘤较大时可见"树枝状"血管高增强，消退期造影剂消退为低增强。有时较难与透明细胞型肾癌鉴别。

3. 肾盂移行细胞癌

常规超声可显示的肾盂移行细胞癌超声造影多表现为晚于肾皮质的等增强或低增强，可表现为均匀或不均匀增强，均无周边环状高增强征象。该病可与肾盂内整个造影过程中无增强的凝血块鉴别。

4. 肾脏转移癌

恶性肿瘤的晚期通常会发生肾脏转移，常呈多灶性，常见的原发肿瘤有结肠癌、肺癌、乳腺癌和黑色素瘤。肾转移癌超声造影与周围肾实质相比表现为持续性低增强，可使肿瘤显示更为清晰。

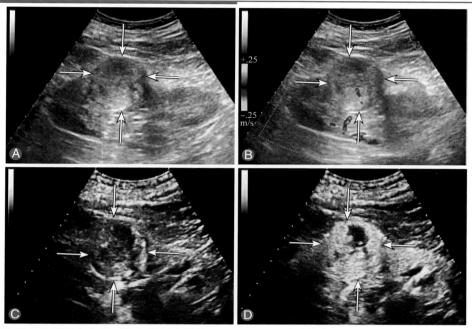

A. 二维灰阶超声显示肾中上部不均匀低回声肿块；B.CDFI 显示示肿块内可见血流信号；C、D. 超声造影显示肿块内造影剂灌注呈快进慢退高增强、图 C 可见假包膜所致的周边环状高增强。箭头所指为病灶。

图 7-2-21　肾细胞癌

5. 肾柱肥大

肾柱是指 2 个肾锥体之间的肾皮质部分，有时肾柱体积较大，易被误认为占位性病变，超声造影与周围肾实质同步增强、同步达峰、同步消退。

肾实性占位性病变的鉴别见表 7-2-14。

表 7-2-14　肾实性占位性病变普通彩色多普勒超声与超声造影的鉴别

	类型	肾柱肥大	肾错构瘤	肾细胞癌	肾盂移行细胞癌	肾转移癌
普通彩色多普勒超声	好发部位	肾锥体之间的皮质	肾实质	肾实质	肾盂集合系统内	肾实质
	内部回声	低回声	高回声多见	低回声多见	低回声	低回声
	内部血流	未见	可见点状、短线状分布的血流信号	多见较丰富的血流信号	可见点状分布的血流信号	未见
超声造影	增强时间	与周边肾实质同步	早于周边肾实质或晚于周边肾实质	早于周边肾实质	晚于周边肾实质	与周边肾实质同步
	增强程度	等增强	多等增强或稍低增强	高增强	低增强	低增强
	周边环状高回声环	无	无	有	无	无
	消退时间	与周边肾实质同步	迟于周边肾实质	迟于周边肾实质	早于周边肾实质	早于周边肾实质

（四）其他肾脏病变的超声造影诊断

1. 肾动脉狭窄

肾动脉狭窄是由多种病因引起的一种肾血管疾病。最常见的病因是动脉粥样硬化，其次是纤维肌性发育不良。超声造影可以通过直接测量和间接测量2种方法评估肾动脉狭窄。直接测量法即直接观察超声图像，首先判断双肾动脉起始处有无造影剂充盈缺损，比较血管的狭窄段与正常段，后期图像处理时通过测量肾动脉起始直径狭窄率来估算肾动脉狭窄程度。间接测量法即通过绘制超声造影强度－时间曲线，记录特定参数，测定狭窄程度。

2. 移植肾

肾移植是临床治疗终末期肾病的最佳选择，然而移植后的并发症仍然是影响受者预后及生存期的关键因素。早期诊断并发症，给予正确的对应治疗，对于提高移植肾的存活率及保存移植肾的长期功能至关重要。由于超声造影剂无肾毒性，以及移植肾位于腹膜外，受呼吸影响小，所以，超声造影十分适用于移植肾的术后检测及临床长期随访。超声造影技术可以进行常规超声无法实现的移植肾微循环显像与血流动力学定量分析，为移植肾的术后检测和随访提供新的手段。

七、超声造影在前列腺与膀胱疾病中的应用

（一）超声造影在前列腺疾病中的应用

医学影像技术在前列腺疾病尤其是前列腺癌的诊断及治疗中起着重要作用，常规超声成像技术常用于前列腺体积的测量及引导系统化穿刺活检，但在前列腺良恶性病变的诊断和鉴别诊断方面能力有限，主要是前列腺癌的二维超声成像较复杂，一种声像图又可与多种病变对应，因此，普通二维超声诊断的检出率较低。病理上，前列腺癌的恶性肿瘤为了获取更多的氧和营养物质，会促进外周和内部产生新生血管，从而增加血流灌注，超声造影剂作为血管池性增强剂，能较客观地反映肿瘤微循环情况，继而提高前列腺癌的阳性检出率。

患者取左侧卧位，屈曲双腿，首先经直肠在普通灰阶超声模式下扫查整个前列腺，如有明显病灶，记录病灶位置、大小、形态、边界、回声特征等，然后用彩色多普勒超声观察病灶内血流信号和阻力指数，最后切换到造影成像模式。在前列腺横切面图像下选取病灶最大切面图像进行超声造影检查，保持探头位置、体位等不变，调整好所需参数，同时制备好造影剂，用20G套管针建立静脉通路，根据病灶的位置与前列腺体积选择声诺维剂量为2.4～4.8 mL，常采用团注法经肘静脉注入体内，同时打开计时器，储存造影动态过程，时间不少于120秒。除可以常规观察目标病灶的增强时间、增强水平、增强强度分布外，还可以利用经直肠超声检查前列腺，应用超声造影专用软件对感兴趣区进行造影剂灌注的强度－时间曲线分析，得到开始增强时间、增强持续时间、达峰时间、廓清时间及曲线下面积等数据。

良性前列腺增生是老年男性常见病，超声造影前列腺内腺区早于外腺区开始增强，到达峰值强度的时间也较短，增强强度较高。内腺良性增生结节多表现为早期由周边向中央增强或内部均匀增强，造影剂增强开始时间及消退时间与周围前列腺组织同步，结节造影增强强度多与内腺实质一致。

前列腺癌：超声造影可显示低流速和细小的血流，且能动态实时观察组织的血流灌注特征，明显提高前列腺癌的检出率。与正常前列腺组织对比，前列腺癌的超声造影表现多种多样，主要包括早期快进、高增强，增强过程中病灶内造影剂灌注不均匀，病灶内可观察到不对称血管结构及无增强区，与周围组织交界不光滑等特点。还有部分研究认为，如果内腺区出现早期高灌注区且造影剂消退较周围内腺实质快的局灶性结节时，经直肠超声引导下穿刺活检多证实为前列腺癌。经直肠超声造影可以鉴别前列腺良恶性病变及判定病变范围，经直肠超声造影引导前列腺穿刺可提高穿刺的准确率，并减少穿刺针数与次数（图 7-2-22）。

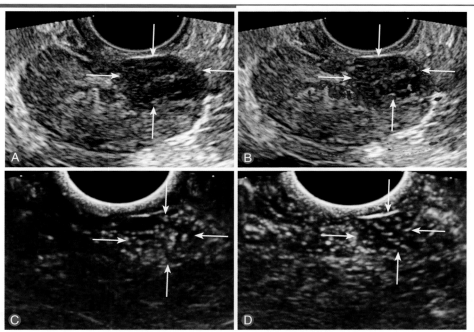

A. 二维灰阶超声显示前列腺左侧外周区不均匀低回声区，边界不清；B.CDFI 显示局部丰富的血流信号；C. 超声造影显示病变区造影剂灌注早于周围前列腺组织，呈高增强；D. 超声造影显示病变区造影剂消退早于周围前列腺组织。箭头所指为病灶。

图 7-2-22　前列腺癌

前列腺良恶性病变的鉴别见表 7-2-15。

表 7-2-15　前列腺良恶性病变普通彩色多普勒超声与超声造影的鉴别

		前列腺良性增生结节	前列腺癌
普通彩色多普勒超声	好发部位	内腺	外腺
	内部回声	高回声多见	低回声多见
	包膜回声	完整光滑	可见中断，表面隆起
	外周浸润	无，可向膀胱内突起	侵犯精囊、膀胱
超声造影	增强时间	与周边前列腺组织同步	早于周边前列腺组织
	增强程度	低增强或等增强	高增强
	增强形态	均匀	不均匀
	消退时间	与周边前列腺组织同步	常早于周围前列腺组织
	不对称血管结构	无	有

（二）超声造影在膀胱疾病中的应用

膀胱是一个储存尿液的肌性囊状器官，正常人的膀胱容量为 350～500 mL，膀胱壁分为 4 层：浆膜层、肌肉层、黏膜下层和黏膜层。膀胱三角区是膀胱内较重要的部分，在膀胱底的内面，位于两侧输尿管口与尿道内口之间的三角形区域。此区黏膜与肌层紧密相连，缺少黏膜下层组织。无论膀胱空虚还是充盈，黏膜都保持平滑状态。此区是膀胱结核和肿瘤的好发部位。

患者取仰卧位，适度充盈膀胱，首先经普通灰阶超声与彩色多普勒超声扫查整个膀胱，如有明显病灶，观察病灶位置、大小、形态、回声特征与血流分布等，然后切换到造影成像模式。选取病灶最大切面图像进行超声造影检查，保持探头位置、体位等不变，调整好所需参数，同时制备好造影剂，用 20 G 套管针建立静脉通路，选择声诺维剂量约 2.4 mL，常采用团注法经肘静脉注入体内，同时打开计时器，储存造影动态过程，时间不少于 5 分钟。

膀胱炎可分为急性膀胱炎与慢性膀胱炎两大类。近年来，腺性膀胱炎发病率显著上升，其临床症状与膀胱癌相似，普通超声难以完全区别，注射造影剂后观察，可发现膀胱病变区增强模式与周围膀胱壁一致。膀胱乳头状瘤是发生于膀胱黏膜的良性肿瘤，常规超声多呈等回声结节，可有细蒂，彩色多普勒超声可见细条状血流信号，超声造影可见膀胱乳头状瘤增强早于膀胱壁，多呈高增强，肿瘤附着处膀胱壁未见明显破坏。对于膀胱癌患者，超声造影能够发挥一定的作用，常表现为快进慢退高增强的特点，超声造影在判断膀胱癌的浸润方面也能发挥很大的作用。有研究证实，超声造影技术提示膀胱癌的分期与病理分期的总符合率达 93.75%，其中对 T_3、T_4 期膀胱癌的判断准确率为 100%。超声造影还有助于膀胱内团块的鉴别诊断。在膀胱肿瘤与血凝块的鉴别上，因肿瘤内有血管，故造影时出现增强，而血凝块则相反。需要注意的是，虽然超声造影可以提高膀胱腔内疾病的诊断，以及膀胱壁病变是否具有浸润性的鉴别诊断水平，但是超声受扫查范围的限制，不能实现全景显示，当二维超声不具备良好的声窗时，超声造影亦受到限制。

膀胱癌超声造影图像特点见图 7-2-23。

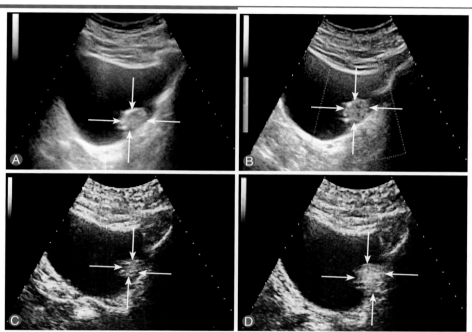

A. 二维灰阶超声显示膀胱侧壁乳头状低回声肿块；B.CDFI 显示肿块内丰富的血流信号；C. 超声造影显示肿块内造影剂灌注早于周围膀胱壁；D. 超声造影显示肿块区造影剂消退晚于周围膀胱壁，呈高增强。箭头所指为病灶。

图 7-2-23 膀胱癌

膀胱病变普通的鉴别见表 7-2-16。

表 7-2-16 膀胱良恶性病变普通彩色多普勒超声与超声造影的鉴别

		腺性膀胱炎	膀胱内乳头状瘤	膀胱癌
普通彩色多普勒超声	好发部位	好发于膀胱三角区	好发于膀胱三角区、输尿管口附近和侧壁	好发于膀胱三角区
	病变形态	局部壁增厚或呈结节状	带有细蒂的结节状	典型呈菜花状
	内部回声	内部可见小囊状无回声	等回声	不均质回声
	血流特点	无血流	细条状血流从膀胱壁传入瘤体	瘤体内可见粗大丰富的血流信号
超声造影	增强时间	与周边膀胱组织同步	早于周边膀胱组织	早于周边膀胱组织
	增强程度	等增强	高增强	高增强
	增强形态	均匀	均匀	不均匀
	消退时间	与周边膀胱组织同步	稍早于周边膀胱组织	晚于周边膀胱组织
	病变基底部膀胱壁被侵犯破坏	无	无	有

第三节 超声造影在盆腔脏器疾病中的应用

子宫为富血管器官，其血液供应主要来源于子宫动脉及其分支。子宫动脉一般发自双侧髂内动脉的前干，经子宫旁组织到达子宫颈外侧缘，分为上、下两支。上支内径粗，沿子宫外侧缘上升至子宫底，发出分支营养子宫、输卵管和卵巢，并与卵巢动脉吻合；下支内径细，营养子宫颈及阴道上部。子宫动脉进入子宫肌层后，发出的第一级分支为弓状动脉（营养肌层外 1/3），第二级分支为放射状动脉（营养肌层中 1/3），第三级分支为螺旋动脉（营养肌层内 1/3 与内膜）。由于技术本身的限制，彩色多普勒超声仅能检测管径 > 80 μm 的血管，不足以正确评价更加细小的新生血管。因此，如何能够更好地显示妇科盆腔脏器病变内部或周边的血流信息成了临床超声影像研究的热门课题。

根据造影的注入途径，目前有以下 2 种造影方法（表 7-3-1）。

表 7-3-1 不同超声造影方法的对比

造影方式	造影剂	给药途径	目的
经血管造影	微泡造影剂	肘正中静脉	①明确盆腔病变的位置及血流灌注；②获得定量参数，对良、恶性病变提供诊断依据；③对介入治疗的效果进行评估随访
经子宫输卵管造影	阴性：生理盐水；阳性：微泡	导管	①衬托宫腔轮廓、病变位置、数量，进一步提高黏膜下肌瘤、内膜息肉、宫腔粘连和子宫畸形的诊出率；②判断输卵管通畅性，明确堵塞程度、部位、对不孕症患者的治疗提出指导

一、经周围静脉造影

常规超声借助彩色多普勒超声获取病灶位置血流动力学，却无法显示微小血管。静脉超声造影技术的应用原理在于向患者体内注入超声造影剂，增强病灶位置血流信号强度，进而通过超声检查了解病灶微循环，使超声诊断技术的应用达到更高水平。

（一）造影方法

经周围静脉造影包括经腹部和经阴道 2 种方式，根据每个病例的具体情况而定。如果肿块位于子宫后方且位置较深，且肿块后缘距离体表超过 10 cm，或需观察囊性肿块后壁小乳头或结节结构时，可采取经阴道超声的扫查方式；当病变体积较大，经阴道探头难以显示病变全貌、不能进行经阴道超声检查（如处女膜未破、阴道萎缩、阴道畸形等）或阴道出血较多时，采用经腹部超声检查。对于附件区囊实性肿块，则以病灶的实性部分为目标。超声造影前的常规超声检查，应充分地了解病变范围、大小、声像特点及毗邻关系，获取彩色多普勒超声血流信息，确定造影观察切面和扫描顺序。

1. 适应证

（1）鉴别盆腔异常包块的良恶性。

（2）异常子宫出血（如月经量过多、经期）、子宫肌瘤、子宫肌病介入治疗后，进行局部疗效评价。

（3）子宫肌瘤非手术治疗如动脉栓塞、消融治疗后，评估技术是否成功，判断局部疗效。

2. 操作流程

经腹部造影时需适度充盈膀胱，选择探头频率为 2.5 ~ 4.0 MHz；经阴道造影需排空小便，探头频率为 5.0 ~ 9.0 MHz。造影前用常规超声了解子宫及附件区一般情况，并记录病灶的位置、大小、数目、形态、边界、内部回声及血流情况。条件设置要求图像达到最优化，能够获得充分的组织抑制并保持足够的深度穿透力，增益调节以二维灰阶背景回声刚刚消失、膀胱后壁界面隐约可见为准。探头切面固定于目标区域，先切换到造影成像模式，调节造影模式，经肘正中静脉团注造影剂，并快速注射 5 mL 生理盐水，同时观察并实时记录病灶内造影剂灌注与消退过程，进行数据处理及分析。经腹部检查造影剂剂量为 1.5 ~ 2.4 mL，经阴道检查造影剂剂量建议为 2.4 ~ 4.8 mL。

需要注意的是，注射造影剂时针头直径应不小于 20 G，以免注射时因机械冲击造成微泡破裂，影响造影效果。对于需采取二次注射的患者，间隔时间至少 10 分钟，以保证循环中的微泡已清除。

3. 观察内容

将造影时相划分为增强早期和增强晚期。增强早期指子宫动脉开始灌注至子宫肌层，强度逐渐增强达峰值的过程；增强晚期指自子宫肌层回声开始减低至造影前水平的过程。观察及记录病灶增强时间、增强水平及增强形态。病灶增强时间以子宫肌层为参照，分为早增强、同步增强及迟增强；增强形态可分为均匀及不均匀增强；增强水平以子宫肌层为参照，分为高、等、低及无增强。

（二）正常造影声像图

增强早期：子宫动脉主干及其分支首先灌注呈高增强，随之子宫开始增强，其增强顺序依次为浆膜层、肌层、内膜层，呈递进性增强、造影分布均匀（图 7-3-1），造影减退和增强顺序相反，呈递减式减退，内膜层增强水平始终低于肌层。

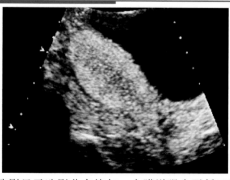

超声造影显示造影分布均匀，内膜增强水平低于肌层。

图 7-3-1 正常子宫

（三）超声造影在子宫肌瘤方面的应用

多数子宫肌瘤的超声图像比较典型，目前超声造影技术主要用于不典型子宫肌瘤与子宫腺肌病的鉴别诊断，也用于对各种介入治疗的疗效评价。子宫肌瘤的血供具有一定的特征性，通过超声造影的二维显像，实时动态观察子宫肌瘤血流灌注的特有模式，通过三维超声成像，易于显示出子宫动脉分叉进入肌瘤的路径、空间分布等血管构筑特点，其效果与X线血管造影相近。

1. 子宫肌瘤的超声造影表现

（1）较大的肌壁间肌瘤：动脉灌注期（9～20秒）假包膜处首先灌注，呈环形，再迅速分支伸入内部，呈均匀性增强或高增强，表现为周边向心性整体增强（图7-3-2），发生变性改变时，肌瘤则呈不规则增强，内部变性区缺乏灌注为无增强。

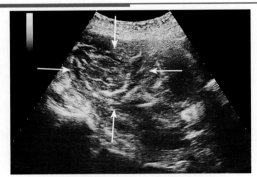

超声造影显示肌瘤呈不规则增强。

图 7-3-2　肌壁间肌瘤

造影剂减退时瘤体内部造影剂多消退延迟，偶有与肌壁同步减退，假包膜处造影剂消退延迟，环形增强持续较久，为3～4分钟，可较好地勾画出瘤体边界，清晰显示瘤体数目、大小及位置。

（2）有蒂的黏膜下肌瘤：在动脉灌注早期，首先出现蒂部血管的增强，此血管伸向宫腔，然后显示其分支血管包绕肌瘤周边并进入瘤内，瘤体呈均匀性高增强或等增强。无蒂的黏膜下肌瘤则表现为基底部先出现"枝状"或"丛状"滋养血管的增强，并迅速向宫腔内膜侧的瘤体充盈。

（3）浆膜下肌瘤或阔韧带肌瘤：在动脉早期，先显示增强的瘤蒂血管，此血管与子宫体相连，同时再发出分支环绕并伸入瘤体，增强时间与子宫肌层基本一致，表现为"同步灌注"，增强强度可高于或等同于肌层。

2. 超声造影在子宫腺肌病中的应用

子宫腺肌病是因具有功能的子宫内膜由基底层侵入和扩散至子宫肌层内异位增生，并伴有子宫平滑肌细胞和血管增生而引起的一种良性病变。早期症状不明显，诊断较困难，晚期主要表现为继发性痛经、经量大、经期延长及不孕，也有部分患者无痛经表现。子宫腺肌病的血供来源于子宫动脉。随着子宫动脉的分支在肌层的延续，由于病灶弥漫分布，使病灶区血管细小，分布杂乱无章，而子宫腺肌病因缺乏假包膜与周围组织无明显界线，子宫动脉在此增粗、纡曲，不形成包绕。

超声造影表现为增强早期，子宫动脉主干首先增强，随之病灶区表现为多条增强的血管呈不规则"分支状"，未形成包绕血管。子宫肌层病变区灌注表现多样，与正常肌层相比，灌注增强时间可提前、同步或延后，灌注强度可高于、等同或低于正常肌层，整个病灶区肌层造影剂增强呈非均匀性、多灶性高增强、等增强、低增强、无增强或同时并存，达峰时与周围肌层分界不清，与周围正常组织分界比较模糊（图7-3-3）。增强晚期，病灶周边和中央造影剂不同步消退，呈不均匀稍低增强，边界不清，但减退时间早，减退幅度亦大于正常肌层。

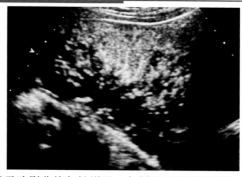

超声造影显示造影非均匀性增强，与周边组织分界模糊，边界不清。

图 7-3-3　子宫腺肌病

子宫腺肌病不形成包绕状的血管网，增强早期和增强晚期均未见明显的周边环状增强，与子宫肌瘤造影剂灌注模式明显不同，为两者鉴别诊断的主要依据之一。

3. 子宫肌瘤与子宫腺肌病的鉴别

有学者应用超声造影鉴别子宫肌瘤和子宫腺肌病，通过对比两者的超声造影图像，发现大部分子宫肌瘤增强方式为肿瘤周边首先增强，形成半环状的增强影，继而瘤体内部增强，瘤体回声强度明显强于周围正常组织。由于子宫肌瘤有假包膜，其瘤体与正常组织有明显界线。而子宫腺肌病的增强方式为瘤体内部先增强，增强不均匀，可见"虫蚀状"充盈缺损，随后整个瘤体增强。由于子宫腺肌病无包膜，所以其瘤体与周围正常组织未形成明显的边界。通过超声造影实时、动态地观察子宫肌瘤及子宫腺肌病的血流灌注情况，对二者的鉴别诊断有重要价值。

4. 超声造影在评价消融治疗中的应用

超声造影能够较直观地实时显示子宫肌瘤的多血供状态及变性坏死区，故可判断消融后肌瘤凝固坏死范围及肿瘤血管的阻滞程度，治疗后完全凝固坏死的区域，表现为无造影剂灌注的无增强区（图7-3-4）。若热消融和栓塞有效，则应显示病灶区无造影剂灌注；若治疗有效，则复查时病灶区始终显示无造影剂灌注，病灶逐渐缩小。

第七章

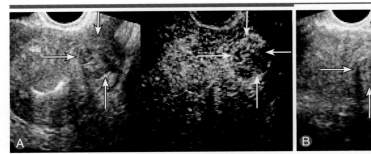
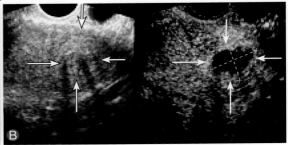

A. 子宫肌瘤消融前声像图；B. 肌瘤消融后声像图，显示病变区无造影灌注。

图 7-3-4　子宫肌瘤消融前后

5. 超声造影在卵巢肿瘤中的应用

超声造影技术能够通过静脉灌注的方式，利用造影剂在肿瘤病患处发出的信号进行检查，根据患者血液流动速度及周围肌壁的反应对病情做出准确鉴定。对于附件区的囊实性肿块，有回声的类实性成分若有造影剂灌注增强，则提示是有活性的组织；反之则提示该部分为无活性组织。

绝大部分良性病灶常表现为增强时间晚于子宫肌层，呈等或低增强，增强形态较均匀或内部无血流灌注。恶性病灶常表现为增强时间早且消退较快，增强水平稍高或呈等增强，增强形态不均匀（图 7-3-5）。

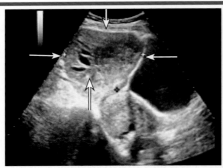
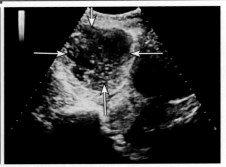

超声造影显示增强时间早，增强形态不均匀。

图 7-3-5　卵巢癌

卵巢转移瘤超声造影表现具有多样性，但来源于胃肠道的转移瘤常有如下表现：注入造影剂后肿瘤内部较大的供血动脉首先增强，而后向周边部分支，肿瘤灌注血管呈"树枝状"。卵巢性索间质来源的实性肿瘤造影时主要表现为增强时间晚于子宫肌层，瘤体呈整体等增强或低增强，与浆膜下肌瘤增强模式不同，有助于两者的来源鉴别。

附件区脓肿造影时常表现为较典型的不均匀"多房环样"增强，环内呈无增强（图 7-3-6）。

近年来有报道认为，带有特异性配体的微泡造影剂可以到达病变区域，能与卵巢肿瘤所表达的特异性抗体结合，并且微泡造影剂能递送 siRNA 至肿瘤细胞，使其凋亡。此项技术能够进一步提高肿瘤良恶性的鉴别水平，并且为恶性肿瘤的治疗提供了一个新的方向。

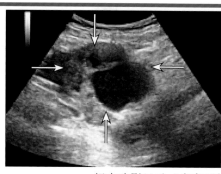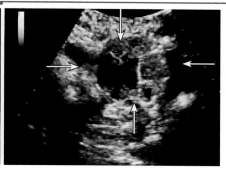

超声造影显示"多房环状"增强，环内呈无增强。

图 7-3-6　卵巢脓肿

值得注意的是，虽然文献报道及多中心研究结果显示，附件区良恶性肿块的某些超声造影表现有所不同，但目前尚无充分证据表明超声造影能明显提高普通超声鉴别诊断的准确性。故对于附件区肿块的良恶性鉴别，不推荐首选超声造影，普通超声仍是首选的检查方法。

二、经子宫输卵管造影

1985 年，Richman 最早采用经腹部二维超声造影依次观察造影剂在宫腔、输卵管及盆腔内的流动情况。二维超声造影对检查者操作水平要求较高，在造影过程中，检查者需快速移动探头追踪输卵管走行，操作经验不足可导致部分输卵管图像信息丢失，从而影响检查结果。二维超声造影的图像为平面图，不能展现输卵管的立体结构，对于有反折和扭曲的输卵管显像效果欠佳。随着超声新技术的发展，临床开始应用三维子宫输卵管超声造影术（three-dimensional hysterosalpingo-contrast sonography，3D-HyCoSy）对输卵管通畅性进行诊断。3D-HyCoSy 提高了图像质量，减少了对检查者操作经验的依赖，检查者无须快速移动探头获取图像，采取重建图像技术立体、直观，可通过调节角度，从不同方向观察输卵管结构。近年来，四维子宫输卵管超声造影术（four-dimensional hysterosalpingo-contrast sonography，4D-HyCoSy）又称实时三维子宫输卵管超声造影术（real time hysterosalpingo-contrast sonography，R-3D-HyCoSy），可在静态 3D-HyCoSy 基础上，实时动态观察输卵管结构。4D-HyCoSy 可实时观察造影剂在子宫、输卵管内的流动情况，在扫查过程中可通过旋转探头，选择最佳的观察角度。造影后还可实现逐帧动态回放，获取从宫腔至输卵管显影全程图像，可在造影剂大量弥散入盆腔前，显示输卵管全程图像，甚至可诊断伞端的细微病变。

（一）造影方法

1. 造影剂

造影剂包括负性造影剂和正性造影剂。

负性造影剂在超声图像上表现为无回声，主要作为透声窗，显示待检查的器官和组织，目的是使待检查的器官和组织更加清晰可见。常见的负性造影剂包括生理盐水、甘露醇及葡萄糖溶液等。

正性造影剂超声表现为强回声，为目前常用的超声微泡造影剂。微泡造影剂在超声照射下，可在谐波频率附近大幅度振动，产生超声非线性效应，称为谐波成像。正性造影剂在血管中是较好的散射体，可明显提升超声信噪比，增强超声信号。

2. 适应证

（1）负性造影：常规超声检查发现的子宫腔内病变，需进一步鉴别内膜增厚、息肉、黏膜下肌瘤、子宫畸形、女性不孕症、疑有宫腔和输卵管病变，对轻度粘连有疏通作用。

（2）正性造影：女性不孕症、疑有输卵管阻塞、输卵管绝育术、输卵管再通术、成形术后或其他治疗后的疗效评估，对轻度粘连有疏通作用。

3. 禁忌证

内外生殖器官急性炎症患者、严重滴虫或念珠菌性阴道炎患者、宫颈重度糜烂患者、月经期或子宫出血性疾病、盆腔活动性结核、宫颈或宫腔疑有恶性病变者。

4. 并发症

并发症主要包括血管迷走反应、盆腔感染、腹膜炎等，均较少见。有研究发现，4.11%的患者在检查中和检查后出现轻度血管迷走反应（脸色苍白、低血压、恶心、发汗、心动过缓等），未用阿托品即自行缓解。也有学者建议在检查过程中应用布洛芬等非甾体抗炎药降低疼痛程度，减少输卵管痉挛发生率，降低误诊。

5. 操作流程

配备有低机械指数超声造影特异性成像软件（specific contrast imaging）的超声成像仪，若进行三维成像，则还需配备具有特异性成像技术的腔内三维容积超声探头。经阴道探头频率为 6.0 ~ 8.0 MHz。检查时间应选在月经干净后 3 ~ 7 天内，检查前 3 天禁性生活。检查阴道洁净度，若有阴道炎症，建议治疗复查后再行此项检查。检查前半小时肌内注射阿托品 0.5 mg 以防输卵管痉挛引起假性梗阻。经腹部检查需充盈膀胱，且易受肠道气体干扰，显像效果较差，故多采用经阴道检查。

患者取膀胱截石位，常规消毒铺巾，窥阴器暴露宫颈外口，将专用输卵管造影导管或 12号 Foley 导尿管经宫颈口送至宫腔内，外腔管内注射生理盐水 1.5 ~ 3 mL，将导管固定于宫颈内口上方。置入阴道探头，外罩消毒避孕套，常规超声检查，观察子宫、卵巢、附件区及盆腔情况，并记录病灶的位置、大小、数目、形态、边界、内部回声及血流情况。

经阴道二维超声造影：切换到低机械指数的造影特异性成像模式，调整图像增益以获取较佳的图像质量及足够的背景组织抑制。将已稀释的造影剂经造影导管注入宫腔内，持续均匀推注造影剂以保证管腔内始终有造影剂流动，观察双侧输卵管显影情况，可先观察一侧输卵管然后再观察对侧。经阴道三维超声造影：需使用腔内三维容积探头，显示子宫横切面，声束朝向宫角方向，根据双侧卵巢位置，确定三维超声扫查角度。注入造影剂后，当观察到造影剂到达双侧宫角时，启动三维容积扫查，固定探头不动直至数据采集结束。尽量一次进行双侧输卵管的容积数据采集，并保证获得足够的容积数据以便分析。若两侧输卵管走行难以同时显示，可分别采集单侧容积数据。保存所获得的三维超声造影数据，并利用分析软件进行分析和重建。4D-HyCoSy 操作步骤与 3D-HyCoSy 一致，只需将三维容积扫查更换为四维容积扫查即可。4D-HyCoSy 可实时观察宫腔及双侧输卵管成像情况。

值得注意的是，造影剂温度以接近体温为宜。冬天或天气较凉时可先将造影剂预热，以免因造影剂温度过低导致输卵管痉挛，产生梗阻的假象。插管时球囊导管内注水不宜太多，以免引起患者不适或者堵住宫角，一般球囊内注入生理盐水 1.5 ~ 3 mL，刚好堵在宫颈内口即可。若造影时推注液体阻力较大，不要强行加压推注以免引起输卵管损伤。

6. 正常声像图

正常子宫经子宫腔灌注生理盐水超声造影有以下特点：缓慢匀速注入生理盐水 5 ~ 10 mL，宫腔逐渐扩张，形态呈椭圆形（长轴切面）、三角形（短轴切面），宫腔内壁光整，无异常突起。输卵管在注入造影剂后可见输卵管全段显影，造影剂微泡呈线状强回声，沿宫角、输卵管间质部、峡部、壶腹部向伞部移行，后逐渐消失，输卵管走向柔和，伞部显影呈"漏斗样"、"花瓣样"，盆腔内迅速出现大量造影剂增强区，以卵巢周围为甚。

（二）超声造影在评价输卵管通畅中的应用

不孕症是指婚后同居，有正常性生活未采取避孕措施达 1 年以上而未妊娠。不孕症是育龄期妇女的常见疾病之一，不同国家和地区的育龄期妇女发病率不同，我国育龄期妇女不孕症发病率为 7% ~ 10%。女方因素导致不孕症的原因主要为盆腔病变、排卵功能障碍、免疫性疾病、精神因素及其他因素等。输卵管疾病导致的不孕症占女性不孕症的 30% ~ 50%。故评估输卵管通畅性成了诊断和治疗不孕症极为重要的步骤之一。

按照规范流程对患者的输卵管通畅性进行评估，主要观察宫腔充盈情况，输卵管内造影剂流动连续性及分布情况，伞端溢出情况，输卵管走行及形态，子宫、卵巢周围及盆腔造影剂分布情况，有无造影剂静脉逆流，子宫直肠窝积液情况，造影剂反流情况及不良反应。目前对输卵管通畅性较公认的评价标准分为输卵管通畅、输卵管阻塞、输卵管通而不畅 3 个等级。

1. 输卵管通畅

输卵管通畅可见输卵管全段显影，造影剂微泡呈线状强回声，沿宫角、输卵管间质部、峡部、壶腹部向伞部移行，后渐消失，输卵管走向柔和，伞部显影呈"漏斗样""花瓣样"，盆腔内迅速出现大量造影剂增强区，以卵巢周围为甚（图 7-3-7A）。

2. 输卵管通而不畅

输卵管通而不畅可见宫腔内造影剂微泡呈团样强回声，并从宫角向输卵管内缓慢流动，进入造影剂微泡的输卵管呈断续粗条状强回声，伞部显影呈点状，盆腔内以卵巢周围为主，逐渐出现少量造影剂增强区（图 7-3-7B）。

3. 输卵管阻塞

输卵管近端阻塞者，近宫角部输卵管未显示或部分显示，远端输卵管不显示；远端阻塞者输卵管近端大部分显示，但远端扩张呈"囊状"或"串珠状"，伞端无造影剂溢出，宫腔造影剂均充盈饱满。三维超声重建后仅见宫腔及部分输卵管。造影剂推注阻力大，并见明显造影剂反流，患者有较明显不适或下腹痛（图7-3-7C）。

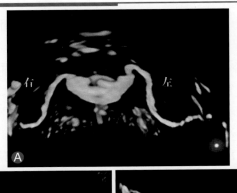

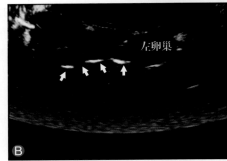 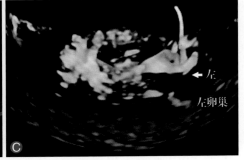

A.输卵管通畅；B.输卵管通而不畅（箭头）；C.输卵管阻塞（箭头）。

图 7-3-7　超声造影评价输卵管通畅情况

HyCoSy 最常见的并发症是造影剂逆流，会影响评估输卵管通畅度的准确性。注药压力过大是造成造影剂逆流的主要原因，发生造影剂逆流的患者会伴有不同程度的下腹部疼痛或不适，应立即停止注入造影剂，嘱患者卧床休息，给予热水袋下腹部热敷，待症状缓解后再次注药检查。如遇患者严重头晕、一过性晕厥，应立即撤管，待症状缓解后需要重新评估患者情况，咨询专科医师意见，再决定是否继续检查。为尽量避免发生逆流，在造影过程中动作应轻柔，如非必要，尽量避免使用宫腔探针、扩宫棒及宫颈钳，推注造影剂应缓慢匀速，如推注压力过大，可选择大容量注射器，患者疼痛严重时，应停止推药。

在观察的同时，子宫输卵管超声造影对输卵管阻塞性不孕具有潜在的治疗作用。有研究表明，在行超声造影的6个月内，59例人工授精女性中有24例怀孕，52例未行人工授精女性中有24例自然妊娠。22%的患者在行造影检查后的半年时间内自然妊娠。综上所述，子宫输卵管超声造影是一种耐受性良好的检查手段，与既往多种评价输卵管通畅性的检查方法相比，其具有准确、安全、易操作、伤害小、可重复性强等优点，可提供对宫腔和输卵管通畅性的充分评价，且随着造影剂和超声影像学的发展，其诊断效率也在提高。同时，其还有治疗作用，有利于提高自然妊娠发生率。

（三）超声造影在子宫内膜息肉中的应用

子宫内膜息肉（endometrial polyp）是子宫基底层内膜局灶性增生所致，是由内膜腺体及间质组成的一种良性赘生物。其形成与炎症、内分泌紊乱及体内的雌激素水平过高等原因有着直接的关系，恶变率为 0.2% ~ 0.4%。息肉表面皮下有扩张的血管，这些微血管的破裂及息肉表面上皮破溃会引起阴道不规则的出血、月经量增多等主要症状，而部分患者无自觉症状，仅在健康体检时发现。息肉可位于子宫腔内、宫颈管及宫颈外口，可多发或单发，大小不等，小者为 1 ~ 2 mm，大者可充满宫腔，常有蒂附着，向宫腔内凸起，亦可凸出宫颈外口，妇科检查可发现突至宫颈外口的息肉。超声检查为其首选检查手段，经阴道超声可以显示宫腔内或宫颈管内息肉样稍高回声，其灵敏度高于经腹超声，但特异度较低，与子宫内膜增厚、子宫内膜癌仍难以鉴别，经阴道子宫超声造影有助于宫腔内病变的诊断与鉴别诊断，可以提高小病变的阳性检出率，作为诊断性刮宫或宫腔镜检查之前的筛查，可以避免不必要的有创检查。

　　经阴道子宫超声造影将生理盐水灌注入子宫腔内，无回声的液体将前后两层内膜分开，清晰地显示突入宫腔内的息肉结节，多为圆形或椭圆形，无蒂的呈"丘状"、有蒂的呈"水滴状"的中等回声或稍高回声结节，其基底部或蒂部与子宫内膜相连，内膜线完整，有时结节内可见小囊状无回声（图 7-3-8）。

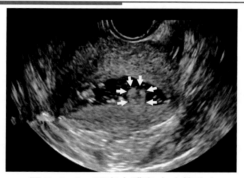

图 7-3-8　子宫内膜息肉（箭头）

　　随着科技的不断发展与成熟，科学仪器的发展进步使超声造影技术的图像分辨率越来越高，制图软件也越来越精准，超声造影技术的图像更加便于分析。新型造影剂的产生便意味着造影技术会有重大突破，未来的造影剂可以更加精准地对微小组织的情况进行分析、查验，必然会为妇科疾病的检查提供更加精密的数据，从而进行更加准确的诊断，提高患者的康复率。

第四节　超声造影在小器官疾病中的应用

一、超声造影在甲状腺疾病中的应用

　　常规二维及多普勒超声已广泛应用于临床，能较好地评估甲状腺结节，但常规超声诊断甲状腺结节的准确率并不高。超声造影技术是近 20 年来超声医学领域的主要进展，越来越多

第七章

的甲状腺恶性肿瘤（欧洲每100 000例中有8例）将受益于这种非侵入性诊断方法，超声造影可以有效地鉴别甲状腺结节的良恶性，优于目前的B型超声特征，能够更好地分析宏观和微血管化模式。一项研究分析了超声造影的诊断价值，显示超声造影在鉴别良恶性结节方面具有较高的准确性。

（一）检查方法

1. 检查仪器

配有超声造影成像技术的超声诊断仪及与之匹配的高频探头。

2. 造影剂

声诺维配置前为白色冻干粉末，充六氟化硫气体，造影前加入5 mL生理盐水配备振摇，形成乳状微泡悬液。

3. 操作流程

先行二维超声检查，观察每个甲状腺结节的部位、大小、边界、内部回声、钙化情况；再行彩色多普勒超声检查结节周边及内部血供情况。选定甲状腺病灶最大切面或血流最丰富的切面，切换至造影模式。经外周静脉快速推造影剂，嘱咐患者避免吞咽，连续实时观察病灶的动态灌注过程，并进行图像存储，储存时间为1~3分钟。

4. 观察内容（表7-4-1）

表7-4-1　淋巴结造影观察内容

观察内容	超声表现
增强水平	高增强、等增强、低增强及无增强
增强分布	均匀增强、不均匀增强
增强顺序	向心性梯度增强、离心性梯度增强、非梯度增强
增强边界	清晰、不清晰
廓清时间	早廓清、同步廓清、晚廓清

（二）临床应用

1. 甲状腺良恶性结节的鉴别诊断

甲状腺癌是最常见的内分泌肿瘤，女性明显多于男性，高发年龄为30~49岁，并且有年轻化的趋势。2017年美国放射学会（American College of Radiology，ACR）发布了甲状腺影像报告与数据系统（thyroid imaging reporting and data system，TI-RADS）。2018年《甲状腺及相关颈部淋巴结超声若干临床常见问题专家共识》中建议使用2017年ACR发布的TI-RADS词典，根据甲状腺结节的结构、回声、边缘、形态及局灶性强回声将其分为1~5类，甲状腺结节的恶性风险程度随着分级的上升而增高。

二维常规超声对甲状腺结节检查敏感度较高，但有时由于部分结节声像图表现不典型或者合并其他甲状腺病变等，可能会造成误诊、漏诊。有研究结果显示，约30.8%的甲状腺良性结节与恶性结节超声图像无显著差异。超声造影是通过观察结节的增强方式和增强水平，增强是否均匀，是否完全增强，有无环状增强及增强后病灶的边界、大小、形状等方面进行分析的。目前许多研究表明，超声造影作为常规超声的补充手段，有助于甲状腺良恶性结节的鉴别诊断（表7-4-2）。

表7-4-2　甲状腺良恶性结节的超声造影模式

结节种类	造影方式
恶性结节	向心性、弥漫性低增强，中央可出现无回声区，无回声区为坏死组织
滤泡状腺瘤	"慢进慢出"，晚于周边组织开始环状增强，由外周向中心均匀增强
结节性甲状腺肿	弥漫性等增强，部分呈低增强，液化时无增强

甲状腺癌的声像图特征为：边界模糊，内部呈低回声，周边不规则低回声区晕，微钙化及季节内部血流分布。造影主要表现为：无或低回声增强，或周边增强而中间无增强区，灌注强度低于正常甲状腺组织（图7-4-1）。而甲状腺良性结节血管分布均匀，走行规则自然，血管管径粗细亦较均匀，多数具有包膜，所以，超声造影表现为整体均匀性增强，增强的病灶边界清晰且规则。

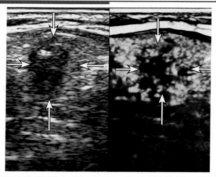

超声造影显示造影均匀性增强，灌注强度低于甲状腺组织。

图7-4-1　甲状腺癌

在增强模式上，甲状腺恶性结节大多数呈晚增强，而良性结节多数呈早增强，可能是因为这类结节内癌细胞破坏新生血管，血管腔因癌栓狭窄后阻力增高，结节内血流速度较甲状腺实质内慢，所以，造影剂到达时间较晚。而良性结节血管走行规则，管腔通畅且粗大，血流速度快，故呈早增强。

在廓清时相上，恶性结节单位时间内灌注的血流量较少，增强峰值强度亦低于邻近同一深度甲状腺组织，另外可能存在动静脉瘘，所以，结节内造影剂会更快地被清除完全，呈现早廓清的征象。甲状腺良性结节单位时间内灌注的血流较多，即单位时间造影剂灌注量较周围甲状腺组织多，所以，结节内造影剂廓清较晚。

2. 识别出血囊变后囊液吸收结节

甲状腺良性增生结节在出血囊变后，囊液缓慢吸收，并可出现钙化、边界不清、低回声等恶性超声征象，此时，超声造影多表现为结节内部无增强或少许条索状等增强，有助于诊断和鉴别诊断。

3. 超声造影在甲状腺消融中的应用

超声造影在微波消融中的作用有：①确定治疗范围，为治疗方案的制订提供依据；②协助制订治疗策略，通过识别肿瘤内血管，引导消融肿瘤"门户"区域；③监控消融疗效，评价消融疗效的内容包括微循环损坏程度、质地硬度和大小，超声造影可以显示消融区血管情况，指导消融术的进行；④适时结束消融，当消融后充盈缺损范围大于消融前区域时，可以结束消融（图7-4-2）；⑤评价微波消融疗效，超声造影是疗效评估和随访的有效方法。

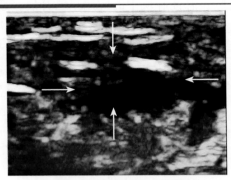

超声造影显示消融区域无造影灌注。

图7-4-2　甲状腺消融后

二、超声造影在乳腺疾病中的临床应用

国家癌症中心发布的最新统计数据显示，乳腺癌仍居我国女性恶性肿瘤发病率的首位。乳腺超声检查对乳腺的普查、肿瘤诊断和鉴别诊断、引导介入治疗起到了非常重要的作用。高分辨率灰阶声像图能够清楚地显示各种病变的组织病理特征，而彩色多普勒超声也可在一定程度上提供乳腺的血流信息，但是对于肿瘤微血管的显像具有很大的局限性。超声造影技术的发展弥补了常规彩色多普勒超声对肿瘤内细小血管显示的不足，能更好地显示肿瘤血管的轮廓、血管的连续性、走行及分支。

（一）造影方法

1. 检查仪器

具有彩色多普勒显像功能的超声诊断仪均可使用，探头频率以 10~12 MHz 为佳。

2. 操作流程

先对病灶进行常规二维超声检查，评估整个病灶，单点聚焦置于病灶的深缘，然后选取彩色多普勒超声检查显示血管最丰富的切面并保持不变，采用超声造影剂声诺维，使用前注入生理盐水 5 mL，震荡混匀后抽出 2.4 mL，采用团注法经肘部浅静脉注入人体。注射造影剂的同时启动造影按钮，定量分析的采集时间为 90 秒，并用工作站同步存储图像。

3. 观察内容

正常腺体组织表现为造影剂均匀一致的灌注方式，乳腺肿块形成后，出现异于正常实质的灌注方式。造影后的灌注方式一般可以分为4种：不增强、点状增强、均匀增强、不均匀增强。也有学者参照动态磁共振增强成像对乳腺进行观察，将灌注方式分为无增强、均匀增强、非均匀增强、区域增强、环状增强五大类，并指出，均匀增强、环状增强多为良性肿块的特征，区域增强和不均匀增强需考虑恶性的可能。

（二）临床应用

1. 超声造影在乳腺良恶性肿块的鉴别诊断

实时灰阶超声造影在乳腺良恶性肿块中的应用早已开展，超声造影剂于1968年首次报道，Gramiak和Shah将吲哚菁绿冲入生理盐水或葡萄糖水中，运用于M模式的超声心动图检查，得出超声造影剂可以增强回波信号的结论。目前，乳腺恶性肿瘤的特异性超声造影灌注模式尚处于研究阶段。国内外研究多结合欧洲超声医学与生物学联合会（European Federation of Societies for Ultra-sound in Medicine and Biology，EFSUMB）及中国医师协会超声医师分会制订的《中国超声造影临床应用指南》，指出恶性病灶的新生血管增粗、走行纡曲、静脉回流受阻，造成超声造影剂淤滞停留在血管中，表现为病灶呈现高灌注伴周边粗大的肿瘤滋养血管穿支，使得病灶增强后边界不清，呈现"蟹足样"改变。同时，由于病灶内的新生血管分布不均匀，部分区域经常会出现环化相出血，从而导致造影时病灶内出现灌注缺损区前整个病灶呈现不均匀性增强（图7-4-3）。而良性病灶多表现为由内向外的离心性增强，其内造影剂分布均匀，造影强度多为等或低增强，病灶周围无放射状血流分布，具体见表7-4-3。

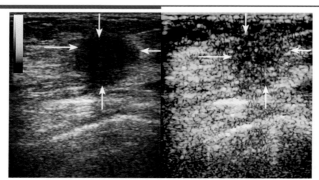

超声造影显示增强后边界不清，呈"蟹足样"改变。

图7-4-3　乳腺癌

1971年，美国Folkman教授首次提出肿瘤新生血管的概念，并在研究中指出肿瘤的发生及生长依靠其新生的血管滋养。肿瘤微血管密度（microvessel density，MVD）是肿瘤单位密度的微血管数量，是评价乳腺肿瘤新生血管的金标准，亦是评价乳腺恶性肿瘤的重要独立危险因素。实时灰阶超声造影可较好地反映乳腺肿块内低速血流的情况，但有时仍会受到基波图像干扰，病灶周围血管显示欠清晰，并且无法显示肿块内微血管的形态和分布。而微血管灌注成像反映的是造影剂微泡在组织血管内通过的轨迹、造影增强达峰后肿物内微血管的分布图像，能够更清晰地显示肿瘤供养血管的形态、走行、分布及整个肿瘤内部的微血管情况，可以检出直径 < 100 μm 的微血管，提高了乳腺肿瘤微血管的检出率，直接反映了肿瘤血管的形态学特征及生物学行为。

表 7-4-3　乳腺结节的超声造影特征

造影特征	恶性肿块	良性肿块
灌注方向	向心性	离心性
分布特征	欠均匀	均匀
强度水平	高增强	低或等增强
形态特征	不规则，呈毛刺状	规则
轮廓边界	边界不清	边界清晰
增强后局部是否有灌注缺损	有	无
是否有穿支血管	有	无
增强后病灶范围增大	有	无
造影剂滞留	有	无

2. 超声造影在乳腺肿瘤穿刺活检中的应用

乳腺肿块穿刺活检术具有准确、安全、简单易行的特点，可弥补乳腺影像学检查的不足，直接获得较为准确的结果，既能排除恶性病变，使一部分乳腺良性病变患者避免了不必要的手术。同时可以早期诊断乳腺癌，有利于乳腺癌患者治疗方案的制订。因此，超声引导下穿刺活检对于乳腺 BI-RADS 分级为 4 级和 5 级的患者尤为重要。但是，超声引导下常规穿刺活检往往存在一定的假阴性，通过乳腺超声造影与病理组织学对照研究发现，乳腺癌病灶增强区域的病理主要是原位癌和浸润癌生长旺盛区，增强不明显或未增强区域主要是肿瘤细胞散在生长区或黏液变、坏死、纤维组织、导管扩张区。乳腺良性病变的增强区主要为纤维腺瘤生长活跃区、腺病小叶增生明显区导管内乳头状瘤、炎症和富含血管的间质区域。增强不明显或未增强区主要为细胞散在区、纤维组织离子管扩张区。因此，在乳腺肿块超声造影的增强区域进行穿刺，有助于穿刺活检的准确性。

3. 超声造影在乳腺非手术治疗中的应用

目前，乳腺肿块非手术治疗的主要措施有内分泌治疗、射频消融治疗、高强度聚焦超声治疗，具有无创、方便、安全的特点，这些治疗的最终效果主要表现为肿瘤血供减少、瘤体破坏、肿瘤缩小或消失。超声造影技术既能观测肿瘤的形态和大小，又能直观动态地显示病灶血流灌注特征，在评价各种常见乳腺肿块非手术治疗效果上具有一定的优势，已与 MRI 技术一样成了常规评估方法。消融前准确测量消融区域，显示肿瘤大小和微血管灌注；消融即刻检查消融区，完全消融显示为无回声，如果结节内仍存在增强区域，则提示消融不完全，需要进一步补充消融，术后复查证实消融是否完全及有无复发情况。同时，有学者对 50 例确诊乳腺癌患者的同侧腋窝淋巴结进行了超声造影检查，将超声造影诊断结果与穿刺活检结果对照，以此评估超声造影诊断转移性淋巴结的准确性。研究结果显示，在 22 例病理提示腋窝淋巴结为阴性的患者中，超声造影提示阴性的有 18 例，提示假阳性的有 4 例；在 28 例病理提示腋窝淋巴结转移的患者中，超声造影全部诊断为阳性，正确率为 100%，敏感度为 100%，特异度为 92%，准确度为 92%，可见超声造影在该领域的研究存在极好的应用前景。

4. 超声造影在新辅助化疗中的应用

乳腺癌的新辅助化疗（neoadjuvant chemotherapy，NAC）又称术前化疗、诱导化疗等，是指在乳腺癌术前给予的全身化疗药物治疗模式。新辅助化疗后如何精准地评价乳腺肿块的大小、形态及血供的改变，对临床的进一步治疗存在重要意义，然而部分非肿块性乳腺癌二维超声显示的边界模糊，导致超声医师的测量也难以前后统一，应用超声造影技术检测的病灶范围大于常规超声检查的范围，更加接近乳腺癌切除术后肿瘤标本的大小，同时，在化疗时，肿瘤血管的变化要先于形态，因此，造影显像更能准确反映疗效。最新研究结果显示，超声造影、MRI 评估的新辅助化疗治疗后的乳腺肿块大小与手术后肿块大小有很好的一致性。

三、超声造影在浅表淋巴结中的应用

常规二维超声、彩色多普勒超声技术在淋巴结疾病的诊断和鉴别诊断中有着重要的作用。一般认为，长短径比 < 2、内部回声不均匀、边界不规则、淋巴门回声缺失、周边型或混合型血流是恶性淋巴结的征象。但在临床实践中，早期转移癌和淋巴瘤仅部分破坏淋巴结内结构，仍可使淋巴结保持原有的形态，传统超声不能完全诊断。超声造影是近 20 年来超声医学领域的主要技术之一，用灰阶谐频造影技术可反映直径 < 100 μm 的小血管，提供了组织灌注的详细信息。

（一）造影方法

常规超声检查：二维超声及彩色多普勒超声观察淋巴结位置、大小、形态、边界、淋巴门结构、皮质厚度、血流分布等声像图特征。选取血流相对丰富的淋巴结最大切面作为超声造影观察切面。进入造影检查模式，调节成像条件经外周静脉快速推注造影剂，推荐每次用量 2.4 ~ 4.8 mL。注射超声造影剂同时启动计时器，连续实时观察淋巴结增强情况，并贮存动态图像。

（二）临床应用

1. 超声造影在淋巴结良恶性的鉴别诊断

颈部淋巴结肿大是许多局部及全身疾病在颈部的表现，而其定性诊断对疾病的治疗具有重要的临床意义。以往临床常规体格检查和超声二维图像技术是诊断淋巴结最主要的手段，大部分肿大的颈部淋巴结病变通过以上检查方法可以初步明确其性质。常规彩超在显示良性和恶性淋巴结边缘、内部回声、血流形式上有交叉，故诊断的特异度、准确度较低，由于良恶性淋巴结有不同的病理生理基础和不同的微循环血管模式，特别是肿瘤组织有特异的微循环，因此，很难从常规超声上去辨认，超声造影提高了淋巴结的微循环灌注模式，以及对各型淋巴结的鉴别能力，为临床选择合理的治疗措施提供了重要信息（表 7-4-4）。

炎性淋巴结由 1~2 支淋巴门动脉供血，并逐渐分支到达皮质部，炎性淋巴结肿大是由于炎性渗出物增多，血管数量并没有改变，但血流速度及流量增加，微血管开放增多，灰阶超声造影主要表现为从淋巴门开始显著增强且均匀灌注。

淋巴瘤灰阶超声造影表现为实质增强开始阶段呈弥漫性分布的亮点，随后这些亮点互相融合，形成均匀灌注，这些亮点与肿瘤内扩张的小动脉有关。

颈部淋巴结转移癌的血流主要表现为周边型，这可能是由于转移性淋巴结内压力增大、肿瘤结内浸润、正常血供系统受挤压推移或破坏，以致坏死，因而造影多表现为从周边开始的显著灌注，分布不均匀，内见大小不等的低或无灌注区。

表 7-4-4　不同性质淋巴结的超声造影特点

淋巴结性质	造影特点
反应性淋巴结	从内向外呈树枝状均匀增强
恶性淋巴瘤	从中央淋巴门开始向外扩散（离心性）的显著性增强（Ⅰ型） 放疗后，淋巴结内出现坏死区，造影后出现无灌注区（Ⅲ型）
转移性淋巴结	从周边向中心扩散的不均匀增强（Ⅱ型）

2. 超声造影在淋巴结活检中的应用

利用超声造影引导肿大淋巴结活检，可以提高穿刺活检的阳性率。超声造影还可根据部位及局部血流灌注等情况进行实时引导精确的靶向穿刺活检，避免损伤毗邻脏器及大血管，在病变部位停留时间短，可以减少对组织的损伤和出血等并发症的发生。研究发现，超声造影引导下穿刺针更容易在淋巴结液化部位取材，而淋巴结液化坏死部分内多聚集结核巨噬细胞及类上皮细胞，故结核分枝杆菌培养和病理阳性率较穿刺其他增殖性病变部位明显增高。另有学者发现，超声引导下穿刺活检进行的结核相关检测诊断淋巴结结核的准确率显著高于细针穿刺，与手术活检准确率相当，推荐作为颈淋巴结诊断的取材工具。

第五节　新型超声造影剂的应用

传统的超声造影剂经过了三代，据目前在世界范围内获得批准上市的主要造影剂及相关信息所示，这些商用造影剂均为微米级的，粒径为 1~10 μm，通过静脉注射进入人体后，能顺利通过肺循环，但不能透过血管壁，只能进行所谓的血池成像。因此，具有更小尺寸和对病变部位有靶向能力的纳米级造影剂就成了研究热点，且其在疾病的诊断与治疗方面取得了一些成果。

一、新型造影剂在诊断中的进展

目前临床上使用的造影剂都是微米级的，可以增强血池内回波信号，对血供丰富的器官或组织有较好的成像效果，属于血池造影剂。由于血管内皮细胞间隙为 380~780 nm，微米级的造影剂无法穿透这些间隙进行成像，因此限制了对血管外病变组织的探查能力。

（一）多模态超声造影剂

传统的超声造影剂因其单一的显像方法仍存在一定的局限性，难以同时满足对准确性、特异性、靶向性等的要求。多模态分子成像结合了 2 种或 2 种以上的检查技术，克服了单一显像方式的不足，实现了优势互补。随着多种医学成像技术的相互融合和分子影像技术的迅速发展，以超声分子显像为基础，同时具有多种影像学对比显影能力的多模态超声造影剂已成为当前超声影像学领域的研究热点之一。多模态超声造影剂是将超声成像与其他成像模式相互融合，取长补短，为疾病诊断、治疗、监测提供更精确、更清晰的图像，以及更多的解剖学和功能学信息，能够显著提高疾病的检出率和诊断准确性。

1. 超声 /CT 双模态

CT 具有成像快速、空间分辨率高、能够提供断层图像等优点，是使用最广泛的成像技术之一，但 CT 很难分辨软组织的微小变化。周頔以磷脂为壳膜材料，以液态氟碳为内核，包裹硫化铋纳米颗粒，制备具有靶向性的载硫化铋及液态氟碳的脂质纳米粒（FLBS-PFH-NPs），实验证明，FLBS-PFH-NPs 不仅能进行超声 /CT 双模态显像，还能在高频超声下行增效消融治疗，但脂质纳米粒在体内的持续时间需进一步提升。有学者将含碘的泛影酸与乙二醇壳聚糖化学缀合形成稳定的纳米颗粒，并将全氟戊烷物理包封到纳米粒子中，体内实验表明该造影剂的超声 /CT 双模态成像为肿瘤的诊断提供了更全面、更准确的信息。

2. 超声 /MRI 双模态

MRI 具有多方位多序列成像、较高的软组织分辨率等优点，但其敏感性相对较低，且不能进行实时成像。有学者构建了一种连接多肽的多功能蛋白微球，实验证实该微球不仅能增强超声显像，还能显著增强 MRI 信号，从而达到双模态成像的效果。还要学者将超顺磁性氧化铁与装载多柔比星的微泡连接以实现靶向药物递送，同时还实现了超声 /MRI 双模态成像，在一定程度上实现了诊疗一体化。

（二）纳米级造影剂

纳米级造影剂的应用研究始于 20 世纪 90 年代。1996 年，Lanza 等制备了以生物素化的脂质体为外壳材料，包裹有全氟化碳乳液的纳米级造影剂，在狗的体内实验中证实可对动脉血栓进行显像，但由于核心为液体，致使其背向散射能力远低于含气泡的造影剂。2004 年，Oeffinger 等通过超声声振法制备出平均粒径在 450～700 nm，包裹有全氟丙烷气体的纳米泡造影剂。在体外实验中，通过塑胶管观察到了较好的造影增强效果，最大可增强 27 dB，且达到一定浓度时增强效果出现饱和状态。2006 年，Wheatley 等又将该纳米泡应用到大兔体内，在能量多普勒和脉冲反相谐波成像中获得了 20～25 dB 的图像增强。2013 年，Exner 等使用非离子表面活性剂 Pluronic 控制尺寸制备出了平均粒径在 200 nm 的造影剂。通过与微泡 Definity 比较，发现该纳米泡在三种不同谐波频率（3.5 MHz、6.2 MHz 和 8 MHz）下回波信号比 Definity 更强。小鼠皮下肿瘤模型显示纳米泡和 Definity 的峰值增强没有显著差异，且在前 200 秒，肿瘤和肾脏中的纳米泡衰减速率明显低于 Definity。2017 年，Exner 等又制备了一种新的由表面活性剂和脂质体为包膜、填充气体为全氟丙烷的纳米泡，其粒径更小，只有 95 nm 左右。在体外实验中，信号增强时间达到了 24 小时；在老鼠的皮下肿瘤模型实验中，与微泡相比能更好地渗透和滞留在肿瘤中。国内对纳米级超声造影剂的研究虽然起步较晚，但也取得了很多成果。2013 年，周琦冰等采用超声空化法制备了平均粒径为 359.3 nm，并连接有 Cyanine 5.5 荧光染料的双模超声造影剂，体内小鼠实验证明该纳米泡能进入肿瘤内部，滞留时间超过 24 小时。2015 年，段云友等用机械振荡法制备出纯粒径的纳米泡，然后又通过生物素 – 亲和素法将乳腺癌细胞 HER2 偶联到纳米泡表面。在荷瘤裸鼠实验中，实现了对乳腺癌肿瘤的特异性靶向增强显影。2016 年，李凤华等将 HER2 抗体和血管内皮生长因子受体 2（VEGFR2）抗体连接到以聚乳羟基乙酸为包膜的纳米粒子上，制成了双靶向纳米高分子超声造影剂。物理检测其粒径为（152.00 ± 58.08）nm，呈球形，分布均匀。体外寻靶实验证实，该造影剂对血管内皮细胞 SVR 和乳腺癌细胞 SKBR3 都有很好的聚集性。目前研究的热点基于碳纳米管的靶向造影剂，这些新发展的纳米级造影剂由于粒径更小，可以穿透血管内皮细胞间隙直接进入肿瘤组织内部，可作为一种多功能诊断和治疗于一体的纳米药物载体。靶向纳米级造影剂不仅在分子成像上可增强病灶部位显影，提高诊断的准确率，还可以在靶向治疗中通过定点给药，实现肿瘤的生长抑制。但当前商用超声机的成像算法和探头都是专为微米级造影剂设计的，为了最大程度地研究纳米级造影剂，必须根据其本身的特点，研究对应的成像设备和算法，只有这样才能不断的发展完善。

二、新型超声造影剂在治疗中的进展

早期超声微泡造影剂为含空气或氧气的无包膜气泡，尺寸大，稳定性差。20 世纪 90 年代，开始出现了新型外围包裹白蛋白、脂类、聚合物或表面活性剂膜壳的空气微泡的壳膜造影剂，其体积小，稳定性好。接着出现了膜包裹的含氟碳类气体的新型微泡造影剂，如八氟丙烷、全氟丁烷、六氟化硫或含氟碳类气体混合物。这类微泡造影剂与红细胞直径相似，自外周静脉快速注射进入人体后，可以顺利通过肺循环进入体循环。随着分子成像技术的快速发展，近年来涌现出一批纳米级超声造影剂，如纳米级脂质体造影剂、纳米级氟碳乳剂及纳米级微泡造影剂，既能通过肿瘤的血管壁，又具有很好的回声特性。

1. 抗肿瘤血管

微泡可降低超声空化效应阈值，增强空化效应，损伤血管管壁，激活内源或外源性凝血，诱发大面积毛细血管栓塞，阻断肿瘤组织细胞的营养供应，导致肿瘤组织坏死。

2. 开放血脑屏障和血脊髓屏障

使药物和利用受体介导的运输技术改造的分子进入中枢神经系统，已成为治疗中枢神经系统肿瘤的最前沿技术。Shih-Ying 等报道超声造影剂微泡联合低频超声可使腔中气泡膨胀和收缩，其引起的直接拉伸应力及在血管处的剪切应力使血脑屏障和血脊髓屏障渗透性发生了改变，增强了细胞旁和跨细胞转运。

3. 基因靶向治疗

超声造影剂微泡联合超声介导的靶向基因治疗不会引起机体的免疫反应和病毒载体产生

的突变，是一种新型安全高效的基因转染技术。Wu 等报道低频超声联合微泡可提高 SMMC-7721 细胞（人肝癌细胞）siRNA 的转染效率，使转染效率明显提高，增强基因转染。

近年来，研究发现携带药物的超声造影剂微泡联合超声治疗能够改变肿瘤局部环境，改善血管通透性，增加肿瘤细胞内化疗药物浓度和化疗药物治疗效果，抵抗肿瘤细胞耐药性，改善药物向肿瘤的输送，即具有化疗增敏效应，将携带化疗药物的微泡造影剂静脉注入人体内，用低频超声辐照特定组织，使微泡破裂，辐照局部毛细血管破裂，微泡所携带的药物由此通过内皮细胞屏障释放到靶区。同时低频超声导致细胞膜产生一过性空隙，通透性增加，即声孔效应，药物分子得以进入细胞内，引起肿瘤细胞内药物水平增加，增强化疗药物对肿瘤细胞的杀伤作用，提高疗效。

参考文献

[1] 高立霓，刘秉彦，莫泽来. 彩色多普勒超声诊断颈部淋巴结结核的临床价值. 海南医学，2017，28（1）：102-104.

[2] TESSLER FRANKLIN N，MIDDLETON WILLIAM D，GRANT EDWARD G，et al. ACR thyroid imaging，reporting and data system（TI-RADS）: white paper of the ACR TI-RADS committee. J Am Coll Radiol，2017，14（5）：587-595.

[3] 中国超声医学工程学会浅表器官及外周血管专业委员会. 甲状腺及相关颈部淋巴结超声若干临床常见问题专家共识（2018 版）. 中国超声医学杂志，2019，35（3）：193-204.

[4] RESHANI H P，WU H，EXNER A A，et al. Improving performance of nanoscale ultrasound contrast agents using N，N-diethylacrylamide stabilization. Nanomedicine，2017，13（1）：59-67.

[5] 唐红. 多功能超声造影剂的研究现状及应用前景. 西部医学，2017，29（4）：445-449，454.

[6] 周顿. 靶向相变型载 Bi2S3 脂质纳米粒的双模态显像及增强 HIFU 治疗实验研究. 重庆：重庆医科大学，2017.

[7] DAEIL C，SANGMIN J，DONG G Y，et al. Iodinated echogenic glycol chitosan nanoparticles for X-rayCT/US dual imaging of tumor. Nanotheranostics，2018，2（2）：117-127.

[8] PANDIT R，LEINENGA G，GÖTZJ. Repeated ultrasound treatment of tau transgenic mice clears neuronal tau by autophagy and improves behavioral functions]. Theranostics，2019，9（13）：3754-3767.

[9] HORSLEY H，OWEN J，BROWNING R，et al. Ultrasound-activated microbubbles as a novel intracellular drug delivery system for urinary tract infection. J Control Release，2019，301：166-175.

[10] ZHANG L，YIN T，LI B，et al. Size-modulable nanoprobe for high performance ultrasound imaging and drug delivery against cancer. ACS nano，2018，12：3449-3460.

[11] XIAO N，LIU J，LIAO L，et al. Ultrasound combined with microbubbles increase the delivery of doxorubicin by reducing the interstitial fluid pressure. Ultrasound Q，2019，35（2）：103-109.

[12] TANAKA K，CHUA J，CINCOTTA R，et al. Hysterosalpingo-foam sonography（HyFoSy）:

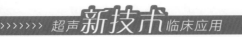

tolerability，safety and the occurrence of pregnancy post-procedure. Aust N Z J Obstet Gynaecol，2018，58（1）：114–118.

[13] AGLIATA G，VALERI G，ARGALIA G，et al. Role of contrast-enhanced sonography in the evaluation of axillary lymph nodes in breast carcinoma：a monocentric study. Ultrasound Med，2017，36（3）：505–511.

[14] LEE S C，GRANT E，SHETH P，et al. Accuracy of Contrast-Enhanced ultrasound compared with magnetic resonance imaging in assessing the tumor response after neoadjuvant chemotherapy for breast cancer. Ultrasound Med，2017，36（5）：901–911.

[15] 余后强. 医学超声造影研究现状与进展. 生命科学仪器，2017（2）：3–8.

[16] 卢春，程鲲. 浸润性宫颈癌运用多层螺旋 CT 和 MRI 进行术前分期的临床价值. 中国数字医学，2016，11（11）：28–29.

[17] FAN C，CHENG Y H，TING C Y，et al. Ultrasound/ magnetic targeting with SPIO-DOX-microbubble complex for image-guided drug delivery in brain tumors.Theranostics，2016，6（10）：1542–1556.

[18] WU S Y，FIX S M，ARENA C B，et al. Focused ultrasound-facilitated brain drug delivery using optimized nanodroplets：vaporization efficiency dictates large molecular delivery. Phys Med Biol，2018，63（3）：035002.

[19] WU B，QIAO Q，HAN X，et al. Targeted nanobubbles in low-frequency ultrasound-mediated gene transfection and growth inhibition of hepato cellular carcinoma cells. Tumour biology，2016，37（9）：12113–12121.

[20] WANG P，YIN T，LI J，et al. Ultrasound-responsive microbubbles for sonography-guided siRNA delivery. Nanomedicine，2016，12（4）：1139–1149.

[21] REN S T，SHEN S，HE X Y，et al. The effect of docetaxel-loaded micro-bubbles combined with low-frequency ultrasound in H22 hepa tocellular carcinoma-bearing mice. Ultrasound in medicine & biology，2016，42（2）：549–560.

[22] 徐美丽. 细针穿刺洗脱液 Gene Xpert MTB/RIF 检测技术对淋巴结结核诊断价值研究. 石家庄：河北医科大学，2016.

[23] HO U C，CHEN C N，LIN C Y，et al. Application of ultrasound-guided core biopsy to minimize the non-diagnostic results and the requirement of diagnostic surgery in extrapulmonary tuberculosis of the head and neck. Eur Radi01，2016，26（9）：2999–3005.

（张　歆　尚梦园　赵双双　宋　倩　董凤林　姜学忠　于　明　姚　静）

第八章 超声弹性成像技术的临床应用

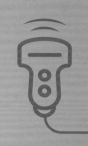

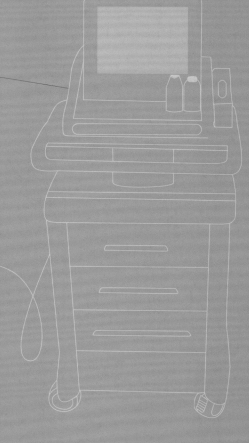

超声弹性成像（ultrasonic elastography）技术是近年来发展起来的一个新兴的超声成像技术，其原理主要是通过获取组织或肿物的硬度信息来评估其性质，可用于结节的良恶性鉴别、肝纤维化评估等。欧洲超声医学和生物学联合会（European Federation of Societies for Ultrasound in Medicine and Biology，EFSUMB）于 2013 年和 2015 年分别发表了弹性成像临床应用指南和专家共识，中华医学会超声医学分会于 2018 年组织编写了《超声 E 成像临床应用指南》，肯定了超声弹性成像在实质器官中的应用价值，同时也明确指出，超声弹性成像技术具有一定的应用范围，不能取代普通超声，可作为其补充手段。本章节主要介绍超声弹性成像技术的原理与分类，以及在肝脏、甲状腺、乳腺等器官中的临床应用。

第一节　超声弹性成像技术简介

一、超声弹性成像技术的原理与分类

超声弹性成像技术根据成像原理主要分为两大类：应力式弹性成像（strain elastography，SE）和剪切波弹性成像（shear wave elastography，SWE）（图 8-1-1）。

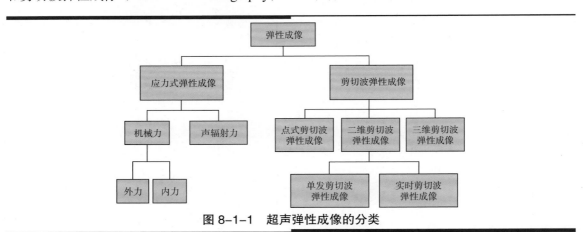

图 8-1-1　超声弹性成像的分类

1. 应力式弹性成像

应力式弹性成像又称为助力式弹性成像、静态弹性成像，主要是操作者通过探头对组织施加一定的压力，使其发生一定的形变，根据目标组织与周边组织发生形变的不同来获取组织的硬度信息，是一种定性和半定量的方法。部分应力式弹性成像可通过呼吸、心跳的活动产生一定的相对运动，探头不用对器官产生加压即可进行操作。大多数应力式弹性成像需通过手动上下均匀加压来使目标组织产生一定的形变。

2. 剪切波弹性成像

剪切波弹性成像是通过探头对组织纵向发射剪切波，剪切波在组织内横向传播，机器通过捕捉剪切波在组织内的传播信息，计算剪切波速度（shear wave speed，SWS，单位：m/s）

或杨氏模量（Young modulus，简称 E，单位：kPa）。杨氏模量与剪切波速度之间的换算关系为 $E=3\rho v^2$。ρ 为组织的密度，通常情况下可简化为 $\rho \approx 1$。剪切波弹性成像是一种定量的方法。

　　剪切波弹性成像可分为点式剪切波弹性成像和二维剪切波弹性成像。点式剪切波弹性成像一次成像只针对感兴趣区发射一次剪切波，而二维剪切波弹性成像是针对感兴趣区连续发射剪切波，可实现二维灰阶图像 – 剪切波弹性成像双幅实时显示。常用的弹性超声成像如声脉冲辐射力成像（acoustic radiation force impulse imaging，ARFI）中的声触诊组织定量技术（virtual touch quantification，VTQ）属于点式剪切波弹性成像，而西门子公司的声触诊组织定量技术、声科公司的 E 成像等属于二维剪切波弹性成像。

　　应力式弹性成像较剪切波弹性成像出现较早，剪切波弹性成像相比应力式弹性成像具有较明显的优势（表 8-1-1），目前市场上较高端的超声仪器多数具备的是剪切波弹性成像。

表 8-1-1　应力式弹性成像与剪切波弹性成像的比较

分类	应力式弹性成像	剪切波弹性成像
特点	定性和半定量	定量
加压	视不同机器而定	浅表器官不加压，肝脏可适当加压
指标	EI 评分，应变率与应变率比值，直径比，面积比	剪切波速度与杨氏模量（最大值、最小值、平均值），速度图
优点	实时、无创、操作简便	实时、无创、操作简便、定量
不足	相对硬度	无法在液体中传播、测量范围有限

二、超声弹性成像技术的评估参数

1. 应力式弹性成像

　　（1）EI 评分：仪器根据目标组织产生形变的大小进行颜色编码，一般蓝色表示组织硬（组织产生的形变小），红色表示组织软（组织产生的形变大），绿色介于二者之间，根据图像中肿物的蓝色和红色的分布进行 EI 评分。也有的仪器是用蓝色表示软、红色表示硬，以图像右边的颜色条带说明为准。常见的 EI 评分有 4 分法、5 分法，一般 EI 评分越高，表明目标组织较周边组织越硬（图 8-1-2，图 8-1-3）。

　　红色代表组织软，蓝色代表组织硬，绿色介于二者之间。EI=1 分：以红色和绿色为主；EI=2 分：以绿色为主，蓝色部分 < 50%；EI=3 分：以蓝色为主，蓝色部分 > 50%；EI=4 分：几乎全部为蓝色，或蓝色部分面积大于二维超声结节面积。通常 EI ≥ 3 分，可诊断为组织硬，倾向于恶性结节。

　　绿色代表组织软，蓝色代表组织硬。EI=1 分：良性，几乎都是软的；EI=2 分：可能良性，小部分是硬的；EI=3 分：良性恶性对等，小部分是软的；EI=4 分：可能恶性，内部都是硬的；EI=5 分：恶性，内部及周边都是硬的；通常 EI ≥ 4 分，可诊断为组织硬，倾向于恶性结节。

　　（2）应变率与应变率比值：应变率（strain rate）是指组织发生的形变与组织原来的直径的比值（ΔL/L）。应变率越大，表明组织发生的形变（ΔL）越大，组织越软；而应变率越小，表明组织发生的形变（ΔL）越小，组织越硬。应变率比值是指周边组织的应变率与目标组织的应变率之比。应变率比值越大，表明目标组织较周边组织硬；应变率比值越小，表明目标组织较周边组织软（图 8-1-4）。

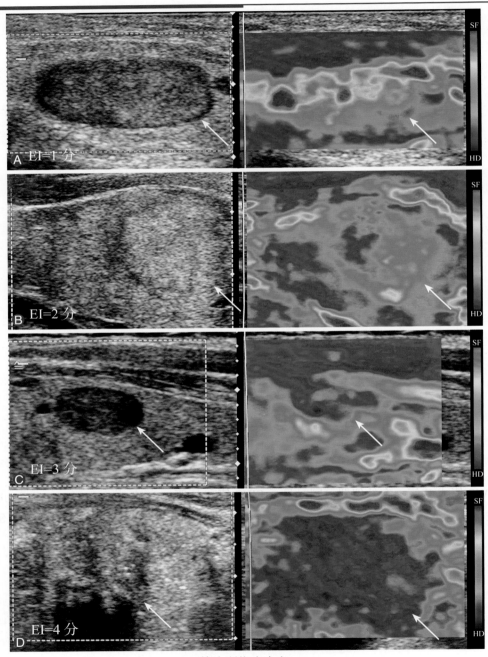

箭头所指为病变。

图 8-1-2　EI 评分（4 分法）

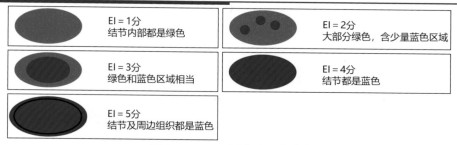

图 8-1-3 EI 评分（5 分法）

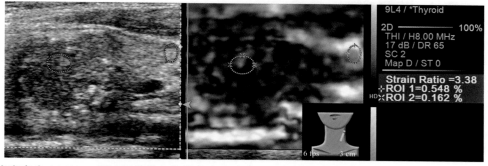

结节的应变率为 0.162%，周边甲状腺组织的应变率为 0.548%，应变率比值为 3.38，表明甲状腺结节比周边甲状腺组织显著硬。病理结果为甲状腺乳头状癌。

图 8-1-4 应变率和应变率比值

（3）直径比：是指超声弹性图像上肿物的直径与二维灰阶图像上肿物的直径之比。直径比＞1，表明肿物较周边组织硬；直径比≈1，表明肿物与周边组织硬度相仿（图 8-1-5）。

（4）面积比：是指弹性图像上肿物的面积与二维灰阶图像上肿物的面积之比。面积比＞1，表明肿物较周边组织硬；面积比≈1，表明肿物与周边组织硬度相仿（图 8-1-6）。

2. 剪切波弹性成像

（1）剪切波速度（SWS）与杨氏模量（简称 E）：SWS 值和 E 值都是定量指标，反应组织的硬度。SWS 值或 E 值越大，表明组织的硬度越大。不同仪器显示的指标不同，有的仪器只显示 SWS 值或 E 值，有的仪器可同时显示 SWS 值和 E 值。SWS 值和 E 值显示的指标主要包括最大值、最小值、平均值、方差值（图 8-1-7）。需要注意的是，不同厂家的仪器 SWE 的成像原理和频率不尽相同，因此 SWS 值或 E 值的数值大体相似，但是不具有完全的可比性（图 8-1-8）。

（2）Ratio 值：是指肿物的 SWS 值或 E 值与周边组织的 SWS 值或 E 值的比值。Ratio 值越大，表明肿物相对周边组织的硬度越大，组织的恶性程度越大；Ratio 值越小，表明肿物相对周边组织的硬度越小，组织的恶性程度越小。

3. 图像质控

超声弹性成像的图像质量受多种因素的影响，不当操作、患者配合差等因素会引起图像

第八章

质量较差，只有质量好的弹性图像才是可信、可用的，因此，超声弹性成像的图像的质控非常重要。超声弹性成像的图像质控主要分以下 2 个部分。

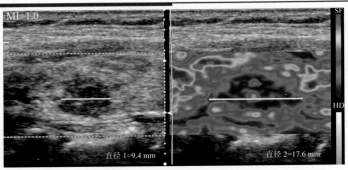

甲状腺结节在二维超声上的直径为 9.4 mm，在应力式弹性成像上的直径为 17.6 mm，直径比为 1.87。病理结果为甲状腺乳头状癌。

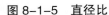
图 8-1-5　直径比

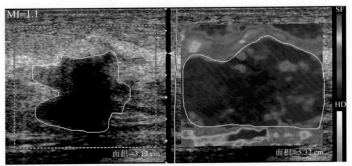

乳腺结节在二维超声上的面积为 3.13 cm²，在应力式弹性成像上的面积为 5.32 cm²，面积比为 1.70。病理结果为乳腺浸润性导管癌。

图 8-1-6　面积比

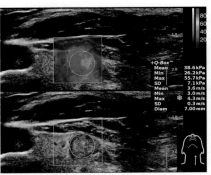

SWS 测值：平均值 3.6 m/s，最小值 3.0 m/s，最大值 4.3 m/s，方差值 0.3 m/s；E 值：平均值 38.6 kPa，最小值 26.2 kPa，最大值 55.7 kPa，方差值 7.1 kPa。病理结果为甲状腺乳头状癌。

图 8-1-7　SWS 值和 E 值

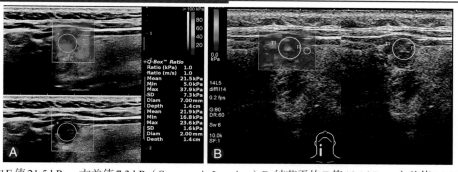

A. 结节平均E值21.5 kPa,方差值7.3 kPa（Supersonic Imaging）；B. 结节平均E值19.1 kPa,方差值9.0 kPa（Toshiba Apollo500）。病理结果为甲状腺乳头状微小癌。

图 8-1-8 同一甲状腺结节不同仪器的剪切波弹性成像测值

（1）仪器本身的质控参数：许多仪器上会有代表图像质量控制的指标，操作时需在规定的参数范围内。如西门子公司应力式弹性成像有质量因子（quality factor，QF），QF ≥ 60 表明图像质量好（图 8-1-9）；东芝公司应力式弹性成像要求操作者上下加压力度控制在基本填满质控框，超过质控框或者填充小于质控框一般均被认为是加压不当；西门子公司 VTIQ 中的质控指标是当图像呈均匀一致绿色，表明图像质量好，此时的 SWS 的测值是可信的（图 8-1-10），红色或者黄色代表图像质量差。同时应指出，导致图像质量差的因素除操作不当外，还应注意深度、组织成分等。

（2）医师对图像的质控：主要为：①图像参数调节合理，前后场均匀一致；②图像填充，图像不填充或者填充＜ 50% 的，应认为是成像不成功或者图像质量差；③ SWE 图像没有加压条带。

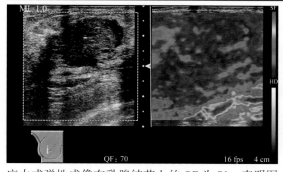

应力式弹性成像在乳腺结节上的 QF 为 70，表明图像质量好。病理结果为乳腺浸润性乳头状癌。

图 8-1-9 应力式弹性成像的质量因子

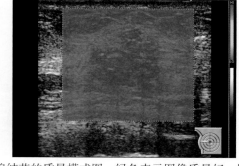

乳腺结节的质量模式图，绿色表示图像质量好，橙色、黄色表示图像质量差。病理结果为乳腺浸润性导管癌。

图 8-1-10 VTIQ 的质控图像

三、超声弹性成像的影响因素及局限性

超声弹性成像的图像受一些因素的影响，当这些因素存在时，图像显示差，弹性测量值不可信。

1. 病变位置

剪切波穿透力有限，最佳的聚焦点在一定的深度范围内，过深、过浅都会导致弹性图像质量差，如肝脏弹性中病变如果靠近膈顶者包膜或者深度 > 10 cm，弹性图像多显示欠佳。另外一些靠近颈动脉或者心脏、大血管的肿物，会受到血管搏动、心跳的影响，图像显示差。

2. 病变性质

由于剪切波在液体里不传播，所以在囊性成分里无法捕捉到剪切波信息，囊性肿物、肿物的囊性成分弹性图像不显示。而对于存在粗大钙化的肿物，由于粗大钙化较硬，会导致测值偏大而影响肿物硬度的真实性，而有的肿物存在多发钙化，此时图像多显示不佳。

3. 病变过硬

SWS 值或 E 值均具有一定的测量范围，如西门子 VTIQ 的测量范围是 0.5 ~ 10 m/s，声科公司的超声设备 E 值测量范围为 0 ~ 300 kPa。如果肿物的硬度超过仪器的测量范围，则弹性图像显示差。

4. 患者因素

患者皮下脂肪层较厚会影响图像质量。进行剪切波速度测量时需要患者屏住呼吸，因此，对于心肺功能不好、呼吸配合欠佳的患者图像会受影响。

5. 操作者经验

操作的时候使用较大的压力、探头的移到均会影响图像质量（图 8-1-11）。二维超声图像没有调至最佳同样会影响超声弹性成像的图像质量。

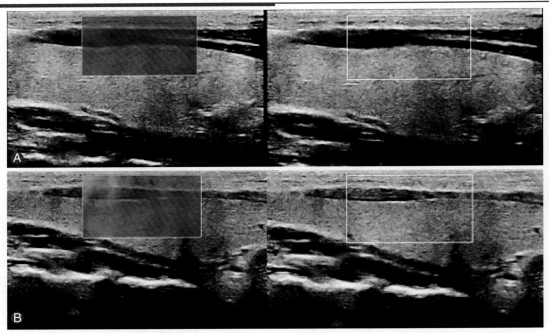

A. 探头未对皮肤加压，图像呈均匀一致的蓝色；B. 探头对皮肤加压，出现彩色加压条带，会使测值升高。

图 8-1-11　探头加压会导致测值不准确

第二节 超声弹性成像在肝脏疾病中的应用

我国慢性乙型肝炎病毒感染者高达 9300 万人，其中慢性乙型肝炎（chronic hepatitis B, CHB）患者约 200 万例。慢性乙型肝炎是我国导致肝硬化、肝癌的主要病因，分别占 60%、80%，全球每年约 65 万人死于慢性乙型肝炎所致的肝衰竭、肝硬化及肝细胞肝癌。对于慢性乙型肝炎患者来说，评估肝纤维化程度是判断病情、指导治疗和随访疗效的关键环节。目前，肝脏组织病理活检是评价肝纤维化的金标准，但存在有创、取样不足、价格昂贵等不足，不适合作为连续随访的手段。

超声弹性成像技术具有无创、简便、快速、准确性高、重复性好等优势，其应用于肝纤维化的评估已被广泛认可。但需注意的是，应用弹性成像评估肝纤维化时，应考虑不同病因、不同弹性成像技术和设备的差异。

一、检查前准备

（1）患者准备：饮食可导致肝脏硬度增加，故应空腹检查，推荐空腹 2~3 小时即可。运动后也可导致肝脏硬度增加，建议检查前嘱患者休息 10~20 分钟。

（2）医师准备：核对患者信息，训练患者配合呼吸。

二、检查方法

（1）患者空腹仰卧，右手抱头以增大肋间声窗，探头置于右肋间，调节二维灰阶图像至最优化。

（2）将弹性成像取样框置于深度约 4 cm（肝包膜下 1~2 cm）的肝 S_5、S_6 段，避开肝内粗大管道结构，在平静呼吸状态屏气 3~5 秒后测量，待组织弹性图稳定后冻结图像。距离肝包膜 < 1 cm 或 > 5 cm 弹性图像欠佳。呼吸运动会导致检测成功率下降，故要求行 SWE 检查时患者需屏住呼吸，但是屏气时间不宜过长，否则会导致肝脏血容量增加、肝脏硬度增加。

（3）放置取样框测量肝脏硬度，选择填充好、均匀一致的区域。

（4）建议测量 3~5 次取平均值（图 8-2-1）。

三、临床应用

1. 超声弹性成像对慢性肝病肝纤维化程度的评估

（1）依据 METAVIR 评分系统，将肝纤维化程度分为：F_0 期（无纤维化），F_1 期（轻度纤维化），F_2 期（显著纤维化），F_3 期（严重纤维化），F_4 期（肝硬化）。超声弹性成像能测量肝脏硬度，以反映肝纤维化程度，并使用不同的硬度阈值来模拟 METAVIR 评分，达到无创性定量评估肝纤维化的目的。目前，超声弹性成像被广泛认为是非侵袭性评估肝纤维化的可靠技术，有助于诊断并不显著的肝硬化。多项研究证实，剪切波弹性成像能定量评估肝脏硬度，与肝纤维化的病理分期呈高度线性正相关，能准确反映肝纤维化各病理分期，检测成功率高，可重复性好，诊断敏感度和特异度高。

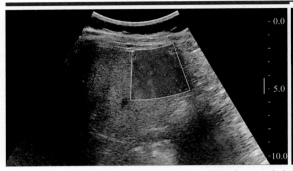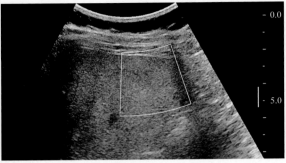

探头置于右肋间显示肝右叶切面，二维超声显示清晰并适当放大，剪切波弹性成像量程选择为 0～40 kPa。

图 8-2-1　正常肝脏

（2）肝脏正常测值范围（图 8-2-2）：国内学者 Huang 等对中国 509 例健康志愿者的肝进行剪切波弹性成像检查，研究结果显示，正常肝脏硬度平均值为（5.10±1.02）kPa，男性稍高于女性。韩国学者 Suh 等对 195 名经肝活检证实的正常肝移植供体进行剪切波弹性成像检查，得出肝脏硬度正常范围为 2.6～6.2 kPa。

（3）诊断阈值及诊断效能：Leung 等对慢性乙型肝炎患者进行剪切波弹性成像肝纤维化程度评估，并与 TE 检测结果比较，$\geq F_1$ 期 SWE 和 TE 的 AUC 分别为 0.86 和 0.80；$\geq F_2$ 期为 0.8 和 0.78；$\geq F_3$ 期为 0.93 和 0.83；F_4 期为 0.98 和 0.92。二维剪切波弹性成像的成功率（98.9%）较 TE（89.6%）更高。与 TE 相比，剪切波弹性成像提供了肝脏弹性与肝纤维化程度更准确的相关性，尤其在 F_2 期或更高阶段。Herrmann 等对声科超声设备中心 13 个站点行二维剪切波弹性成像和肝活检的 1134 例及 665 例行 TE 检查的患者（其中慢性丙型肝炎 379例，乙型肝炎 400 例，非酒精性脂肪性肝病 156 例）做回顾性统计分析，发现剪切波弹性成像诊断慢性丙型肝炎、乙型肝炎、非酒精性脂肪性肝病患者显著纤维化和肝硬化的 AUC 分别为 0.863、0.906、0.855 和 0.929、0.955、0.917。非酒精性脂肪性肝病肝纤维化分期的结果与慢性丙型肝炎患者类似，对于所有其他患者，诊断显著纤维化的阈值是 7.1 kPa；对乙型肝炎患者诊断严重纤维化和肝硬化的阈值（8.1 kPa 和 11.5 kPa）比所有其他患者的阈值（9.2 kPa 和 13.4 kPa）略低。剪切波弹性成像对于所有患者诊断显著纤维化（$P=0.001$）和肝硬化（$P=0.022$）的 95% 置信区间大于 TE，这种差异在乙型肝炎患者中最显著。因此，剪切波弹性成像对各类慢性肝病显著肝纤维化和肝硬化的诊断效能明显高于 TE，对慢性病毒性肝炎患者的诊断表现更佳。

结论：①成年人肝脏硬度正常范围为 2.6～6.2 kPa；②剪切波弹性成像对于肝纤维化具有良好的应用价值，优于血清学指标；③剪切波弹性成像诊断 F_2 期的阈值建议为 7.1～7.6 kPa，诊断 F_4 期的阈值建议为 10.1～11.7 kPa；④对于 ALT 正常的慢性乙型肝炎感染者，剪切波弹性成像测值＜8.5 kPa 可排除肝硬化，＞11.0 kPa 可确定肝硬化诊断，在 8.5～11.0 kPa 时需要通过肝活检等手段来进一步评估（图 8-2-3）。

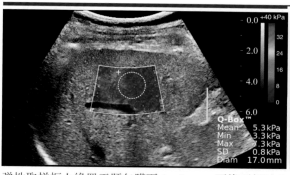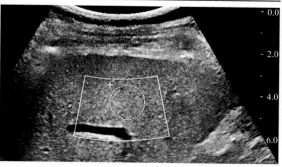

弹性取样框上缘置于肝包膜下 1~2 cm，下缘不超过 8 cm 深度，避开肝包膜、胆囊、大血管等结构，测量点置于弹性图像中央。SWE 图像呈蓝色，E_{Max} 为 7.3 kPa，E_{Mean} 为 5.3 kPa。

图 8-2-2 正常肝脏

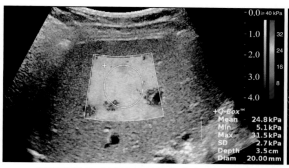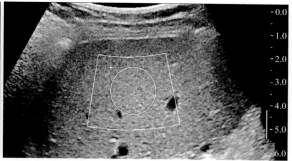

剪切波弹性成像显示以黄色为主，E_{Max} 为 31.5 kPa，E_{Mean} 为 24.8 kPa，肝穿刺病理证实为肝硬化。

图 8-2-3 肝硬化

2. 超声弹性成像对肝脏肿瘤的诊断

剪切波弹性成像通过测量肝脏肿瘤及邻近组织的 E_{Mean}、E_{Max} 及取样框内弹性数据离散度值（Esd），能对病变的弹性特征进行定量分析，特别是 E_{Max} 和 Esd 在鉴别病灶良恶性及肿瘤类型中有更高的价值。国内学者发现恶性病灶的 E_{Mean}、E_{Max}、Esd [（45.40±20.83）kPa、（77.75±40.67）kPa、（12.08±9.01）kPa] 分别大于良性病灶 [（18.12±11.80）kPa、（23.55±13.82）kPa、（2.75±1.85）kPa]；不同肿瘤的硬度从高到低依次为肝内胆管细胞癌和（或）转移性肝癌、肝细胞癌、肝脏局灶性结节增生、血管瘤，肝细胞癌和肝内胆管细胞癌的邻近肝实质较其他病变硬度高；E_{Max} 和 Esd 对良恶性肿瘤诊断的 AUC 分别为 0.957、0.956，分别以 39.28 kPa、5.35 kPa 为阈值，敏感度及特异度分别为 90.57% 和 85.00%、84.62% 和 92.50%。大多数恶性肿瘤比良性肿瘤硬，但肿瘤内某些成分会对硬度值产生影响，如恶性肿瘤出血坏死会使硬度值降低，而良性肿瘤中纤维和瘢痕成分可增加其硬度。剪切波弹性成像虽不如超声造影对肝脏肿瘤的诊断价值大，但对超声造影有很好的补充作用。

对于仍不能明确诊断的肝脏肿瘤，可在剪切波弹性成像引导下进行肝活检。剪切波弹性成像能敏感反映肝脏肿瘤组织的硬度信息，清晰显示坏死区（绿色），可避免因二维超声难以区分肿瘤内未液化的坏死组织使取材失败的情况，穿刺时可避开该区域，在蓝色或者硬度较大的区域进行取材，定位更精确，穿刺成功率及诊断准确率更高。但是，剪切波弹性成像对肝脏肿瘤内钙化、纤维化等硬度较高的成分穿刺活检会呈假阴性，可使用二维超声、超声造影等方法来鉴别（图 8-2-4 ~ 图 8-2-6）。

结论：超声弹性成像对于肝脏肿瘤的诊断差异性较大，价值有限。

3. 超声弹性成像对慢性病毒性肝炎药物疗效的评估

恩替卡韦是目前治疗慢性乙型肝炎的首选用药，具有抗病毒活性高、耐药性低的优点，能出现组织学逆转，改善肝纤维化水平，降低发生肝硬化和肝癌的风险。国内学者对 87 例慢性乙型肝炎患者进行恩替卡韦抗病毒治疗 96 周后发现，肝脏弹性值较治疗前显著降低，剪切波弹性成像能准确反映慢性病毒性肝炎药物治疗后肝纤维化改善的情况。在慢性病毒性肝炎药物长期治疗中，定期多次剪切波弹性成像检测，并结合血清学指标判断抗病毒药物的治疗效果，可指导临床用药，对患者预后的改善具有重要价值。

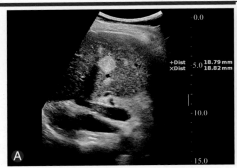
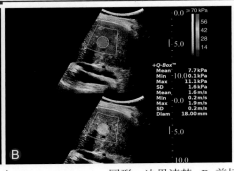

患者女性，64 岁。A. 肝右叶见一实性高回声结节，大小 18 mm × 18 mm，圆形，边界清楚；B. 剪切波弹性成像的图像以蓝色为主，E_{Max} 为 11.1 kPa，E_{Mean} 为 7.7 kPa，与周边肝组织硬度相仿。超声造影和增强 CT 均提示肝血管瘤。

图 8-2-4　肝血管瘤

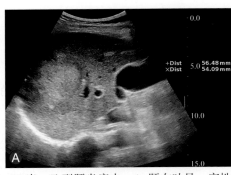
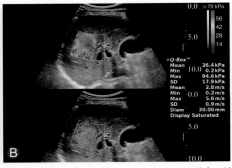

患者女性，43 岁，乙型肝炎病史。A. 肝右叶见一实性高回声结节，大小 56 mm × 54 mm，形态不规则；B. 剪切波弹性成像的图像以红色、绿色为主，E_{Max} 为 94.6 kPa，E_{Mean} 为 26.4 kPa，显著高于周边肝组织硬度。超声造影和增强 CT 均提示肝恶性肿瘤，手术病理证实为肝细胞肝癌。

图 8-2-5　肝细胞肝癌

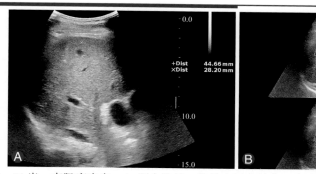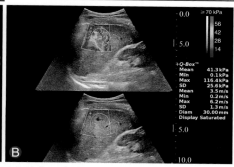

患者男性，51 岁，直肠癌病史。A. 肝右叶见一实性高回声结节，大小 45 mm × 28 mm，形态不规则，边界不清楚；B. 剪切波弹性成像的图像以红色为主，E_{Max} 为 116.4 kPa，E_{Mean} 为 41.3 kPa，显著高于周边肝组织硬度。超声造影和增强 CT 均提示转移性肝癌，结合病史考虑直肠癌来源的肝转移癌。

图 8-2-6　肝转移癌

4. 超声弹性成像对移植肝的评估

肝移植术后若发生排斥反应、复发性肝炎等并发症，将严重影响患者的生存率。对于肝移植术后患者的随访，可利用剪切波弹性成像测量肝脏弹性硬度，并结合血清学指标，有助于评估是否存在排斥反应等并发症，可替代或减少肝穿刺活检，是肝移植术后患者长期随访的有效手段。

Yoon 等在一项利用剪切波弹性成像评价移植肝排斥反应的研究中发现，肝移植术后 4 周内发生急性排斥反应的移植肝弹性测值与无排斥反应者比较，差异无统计学意义，分别为（12.14 ± 5.49）kPa 和（9.18 ± 2.96）kPa。但肝移植术 4 周后，发生排斥反应或复发性肝炎的移植肝弹性测值明显高于无排斥反应者 [分别为（12.29 ± 8.13）kPa 和（6.33 ± 2.10）kPa，$P < 0.001$]。由此可见，在肝移植术后不同时期应采用不同的弹性阈值来评价排斥反应，术后 4 周内和 4 周后的推荐诊断阈值分别为 10.82 kPa 和 7.94 kPa。因移植术导致肝细胞膨胀和胆汁淤积，正常移植肝组织的弹性值高于非移植肝，随着灌注恢复及肝细胞再生，弹性值呈先升高后下降的趋势变化；但出现急性排斥反应、复发性肝炎、纤维化和流出道狭窄后，移植肝的弹性测值显著升高，且与移植肝的纤维化程度呈正相关。

四、小结

（1）超声弹性成像用于肝纤维化的评估，具有无创、简便、准确性高、重复性好的优点。

（2）成年人肝脏硬度正常范围为 2.6 ~ 6.2 kPa。

（3）剪切波弹性成像对于肝纤维化具有良好的应用价值，诊断 F_2 期、F_4 期的阈值建议分别为 7.1 ~ 7.6 kPa 和 10.1 ~ 11.7 kPa。

（4）对于 ALT 正常的慢性乙型肝炎患者，剪切波弹性成像测值 < 8.5 kPa 可排除肝硬化，> 11.0 kPa 可确定肝硬化诊断，在 8.5 ~ 11.0 kPa 时需要通过肝活检等手段来进一步评估。

（5）剪切波弹性成像对于肝肿瘤的诊断价值有限。

（6）剪切波弹性成像有可能在评估肝硬化患者门静脉高压程度，预测肝癌、消化道出血等并发症方面发挥作用。

第三节　超声弹性成像在甲状腺疾病中的应用

近年来，甲状腺结节的发病率呈明显上升趋势。流行病学调查显示，在碘充足的地区，男性、女性分别有 1% 和 5% 的人群可触及甲状腺结节，而高频超声检查检出率更高达 19%~68%，其中 7%~15% 为甲状腺癌。在过去的 30 年中，美国甲状腺癌发病率增长至以前的 2.4 倍，我国则增长速度更快，达 300%~400%，甲状腺癌是增加速率最快的恶性肿瘤之一。如何从甲状腺结节中准确判别甲状腺癌，进而拟订合理的临床治疗方案，避免过度治疗，提高患者生活质量和生存率是临床面临的课题。

高分辨率超声（high resolution ultrasound）因其简便、无创、可重复性好、无辐射等特点，常作为甲状腺结节的首选筛查方法，而基于结节的超声特征进行细针穿刺细胞学检查是多个指南推荐的诊断方法。但由于甲状腺良恶性结节常规超声表现复杂，图像特征存在一定的交叉重叠，降低了常规超声的诊断效能。文献报道其判断结节良恶性的敏感度为 26%~87%，特异度为 53%~93%，无法满足临床需求，所以，仍然需要开发及应用新的超声成像技术，以对传统的超声成像进行补充。超声弹性成像是近年来发展起来的一个新兴的成像技术，能通过组织间的硬度差异区别病灶的良恶性，为甲状腺结节的良恶性鉴别诊断提供了新方法。

一、检查前准备

（1）患者准备：患者检查前无须特殊准备，嘱患者去枕平卧于检查床上，充分暴露颈部皮肤，勿过屈或过伸。

（2）医师准备：核对患者信息，确认要做超声弹性成像检查的甲状腺肿物。

二、检查方法

（1）二维超声：患者取平卧位，充分暴露颈部，先行常规超声检查确定病灶，并调节频率、聚焦、深度和增益等使图像质量至最佳，并尽量将病灶放于图像中央，大小适中。探头轻放于甲状腺表面，涂抹足够耦合剂，让患者保持体位不动，无过度后仰或转向。

（2）剪切波弹性成像：为克服颈动脉搏动对剪切波弹性成像测量的影响，常规选用纵断面启用剪切波弹性成像模式。选定和调节感兴趣区，感兴趣区需覆盖整个病灶和部分正常甲状腺组织，建议感兴趣区长径是结节的 2~3 倍，感兴趣区上缘距离皮肤 > 1 cm，下缘深度不超过 4 cm。静置图像稳定 2~3 秒后冻结保存。

（3）剪切波弹性成像测值：测量肿物的 SWS 值或 E 值，Q-BOX 把结节包括进去；测量 Ratio 值，第一个 Q-BOX 放在结节最硬的位置，第二个 Q-BOX 放在周边组织（参照物推荐取同深度的正常甲状腺组织）（图 8-3-1）。

（4）操作 3~5 次，取平均值。

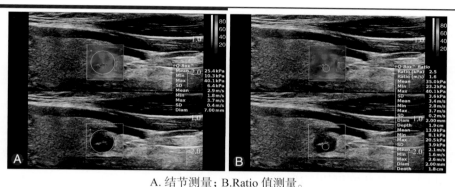

A. 结节测量；B.Ratio 值测量。

图 8-3-1　甲状腺结节剪切波弹性成像测量

三、临床应用

1. 剪切波弹性成像对甲状腺结节良恶性的鉴别

（1）诊断效能：6 篇关于剪切波弹性成像用于甲状腺结节良恶性鉴别的 Meta 分析共纳入超过 1 万例甲状腺结节，研究结果显示其敏感度为 0.79 ~ 0.86，特异度为 0.84 ~ 0.90。所有的研究结果均显示剪切波弹性成像是二维超声鉴别诊断甲状腺结节良恶性的补充手段，并且有助于对需要进行手术的甲状腺结节患者的筛选。但最近 Nattabi 等在一篇 Meta 分析（包含 2139 个患者 2851 个结节，良性 1759 个，恶性 1092 个）中发现，剪切波弹性成像的敏感度、特异度和曲线下面积分别仅为 0.66（95% CI：0.64 ~ 0.69），0.78（95% CI：0.76 ~ 0.80）和 0.851，提示关于二维剪切波弹性成像在甲状腺的诊断价值可能还需要进一步探讨。

结论：剪切波弹性成像可用于甲状腺结节的鉴别诊断，是二维超声的补充手段，具有较好的敏感度（0.79 ~ 0.86）和特异度（0.84 ~ 0.90）。

（2）诊断截断值：Veyrieres 等研究显示剪切波弹性成像作为甲状腺良恶性病灶鉴别的最佳截断值为 66 kPa（4.70 m/s），其灵敏度和特异度分别为 80%（95% CI：62.5% ~ 90.9%）和 90.5%（95% CI：86.1% ~ 93.6%）。Sebag 等对 93 例患者 146 个甲状腺结节的普通超声评分系统与剪切波弹性成像特征进行比较，研究结果表明，普通灰阶超声联合二维剪切波弹性成像评估较单用普通灰阶超声诊断的敏感度由 51.9% 提高到 81.5%，诊断的特异度均为 97.0%，表明剪切波弹性成像在结节的良恶性鉴别方面发挥着重要作用。

结论：剪切波弹性成像诊断甲状腺癌的理想截断值建议采用 SWS 最大值或 E 最大值，分别为 3.4 ~ 4.7 m/s 或 40 ~ 60 kpa。

（3）我国剪切波弹性成像甲状腺多中心结果：研究共纳入 1492 个甲状腺结节病例（含甲状腺癌 698 例）。最大值、最小值、平均值、方差值和 Ratio 值的诊断价值最高（曲线下面积最大 0.78）。当 E_{Max} ≥ 46.5 kPa 或者 SWS ≥ 3.93 m/s 时，剪切波弹性成像诊断甲状腺癌的灵敏度、特异度分别为 67.6%、80.4% 和 66.0%、80.1%。E 值和 SWS 值的诊断价值没有统计学差异。纵断面上数值的诊断曲线下面积略高于横切面，但无统计学差异（图 8-3-2 ~ 图 8-3-5）。

结论：剪切波弹性成像诊断甲状腺良恶性结节建议取纵断面上的 Max 值，$E_{Max} \geq 46.5$ kPa 或者 SWS ≥ 3.93 m/s。

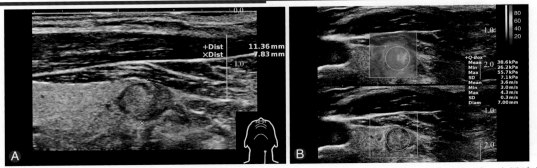

患者男性，63 岁。A. 甲状腺左叶下极见一实性低回声结节，大小 11 mm×8 mm，形态尚规则，边界清楚；B.E_{Max} 为 55.7 kPa，E_{Mean} 为 38.6 kPa。FNA 5 类，手术病理证实为甲状腺乳头状癌。

图 8-3-2　甲状腺结节剪切波弹性成像病例一

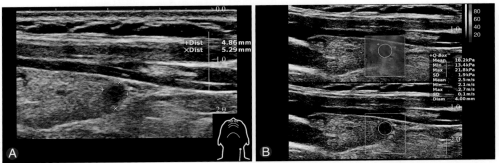

患者女性，48 岁。A. 甲状腺左叶下极见一实性低回声结节，大小 5 mm×5 mm，边界欠清楚，纵横比＞1；B.E_{Max} 为 21.8 kPa，E_{Mean} 为 18.2 kPa。FNA 3 类，手术病理证实为甲状腺乳头状微小癌（多灶）伴中央区淋巴结转移。

图 8-3-3　甲状腺结节剪切波弹性成像病例二

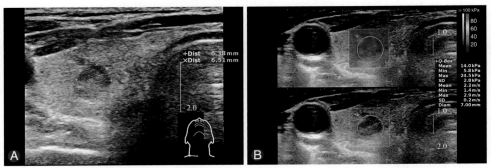

患者男性，57 岁。A. 甲状腺右叶见一实性低回声结节，大小 6.4 mm×6.5 mm，边界尚清楚，形态欠规则；B.E_{Max} 为 24.5 kPa，E_{Mean} 为 14.0 kPa。FNA 2 类，手术病理证实为结节性甲状腺肿。

图 8-3-4　甲状腺结节剪切波弹性成像病例三

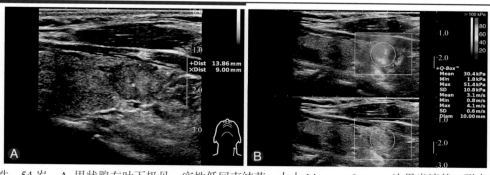

患者女性，54 岁。A.甲状腺左叶下极见一实性低回声结节，大小 14 mm×9 mm，边界尚清楚，形态欠规则；B.E$_{Max}$ 为 51.4 kPa，E$_{Mean}$ 为 30.4 kPa。FNA 2 类，手术病理证实为结节性甲状腺肿。

图 8-3-5　甲状腺结节剪切波弹性成像病例四

2. 剪切波弹性成像在细针穿刺细胞学检查不确定结节中的应用

FNA 3 类是指意义不明的滤泡性病变或非典型病变（AUS/FULS），FNA 4 类指滤泡性肿瘤或可疑滤泡性肿瘤（FN/SFN），这两类结节统称为 FNA 不确定结节。不确定结节中存在部分恶性结节，且恶性率在不同单位差别较大，给这一类结节的诊治带来了困难。Samir 等首先采用二维剪切波弹性成像研究了 35 个不确定结节（16 例 AUS/FLUS，19 例 FN/SFN），以 22.3 kPa 作为截断值，AUC 为 0.81，敏感度和特异度分别为 82% 和 88%，因此认为二维剪切波弹性成像对于 FNA 细胞学不确定的结节具有良好的诊断价值。而 Bardet 等发表的前瞻性双中心研究纳入 131 个直径 > 15 mm 的 FNA 不确定结节（Bethesda 3 类和 4 类），结果发现良性结节和恶性结节的 E 值无明显差异（平均值：20.2 kPa *vs.* 19.6 kPa，最大值 34.3 kPa *vs.* 32.5 kPa，Ratio 值 1.57 *vs.* 1.38，P > 0.05）。因此，目前剪切波弹性成像对于 FNA 不确定结节的诊断性能结果不一，还需进一步研究（图 8-3-6，图 8-3-7）。

结论：剪切波弹性成像对于 FNA 不确定结节可能具有一定的诊断价值，目前证据不足。

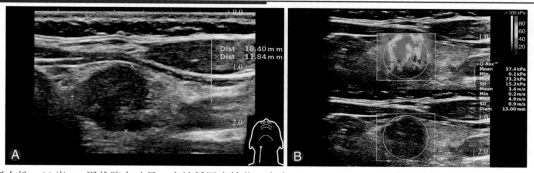

患者女性，33 岁。A.甲状腺右叶见一实性低回声结节，大小 18 mm×12 mm，边界欠清楚，形态不规则；B.E$_{Max}$ 为 73.2 kPa，E$_{Mean}$ 为 37.4 kPa。FNA 3 类，手术病理证实为甲状腺乳头状癌。

图 8-3-6　甲状腺结节剪切波弹性成像病例五

第八章

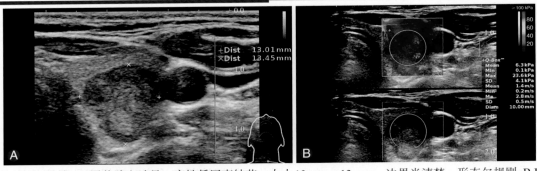

患者女性，41岁。A.甲状腺左叶见一实性低回声结节，大小13 mm×13 mm，边界尚清楚，形态欠规则；B.E_{Max}为23.6 kPa，E_{Mean}为6.3 kPa。FNA 4类，手术病理证实为腺瘤性甲状腺肿。

图 8-3-7　甲状腺结节剪切波弹性成像病例六

3. 剪切波弹性成像预测甲状腺癌颈部淋巴结转移

Park 等研究了 363 例甲状腺乳头状癌患者中剪切波弹性成像用于预测颈部淋巴结转移情况，结果发现，E_{Mean}、E_{Max} 与中央区淋巴结转移相关，而 E_{Min} 与颈侧区淋巴结转移相关，以 $E_{Mean} \geq 124$ kPa、$E_{Max} \geq 138$ kPa 作为截断值诊断淋巴结转移的 AUC 分别为 0.659 和 0.667，因此认为剪切波弹性成像定量分析有助于预测甲状腺乳头状癌颈部淋巴结转移（图 8-3-8）。

结论：剪切波弹性成像对于甲状腺乳头状癌颈部淋巴结转移具有一定的预测价值。

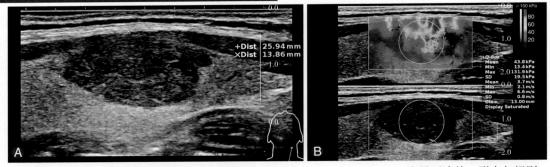

患者女性，40岁。A.甲状腺左叶见一实性低回声结节，大小 26 mm×14 mm，边界不清楚，形态欠规则，突破腹侧包膜；B.E_{Max} 为 131.9 kPa，E_{Mean} 为 43.8 kPa。FNA 6类，手术病理证实为甲状腺乳头状癌合并同侧颈部中央区淋巴结转移。

图 8-3-8　甲状腺结节剪切波弹性成像病例七

四、小结

（1）超声弹性成像在甲状腺中的应用应规范操作，剪切波弹性成像要避免加压、相对运动，指导患者呼吸配合，以保证图像质量。

（2）剪切波弹性成像是甲状腺结节性质判定的补充手段，但是不能代替二维超声或 FNA。

（3）剪切波弹性成像对于甲状腺结节良恶性判定具有一定的诊断价值，但是文献报道截断值和诊断性能差异较大。

（4）剪切波弹性成像诊断甲状腺良恶性结节建议取纵断面上的 Max 值，$E_{Max} \geqslant 46.5$ kPa 或者 SWS $\geqslant 3.93$ m/s。

（5）应用剪切波弹性成像解决临床难题是热点（如 FNA 不确定结节，预测甲状腺癌颈部淋巴结转移的发生及其预后等）。

第四节 超声弹性成像在乳腺疾病中的应用

乳腺癌是女性发病率最高的恶性肿瘤，因此，早期诊断和治疗对于提高乳腺癌的检出率和改善预后具有重要的价值。乳腺癌的检查方法主要包括触诊、钼靶、超声、MRI 等，而超声由于其实时、无创、重复性好、操作方便、分辨率高等优势在乳腺癌中得到广泛应用。超声弹性成像是利用组织的硬度不同，对组织进行性质判定的一种新的成像方式。乳腺因具有组织浅、位置相对固定、受呼吸心跳影响小的特点，使得其具有良好的超声弹性成像效果。同时乳腺病变中大部分乳腺癌的硬度显著高于良性病变，从而使弹性成像在乳腺病变中的诊断准确性提高。

一、检查前准备

（1）患者准备：患者检查前无须特殊准备，嘱其平静呼吸，平卧于检查床上，充分暴露检查处皮肤。

（2）医师准备：核对患者信息，确认行超声弹性成像检查的乳腺肿物位置。

二、检查方法

（1）二维超声：患者取平卧位，充分暴露皮肤，先行常规超声检查确定病灶，并调节频率、聚焦、深度和增益等使图像质量调最佳，并尽量将病灶放于图像中央，大小适中。探头轻放于皮肤表面，涂抹足够耦合剂，让患者保持体位不动，轻轻接触即可，避免加压造成伪像。

（2）剪切波弹性成像：选定和调节感兴趣区，感兴趣区需覆盖整个病灶和周边乳腺或脂肪组织，建议感兴趣区长径是结节的 2~3 倍，感兴趣区上缘距离皮肤 > 1 cm，下缘深度不超过 4 cm。嘱患者屏住呼吸，静置图像稳定 2~3 秒后冻结保存。

（3）剪切波弹性成像测值：测量乳腺结节的 SWS 值或 E 值，Q-BOX 把结节包括进去；测量 Ratio 值，第一个 Q-BOX 放在结节最硬的位置，第二个 Q-BOX 放在周边组织（参照物推荐取同深度的正常甲状腺组织）（图 8-4-1）。

（4）操作 3~5 次，取平均值。

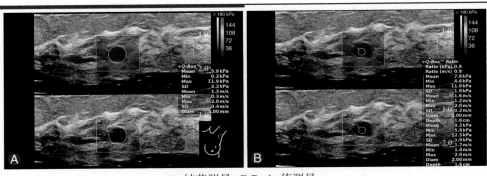

A.结节测量；B.Ratio值测量。

图 8-4-1　乳腺剪切波弹性成像测量

三、临床应用

（一）乳腺良恶性结节的鉴别

（1）诊断效能：Liu 等对剪切波弹性成像对于乳腺肿物的诊断价值进行了一个 Meta 分析，包含 33 个研究，纳入 5838 个结节（包含 2093 个乳腺癌）。得出的灵敏度为 88.6%，特异度为 86.6%，曲线下面积为 0.94。表明剪切波弹性成像对于乳腺癌的诊断具有良好的价值。美国学者 Berg 等报道的乳腺肿物剪切波弹性成像多中心研究 BE1（939 个乳腺病例）认为所有的剪切波弹性成像特征可提高超声的诊断准确性，应与普通超声联合使用。

结论：剪切波弹性成像可用于乳腺结节的鉴别诊断，是二维超声的补充手段，具有较好的敏感度（0.89）和特异度（0.87）（图 8-4-2 ～图 8-4-7）。

（2）诊断截断值：BE1 建议剪切波弹性成像诊断乳腺癌的截断值为 $E_{Max} \geqslant 80$ kPa 或者 5 级颜色评估。来自我国人群的 BE3 乳腺剪切波弹性成像多中心研究结果显示，诊断乳腺癌的最佳阈值是 E_{Max} 为 60 kPa，E_{Mean} 为 24.7 kPa，Eratio 为 5.4，Esd 为 11.2 kPa。

结论：剪切波弹性成像诊断乳腺癌的最佳诊断参数建议使用 $E_{Max} \geqslant （60 \sim 80）$kPa。

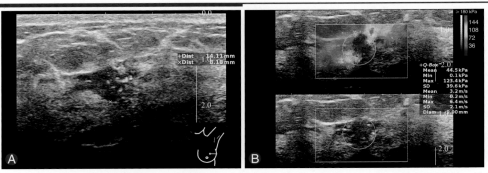

患者女性，32 岁。A. 左乳 2 点钟方向见一实性低回声结节，大小 14 mm×8 mm，形态不规则，呈分叶状，边缘毛刺样，内见数个点状强回声；B.E_{Max} 为 123.4 kPa，E_{Mean} 为 44.5 kPa。手术病理证实为乳腺浸润性导管癌。

图 8-4-2　乳腺结节剪切波弹性成像病例一

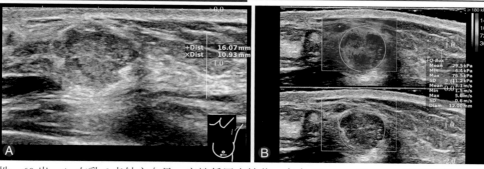

患者女性，60岁。A.左乳6点钟方向见一实性低回声结节，大小16 mm×11 mm，形态不规则，呈分叶状，边缘尚清楚，内见数个点状强回声；B.E_{Max}为76.5 kPa，E_{Mean}为29.5 kPa。手术病理证实为乳腺黏液癌。

图 8-4-3 乳腺结节剪切波弹性成像病例二

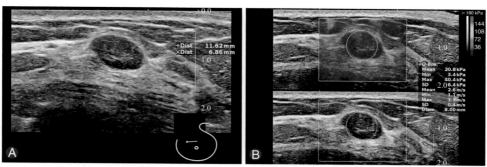

患者女性，32岁。A.右乳11点钟方向见一实性低回声结节，大小12 mm×7 mm，形态规则，呈椭圆形，边界清楚；B.E_{Max}为40.4 kPa，E_{Mean}为20.8 kPa。手术病理证实为乳腺纤维腺瘤。

图 8-4-4 乳腺结节剪切波弹性成像病例三

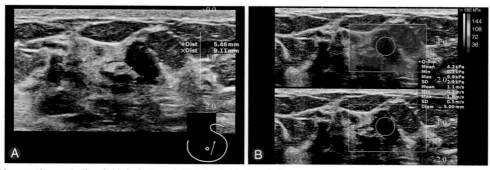

患者女性，47岁。A.左乳4点钟方向见一实性低回声结节，大小6 mm×9 mm，形态欠规则，边界尚清楚；B.E_{Max}为9.9 kPa，E_{Mean}为4.2 kPa。手术病理证实为乳腺腺病。

图 8-4-5 乳腺结节剪切波弹性成像病例四

第八章

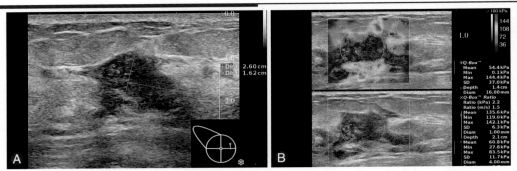

患者女性，29 岁。A. 左乳 2 点钟方向见一实性低回声结节，大小 26 mm × 16 mm，形态欠规则，边界尚清楚；B. E_{Max} 为 144.4 kPa，E_{Mean} 为 54.4 kPa。手术病理证实为乳腺肉芽肿性炎伴亚急性炎。

图 8-4-6 乳腺结节剪切波弹性成像病例五

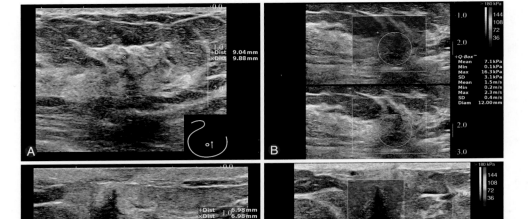

患者女性，59 岁。A.2017 年 1 月发现右乳 3 点钟方向见一实性低回声结节，大小 9 mm × 10 mm，形态欠规则，呈分叶状，边界欠清楚，毛刺样；B.E_{Max} 为 16.3 kPa，E_{Mean} 为 7.1 kPa，患者接受保乳手术治疗，手术病理证实为乳腺黏液癌；C.2017 年 9 月复查发现右乳 2～3 点钟方向（原手术区）见一实性低回声结节，大小 7 mm × 7 mm，形态欠规则，呈分叶状，边界欠清楚；D. 剪切波弹性成像显示结节部分填充，填充部分及周边组织呈蓝色，表明该区域的组织较软。二次手术病理提示间质纤维增生伴组织细胞及多核巨细胞反应，考虑瘢痕。

图 8-4-7 乳腺结节剪切波弹性成像病例六

（二）乳腺 BI-RADS 分类升降级与联合应用

BE1 建议了 2 套 BI-RADS 修正原则（积极型和保守型），协助乳腺结节更准确地进行 BI-RASDS 分类，减少不必要的穿刺活检。

（1）积极型原则：① E_{Max} < 80 kPa，BI-RADS 4a 类降为 3 类，建议随访；② E_{Max} > 160 kPa，

BI-RADS 3 类降为 4a 类，建议穿刺活检。

（2）保守型原则：① $E_{Max} < 30\,kPa$，BI-RADS 4a 类降为 3 类，建议随访；② $E_{Max} > 160\,kPa$，BI-RADS 3 类降为 4 a 类，建议穿刺活检。

一般不建议对 BI-RADS 2 类、4b 类、4c 类、5 类进行修正。

来自中国人群的多中心研究 BE3 建议 $E_{Max} \leqslant 40\,kPa$，BI-RADS 4a 类降为 3 类；$E_{Max} \geqslant 50\,kPa$，BI-RADS 3 类降为 4a 类。这样敏感度为 97.5%，特异度提高至 68.7%（图 8-4-8，图 8-4-9）。

结论：剪切波弹性成像可有助于乳腺 BI-RADS 3 类和 4a 类的修正，提高乳腺癌的检出率或减少不必要的穿刺。

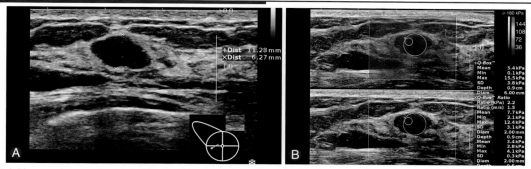

患者女性，82 岁。A. 右乳 9 点钟方向见一实性低回声结节，大小 11 mm×6 mm，形态欠规则，边界尚清楚，普通超声把结节分为 BI-RADS 4a 类；B.E_{Max} 为 15.5 kPa，E_{Mean} 为 5.4 kPa，联合使用剪切波弹性成像后将结节降为 3 类，手术病理证实为乳腺腺病。

图 8-4-8　乳腺结节 BI-RADS 降级

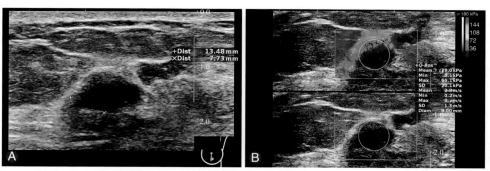

患者女性，47 岁。A. 左乳 12 点钟方向见一实性低回声结节，大小 13 mm×8 mm，形态尚规则，边界尚清楚，普通超声把结节分为 BI-RADS 3 类；B.E_{Max} 为 65.1 kPa，E_{Mean} 为 29.0 kPa，联合使用 SWE 后将结节升为 4a 类，手术病理证实为乳腺浸润性导管癌。

图 8-4-9　乳腺结节 BI-RADS 升级

四、小结

（1）超声弹性成像在乳腺疾病中的应用相对成熟，对于乳腺癌的诊断具有良好的灵敏度和特异度。

（2）剪切波弹性成像诊断乳腺癌的最佳诊断参数建议使用 $E_{Max} \geqslant 60\,kPa$。

（3）超声弹性成像是普通超声的补充。

（4）应用超声弹性成像评估乳腺癌新辅助化疗效果、预测乳腺癌的复发与转移风险等是弹性超声成像潜在的应用价值。

第五节　超声弹性成像在其他方面的应用

超声弹性成像应用范围广泛，除剪切波弹性成像不能在液体中传播、浅表器官中不可加压、对于操作具有更高的要求等情况之外，超声弹性成像几乎可以用于所有普通超声能应用的地方。除以上章节列出的在肝纤维化、甲状腺、乳腺中的应用较为成熟外，在其他很多器官和疾病中超声弹性成像同样具有一定的应用价值。

1. 超声弹性成像在前列腺中的应用

经直肠前列腺弹性超声成像用于前列腺癌检出，前列腺整体硬（蓝色）或者外周带较硬（EI 评分 ≥ 4 分），或者腺内病灶显著硬于周边，高度提示前列腺癌；一般推荐诊断前列腺癌的截断值 $E_{Max} \geq 40$ kPa（外周带）；用于引导经直肠前列腺穿刺，在原有穿刺 6 针的基础上再穿 SWE 异常区，单针检出率从 17% 提升至 72%；剪切波弹性成像数值与前列腺癌 Gleason 评分具有一定的联系，有研究表明，前列腺良性病灶与 Gleason 评分 6 分之间弹性值无差异，低分化及未分化前列腺癌（Gleason 8 分、9 分、10 分）的弹性值要显著高于中分化前列腺癌（Gleason 6 分、7 分）。

2. 超声弹性成像在新生儿疾病中的应用

超声弹性成像技术通过评估胆道闭锁患儿的肝脏硬度来评估其肝纤维化程度，指导临床早期进行抗肝纤维化干预治疗，以及用于胆道闭锁患儿肝移植术后移植肝的纤维化程度评估；用于新生儿肺部疾病的研究发现试验组（新生儿呼吸窘迫综合征、休克肺、肺炎）平均弹性值、最小弹性值、最大弹性值均较对照组（正常新生儿）高，提示超声弹性成像在新生儿肺部疾病领域具有一定的诊断价值。

3. 超声弹性成像在妇科疾病中的应用

超声弹性成像在子宫内膜疾病中的应用主要包括子宫内膜癌、子宫内膜不典型增生、子宫内膜单纯性增生的鉴别诊断，以及观察子宫内膜癌浸润肌层的情况；还可用于宫颈疾病，有研究报道，EI 评分 ≥ 3 分，诊断宫颈癌的灵敏度、特异度分别为 95%、90%。也有研究报道，宫颈癌的 E 值显著高于 CIN 和正常对照组，但 CIN 和正常对照组无明显差异。

4. 超声弹性成像在肌骨疾病中的应用

超声弹性成像用于跟腱疾病的评估，可用来识别肌腱腱病所引起腱体内的软化部分（硬度减低）；用于附着点病，有可能较灰阶超声更早期地发现肌腱功能状态的变化及检测患者预后，剪切波弹性成像多表现为局部质地软或 SWS 值降低；用于评价及监控肌肉的机械特性和功能，目前已有多个研究报道证实，使用剪切波弹性成像评估成年人脑卒中及小儿脑性瘫痪的四肢骨骼肌，与正常人有显著差异，提示剪切波弹性成像有潜力成为检测高位中枢损伤后骨骼肌康复状态的手段。

5. 超声弹性成像在其他疾病中的应用

超声弹性成像用于慢性肾功能不全的评估、肝硬化患者食管胃底静脉曲张的预测、子宫内膜容受性的判断、跟腱断裂患者治疗后的效果判断、皮肤疾病的浸润深度评估及颈动脉粥样硬化斑块稳定性的评估等。

6. 应用前景

超声弹性成像技术在临床中的应用不可局限于肿物的良恶性鉴别，还应该用于功能和疗效的评估、检测良恶性肿瘤的预后和复发等方面。

参考文献

[1] LIU J，ZHANG S，WANG Q，et al. Seroepidemiology of hepatitis B virus infection in 2 million men aged 21-49 years in rural China：a population-based，cross-sectional study. Lancet Infect Dis，2016，16（1）：80–86.

[2] ZHUANG Y，DING H，ZHANG Y，et al. Two-dimensional shear-wave elastography performance in the noninvasive evaluation of liver fibrosis in patients with chronic hepatitis b: comparison with serum fibrosis indexes. Radiology，2017，283（3）：873–882.

[3] SCHELLHAAS B，STROBEL D，WILDNER D，et al. Two-dimensional shear-wave elastography：a new method comparable to acoustic radiation force impulse imaging. Eur J Gastroenterol Hepatol，2017，29（6）：723–729.

[4] HERRMANN E，DE LÉDINGHEN V，CASSINOTTO C，et al. Assessment of biopsy-proven liver fibrosis by two-dimensional shear wave elastography：An individual patient data-based meta-analysis. Hepatology，2018，67（1）：260–272.

[5] TERRAULT N A，BZOWEJ N H，CHANG K M，et al. AASLD guidelines for treatment of chronic hepatitis B. Hepatology，2016，63（1）：261–283.

[6] 丁洋，安子英，王岁晶，等 . 肝脏实时剪切波弹性成像和超声量化评分评价恩替卡韦治疗慢性乙型肝炎肝纤维化疗效的研究 . 中国临床医学影像杂志，2016，27（6）：407–410.

[7] HAUGEN B R，ALEXANDER E K，BIBLE K C，et al. 2015 American thyroid association management guidelines for adult patients with thyroid nodules and differentiated thyroid cancer：the american thyroid association guidelines task force on thyroid nodules and differentiated thyroid cancer. Thyroid，2016，26（1）：1–133.

[8] NATTABI H A，SHARIF N M，YAHYA N，et al. Is diagnostic performance of quantitative 2D-Shear wave elastography optimal for clinical classification of benign and malignant thyroid nodules?. Acad Radiol，2017 .

[9] SAMIR A E，DHYANI M，ANVARI A，et al. Shear-Wave elastography for the preoperative

risk stratification of follicular-patterned lesions of the thyroid: diagnostic accuracy and optimal measurement plane. Radiology, 2015, 277 (2): 565-573.

[10] BARDET S, CIAPPUCCINI R, PELLOT-BARAKAT C, et al. Shear wave elastography in thyroid nodules with indeterminate cytology: results of a prospective bicentric study. Thyroid, 2017, 27 (11): 1441-1449.

[11] LIU B, ZHENG Y, HUANG G, et al. Breast lesions: quantitative diagnosis using ultrasound shear wave elastography-a systematic review and meta-analysis. Ultrasound Med Biol, 2016, 42 (4): 835-847.

[12] 魏杰, 杨晓, 魏灿, 等. 超声剪切波弹性成像引导前列腺穿刺的应用及其在前列腺良恶性病变诊断中的价值. 中华男科学杂志, 2019, 25 (9): 792-796.

[13] 方毅, 王学梅. 经直肠超声剪切波弹性成像诊断外周带前列腺癌及与 Gleason 评分间关系. 中国超声医学杂志, 2018, 34 (12): 1122-1125.

[14] 葛继帮, 李学广, 郑利会. 超声弹性成像及彩超在新生儿肺部疾病诊断中应用观察. 中国医学工程, 2019, (11): 80-82.

[15] 高敏, 史铁梅, 张原溪, 等. 超声弹性成像在子宫内膜病变中的研究进展. 中国医学影像技术, 2018, 34 (5): 783-786.

[16] 岳馨, 方彦鹏, 杨通琴. 经阴道实时超声弹性成像诊断宫颈癌前病变及宫颈癌患者研究. 当代医学, 2018, 24 (13): 122-123.

[17] ROSSKOPF A B, EHRMANN C, BUCK F M, et al. Quantitative shear-wave us elastography of the supraspinatus muscle: reliability of the method and relation to tendon integrity and muscle quality. Radiology, 2016, 278 (2): 465-474.

（刘博姬　李晓琴　刘从兵　戚庭月　钱晓芹）

第九章

人工智能技术在超声领域的应用

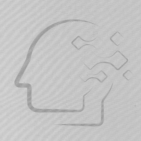

在传统的超声诊断中，图像诊断依赖于肉眼灵敏度和经验，其中宏观信息可部分被超声医师主观提取并应用于临床，微观信息往往因无法挖掘而被忽视。随着计算机技术的发展，大数据收集和机器学习算法逐渐推广革新，人们可以利用计算机技术挖掘图像中的多维信息，与疾病的诱因、诊断、治疗手段和预后等相关联，建立计算机模型，并联合计算机给出的建议制定更为可靠的诊疗方案。

为进一步挖掘图像中的微观信息，超声组学技术（ultrasomics）应运而生。超声组学是人工智能时代的超声医学大数据分析方法，其作为影像组学的一个分支，旨在利用数据特征算法对超声图像进行自动化数据特征分析及高通量特征提取，并利用深度学习（deep learning，DL）或机器学习的分析方法建立智能辅助临床决策系统。

在医学领域，人工智能（artificial intelligence，AI）和组学技术已经在医学影像、手术导航及健康大数据等方面得到了实际的应用，并在提高癌症确诊率、加速新药研发及判断患者预后等方面发挥了重要作用。在超声方面，它是在超声成像基础上进行诊断和研究的一门新技术，有极大的发展潜力。

第一节 人工智能超声技术简介

一、几个概念的联系和区别

1. 人工智能

人工智能指由人工制造出来的计算机系统所表现出来的类人型智能。计算机很难解决人类通过感知就能轻易解决的问题，如自然语言理解、图像识别、语音识别等，而人工智能的目标就是解决这类问题。人工智能通常分为弱人工智能和强人工智能，前者让机器具备观察和感知的能力，可以做到一定程度的理解和推理，而强人工智能是让机器获得自适应能力，解决一些之前没有遇到过的问题。目前，人工智能的研究领域也在不断扩大，包括专家系统、机器学习、进化计算、模糊逻辑、计算机视觉、自然语言处理、推荐系统等。2012年以后，得益于数据量的上涨、运算力的提升和机器学习新算法（深度学习）的出现，弱人工智能有希望取得突破，这主要归功于一种实现人工智能的方法——机器学习。

2. 机器学习

机器学习是一种能够赋予机器学习的能力，并以此来完成直接编程无法完成的功能的方法。但从实践方面分析，机器学习是一种通过利用数据，训练出模型，然后使用模型进行预测的方法。它直接来源于早期的人工智能领域，传统的算法包括决策树、聚类、贝叶斯分类、支持向量机、EM、Adaboost等。从学习方法上分析，机器学习算法可以分为监督学习（如分类问题）、无监督学习（如聚类问题）、半监督学习、集成学习、深度学习和强化学习。

3. 深度学习

深度学习本来并不是一种独立的学习方法，其本身也会用到有监督和无监督的学习方法来训练深度神经网络。但由于近几年该领域发展迅猛，一些特有的学习手段相继被提出（如残差网络），因此越来越多的人将其单独看作一种学习方法。最初的深度学习是利用深度神经网络来解决特征表达的一种学习过程。深度神经网络本身并不是一个全新的概念，可大致理解为包含多个隐含层的神经网络结构。为了提高深层神经网络的训练效果，人们对神经元的连接方法和激活函数等方面做了相应的调整。

人工智能、机器学习和深度学习的关系见图 9-1-1。

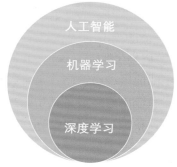

图 9-1-1　人工智能、机器学习和深度学习的关系

4. 超声组学

超声组学来源于组学这个概念。随着科学研究的进展，人们发现单纯研究某一方向，如基因组、蛋白质组、转录组等，无法解释全部生物医学问题，有学者提出从整体的角度出发去研究人类组织细胞结构、基因、蛋白及其分子间的相互作用，通过整体分析反映人体组织器官功能和代谢的状态，为探索人类疾病的发病机制提供新的思路，即为组学。超声组学的本质是定量制图，其提取与预测目标相关的医学图像特征，分析包含类似临床终点或基因的信息，并最终建立模型。作为影像组学的一个分支，超声组学旨在利用数据特征算法对超声图像进行自动化数据特征分析及高通量特征提取，并利用深度学习或机器学习的分析方法建立智能辅助临床决策系统。

二、超声人工智能分类

1. 监督学习与无监督学习

根据学习过程有无人为纠正，可将机器学习技术分为 2 类：监督机器学习和无监督机器学习。监督机器学习的处理对象是人为生成的数据集合，并人为教导软件如何定义数据。在无监督机器学习中，机器自动识别数据中包含的模式，并将其与其他数据或搜索查询结果进行比较。无监督机器学习包括集群、概念搜索和接近重复数据删除等。

有监督机器学习必须要有训练集与测试样本，在训练集中找规律，而对测试样本使用这种规律。有监督机器学习的方法就是识别事物，识别的结果表现在给待识别的数据加上了标签。因此，训练样本集必须由带标签的样本组成。

无监督机器学习没有训练集，只有一组数据，在该组数据集内寻找规律。无监督学习方法只有要分析的数据集本身，预先没有标签。如果发现数据集呈现某种聚集性，则可按自然的聚集性分类，但不以与某种预先分类标签对上号为目的。无监督学习方法在寻找数据集中的规律性，这种规律性并不一定要达到划分数据集的目的，也就是说不一定要"分类"。这一点决定了非监督机器学习比有监督机器学习方法的用途要广，如分析一堆数据的主分量或分析数据集的特点都可以归于无监督机器学习方法的范畴。

2. 深度学习

与传统的机器学习算法不同，深度学习算法不依赖于人类预先设定建模的特征和感兴趣区，而是自主完成所有的任务。所以，其识别过程往往是一个"黑盒子"，无从得知算法读取识别了哪些特征而输出结果。以卷积神经网络（convolutional neural networks，CNN）为例，其是一类包含卷积计算和深度结构的前馈神经网络，也是目前医学影像中最常见的深度学习算法体系结构，由输入层、隐藏层和输出层组成，其中隐藏层是实现识别的决定因素；隐藏层由大量卷积层和完全连接层组成；卷积层处理机器在输入任务的基础上提出不同的大规模问题，然后完全连接层将其连接成一个复杂的系统，以利于结果输出。事实证明，尽管数据和硬件依赖性非常大，卷积神经网络还是在计算机视觉方面，相对其他所有体系结构取得了压倒性的胜利。

3. 迁移学习

卷积神经网络已被证明是一个有效的任务分类器，但需要大量的训练数据，这在研究过程中难以获得。因此，人们将学习到的知识体系，从一个场景迁移到另一个场景，微调参数及其他相关系统，让已有的神经网络系统在新环境下进行试用和调整，从而加以应用和测试。迁移深层神经网络是对深层网络加以训练而不过度拟合的强大工具，可能比卷积神经网络有更好的性能。有研究表明，迁移学习方法可能明显优于基于传统机器学习的模型和纯粹卷积神经网络模型。

4. 强化学习

强化学习是一种探索式的学习方法，通过不断"试错"来得到改进，可谓是最接近人工智能本质概念的智能方法，包括 Q-Learning 算法、SARSA、DQN 和 DDPG 算法等。不同于监督机器学习的是，强化学习本身没有标签，每一步动作之后无法得到明确的反馈，而是在下一个时间步中收到延迟的奖励，即对前一步动作的评估，而监督学习每一步都能进行标签比对，并得到反馈。目前该技术多应用于游戏领域，在超声领域尚无进展。

三、超声人工智能的过程

超声人工智能的基本步骤包括数据采集、分割、特征计算、建模和验证。其不仅为超声医师节省了时间，而且弥补了一些初学者在经验和操作技能上的不足。

1. 超声人工智能的过程简述

早期人工智能主要指传统的机器学习，通过 2 个步骤来解决：目标检测和目标识别。

首先，机器使用边界框检测算法扫描整个图像，找到物体的可能区域；其次，目标识别算法基于前面的步骤进行分类和识别目标。在机器进行识别过程前，影像专家先需要确定某些特征，并将其编码成数据类型。然后，机器在图像中提取这些特征，进行定量分析处理，并给出相应的判断。这将帮助影像科医师发现和分析病变，并提高诊断的准确度和效率。

20世纪80年代，被称为计算机辅助诊断技术的早期人工智能在医学影像诊断方面发展迅速。以计算机辅助诊断系统为例，机器学习的工作流程大致分为以下几个过程：图像预处理、目标分割、特征提取、分类识别及结果输出（图9-1-2）。

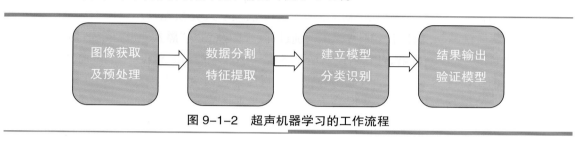

图9-1-2　超声机器学习的工作流程

2. 数据收集

创建一个成功的机器学习模型通常依赖于大量的医学图像和临床数据。其中包括影像数据和非影像数据、单中心数据或多中心数据、回顾性数据或前瞻性数据、训练集数据或验证集数据、内部数据或外部数据。

影像数据包括二维灰阶超声图像、弹性成像超声图像、彩色多普勒超声图像及超声造影视频等。非影像数据包括基本信息、临床资料、病理学和遗传学等。单中心图像更容易获得，通常由少数医师在有限的机器上完成，更好地保证了图像的一致性，避免超声机器厂商参数影响。而多中心数据更具代表性、更权威、更精确，但采集较为困难，需要多团队合作。回顾性图像或前瞻性图像取决于实验设计。前瞻性图像更具可控性，数据更符合图像采集标准，并且可以把后续的信息最大化。良好的数据提取设施和优化信息采集流程对于数据收集非常重要。训练集数据是用于建模的数据，验证集数据是用于验证模型效能的数据。内部数据是建模数据所在中心的数据，外部数据是除建模数据所在中心外其他中心的数据。

3. 图像分割

在超声图像中勾画感兴趣区域（region of interest，ROI）有助于摒弃图像中非利用区域信息和噪声对模型带来的影响，能有效提高人工智能模型效率。根据勾画方式不同，感兴趣区域的轮廓分割分为手动分割、半自动分割和自动分割。根据感兴趣区是否紧贴图像病灶边缘分为细分割和粗分割。目前临床医师手动分割更为常见和准确，但因其在形态学、回声变化方面存在很大差异，分割通常需要至少2名专家并达成一致。近年来，基于深度学习的人工智能革新了自动分割技术，但目前的研究仍然有限。半自动分割技术是人工和智能的结合，其常用的分割方法是"点击并增长"，即在目标区域选择种子点进行点击，然后自动向周围爬升，到达病灶边缘时自动停止。种子点通常选择在目标肿瘤的中心，也可以选择多个种子点用于生长。这种分割方法节省了时间和精力，但是当病变似乎被卡住或者周围结构不清楚时，分割结果可能不理想，需要由专业影像医师进一步修改。

4. 特征提取

计算机根据相应的算法从绘制的感兴趣区域中自动提取特征。不同研究软件挖掘的特征不同，配备的内容也不同。一般来说，特征分为4个部分：形态特征、一阶特征、二阶特征和高阶特征。

形态学特征包括病变体积、形状（球形、非球形等）、边界形态学（针状、圆形、清晰、尖锐、模糊、无定形、不清晰等），通常由医师的经验获得。一阶特征是从图像中获得的公共统计元素（灰度信号强度值），包括平均像素信号值、标准偏差偏斜度和峰度等。它们由单个值或频率分布直方图表示，该直方图定量地总结了目标区域的信号强度，但不包括空间信息。二阶特征考虑相邻像素的灰度，以提供必要的空间信息，通常用于描述病变空间分布的复杂性。常用的二阶统计描述符包括灰度共生矩阵和灰度游程矩阵等。高阶特征结合滤波器或高阶图像来描述度量。它通过在多维空间中应用和调整滤波器来描述信号强度值的局部空间组织。高阶特征元素通常通过灰度值的傅立叶变换获得，其将空间信息转换到频率空间，然后将转换过程反向回到空间域。典型的技术包括离散正交斯托克韦尔变换、Gabor 滤波器组、小波变换、里兹变换、斯托克韦尔变换和高斯拉普拉斯变换等。

5. 建模验证

提取和训练更多的特征有助于提高识别效率，在无限特征中选择所需的指标，避免冗余特征干扰和过度拟合。利用特征组合建模可分为特征选择（feature selection）和特征提取（feature extraction）。特征提取利用已有的特征计算出一个抽象程度更高的特征集，如组合不同的属性得到新的属性，这样就改变了原来的特征空间，而特征选择的方法是从原始特征数据集中选择出子集，是一种包含的关系，没有更改原始的特征空间。

特征选择方法通常有：①包装法（wrapper）：选定特定算法，然后再根据算法效果来选择特征集合，如回归法；②过滤法（filter）：按照发散性或者相关性对各个特征进行评分，设定阈值，完成选择，如方差法、卡方法等；③嵌入法（embedded）：利用正规化的思想，将部分特征属性的权重调整到 0，则这个特性相当于被舍弃了。特征提取方法通常有主成分分析、独立成分分析、线性判别分析等。

建模方法通常基于研究者对临床问题的挖掘方向和经验，通过预定义的函数，找到模型学习特征和临床标签之间的关系，最后选择训练效果好的模型进行验证。即先将训练集投入建模，再进行模型的验证集测试。验证是评估模型效能的方法，可分为内部验证和外部验证。内部验证为模型对内部数据的验证集进行验证，外部验证为模型对外部数据的验证集进行验证。

一、人工智能在超声医学中的应用

目前，人工智能的研究主要集中在乳腺、甲状腺和肝脏疾病的超声应用。在人工智能的革命背景下，随着深度学习神经网络方法的不断推广、算法的不断完善及其在临床研究中的不断深入，人工智能超声技术会逐渐深入到其他系统和器官的应用中。人工智能超声将是未来的发展趋势，应用智能化的辅助诊断和治疗软件，可以简化超声的检查流程、提高诊断效率及超声引导下治疗的精准度，特别是可以极大地提升基层医师和年轻医师的诊断水平，降低误诊和漏诊的概率，从而让患者获得更准确的诊断建议和个性化治疗方案。而面对人工智能的发展和挑战，超声医师应该摆正心态，客观面对，积极学习，更现实地看待人工智能技术，更严谨地去评估人工智能技术，更要以广阔的思路去应用人工智能技术。

二、人工智能超声技术在乳腺肿块中的应用

1.S-Detect 技术

S-Detect 是 2014 年研发出的人工智能软件，通过对大量的影像与活检证明的病例进行配对，形成数据集，再经过训练得到深度学习模型，并于 2016 年成功在三星 RS80A 高端机上加载使用，率先实现人工智能乳腺二维超声研究的产品转化。

与常规二维超声检查相似，检查时嘱患者保持平卧位，双手抱头，充分暴露双侧乳腺及腋下，仔细扫查确定病灶位置，显示肿块最大长轴切面后冻结图像，按下 S-Detect 键后，软件自动包络肿块，识别感兴趣区，如对图像不满意，检查者也可手动调整感兴趣区的范围。S-Detect 技术基于 BI-RADS 词典和最终评估提供形态分析方面的帮助，采用深度学习算法和卷积神经网络技术，使计算机对选定的感兴趣区提供二分类建议，给出"可能良性"或"可能恶性"的诊断结果（图 9-2-1）。

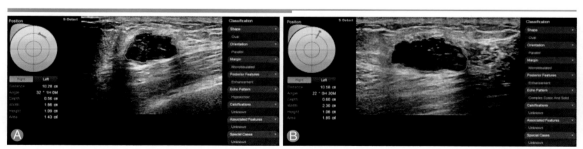

患者女性，52 岁，乳腺肿块病例结果为右侧乳腺浸润性癌。A. 纵切面 S-Detect 诊断为"可能恶性"；B. 横切面 S-Detect 诊断为"可能恶性"。

图 9-2-1 S-Detect 技术诊断乳腺疾病

研究表明，在诊断乳腺肿块良恶性时，S-Detect 技术与高年资医师相比，有着更高的诊断特异度，而与低年资医师相比，特异度及敏感度均更高。除此以外，S-Detect 与常规的超声联合使用，高年资医师的诊断特异度、阳性预测值及低年资医师的阴性预测值均得到了显著提高。S-Detect 联合 BI-RADS 及常规超声诊断 ≤ 2 cm 的乳腺肿块时，其诊断性能优于单独使用超声或者 S-Detect。特别是按照 BI-RADS 3 ~ 5 类对乳腺肿块进行分类时，S-Detect 可以显著改善所有医师之间诊断的一致性。

总而言之，S-Detect 技术是一种先进的智能扫查工具，集扫描、阅读和报告于一体，报告简单、全面，拓展了常规超声检查的空间，为乳腺病灶良恶性的检查提供了一种新途径。

该技术缩短了超声医师对乳腺超声图像的诊断及出具报告的时间，也推动了乳腺超声诊断报告的标准统一化进程。

2. 三维全自动乳腺超声

二维手持式超声不仅耗时，并且对操作员依赖性强，重复性差。为了克服这些限制，三维全自动乳腺超声（automated breast ultrasonography，ABUS）应运而生，可以来自动扫描整个乳房，还可同时显示乳腺的矢状面、冠状面和横切面，并将检查过程标准化，从而提高了检查结果的可重复性，克服了操作者因素造成的诊断误差，并减少了超声人力资源。

利用从三维全自动乳腺超声图像中提取的乳房区域，进一步提出了一种基于肋骨阴影的半自动乳房分割方法，以 MRI 和三维全自动乳腺超声两种方式计算全乳腺体积和乳腺百分比密度，结果表明，这两种方式之间的乳腺密度测量变异在统计学上没有显著差异，从而揭示了 MRI 和三维全自动乳腺超声之间全乳腺体积和乳腺百分比密度的高度相关性，并表明了三维全自动乳腺超声提供的乳腺密度信息可用于评估乳腺健康。据报道，一种基于三维神经网络的计算机辅助系统可用于三维全自动乳腺超声图像的病变检测，具有较高的灵敏度。

3. 乳腺超声组学

人工智能的出现也推动了超声组学的发展。利用超声图像，可以探索超声组学在乳腺肿瘤中的价值。一项 125 例乳腺癌患者激素受体表达与超声影像组学的临床关系研究表明，超声影像组学可在一定程度上为整个乳腺肿瘤提供全面的观察视角，两者的联合可为乳腺癌患者的临床诊断及治疗决策提供更多有价值的信息。并且，常规超声及超声造影图像的影像组学特征在乳腺肿瘤良恶性的鉴别诊断及预测乳腺癌分子分型中具有一定的研究前景。在某项研究中，选择的 7 个超声弹性特征在接受者操作特征曲线下的面积为 0.917，准确度、敏感度及特异度均接近 90%。除此以外，还有研究表明，基于灰阶超声的影像组学模型对评价乳腺癌新辅助化疗效果有一定价值。

前哨淋巴结是乳腺癌患者预后的重要因素，术前准确无误地预测腋窝淋巴结对于分期、治疗和预后具有重要意义。将乳腺常规超声图像和剪切波弹性成像相结合，可以构建出一种基于双模态组学的预测腋窝淋巴结转移的方法，该方法表明超声组学可用于预测乳腺癌的转移和复发风险，并为乳腺癌患者提供个性化的治疗，有望减少腋窝淋巴结清扫和前哨淋巴结活检，并适当减少相应的术后并发症。

4. 其他人工智能超声技术在乳腺肿块中的应用

深度学习框架还可以用来区分超声成像获得的乳腺病灶和结节的不同类型。利用网络对 7408 张乳腺超声图像感兴趣区域进行良恶性识别，是目前可查询的人工智能在乳腺超声领域中的较大数据集的研究。该模型表现出较好的诊断性能，曲线下面积（the area under the receiver operating characteristic curve，AUC）> 0.9，准确度、灵敏度及特异度均在 90% 左右。

三、人工智能超声技术在甲状腺结节中的应用

1. S-Detect 技术

S-Detect 技术除在前述的乳腺病灶自动诊断应用外，还逐渐被应用在甲状腺结节恶性的风险评估中。基于 TI-RADS 分级，通过分析甲状腺超声图像中肿块的回声高低（高回声、等回声、低回声）、内部结构（囊性、实性、囊实性）、肿块边界（光滑、模糊、毛刺或分叶）、肿块形态（圆形、椭圆形、不规则形）、肿块生长方向（纵横比是否大于 1）等，最后给出"可能良性"或"可能恶性"的二分类结果（图 9-2-2）。

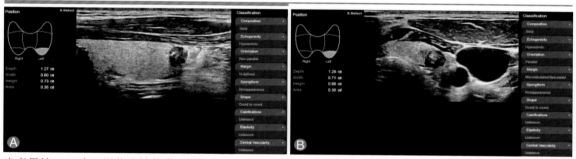

患者男性，39 岁，甲状腺结节病理结果为左侧甲状腺微小乳头状癌。A. 纵切面 S-Detect 诊断为"可能恶性"；B. 横切面 S-Detect 诊断为"可能恶性"。

图 9-2-2　S-Detect 技术诊断甲状腺疾病

有学者通过研究 93 例甲状腺结节，认为 S-Detect 对恶性肿瘤的敏感度较高，达到 88.7%。S-Detect 作为一种计算机辅助诊断系统，适用于超声初学者或临床医师在甲状腺肿瘤超声检查时做诊断治疗决策，即适用于甲状腺恶性肿瘤的初筛检查。

2. 甲状腺结节超声辅助智能诊断系统

机器在学习超过 5 万例超声影像数据后，能精准判断甲状腺肿瘤良恶性。据报道，该系统在诊断甲状腺结节时，红色代表恶性，绿色则代表良性，只需要 10 秒。目前，对该系统的测试结果是：2 mm 以上的结节检出率可达 98%，良恶性判读准确率达 88.1%，诊断水平已经相当于三甲医院高年资医师的平均水平。

3. 甲状腺深度卷积神经网络（deep convolutional neural network，DCNN）模型

有研究团队通过 42 952 例患者的 312 399 张甲状腺图像训练成深度卷积神经网络模型。该模型对天津、吉林和威海 3 个验证集进行验证，在识别甲状腺癌患者时表现出高性能，曲线下面积均超过 0.9。该研究将深度卷积神经网络模型的特异度和敏感度与 6 名熟练甲状腺超

声的医师在3个验证集中的表现进行了比较，认为该模型在识别甲状腺癌方面表现出与一组熟练的超声医师相似的敏感度和特异度。

4. 甲状腺超声组学

甲状腺超声组学预测淋巴结转移的准确率为96.7%，且甲状腺乳头状癌淋巴结转移系统的超声组学特征与病灶组织侵袭性蛋白相关。通过分析超声组学特征，研究人员开发了一种用于诊断恶性甲状腺结节的超声组学模型，并且研究表明，超声组学可能优于TI-RADS分类。

四、人工智能超声技术在肝脏疾病中的应用

有研究人员通过训练367个肝脏结节的二维超声图像创建了一个深度学习模型，然后在177名患者的新数据集上测试该模型。模型检测肝脏局灶性结节的平均ROC-AUC评分达0.935，表征为0.916。该研究使用监督学习技术，侧重于肝脏超声图像的肝脏局灶性结节检测和表征。一旦在更大的独立队列中验证，该方法即可证明与医学成像高度相关。

目前，人工智能在肝脏超声中的应用不仅限于二维超声，还包括人工智能弹性成像。有学者在多中心研究中开发了弹性成像深度学习影像组学（deep learning radiomics of elastography，DLRE），并采用影像组学原理策略定量分析二维剪切波弹性成像。

图像的非均匀性，与二维剪切波弹性成像、天冬氨酸转氨酶与血小板比值指数和基于四项因素的纤维化指数进行比较，评估其在慢性乙型肝炎患者中的准确度。该研究证明，与二维剪切波弹性成像和生物标志物相比，DLRE在预测肝脏纤维化阶段方面显示出最佳的整体表现。对乙型肝炎病毒感染患者肝脏纤维化阶段的无创准确诊断具有重要价值和实用价值。

也有学者提出一种基于灰阶超声成像的用于原发性肝细胞癌肿瘤分级预测的影像组学模型。该模型在预测原发性肝细胞癌分级中具有一定的价值，AUC达0.76。已有研究表明，超声影像组学新技术降低了传统超声影像诊断的主观性，基于常规超声和超声弹性成像的影像组学分析在无创诊断肝纤维化程度方面具有较高的潜在应用价值。此外，超声组学可以对原发性肝细胞癌的微血管侵犯指标和肿瘤分化进行等级预测，有助于对原发性肝细胞癌患者的术前诊断和预后预测。

参考文献

[1] ZHOU L Q，WANG J Y，Y-U S Y，et al.Artificial intelligence in medical imaging of the liver. World journal of gastroenterology，2019，25（6）：672-682.

[2] WU G G，ZHOU L Q，XU J W，et al. Artificial intelligence in breast ultrasound. World journal of radiology，2019，11（2）：19-26.

[3] XIAO T，LIU L，LI K，et al. Comparison of transferred deep neural networks in ultrasonic breast masses discrimination. BioMed research international，2018，2018：e4605191. https://doi.org/10.1155/2018/4605191.

[4] 姜海艳，刘爱玲，韩东明. S-Detect™ 技术在乳腺肿物诊断中的应用分析. 河南医学研究，2016，25（6）：979–981.

[5] ZHAO C，XIAO M，JIANG Y，et al. Feasibility of computer-assisted diagnosis for breast ultrasound：the results of the diagnostic performance of S-detect from a single center in China. Cancer management and research，2019，11：921–930.

[6] DI SEGNI M，DE SOCCIO V，CANTISANI V，et al. Automated classification of focal breast lesions according to S-detect：validation and role as a clinical and teaching tool. J Ultrasound，2018，21（2）：105–118.

[7] CHO E，KIM E K. Application of computer-aided diagnosis on breast ultrasonography：evaluation of diagnostic performances and agreement of radiologists according to different levels of experience. 2018，37（1）：209–216.

[8] CHOI J H，KANG B J，BAEK J E，et al. Application of computer-aided diagnosis in breast ultrasound interpretation：improvements in diagnostic performance according to reader experience. Ultrasonography（Seoul，Korea），2018，37（3）：217–225.

[9] PARK H J，KIM S M，LA YUN B，et al. A computer-aided diagnosis system using artificial intelligence for the diagnosis and characterization of breast masses on ultrasound：added value for the inexperienced breast radiologist. Medicine，2019，98（3）：e14146. https://doi.org/10.1097/md.0000000000014146.

[10] 李响，程慧芳，闫虹，等. 常规超声联合 S-Detect 技术对乳腺病灶的诊断价值. 中国超声医学杂志，2019，35（3）：225–228.

[11] 贺芳，肖际东，文欢，等. S-detect 技术辅助超声鉴别诊断最大径≤ 2 cm 乳腺良恶性肿块型病灶. 中国医学影像技术，2018，34（8）：1207–1210.

[12] CHEN J H，LEE Y W，CHAN S W，et al. Breast density analysis with automated whole-breast ultrasound：comparison with 3-D magnetic Resonance Imaging. Ultrasound in medicine & biology，2016，42（5）：1211–1220.

[13] CHIANG T C，HUANG Y S，CHEN R T，et al. Tumor detection in automated breast ultrasound using 3-D CNN and prioritized candidate aggregation. IEEE transactions on medical imaging，2019，38（1）：240–249.

[14] 刘表虎，江峰，闫娜，等. 乳腺癌激素受体表达与超声影像组学关系的临床研究. 临床超声医学杂志，2019，21（11）：834–836.

[15] 龚萱桐，王勇. 乳腺肿瘤常规超声联合超声造影影像组学特征及其与乳腺癌分子分型相关性的研究进展. 临床超声医学杂志，2019，21（11）：845–847.

[16] 李蔓英，李彬，罗佳，等. 基于灰阶超声的影像组学模型预测乳腺癌新辅助化疗效果. 中国医学影像技术，2019，35（9）：1331–1335.

[17] SUO J，ZHANG Q，CHANG W，et al. Evaluation of axillary lymph Node metastasis by using radiomics of dual-modal ultrasound composed of elastography and B-mode. Chinese journal of medical instrumentation，2017，41（5）：313–316.

[18] HAN S，KANG H K，JEONG J Y，et al. A deep learning framework for supporting the

classification of breast lesions in ultrasound images. Physics in medicine and biology，2017，62（19）：7714-7728.

[19] 韩红. 超声 S-Detect 技术在甲状腺肿瘤诊断中的初步应用. 中华超声影像学杂志，2018，27（1）：28-30.

[20] LI X，ZHANG S，ZHANG Q，et al. Diagnosis of thyroid cancer using deep convolutional neural network models applied to sonographic images：a retrospective，multicohort，diagnostic study. The Lancet Oncology，2019，20（2）：193-201.

[21] 周世崇，童宇洋，黄云霞，等. 甲状腺乳头状癌淋巴结转移的超声影像组学特征与侵袭性蛋白质的相关性. 肿瘤影像学，2018，27（2）：65-69.

[22] LIANG J，HUANG X，HU H，et al. Predicting malignancy in thyroid nodules：radiomics score versus 2017 American college of radiology thyroid Imaging，reporting and data system. Thyroid：official journal of the American Thyroid Association，2018，28（8）：1024-1033.

[23] SCHMAUCH B，HERENT P，JEHANNO P，et al. Diagnosis of focal liver lesions from ultrasound using deep learning. Diagnostic and interventional imaging，2019，100（4）：227-233.

[24] WANG K，LU X，ZHOU H，et al. Deep learning Radiomics of shear wave elastography significantly improved diagnostic performance for assessing liver fibrosis in chronic hepatitis B：a prospective multicentre study. Gut，2019，68（4）：729-741.

[25] 周榴，董怡，夏威，等. 基于超声影像组学的原发性肝细胞癌分级预测. 中国医学物理学杂志，2020，37（1）：59-64.

[26] 丁红，余锦华，付甜甜，等. 计算机辅助超声影像组学技术评估肝纤维化程度的探索性研究. 中国超声医学工程学会第十二届全国腹部超声医学学术大会论文汇编，2018.

[27] 刘桐桐，董怡，韩红，等. 基于影像组学方法的原发性肝细胞癌微血管侵犯和肿瘤分化等级预测. 中国医学计算机成像杂志，2018，24（1）：83-87.

[28] 萧毅，夏晨，张荣国，等. 人工智能技术在医学影像中的应用讨论. 第二军医大学学报，2018，39（8）：813-818.

（崔新伍　吴格格　魏　琪　陈延玮　张　婷）

超声分子影像学

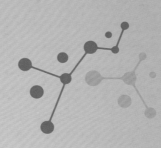

近 10 年来，由传统医学影像技术和现代分子生物学相结合的分子影像学取得了迅猛发展。与传统影像学技术相比，分子影像学具有多项明显优势，如分子影像技术可将基因表达、生物信号传递等复杂过程变成直观影像，从而更好地在分子水平了解疾病的发生机制，发现疾病早期的分子变异及病理改变过程。超声分子影像学是分子影像学的一门分支，是将分子生物学、材料化学（尤其是纳米技术）与超声医学相融合的一门新兴学科。超声分子影像是以靶向超声造影剂为探针，在分子水平进行无创性地显示炎症和肿瘤形成，并且进行靶向治疗。随着对多种新型超声分子探针的研究和超声造影技术的广泛应用，超声分子影像已成为当前影像医学研究的热点之一。与传统的 CT、MRI 和核素等影像技术相比，超声分子影像学具有显著的优势：①无创、无毒和无放射污染；②实时、动态、多次重复对靶组织进行显影；③可载基因或药物进行靶向治疗，以实现影像引导下精准治疗；④可设计单靶点、多靶点和多模式的超声分子探针，实现多模态成像；⑤可利用敏感粒子声学定量技术，实现对肿瘤表达受体水平进行动态、实时定量；⑥高频超声可探测单个细胞甚至比细胞更微小结构的信号；⑦超声对解剖结构观察有明显优势，图像分辨率佳，纵侧向探测深度大，随着高频超声技术的发展，超声显微镜能对细胞结构进行活组织观察，分辨率可与病理显微镜相媲美。其中，靶向超声造影剂、多模态超声造影剂、诊疗一体化多功能超声造影剂、超声靶向破坏微泡技术、声动力治疗和 HIFU 的研究是当前重要的超声分子影像构成部分。

第一节　靶向超声造影剂简介

目前，超声分子影像学总的思路设想是将对某种组织高度特异的抗体或配体连接于微泡外壳，构筑成靶向超声微泡造影剂，造影剂进入血液循环后，依靠抗原、抗体或配体、受体之间的特异性结合，能特异性地聚集于靶组织或靶器官，并通过超声造影技术使目标组织在超声影像中得到特异性增强，从而显示靶目标在组织分子水平的病理变化，产生特异性超声靶向分子显影，并达到进一步定量分析的目的。这标志着超声影像学从非特异性物理显像向特异性靶分子成像的转变，从大体形态学向微观形态学、生物代谢、基因成像等方面发展。理想的靶向超声造影剂需达到以下要求：①用量少（毫克级），毒性小；②微泡足够稳定，有充分时间循环到达靶点部位；③在流动状态下可与靶点接触，并与之结合，且在结合部位聚集，非靶部位沉积尽可能少；④与靶点结合牢固，在超声成像过程中保持稳定状态，在靶区停留足够观察的时间；⑤微泡表面连接的抗体或配体密度要足够大；⑥价格适中，易于配制，方便储存。

一、靶向超声造影剂的制备

1.靶向超声造影剂的组成

靶向超声造影剂由 2 部分物质结合而成：一部分是能够有效增强超声信号的造影剂；另一部分是能与待测靶标特异性结合的靶向物质，如多肽、蛋白、抗体等。这两部分物质的结合使得靶向超声造影剂可以快速准确地与靶目标特异性结合并富集，增强超声信号，提高超声成像的敏感度和特异度。在超声医学领域，目前常用的造影剂主要为微泡。根据包膜材料的不同可以分为脂质微气泡、聚合物微泡、表面活性剂微泡和白蛋白微气泡，内部填充八氟丙烷（C_3F_8）、六氟化硫（SF_6）等气体。其在超声作用下增强图像的原理主要体现在增强背向散射信号、改变介质的声衰减信号、产生丰富谐波信号等以提供更好的表面或者组织信息。

2. 靶向超声造影剂的构建方法

目前，靶向超声造影剂通常是将特异性抗体或配体与微泡表面相结合的方式制备。常用的结合方法可分为 2 种：第一种是针对小分子配体，如肽类、激素等，可事先将其直接或间接结合到成膜材料的前体或分子上，然后按照普通微泡的制备方法，即可获得较为稳定的黏附有抗体或配体的靶向微泡；第二种方法适用于稳定性不高、易变性失活的配体或大分子抗体，对此采取静电吸附法、非共价结合法与共价结合法将配体连接到已制备好的微泡表面。静电吸附法是利用造影剂外壳本身的化学和电荷特性，将抗体或配体吸附在微泡造影剂表面，但其结合不牢固可靠；非共价结合多采用生物素 – 亲和素复合体，生物素 – 亲和素复合体可极大地提高检测敏感度，也能够一定程度延缓巨噬细胞对微气泡造影剂的清除作用，是一种非常有效的靶向结合系统；共价结合是指可以通过离子键、耦连剂或桥连剂使配体与微气泡结合，如采用羧酸酯类衍生物介导配体与微泡外壳连接。

二、靶向超声造影剂在疾病诊断中的研究与应用

1. 靶向肿瘤的超声造影剂

肿瘤早期最重要的事件之一是肿瘤新生血管的生成。肿瘤细胞通过分泌血管内皮生长因子、成纤维生长因子等因子来控制新生血管的生长，同时通过肿瘤细胞自身相关受体，如血管内皮生长受体、黏附因子受体、整合素受体的高表达，激发血管生长相关信号的胞内转导，进一步促进新生血管的形成，且这类血管生成相关因子及其受体只在肿瘤组织内和新生血管上高表达，成为超声分子显像及治疗肿瘤的靶向作用位点（图 10-1-1）。其中，血管内皮生长因子（vascular endothelial growth factor，VEGF）是最重要的肿瘤血管生成因子，血管内皮细胞生长因子受体 2（vascular endothelial growth factor receptor 2）是 VEGF 发挥促进肿瘤血管生成作用的主要受体；另一种整合素 $\alpha_V\beta_3$ 细胞黏附分子受体是一种跨膜黏附因子受体，主要表达在肿瘤的新生血管内皮和细胞上。因此，靶向于 VEGFR2 和整合素 $\alpha_V\beta_3$ 的超声造影剂可实现肿瘤新生血管的增强显像，如全球首个用于临床实验的微气泡超声分子造影剂 BR55，表面装载有能和 VEGFR2 特异结合且免疫原性极低的脂肽，将其应用于乳腺癌和结肠癌的动物实验，结果表明，BR55 能与 VEGF2 特异性结合，且结合量和肿瘤的侵袭性相关，并与肿瘤组织中的 VEGFR2 水平一致；与非靶向性的微气泡造影剂相比，可将超声信号强度提高 3 倍，且其在移植瘤中产生的超声信号强度是在正常肌肉组织中的 20 倍。因此，BR55 的积聚量能如实反映肿瘤内 VEGFR2 的水平，非常适用于辨别具有不同血管生成能力及不同侵袭性的肿瘤。

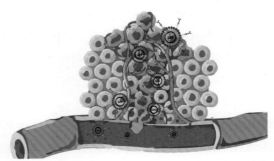

超声微泡表面接载与肿瘤表面特异性抗原结合的多肽，以此在血液循环中主动靶向结合肿瘤细胞，增强其在肿瘤中的聚积。

图 10-1-1　肿瘤靶向超声造影剂的作用示意

另外，靶向于肿瘤新生血管的超声造影剂可应用于动态评估肿瘤治疗的效果，是检测肿瘤对化疗药物是否有效的敏感指标，常规影像学反映的是肿瘤体积的变化，而治疗引起的肿瘤体积变化往往滞后，超声分子影像学在体积变化之前就能通过检测分子水平的变化来反映治疗是否有效。特别是在许多针对 VEGF、VEGFR 的单抗药物投向市场之后，早期治疗效果的有效评价对于下一步的治疗决策具有重要意义。多项研究发现，VEGF 单抗治疗移植瘤动物模型后，微血管密度下降，以 BR55 微泡造影剂进行评估，移植瘤的超声增强显像的强度明显减低，表明治疗后新生血管明显减少，而且比非靶向超声造影剂 BR38 早、更早明显的发现该现象。

2. 靶向血栓的超声造影剂

血栓性疾病的准确诊断和快速溶栓治疗可降低相关疾病的死亡率和致残率，对患者有着积极的意义。超声检查是临床诊断血栓性疾病的主要方法，但部分血管或心腔内的血栓普通超声难以显示，如左心室的血栓大多位于心尖，而较小的血栓二维超声难以显示，动脉内血栓难以与粥样斑块相鉴别。近年来，造影剂的加入使超声观察到更多的信息，提高了血栓的显示率。在血栓形成过程中，血管内膜受损，内皮下胶原暴露，激活血小板和凝血系统，血小板的黏附、活化及纤维蛋白原介导血小板间的大量聚集起着关键的作用。活化的血小板膜表面高浓度表达一些糖蛋白受体，如血小板膜糖蛋白（glycoprotein Ⅱb/Ⅲa，GPⅡb/Ⅲa）受体，可与纤维蛋白原等多种黏附蛋白的精氨酸－甘氨酸－天冬氨酸（*Arg-Gly-Asp*）基因序列的短肽（RGDS）段位点结合，这是各种因素导致血小板聚集和血栓形成的最终共同通路。因此，GPⅡb/Ⅲa 是血栓检测及临床抗凝治疗中一种重要的靶向分子，靶向 GPⅡb/Ⅲa 的造影剂在血栓显示方面势必具有更大的潜力。

国外已有学者制备了携 RGDS 短肽的脂质微泡，体外细胞实验结果显示，大量靶向微泡结合在血栓的表面，而非靶向微泡和空白对照组均观察不到微泡与血栓的结合。体内血栓靶向超声显影的实验结果也发现靶向微泡可迅速积聚于血栓所在部位，增强了血栓与周围组织的对比度，同时由于急性新鲜血栓较陈旧性血栓含有更多表达糖蛋白Ⅱb/Ⅲa受体的血小板，可以黏附更多的靶向微泡，从而有助于急性新鲜血栓与陈旧性血栓的鉴别，指导临床治疗。MRX-408A1 也是针对活化血小板的特异性靶向超声造影剂，其表面连接了一个可以被 GP Ⅱ b/ Ⅲ a 受体结合位点识别的寡肽序列，提高犬急性下腔静脉血栓和急性左心耳血栓的显示率，并有鉴别急性新鲜血栓与陈旧性血栓的能力，故可用于靶向性血栓显影。此外，另一种抗纤维蛋白原抗体标记的免疫脂质体超声造影剂可与血栓中的纤维蛋白结合，Hamilton 等使用该造影剂对兔左室心尖部的附壁血栓模型进行体内超声显影，结果显示血栓的信号明显增强。

3. 靶向炎症的超声造影剂

急性排异反应是导致心脏移植受者死亡的主要原因，心脏排异的病理生理主要为内皮功能的异常，其特点表现为白细胞黏附因子的上调，促使血液中白细胞经血管壁进入炎性区。目前，公认的诊断心脏移植急性排异反应的"金标准"是心内膜心肌活检，也是评价免疫抑制剂对心脏移植受者治疗效果的最有效指标。然而，心内膜心肌活检为一项有创的检查，可导致心脏破裂、死亡，而且并受取材位点的限制，可能会出现假阴性结果。研究表明，发生急性心脏排异反应时，内皮细胞上有细胞间黏附分子 1（intercellular adhesion molecule，ICAM-1）的过度表达，若在微泡造影剂表面结合 ICAM-1 抗体，经外周静脉注入造影剂后，则在心脏排异区通过 ICAM-1 抗体与内皮细胞上的 ICAM-1 相结合，可促使超声造影剂在排异区滞留，局部造影剂浓度增加。因此，有学者制备了亲白细胞性靶向微泡或携带 ICAM-1 抗体的靶向脂质微泡，联合心肌超声造影技术能从细胞和分子水平阐明心脏移植后急性排异反应的病理、代谢改变的一些超声影像学特征，并可定量评估急性排异反应的情况和程度，从而为心脏移植后急性排异反应的诊断和免疫抑制剂对心脏移植受者疗效的评价提供了新方法。

动脉粥样硬化的形成是动脉对血管内膜损伤作出炎症 – 纤维增生性反应的结果。从脂纹到纤维斑块和粥样斑块，乃至不稳定斑块的生成、破裂和血栓形成，始终都有各种炎症细胞和大量炎性递质参与。其中血管细胞黏附分子 1（vascular cell adhesion molecule，VCAM-1）和选择素 E（E-selection）、选择素 P（P-selection）、选择素 L（L-selection）家族等标志性蛋白在血管内皮细胞的表达明显上调，可介导单核细胞、淋巴细胞的活化和浸润，为超声分子影像早期检测动脉粥样硬化提供了更多的可能性。研究表明，即使在高剪切力条件下，VCAM-1 靶向微泡仍能对激活的血管内皮细胞明显地选择性结合。随后进行的体内实验结果显示，注射 VCAM-1 靶向微泡 10 分钟内，ApoE 基因缺陷小鼠的主动脉粥样硬化斑块回声明显增强。动脉粥样硬化超声靶向增强显像能改善超声图像质量，提高显示敏感度，起到早期发现动脉粥样硬化病变的效果，回声增强的程度能判断动脉粥样硬化斑块的负荷情况及严重程度，可评估粥样硬化斑块的稳定性，以预测血管急性事件的发生等，具有重要的临床意义。

心肌缺血再灌注（ischemia-reperfusion，I-R）在改善心肌血供的同时，也加重了单纯心肌缺血所造成的损伤，心肌缺血再灌注过程中，各种炎症介质高表达，激活的白细胞对缺血心肌的浸润可引起部分心肌细胞的凋亡、坏死，甚至出现微循环无复流现象。准确无创地评价心肌 I-R 损伤的范围和严重程度，具有重要的临床意义。有学者建立了小鼠心肌 I-R 损伤模型，将 P- 选择素耦连的靶向超声微泡经外周静脉注入小鼠体内，结果显示，大量的靶向脂质微泡聚集于心肌损伤发生的部位，而非损伤心肌组和非靶向超声造影剂组几乎没有脂质微泡的聚集。同样有学者利用携带重组 P- 选择素糖蛋白配体（recombinant P-selectin glycoprotein ligand-1 analogue，rPSGL-Ig）的靶向超声造影剂进行心肌成像时，损伤心肌声像图的回声强度明显增强，是非靶向超声造影剂心肌成像的 20 倍。这些研究均表明，靶向心肌超声造影可评价心肌 I-R 的损伤范围和严重程度，为临床判断心肌损伤提供了一种新方法。

第二节　新型超声造影剂简介

一、纳米级超声造影剂

目前，根据超声造影粒径的不同，将造影剂分为微米级超声造影剂和纳米级超声造影剂。但微米级超声造影剂由于其粒径较大，组织穿透性差，所以只能局限在血管内转运，而不能穿过内皮血管间隙进入血管外靶组织实现血管外特异性显像，进而无法实现对肿瘤早期的特异性诊断和靶向治疗。因此，微米级超声造影剂仅适用于血管内的靶点的特征大大影响了超声分子影像的临床应用。为避免上述微米级造影剂的不足之处，具有较强的血管穿透性的纳米级（粒径 < 1 μm）超声造影剂，可以穿过血管进入靶组织，进行有效的成像与治疗。

以液态氟烷纳米粒 / 乳剂与具有声反射特性的脂质体为代表的纳米级超声造影剂，在超声分子成像与靶向治疗中拥有十分巨大的应用潜能，能够有效地克服微米级超声造影剂的不足，推动超声分子影像从血池内向血管外病变成像的探索。液态氟烷纳米粒是目前研究较多的纳米级超声造影剂，其聚集后产生极强的背向散射进而超声成像。液态氟烷纳米级超声造影剂具有独特的优势：①聚集成像的显像原理；②小尺寸使其组织穿透性能佳；③稳定性高和半衰期的延长，有利于延迟成像和重复检查；④基因 / 药物运输载体。其中，PHOB 是目前应用最多的液态氟碳，大多纳米乳剂都使用其为内核，对于膜材料的使用，应具备安全、无毒性、散射性佳、溶解性低、毛细血管穿透性佳、粒径均一、强的组织成像能力。目前，研究人员依据膜材料将纳米级超声造影剂分为 2 类：①脂质类，目前常用的有二棕榈酰磷脂酰胆碱、二硬脂酰磷脂酰胆碱、二棕榈酰磷脂酸、二棕榈酰基磷脂酰乙醇胺、大豆磷脂、胆固醇等；②多聚类，目前常用的有聚 L- 乳酸、聚己内酯等。这种以多聚体为膜材料的纳米级超声造影剂具有极佳的稳定性，更有利于商业研究开发。纳米技术和分子生物技术发展的同时也促使另一类纳米级超声造影剂的出现。生物素 – 亲和素系统使超声造影剂和抗体牢牢结合，从而制备靶向纳米脂质超声造影剂。但是，纳米级超声造影剂成像效果差，研究人员可通过超声或者激光来触发，使液态氟烷由液体发生液 – 气相变以增强超声成像信号。载金棒的液态氟碳纳米在激光的刺激下发生相变，增强组织超声成像。Xing 等制备的纳米微球，提供大白兔上静脉注射后，在肾区也可观察到增强回声和显著的颜色亮斑，增强的回声可持续 1 ~ 5 分钟，以此证明纳米微球的稳定性。对于超声造影剂在外界响应下的相变转换，会在后续章节详细讨论。上述研究虽证明了纳米级造影剂用于体内成像的可行性，但并不能证明其在血管外组织成像的有效性，故对于血管外组织进行分子成像的纳米级超声造影剂仍需深入研究。

虽然，纳米级超声造影剂具有广大的应用前景，但其临床转化仍存在一些问题：①如何寻找最佳的纳米级超声造影剂的制备方法，以此来最优成像效果和显像时间，造影剂粒径的减少虽然可以提高穿透能力，但产生的散射也随之减少，继而影响成像效果；②如何优化超声设备使用的频率，以获得最佳的成像效果；③如何在靶向修饰的同时限制造影剂的粒径和提高造影剂对靶组织的特异性。

二、多模态超声造影剂

超声成像（ultrasonography，US）因实时动态、无辐射性、价格低廉等优势，已在临床中普遍应用，超声造影剂的出现也极大的弥补了常规超声成像的不足，增强超声成像的敏感度。但是超声技术检查空间分辨率低，在对特有的疾病诊断上存有明显的局限性。因此，在临床工作中，很难依靠某种成像技术来获得完整的生物学信息，为获得更全面的临床诊断，需要综合多种影像检查技术。近年来，随着超声分子影像学的繁荣发展，以超声造影剂为核心，融合多种成像模式的多模态超声造影剂备受关注，临床工作者寄期望于只用一种造影剂就可同时实现 2 种甚至多模态增强成像，这既可以得到疾病的解剖学、分子学和功能学信息，同时也在疾病的诊断和减少医疗资源的浪费方面具有重要意义。目前的研究有超声/光声双模态成像、超声/磁共振（US/MR）双模态成像、超声/荧光双模态成像、超声/核素双模态成像、超声/电子计算机断层扫描（US/CT）双模态成像造影剂等。

1. 超声/光声双模态成像

光声成像指用宽束短脉冲激光或幅度调制激光辐射生物组织时，组织内的吸光物质吸收激光能量，温度升高，并发生热弹性膨胀，产生超声波信号，被位于体表的宽频超声检测器接收，进而重建体内光吸收分布的一种无损伤的医学成像模式。光声信号的强弱不仅取决于光源，还取决于被光源辐射组织中光吸收特性的分布情况。这种由光激发产生的超声信号就是光声信号。用超声探测器探测光声信号，可以重建生物组织的光吸收分布图像。因此，光声成像既具有声学方法深层组织成像空间分辨率高的优点，又具有光学方法成像对比度高、对组织功能信息敏感的优点，弥补了两者的不足。通过选择合适的成像模式和超声换能器工作频率，光声成像可以提供毫米、微米，甚至纳米量级的空间分辨率，其成像深度从 1~2 mm 提高到 50 mm，这样的成像分辨率和成像深度能够满足从亚细胞、细胞，直到组织器官等多尺度的成像要求；生物医学光声成像的优势不仅在于其成像的深度和空间分辨率，更重要的是能够提供生物系统的解剖、功能、代谢、分子、及基因等多维度的信息，如 DNA/RNA 形态异常、血氧及动脉静脉的空间分布、体内积水和油脂聚积、组织微结构特性等。光声成像的这些性能迎合了生物医学领域的宏观形态学、微观形态学及因成像等多方面的成像需求，因而具有巨大的实际应用潜力。目前，常见的光声成像材料有金纳米材料、碳纳米材料和染料相关纳米材料。

随着光纤技术、激光技术和计算机技术的快速发展，超声/光声双模态成像受到广泛关注，其结合了超声成像的高穿透深度特性和光学成像的高对比特性的优势。当前，以液态氟碳为核心的超声造影剂最受关注。液态氟碳在温度达到沸点时发生液－气相变，相变后的声阻抗明显提高。Wang 等制备包裹金纳米棒的白蛋白微泡，进行超声／光声双模态成像和在激光下行光热治疗。Zhang 等也研制适配子修饰的包裹金纳米棒和液态氟碳的聚乳酸－羟基乙酸（poly laetide-ccrglycolide acid，PLGA）纳米粒，通过改变纵横比调节其在近红外光谱中的光吸收波长而获得光声信号。所以，在光声激发后，金纳米棒产生等离激元共振，使得光能转化成热能，局部温度上升后导致液态氟碳液－气相变，相变后的纳米超声信号与光信号明显增强。Abran 等设计一种新型的集光声成像，超声成像和荧光成像的三模态的综合成像系统，该系统可以得到更加完整的图像信息，可用于动脉粥样硬化的诊疗中。

2.US/MR 双模态成像

MR 作为一种先进的无创影像诊断技术，在医学生物学领域已取得迅猛的发展和广泛的应用，其具有高分辨率、无电离辐射、可在多平面立体成像等优势。MR 可对水分子中的氢质子成像，不同组织中的氢质子在外加磁场的作用下驰豫时间（纵向驰豫时间 T_1，和横向驰豫时间 T_2）不同，因此产生的磁共振信号不同。MR 造影剂的增强成像作用主要是通过改变质子从激发态到基态的衰减速率，即改变 T_1 和 T_2 来实现的，通过改变驰豫时间来增强对比度，从而提高诊断效率。在 US/MR 双模态成像的磁性材料中，超顺磁性氧化铁（superparamagnetic iron oxide，SPIO）纳米颗粒是一种 MR 成像常用造影剂，主要缩短磁共振成像的 T_2 弛豫时间，其造影效果受颗粒尺寸、表面修饰的物质等因素的影响。SPIO 纳米颗粒具有生物相容性好、表面修饰方便等优点，因而在临床医学中有良好的应用前景。目前已有多种 SPIO 被批准用于临床磁共振造影。目前，将 SPIO 组装到微泡的方法有以下 2 类：①通过化学反应将 SPIO 结合到微泡膜壳表面的外侧，制备 coated-microbubble(coated-MB)；②通过物理吸附的方法将 SPIO 嵌入到微泡膜壳内，成为膜壳的组成成分，制成 embedded-microbubble（embedded-MB）（图 10-2-1）。在检测微泡的 US/MR 成像效果前，通过透射电子显微镜可以观察到 SPIO 在微泡膜壳上的分布情况。在相同的 SPIO 浓度的情况下 coated-MB 超声成像优于 embedded-MB，随着微泡表面 SPIO 浓度的增高，超声信号增强，但当浓度超过一定范围，超声信号反而会降低。另有研究发现，随着 SPIO 浓度的增加，微泡膜壳的黏弹性参数出现了先减小后增大的趋势，导致微泡散射截面产生先增大后减小的趋势，SPIO 在低浓度范围内，可增加微泡的声学散射特性，一旦浓度过高，反而会使膜壳变硬，影响微泡的非线性振动。装载有 SPIO 的微泡经体内、体外实验被证明以增强 MR T_2 加权成像，效果与微泡中 SPIO 的浓度呈正比，表明被组装到微泡上的 SPIO 仍保持了其超顺磁性，在 MR 成像过程中发挥了其缩短 T_2 的作用。另外，中空介孔二氧化硅纳米颗粒（hollow mesoporous silica，HMSN）是近年来发展起来的超声成像纳米颗粒材料，磁性氧化锰（Manganese oxide，MnOx）纳米颗粒引入到 HMSN 的介孔中，以实现超声和 MR T_1 加权协同成像（MnOx 响应肿瘤的弱酸微环境形成 MR 成像，HMSN 的中空纳米结构助于超声成像）。

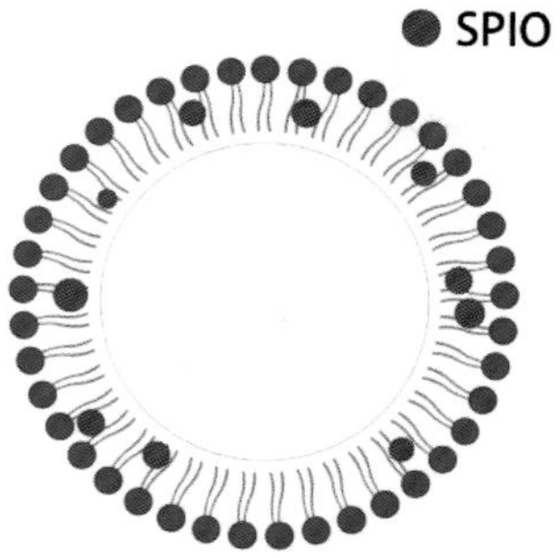

● SPIO

以物理吸附的方法将 SPIO 嵌入到微泡膜壳内制成 embedded-MB，构建 US/MR 双模态成像造影剂。

图 10-2-1　嵌入式 US/MR 双模态成像造影剂示意

3.US/CT 双模态成像

液态氟碳纳米脂质微球（perfluorooctyl bromide，PFOB）是在液态氟碳纳米粒基础上制备的一种特殊超声造影剂，具有微球粒径小、组织穿透能力较强、循环半衰期较长、聚集在组织细胞表面时有较强的反射和背向散射、可增强对比信号和提高信噪比等优点，可以实现超声增强显像。虽然液态氟碳乳剂在稳定性上优于微泡造影剂，但回声强度与微泡造影剂相比较仍较弱。进一步研究发现，在超声激发下，液态氟碳乳剂可以发生液 – 气相转变，使纳米球转变成微泡，增加其与周围组织的声阻抗，从而大大增强了超声造影的效果。动物实验证实，PFOB 微球能有效增强大鼠肝、脾及脉管系统的 CT 显像。因此，液态氟碳纳米脂质微球可以实现 US/CT 双模式增强成像。此外，Bi_2S_3 纳米材料与 PFH 脂质体合理结合，利用 Bi_2S_3 元素的高原子序数（Z）用于 CT 成像的特性和 PFH 液 – 气相变的超声成像，也可实现 US/CT 的双模态成像。

4. 超声 / 荧光双模态成像

荧光是一种光致发光的冷光现象。当某种物质的荧光基团经某种波长的入射光照射，吸收光后进入激发态且发出比入射光波长更长的发射光，一旦停止入射光，发光现象随之消失，具有这种性质的发射光即为荧光。目前，研究人员已研发出用于荧光成像的分子探针，如有机染料，镧系元素复合物和量子点等。各种分子探针各具特点，生物组织对 700 ~ 1300 nm 波长范围的光吸收较弱且几乎不散射，因此，在此范围的近红外荧光分子探针在临床和科研中应用最为广泛。超声 / 荧光双模态成像造影剂是基于荧光成像的高灵敏度和超声成像高分辨率的特点而制备的一种在超声和荧光下都能成像的造影剂。目前将荧光分子探针与超声造影剂进行整合的方法是静电吸附层层自组装技术，此技术可将荧光分子和其他功能性物质组合到一起，并且可以精确控制各组分的量，从而实现双模态甚至多模态成像（图 10-2-2）。有研究采用静电吸附层层自组装技术，将碲化镉（CdTe）量子点组装到微泡造影剂的表面，得到了具有超声 / 荧光双模式成像功能的复合诊断造影制剂。研究发现，此种微泡造影剂在携带量子点后仍能保持很好的超声显像效果，并且微泡在高强度超声破坏下可定点释放量子点，另外，局部超声辐射还可以增加细胞对粒子的摄入，进而使量子点靶向进入肿瘤组织进行分子荧光成像，从而弥补了单一的超声成像模式灵敏度偏低且难以进行肿瘤细胞成像的缺点。Xu 等成功制备包裹荧光染料的 PLGA 高分子微泡，发现此微泡不仅增强近红外荧光和超声成像，而且增强的强度与造影剂的浓度呈线性关系。Kim 等研究人员表明，包裹染料的 PLGA 高分子微泡可实现荧光和超声双重成像，对术中肿瘤的监测具有极大的价值。因此，超声造影剂与荧光染料的有效结合可实现超声 / 荧光双模态成像。

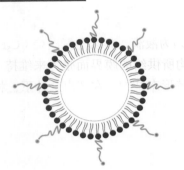

以静电吸附层层自组装技术，将荧光分子探针组装到微泡造影剂的表面上，构建超声 / 荧光双模态成像造影剂。

图 10-2-2　超声 / 荧光双模态成像造影剂示意

5. 超声 / 核素双模式成像

大多数疾病的早期阶段，其功能状态的改变早于形态结构变化，因放射性核素成像是一种功能性成像，与 X 线、CT、MRI、超声等相比，可较早发现疾病。目前，超声与 PET 联合成像的造影剂应用较少，Willmann 等人制备放射性核素 N- 琥珀酰亚胺 -4-[^{18}F] 氟苯甲酸酯标记靶向 VEGFR-2 脂质微泡，能够通过动态微型 PET 观察放射性标记的靶向微泡在荷瘤鼠体内的分布。动态 PET 显示靶向微泡进入人体内，迅速从血循环中清除，被肝脾网状内皮系统吞噬，肿瘤组织对靶向微泡的摄取明显高于其周围的骨骼肌组织。

6.US/CT/MR 三模态协同成像

三模态功能成像的造影剂目前尚处于基础实验研究阶段。由于在合成三模态符合造影剂时，不同组成结构之间可能会存在相互干扰，使得造影剂的物理化学性质发生改变，这不仅不会增强协同成像，反而会失去原有的成像效果。现阶段，以 MR 和荧光成像为基础的三模态成像造影剂已取得一些进展。Miao 等人以聚乳酸微泡为基础，通过水 / 油 / 水双乳法将磁性 Fe$_3$O$_4$ 纳米材料嵌入微泡内，再利用层层自组装技术在微泡表面吸附荧光性能的 CdTe 量子点，从而制备荧光、磁共振和超声的光 / 声 / 磁一体化多模态造影剂，这不仅克服单一成像模式的缺点，又集中了荧光、磁共振和超声成像的优势。此外，Wang 等人成功研发 US/CT/MR 三模态造影剂，在 PFOB 乳剂中掺杂 Fe$_3$O$_4$ 纳米材料，不仅改善 PFOB 乳剂的声学特性，产生更多的超声回声信号，还具有较佳的磁敏感度和射线不透过性，从而增强 MR/CT 成像。

多模态超声造影剂将多种影像技术有效融合，实现取长补短，不仅为临床提供更高质量的诊断信息，还减少了药物的毒副作用，因此具有广阔的应用前景。相信随着更成熟的造影剂制作工艺的发展，在未来的临床工作中，多模态超声造影剂可以实现靶向多模态成像、诊疗一体化，从而为更多的患者服务。

三、相变超声造影剂

传统的超声造影剂，超声微泡虽然具有一定增强肿瘤成像和靶向治疗的潜力，但是却始终无法突破体内生存期仅有 10 分钟的瓶颈。若需要长时间的应用，超声微泡则无法累积足够的微泡数量，从而无法有效地进行成像和治疗。目前，相变液滴可以有效的弥补了微泡在诊疗应用上的缺陷。相变液滴以磷脂、白蛋白和聚合物为外壳，中心由低沸点、疏水性的液态全氟化碳（perfluorocarbon，PFC）为液滴，其以全氟戊烷（C_5F_{12}）为主。全氟戊烷沸点为 29 ℃，凭借微米和（或）纳米球体结构所供给的膜界面张力来维持过热，使得 PFC 即便处于沸点温度以上的环境，仍可以稳定维持形态结构。在超声脉冲下，相变液滴会快速从液态变成气态，此由纳滴变为微泡的过程为声致液滴汽化（acoustic droplet vaporization，ADV）（图 10-2-3）。汽化后形成的微小气泡可增强超声的散射信号，增强超声成像效果。此外，相变液滴的外壳结构可以修饰靶向分子，内部包裹疏水性材料，凭借其在体内稳定性，相变液滴有望在超声分子影像中扮演重要的角色。相变液滴的声致汽化后所产生的气泡是的声学散射信号增强，提供诊断性显像，延续传统微泡的应用价值。相变液滴因具有外亲水内疏水的壳层结构，包裹抗癌药物于壳层内侧，这些药物就可于声致汽化过程中释放，达到治疗的效果。相变液滴壳层外围也可修饰靶向分子，使其成为具有辨认特定靶组织的靶向相变液滴，使得药物释放范围更为集中，降低对正常组织的毒副作用。此外，相变液滴的声致汽化过程所产生的生物学效应与施加的声学参数有关，如当输出声压高于阈值，所产生的空化效应会增加细胞膜的通透性，提升药物递送效果；空化效应也可直接对肿瘤产生物理机械作用，进而提升肿瘤的治疗效果。

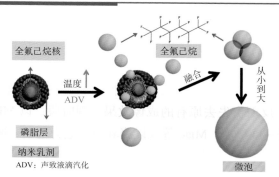

以脂质为壳层，液态 PFH 为内核，制备的 TNEs 在 HIFU 热效应下发生相变产生微泡，实现"由小到大"的策略。

图 10-2-3 温敏汽化机制实现"由小到大"相变示意

来源：ZHOU Y，WANG Z，CHEN Y，et al. Microbubbles from gas-generating perfluorohexane nanoemulsions for targeted temperature-sensitive ultrasonography and synergistic HIFU ablation of tumors.Advanced Materials，2013，25（30）：4123-4130.

此外，另外一种声学相变也逐渐受到研究人员的关注。超声响应下，微泡原位转化为纳米粒子来解决微泡大尺寸的限制，从而增强肿瘤聚集和超声成像。超声响应下，1~10 μm 的细菌叶绿素脂壳和全氟丙烷的微泡将转化为 5~500 nm 的小纳米粒子，纳米粒在高渗透长滞留（enhanced permeability and retention effect，EPR）效应下有效积聚到肿瘤组织中。在转换超声（1 MHz，功率为 2 W/ cm^{-2}）作用下，卟啉微泡也可转变为纳米级卟啉材料，使其有效地从血管中逃逸到肿瘤组织，增加其在肿瘤组织中的积聚（图 10-2-4）。这种"由大到小"相变转换将利于纳米材料在肿瘤组织中的积累，并发挥高效的肿瘤治疗效果。但是，这种相变策略会因形成的纳米气泡而显著降低回散射信号，减少超声成像效果。

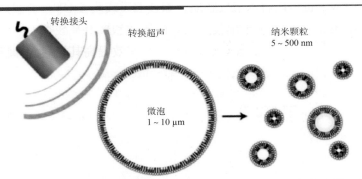

在转化超声（1 MHz，功率为 2 W/ cm^{-2}）响应下，微泡转化成纳米粒子，使其有效地从血管中逃逸到肿瘤组织，增加其在肿瘤组织中的积聚。

图 10-2-4　微泡在超声响应下转化为纳米粒子的"由小变大"相变示意

来源：HUYNH E，LEUNG B，HELFIELD B L，et al. In situ conversion of porphyrin microbubbles to nanoparticles for multimodality imaging. Nature Nanotechnology，10（4）：325-332.

目前，超声造影剂的相变转换仍是很新颖的研究课题，但现阶段无论是在基本的物理特性还是化学制备方法都需要更多深入的研究探索，尤其是关于不稳定气泡是否会对活体造成潜在伤害的研究。超声造影剂的相变需要超声硬件工程设备上的配合，如高能超声参数的调节和影像算法的设计等，因此，许多革命性的设计以满足超声造影剂的有效相变还需很长的路要走。

第三节　诊疗一体化超声造影剂简介

超声造影剂已逐渐发展为可同时对疾病成像和治疗的诊疗一体化模式。一方面通过超声靶向破坏微泡（ultrasound targeted microbubbles destruction，UTMD）技术，微泡在特定组织内释放出药物或治疗基因，另一方面微米和（或）纳米在超声响应发生相变，以增强其成像和治疗效果。其中最重要的用途是超声造影剂在肿瘤、血栓和炎症中的应用。

一、诊疗一体化超声造影剂的制备方法

药物等有效治疗成分可以在微气泡制备过程中作为原料加入（一步法），也可以在微气泡

合成之后进行耦连（二步法）。磷脂具有较高的生物相容性和稳定性，广泛应用于药物载体，如磷脂可以同时包裹紫杉醇（paclitaxel，PTX）及空气。但是，单层脂质微气泡并不利于疏水性药物（如紫杉醇）输送的，因为薄壳(纳米级)限制了微泡的携药能力，且无法防止加载的药物在通过体内靶外部位的过程中从微泡中泄漏。聚合物是一种新型包封材料，具有完全生物相容性、生物可降解性、稳定性好、具有更厚的壳膜，因此被认为是更有效的药物传输载体。由亲水端和疏水端构成的两嵌段共聚物，结构简单，易于分析和改造，亲水端可避免微泡被网状内皮系统识别，延长其体内半衰期，可连接靶向基团（单克隆抗体、叶酸、多糖及多肽等）制成靶向微泡，也可以将水溶性物质，如蛋白质或质粒 DNA 负载到微泡上去；疏水端是药物主要载体部位，主要分为聚酯类、聚氧丙烯类和聚氨基酸类。根据溶解度参数理论选择相容性较高的药物和疏水端聚合物进行组合，可有效提高其携药量和稳定性。有研究证实，不论用一步法还是两步法，阿霉素和紫杉醇都可以有效装载到以高分子材料 PLGA 为模材的聚合物微气泡上，并在体外用超声场介导了微气泡上 2 种药物的释放。

二、超声造影剂的治疗功能机制

微气泡适宜的膜壳结构可以装载药物、基因、蛋白等活性物质，这些物质或者嵌入膜壳内部，或者耦连在膜壳表面，甚至包裹于内部气体腔中，可随靶向微气泡到达病灶部位，使病灶部位药物和（或）基因含量增加，这是微气泡实现治疗功能的结构基础。研究表明，当在低声压（< 0.1 MPa）作用下时，微气泡有规律的伸缩振动能对超声波进行回波反射，从而用于微气泡超声显影成像。通常情况下，质粒 DNA 和携药粒子很难穿过血管内皮细胞屏障，进入病变组织的间隙。当在高声压（> 0.1 MPa）作用下时，超声造影剂微泡以每秒数百米的速度迅速膨胀和收缩而发生破裂，产生的能量导致微气泡周围的生物组织出现热效应、声穿孔等生物效应，从而阶段性地增强邻近组织与细胞的通透性，使数十微米的粒子逃逸到毛细血管间隙中去。一些临床前研究表明，同时注入携药粒子和微气泡，然后在超声作用下，能提高局部血管通透性并允许药物溢出到血管外间质，同时不同大小（最大可达 500 nm）的人工血红细胞和不变形的聚合物乳胶球体可以成功传输到血管外间质，传输效率依赖于超声波的功率大小。另有研究发现，微米级超声造影剂在血池中转运，在特有超声脉冲下是"由大变小"的相位改变，形成纳米级造影剂，其可通过内皮细胞间歇进入肿瘤细胞，达到治疗肿瘤的效果。因此，通过对超声能量的调节，可以使微气泡完成影像引导功能之后迅速破裂并释放出药物成分，通过细胞膜进入细胞内，或者通过某些生物屏障（如血脑屏障）定向释放到局部病变组织，从而增强活性成分的渗透和吸收作用，发挥更好的治疗效果，这是微米和（或）纳米造影剂治疗功能的有效保证。

三、诊疗一体化超声造影剂在疾病治疗中的研究与应用

1.携基因超声微泡造影剂在提高基因的转染和表达中的应用

最近，有研究表明，超声微泡可以作为一种新型的基因载体，将黏附或包裹有治疗基因的超声微泡经静脉注入机体后，再从体外对准靶组织进行适量、适时的超声辐射，可显著提

高基因的转染和表达，有学者利用超声靶向破坏微泡技术联合骨髓源性单核细胞靶向治疗仓鼠原发性心肌病的心力衰竭模型，12周后发现仓鼠的心肌血管新生，抑制了心肌细胞的凋亡和心室的重构，改善了心脏收缩功能。该研究认为，超声靶向破坏微泡技术可引起毛细血管的通透性增加，有利于骨髓源性单核细胞定植于病变组织，达到靶向治疗作用。另有研究采用超声微泡靶向运送干细胞因子（stem cell factor，SCF）和基质细胞衍生因子-1α（stromal cell-derived factor-1，SDF-1α）至心肌梗死大鼠模型，结果显示，梗死部位血管密度增加，增强了心肌组织的修复、心肌灌注及心脏功能。

国内有学者发现，经过一定强度超声辐射的超声微泡造影剂能增强体外培养肿瘤细胞的基因转染与表达，超声辐射条件是影响转染率的重要因素，条件适宜时其转染效率与常规脂质体转染方法无显著差异。另有学者采用超声爆破微泡介导增强型绿色荧光蛋白（enhanced green fluorescent protein，EGFP）基因转染兔肌腱，结果表明，在超声联合微泡组，EGFP 表达明显高于其他组，且 EGFP 持续表达超过 56 天。随着超声微泡促进基因转染具体机制研究的不断深入，以及转染方法的不断改进，超声微泡基因转染技术很有可能成为有力的基因转染方法，为疾病提供新的治疗策略。

2. 携带溶栓药物的超声造影剂在血栓诊疗中的应用

血栓微泡靶向技术不仅对动脉、静脉和心脏血栓诊断具有临床意义，而且在溶栓治疗方面具有应用价值。由于微泡表面结合有能识别纤维素或血凝块成分的配体，可使携溶栓药物的微泡到达血栓部位，超声的空化作用使得大量微泡瞬时破裂，释放出溶栓药物如尿激酶、链激酶和重组组织型纤溶酶原激活剂等，可有效增加该部位的药物浓度，提高溶栓治疗的效果，降低溶栓药物引起出血等并发症的风险。同时，空化作用可以破坏血栓表面，既能暴露更多的溶栓药物结合位点，加快其结合速度，又可使更多的微泡进入血栓内部，并在超声作用下进一步发生"内爆破"，从而发挥更大的助溶作用（图 10-3-1）。有研究表明，将溶栓药物如组织纤维蛋白溶酶原激活物（tissue plasiminogen activator，tPA）与靶向血栓的超声微泡造影剂结合治疗急性缺血性脑卒中，与全身性使用溶栓药物相比，微泡破裂所释放的溶栓药物能使血栓溶解时间和闭塞血管再通时间缩短，明显改善局部溶栓效果，从而挽救更多的缺血组织和细胞。此外，有国内学者合成了一种新型 GPⅡb/Ⅲa 受体拮抗剂——Z4A5，可明显抑制血小板聚集和血栓形成。另有研究表明，静脉注射血小板靶向超声微泡造影剂同时联合高机械指数脉冲超声在急性冠状动脉血栓闭塞血管的再通试验中有明显的改善作用。因此，携带溶栓药物的微泡类超声造影剂联合超声靶向破坏微泡技术治疗血管内血栓，具有潜在的临床应用前景。

3. 诊疗一体化超声造影剂在肿瘤诊疗中的应用

肿瘤裸药化疗往往伴有严重的不良反应。因此，化疗药物需要封装，封装后具有两大优势：①降低机体其他器官内的药物浓度，降低了药物的不良反应；②增强肿瘤组织内药物的渗透和存留，有利于药物在肿瘤局部的积聚，并且有可能调节细胞内药物的传输。超声微泡在作为成像造影剂及靶向分子影像探针的同时，其较大的表面积和可修饰的弹性壳体也是极

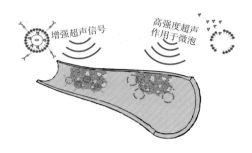

微泡携溶栓药物的微泡到达血栓部位，超声的空化作用使得大量微泡瞬时破裂，增加该部位的药物浓度，提高溶栓治疗的效果。

图 10-3-1　血栓诊疗一体化靶向超声造影剂的作用示意

佳的药物载体。在此基础上，具有肿瘤诊疗一体化的超声造影剂应运而生，其主要功能为药物携带和实时超声造影引导，同时，利用超声波辐射压力在肿瘤局部破坏携药微气泡，以达到被动靶向输送药物的目的，将疾病诊断和治疗两个过程合二为一，可提高诊治效果。

　　近年来，在微气泡膜壳内装载药物或其他活性物质之后与靶向物质结合，构成主动靶向多功能超声造影剂，可实现主动靶向诊疗一体化。因此，生物医学超声有望从单纯的疾病诊断功能扩展到"成像诊断–给药–治疗"的多功能诊疗一体化方向发展，如在肝癌的超声治疗方面，有研究利用载紫杉醇脂质微泡结合超声靶向破坏微泡技术来抑制肝癌增殖和促进细胞凋亡，超声辐射可以提高抗肿瘤药物的疗效，且这种抗肿瘤效果是包含了空化效应、声孔效应及抗癌药物作用。同时也有研究表明，低频超声辐射微泡剂可抑制小鼠肝癌移植瘤的增长，并增加局部氧自由基代谢产物超氧化物歧化酶（superoxide dismutase，SOD）的浓度，且肿瘤增长率与 SOD 浓度呈负相关，可见该超声造影剂微泡明显提高了空化效应的强度，同时，超声造影剂微泡的存在降低了超声的空化阈值，使以往只有治疗性超声才能产生的空化效应，使用低功率的诊断超声也能实现。在脑神经胶质瘤的超声治疗方面，有课题组建立了基于脂质微气泡的多功能载药平台，并在 HIFU 的介导下将其应用于脑神经胶质瘤的诊疗，进行了一系列的研究，制备能够高效包封卡莫司汀药物的脂质微气泡，在 HIFU 的作用下，微气泡释放的药物可透过荷瘤动物的血脑屏障进入脑部病灶发挥药效，显著提高肿瘤抑制率，其后在载药脂质微气泡的表面耦连靶向于肿瘤 VEGFR2 的抗体，构建特异性的靶向分子探针，HIFU 打开血脑屏障，载药微气泡迅速靶向肿瘤部位，进一步提高卡莫司汀在瘤区的累积量和作用时间，取得了更好的治疗效果。另一方面，还引入了多模态成像及磁靶向的概念，在载药微气泡膜壳上结合了 SPIO，这样的载药系统不仅具备了 US/MR 双模态成像功能，还综合了磁场引导下靶向、超声场介导下药物可控释放和肿瘤高效治疗的功能，这种多功能的诊疗一体化脂质微气泡在脑部肿瘤的诊疗方面极具潜力。

　　携带药物或基因的微泡联合超声靶向破坏微泡技术在肿瘤与治疗中虽然取得了令人满意的结果，但肿瘤新生血管内皮间隙直径为 380～700 nm，常规的微米级微泡造影剂不能通过该间隙真正进入肿瘤组织内。因此，近年来，纳米级载药超声造影剂发展迅速，纳米级造影剂粒径＜ 700 nm，可以穿越肿瘤新生血管内皮间隙，更容易到达肿瘤组织，如 Rapoport 等使用全氟戊烷材料制作纳米微气泡，并以可生物降解的嵌段共聚物将其稳定化后，与包被阿霉素的多聚化合物胶体微粒相混合，制备出新型多功能纳米粒子，此种纳米粒子可被超声触发释放治疗药物。移植瘤小鼠静脉注射阿霉素 – 纳米粒子后，纳米粒子会选择性地渗出到肿瘤间质，并于该处相互连接形成可靠持久的超声影像对比信号。超声波辐射微气泡发生空化效应，纳米粒子中的阿霉素得以释放并被肿瘤细胞摄取到胞内。体内外实验均证实，以超声激发阿霉素 – 纳米粒子能增强肿瘤细胞对阿霉素的摄取，促进小鼠种植瘤模型的肿瘤消退。另有研究利用中空介孔有机硅纳米粒子（hollow mesoporous organicsilicone nanoparticles，HMON）封装，功能化和递送有机声敏剂（原卟啉，PpIX），实现了超声影像引导的高效声动力抗肿瘤治疗。体内外实验表明，超声激发载 PpIX 的 HMON 纳米粒子，可在肿瘤细胞内产生大量高细胞毒性的单线态氧（$^1O_2$），诱导肿瘤细胞凋亡，实现更高的肿瘤抑制效率。

携带药物或基因的微泡联合超声靶向破坏微泡技术目前还存在一些问题：①应用于临床的安全性、高效性还需进一步研究和论证；②在超声靶向破坏微泡的同时，也可能产生损害机体的生物学效应，如在微泡破裂部位出现毛细血管破裂、出血和微血管栓塞；③还需要选择合适的基因或药物载体及负载的技术，提高制剂的载药量及载基因量等；④制备的造影剂需要有足够合适的稳定时间，以利于与靶组织牢固的结合；⑤超声辐射时间的长短和强度的大小还在探索之中。

第四节　超声靶向破坏微泡技术在疾病诊疗中的研究

超声靶向破坏微泡技术是指在特定的部位发射不同声强的超声波，当超声强度足够大时，血液中的微泡发生破裂，通过产生微射流和冲击波使周围的血管壁或细胞膜表面出现可逆甚至不可逆的穿孔，使血管内皮屏障损伤，进而增加血管通透性，增加外源性物质到达特定部位的剂量，从而发挥相应的生物学效应。目前，超声靶向破坏微泡技术已成为一种新兴的靶向药物递送方法，可以辅助多种药物分子、目的基因进入病灶，从而增强疾病的疗效。随着微泡超声造影剂材料的多样化和制备工艺的不断完善，超声靶向破坏微泡技术在诊断和治疗方面展现出非常广阔的应用前景。

一、超声靶向破坏微泡技术介导药物和（或）基因传递

药物递送系统采用多学科的手段将药物有效地传送到目标部位，从而调节药物的代谢动力学、药学、毒性、免疫原性和生物识别等。新型药物递送系统具有以下优势：①减少药物降解，提高药物稳定性；②提高靶组织药物浓度，减少不良反应。传统的药物递送系统存在许多不足，如在血液循环中会在到达靶组织前就提前释放药物，或在靶组织不能释放药物而使非靶区药物浓度过高。响应型药物递送系统可减少药物过早释放，在其到达靶组织后，在

内部或外部特点的刺激下（光、声、热、pH 或者还原电位等），释放装载的药物，从而提高药物治疗靶向效率和减少不良反应。载药超声的出现使得超声微泡不仅可以作为超声造影剂用于疾病的诊断，还可作为药物的载体用于疾病的治疗。①载药超声微泡在低频超声辐射时，微泡会发生"爆破"从而释放药物；②超声微泡在较低声压作用下发生空化和声孔效应，使得邻近细胞产生瞬时可修复的细胞膜间隙，从而大大增加细胞摄取和生物利用度（图 10-4-1）。目前常用的基因载体系统有病毒载体和非病毒载体 2 种。其中病毒载体中最常见的为腺病毒载体，虽然其转染效率较高，但潜在的免疫原性及致突变性使其难以安全使用。另外，以脂质体为代表的非病毒载体，也存在转染率低，靶向性差的缺点。近年来，随着生物技术和新型生物材料的不断发展，使得微泡不仅可作为超声成像的造影剂，还可成为新型负染基因转染载体。已有研究发现，通过使目的基因黏附于微泡表面，超声辐射下可爆破载基因的微泡，从而将目的基因释放到靶组织中，实现基因有效递送。

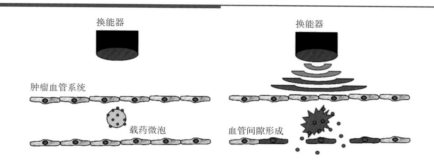

将紫杉醇黏附于微泡表面，超声辐射下可"爆破"载紫杉醇的微泡，将紫杉醇释放到靶组织中，实现药物有效递送。

图 10-4-1　载紫杉醇的纳米脂质体 - 微泡复合物作为超声促发的药物载体示意

来源：YAN F，LI L，DENG Z，et al. Paclitaxel-liposome-microbubble complexes as ultrasound-triggered therapeutic drug delivery carriers. J Control Release，2013，166（3）：246-255.

二、超声靶向破坏微泡技术在心血管疾病中的应用

心血管疾病是威胁人类健康和生命的常见疾病，虽然经皮冠状动脉成形术和冠状动脉旁路移植术治愈了许多患者，但对于一部分有严重疾病的患者来说其疗效是有限的。目前，基因治疗心血管疾病已成为研究的热门领域，但是外源基因的导入对人体组织细胞的安全性和有效性尚难以令人满意。超声靶向破坏微泡技术介导药物和（或）基因治疗在心血管疾病上取得了较大的成果，实现基因或药物在心肌组织的靶向控释，是一种安全、简便和高效的靶向性基因和（或）药物递送方式，其应用主要包括治疗性血管新生、心力衰竭、动脉粥样硬化、血栓、血管成形术后再狭窄等。

三、超声靶向破坏微泡技术在肿瘤靶向治疗中的应用

超声微泡作为新型的药物和基因载体，在肿瘤治疗方面具有巨大的应用潜力。化疗是目前恶性肿瘤重要的辅助治疗方式，但是化疗药物在临床运用中却存在很多弊端。基于此，研

究者致力于药物传递系统的研究和探讨，旨在将化疗药物传递到肿瘤部位，从而有效发挥抗肿瘤作用。超声可作为药物释放系统中的触发因素，与其他触发因素相比，超声具有安全性、成本低、可重复使用、易于控制的优势。通过调节超声的相关参数可以触发不同的载药系统的药物释放。在增强药物传递的机制中，超声除与微泡联合产生空化效应外，其自身还具有热效应和声辐射力，这也使超声对化疗药物有了增敏的作用。此外，超声波具有良好的穿透能力，可以对深部组织的药物释放系统进行有效的触发，适用于恶性肿瘤的高效治疗。微泡介导基因和（或）药物靶向运输治疗肿瘤的有效性和安全性已被研究证实。微泡作为药物载体的优势在于可以将化疗药物包裹在内部或固定于表面，当其在外周血循环时，超声微泡会靶向到肿瘤组织，在超声辐射下，载药微泡发生破裂，从而实现肿瘤部位局部释放药物。所以，将微泡作为药物载体不仅可以减少化疗药物对正常组织产生的毒副作用，还可以提高化疗药物向肿瘤部位有效传递。目前有以下 4 种方法可将化疗药物与微泡进行有效地结合：①化疗药物与微泡一起注射；②将药物装载到经修饰后具有较厚脂质外壳或部分脂质核心的微泡；③将微泡与载药脂质微球连接起来；④将药物整合到可生物降解聚合体的非渗透性外壳里。Unger 等将紫杉醇载入到脂质微泡，以 Hela 细胞测试其杀伤效果，以小鼠检测其体内毒性。结果显示，在对 Hela 细胞产生与直接应用紫杉醇相同杀伤作用的同时，应用紫杉醇脂质微泡小鼠安全性明显提高。Tartis 等将超声微泡与靶向整合素 $\alpha_v\beta_3$ 的配体相结合，在体内实验中成功利用超声和分子靶向作用将紫杉醇递送到血管内皮和间隙。Gao 等也采用共聚物包裹阿霉素联合超声，在乳腺癌模型中可将肿瘤进程诱导到达完全抑制的效果。这些研究表明，超声靶向破坏微泡技术介导的药物递送具有很大的治疗肿瘤的潜力。但是，由于未在肿瘤中破坏的微泡可能会导致全身不良反应，且大部分实验也仅在基础实验层面，所以还需更多的大型动物实验对其治疗的效果和安全性进行有效的验证。

四、超声靶向破坏微泡技术在中枢神经系统疾病的应用

中枢神经系统（central nervous system，CNS）疾病给临床治疗带来巨大的挑战。在中枢神经系统疾病中，血脑屏障阻碍了大量有害物质的进入，但同时也限制了 98% 的小分子药物和 100% 的治疗性大分子药物的进入，给中枢神经系统疾病的治疗造成了很大的阻碍。传统的经颅大脑内给药的方式如大脑内植入、脑室内灌注及对流增强弥散等，存在药物在脑组织内低弥散率、机体主动清除率、脑组织对液体量的限制、操作的有创性和不利于重复治疗的缺点。近年来，超声联合微泡不仅作为诊断工具，也成为一种新型的治疗工具，已有不少研究发现，MR 引导超声靶向破坏微泡技术能无创、靶向和可逆地打开血脑屏障，能使具有潜在治疗作用的药物大分子经过打开的血脑屏障进入靶区脑组织，这就为中枢神经系统疾病治疗提供了广阔的应用前景。超声联合微泡不仅提升了细胞膜的通透性，甚至在高能量时也可物理性的破坏肿瘤细胞。研究发现，HIFU 联合微泡打开血脑屏障，并且超声能量集中于血管可有效地降低血脑屏障开启所需的声学参数，且可在不造成正常组织伤害的情况下安全地增强血管的通透性。有效地使用 MR 引导超声治疗，从而精确且有目的地开启血脑屏障（图 10-4-2）。超声联合微泡打开血脑屏障的机制尚不明确，大致有以下几点机制可供参考：①声学辐射力推挤微

泡冲击脑内微血管的内皮细胞造成间隙松散；②微泡受超声激发，产生膨缩运动，充满整个血管空间对管壁进行挤压；③微泡振动在周遭血流产生微流，冲击内皮细胞；④微泡破裂产生强大的冲击波，伴随强烈喷射流从而冲击内皮细胞。在上述机制的作用下，超声联合微泡使得内皮细胞的紧密结合被拉开而增加血流的通透性。

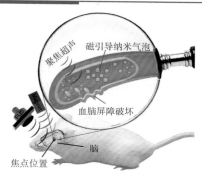

超顺磁性氧化铁纳米颗粒微泡在脑中被超声破碎后，微泡碎片利用超顺磁性氧化铁纳米颗粒的趋磁性与外部磁铁吸引微泡在肿瘤组织聚集，并且氧化铁超顺磁特性可产生磁共振造影进行影像引导和预后评估。

图 10-4-2　超顺磁性氧化铁纳米颗粒的微泡与聚焦超声产生血脑屏障开启递送超顺磁性氧化铁示意
来源：HUANG H Y，LIU H L，HSU P H，et al. A Multitheragnostic Nanobubble System to Induce Blood-Brain Barrier Disruption with Magnetically Guided Focused Ultrasound. Adv Mater，2015，27（4）：655-661.

第五节　超声造影剂在声动力治疗中的研究

声动力治疗（sonodynamic therapy，SDT）是在光动力治疗（photodynamic therapy，PDT）的基础上，利用超声联合声敏剂发挥协同抑制肿瘤生长，其并非利用超声声能的热效应发挥治疗效果，而是利用超声声能穿透生物组织，激活肿瘤细胞内富集的声敏剂，产生具有高氧化活性的自由基，从而导致肿瘤细胞产生不可逆的损伤（图 10-5-1）。与传统的肿瘤治疗方式相比，声动力治疗具有以下优势：①靶向性强，恶性肿瘤细胞过表达与卟啉化合物具有高度亲和力的低密度脂蛋白受体，从而实现声敏剂在恶性肿瘤细胞的靶向聚积；②安全性高，以血卟啉为代表的声敏剂分子量小，可有效进入肿瘤组织甚至跨血脑屏障进入中枢神经系统，而且超声波为机械震荡波，可以无创穿透深部组织，聚焦后仅影响靶向区内的肿瘤细胞；③多途径抗肿瘤效应，超声激活声敏剂产生自由基，不仅直接导致肿瘤细胞坏死，还损伤肿瘤内血管内皮，影响肿瘤细胞血供，间接导致肿瘤细胞坏死；④治疗无"禁区"，一些曾被认为是超声"盲区"的器官如颅脑，因为半球形超声相控阵列换能器的出现，超声机械波已完全覆盖颅骨的外表面，并能够将声能准确和安全地聚焦于颅骨靶区。

目前，声动力治疗的研究大多停留在细胞和动物实验的层面，缺乏大量临床病例的支持。由于声波波长较长，具有散射和衍射等特性，这使得其无法保证病变之外区域不受超声辐射

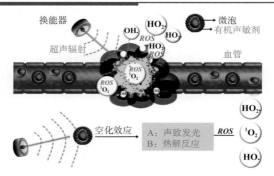

微泡可以在血管内循环并积累到肿瘤组织中。在外部 US 触发下产生空化效应、声致发光和热解反应，诱导负载声敏产生 ROS 和单线态氧（$^1O_2$）。

图 10-5-1　超声微泡增强声动力机制的示意

来源：QIAN X，ZHENG Y，CHEN Y. Micro/Nanoparticle-Augmented Sonodynamic Therapy (SDT): Breaking the Depth Shallow of Photoactivation. Adv Mater，2016，28（37）：8097-8129.

而产生细胞杀伤效应，从而限制了其临床应用。此外，声动力治疗对含气器官不起作用，且声动力治疗时间不宜过长。虽然仍有许多缺陷，但由于声动力治疗具有无创性，对靶组织的选择性和特异性的优势，因此拥有广泛的应用领域和前景。

1. 声动力治疗肝癌

研究发现，超声和声敏剂协同治疗肝癌的效果明显增强，肝癌细胞存活率显著降低，细胞膜表面及细胞内部膜系统超微结构明显改变，其机制是线粒体等膜性结构受损，细胞代谢发生阻碍，细胞内活性氧含量增加，使得细胞脂质过氧化而引起细胞损伤和死亡。超声联合载血卟啉的高分子纳米颗粒治疗小鼠肝癌皮下移植瘤，能够有效抑制活体内 H-22 肿瘤的生长，超声辐射载声敏剂的纳米材料能使更多的声敏剂进入辐射区域肿瘤组织发挥更高的抗癌作用，并且纳米材料具有缓释长效的特性，更延长了声敏剂在肿瘤中的停留时间，从而进一步增强声动力治疗肝癌的效果。

2. 声动力治疗乳腺癌

研究发现，声敏剂血卟啉单甲醚联合超声微泡，其显示声动力治疗不仅在急性期杀伤乳腺癌细胞，对于存活细胞的增殖也有抑制作用，还通过诱导细胞进一步死亡，造成细胞生长缓慢。其机制是自由基影响靶肿瘤组织，影响调控细胞生长及克隆形成的基因和其蛋白质的表达，干扰 MMPs 的合成表达，从而抑制乳腺癌细胞的生长和显著降低其侵袭性。

3. 声动力治疗血液肿瘤

目前已证实环孢素 B 结合超声可以选择性杀伤血清中 U937 细胞株，环孢素 B 抑制肌动蛋白的生成，阻止肿瘤细胞的分裂，且超声波对体积大的细胞具有选择性杀伤性作用，说明声动力治疗具有治疗血液肿瘤的潜力。

4. 声动力治疗脑胶质瘤

由于血脑屏障的存在，化疗药物对脑胶质瘤难以达到有效浓度，手术也难以切除肿瘤，并且多数脑胶质瘤对放射治疗不敏感，所以，传统抗肿瘤治疗对脑胶质瘤效果不满意。声动力治疗因其较强穿透性，并对肿瘤组织具有选择性和特异性，具有治疗脑胶质瘤的潜力。已有体外实验表明，声动力产生的活性氧和机械压力能破坏细胞膜杀伤 C6 脑胶质瘤。

目前，临床尚无安全且合适的声动力装置，这限制了声动力治疗在临床上的应用，并且对于给定声敏剂剂量、药物代谢时间和超声参数，声动力治疗的实际临床疗效也会因患者个体的差异而变化。如何精确量化声动力治疗的药物剂量和优化超声参数，成为目前亟需解决的难题。

第六节 超声造影剂在高强度聚焦超声治疗中的研究

高强度聚焦超声（high-intensity focused ultrasound，HIFU）已在肿瘤无创治疗方面取得了蓬勃发展，特别是高强度聚焦超声消融技术消融提供了一个可精确聚焦治疗肿瘤的无创治疗模式，其被称为"不流血的手术刀"。高强度聚焦超声消融技术的原理是基于体外发射的超声能量聚焦到体内病变组织，产生瞬态高温、空化效应和机械效应，从而使得病变组织发生凝固性坏死，最终实现切除靶组织的目的。但是，对于一些深层病灶，高强度聚焦超声消融技术就必须要有足够的超声能量沉积才能发挥治疗效果。若单纯提高超声发射功率来增强超声能量沉积，会对超声通道上的正常组织造成伤害，因此就必须寻找其他有效的办法来提高超声能量在靶向病变组织的沉积，以此提高治疗效率并减少对正常组织的伤害。

纳米医学技术的发展为提高聚焦超声的治疗效率提供了新途径。Zheng 等采用脂质为壳层，液态氟碳分子全氟己烷（PFH）为内核，基于双步乳化法成功制备脂质包覆 PFH 纳米乳液（简称 TNEs）。TNEs 能有效地在 EPR 效应和叶酸主动靶向下在肿瘤组织高聚集。在照射下，内核 PFH 在聚焦超声热效应下发生相变并产生微泡，从而改变靶肿瘤组织的微环境来达到增效的目的。然而，这种有机增敏剂在体内稳定性差，在聚焦超声的照射下易于坍塌，难以实现对聚焦超声的持续增效。介孔氧化硅因其较大的比表面积、高孔容量、规整的孔道结构和热稳定性，在催化、分离吸附、药物转运和重大疾病的早期诊断和治疗方面具有很大的应用前景。Chen 等制备出以无机介孔氧化硅纳米胶囊（MSNCs）为载体，真空装载温敏液态氟碳化合物（PFH，相变温度 56 ℃）的聚焦超声增敏剂。利用纳米胶囊更大的空腔运载氟碳分子，并且采用真空灌注产生更多的气泡，改变肿瘤组织声学环境，达到增强聚焦超声消融的效果。

此外，针对高强度聚焦超声消融技术的多点连续辐射，Chen 团队也设计了一种聚焦超声激励的药物释放和持续增强超声成像功能，并兼具一次给药多次增强消融体积的聚焦超声增效剂。利用"结构差异选择性刻蚀法"制备具有空腔结构的介孔氧化硅空心纳米材料，后采用薄荷醇的固液相变特点，在其处于液态时进入介孔氧化硅空心纳米材料，最后再使之冷却固化于介孔氧化硅中。此增效剂在高强度聚焦超声照射下，包裹的薄荷醇实现由固态到液态再到气态的三相转变，产生的薄荷醇气泡实现超声造影的功能，为高强度聚焦超声消融靶组织提供了精准定位。接着，薄荷醇气泡的空化，增强聚焦超声的消融体积，且连续的三相转换实现了一次注射后多次聚焦超声消融。因此，该超声引导的增效剂的设计通过诊断和治疗设备的联合使用，实现了精准导航和增敏治疗的效果。超顺磁性 Fe_3O_4 和氟碳分子 PFOB 一起嵌入共聚物 PS-b-PAA 中，从而实现 US/MR 双模态下高强度聚焦超声增效肿瘤治疗。体外离体牛肝消融显示 Fe_3O_4/PFOB 可以有效提高高强度聚焦超声消融靶组织体积。体内结果采用 MR 引导下的高强度聚焦超声消融体积也提高了近 20 倍。此外，Fe_3O_4-PFH/PLGA 纳米系统通过经动脉注射给药，实现多模态影像引导下的动脉化疗栓塞 HIFU 消融协同治疗，碘油的引入阻断了血管，实现了 Fe_3O_4-PFH/PLGA 纳米胶囊在组织内的高蓄积量，增加治疗效果。

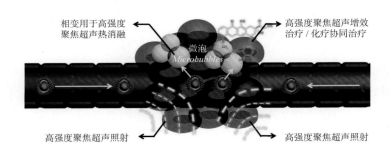

微米和（或）米材料在血管内流动并靶向富集到肿瘤组织，在超声作用下，产生超声微泡可对聚焦超声进行增效和抗癌药物的释放进行化疗，以此实现聚焦超声增强和化疗的协同作用。

图 10-6-1　基于微米和（或）纳米材料实现高强度聚焦超声的肿瘤消融治疗和化疗协同治疗示意
来源：CHEN Y，CHEN H，J SHI. Nanobiotechnology Promotes Noninvasive High-Intensity Focused Ultrasound Cancer Surgery. Adv Healthc Mater，2015，4（1）：158-165.

第七节　总结

　　超声微泡造影剂的出现给超声影像学带来了第三次技术革命，并且对于靶向超声造影剂的研究也使得超声成像进入到细胞分子水平，催生了超声分子影像学的诞生。超声分子影像学是分子影像学的一门分支，其以靶向超声造影剂为探针，在分子水平无创性地显示炎症、血栓和肿瘤，并携带药物和（或）基因进行靶向治疗。超声分子影像学是分子生物学、物理学、化学、材料学，尤其是纳米技术等多学科相融合的一门新兴领域。与传统的成像方式相比，超声分子成像技术具有无创、无辐射、简便操作、可重复使用的优势。随着对多种新型的超声分子探针的研究及各种超声造影技术的快速发展，超声分子成像已成为当前医学影像学的研究热点。虽然，超声分子影像学应用到癌症领域仅仅数年，但在疾病的诊断、治疗、监测和相关先进仪器等多方面取得非常大的进步。超声分子影像学与其紧密结合的交叉领域，如分子生物学、材料学、工程学、化学和药学的不断创新发展，将会进一步促进其深入发展，最终实现临床应用转化，为更多需要帮助的患者服务。

参考文献

[1] BAETKE S C，RIX A，TRANQUART F，et al. Squamous cell carcinoma xenografts：use of VEG-FR2-targeted microbubbles for combined functional and molecular US to monitor antiangiogenic therapyeffects. Radiology，2016，278（2）：430-440.

[2] HAMILTON A，HUANG S L，WARNICK D，et al. Left ventricular thrombus enhancement after-intravenous injection of echogenic immunoliposomes studies in a new experimental model.Circulation 2002，105（23）：2772-2778.

[3] ZHOU D，LI C，HE M，et al.Folate-targeted perfluorohexane nanoparticles carrying bismuth sul-fidefor use in US/CT dual-mode imaging and synergistic high-intensity focused ultrasound ablation of cervical cancer. Journal of Materials Chemistry B，2016：4164-4181.

[4] KE H，XING Z，ZHAO B，et al. Quantum-dot-modified microbubbles with bi-mode imagingcapa-bilities. Nanotechnology，2009，20（42）：18436-18440.

[5] UNGER E C，MCCREERY T，SWEITZER R，et al. MRX 501: a novel ultrasound contrast agent with therapeutic properties. Academic Radiology，1998，5（Suppl 1）1：S247-249.

[6] YOU Y，WANG Z，RAN H，et al. Nanoparticle-enhanced synergistic HIFU ablation and transarte-rial chemoembolization for efficient cancer therapy. Nanoscale，2016，8（7）：4324-4339.

（倪雪君　张　政　陈　雨　吴意赟　张迎春）